# 临床中药学理论与实务研究

张　冰　林志健　著

全国百佳图书出版单位
中国中医药出版社
·北　京·

**图书在版编目（CIP）数据**

临床中药学理论与实务研究 / 张冰，林志健著 . —北京：
中国中医药出版社，2022. 6
ISBN 978-7-5132-6964-3

Ⅰ. ①临…　Ⅱ. ①张… ②林…　Ⅲ. ①中药学—研究
Ⅳ. ①R28

中国版本图书馆 CIP 数据核字（2021）第 080207 号

**中国中医药出版社出版**
北京经济技术开发区科创十三街 31 号院二区 8 号楼
邮政编码　100176
传真　010-64405721
三河市同力彩印有限公司印刷
各地新华书店经销

开本 787×1092　1/16　印张 32. 75　彩插 0. 5　字数 725 千字
2022 年 6 月第 1 版　2022 年 6 月第 1 次印刷
书号　ISBN 978-7-5132-6964-3

定价　156. 00 元
网址　www. cptcm. com

**服 务 热 线　010-64405510**
**购 书 热 线　010-89535836**
**维 权 打 假　010-64405753**

**微信服务号　zgzyycbs**
**微商城网址　https：//kdt. im/LIdUGr**
**官 方 微 博　http：//e. weibo. com/cptcm**
**天猫旗舰店网址　https：//zgzyycbs. tmall. com**

如有印装质量问题请与本社出版部调换（010-64405510）
版权专有　侵权必究

# 作者简介

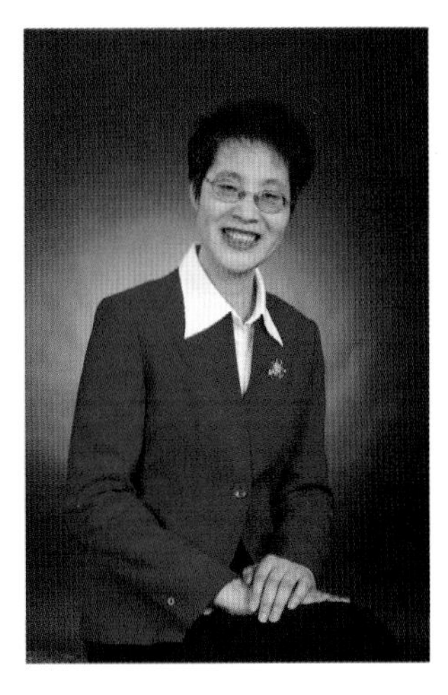

张冰，博士，北京中医药大学二级教授，主任医师。

国家中医药管理局临床中药学重点学科带头人，教育部国家级中药学教学团队带头人，教育部课程思政示范课教学名师/团队带头人，教育部中药学类专业教学指导委员会中药学课程联盟理事长，中国民族医药学会大数据与人工智能分会会长，全国优秀科技工作者，中医药传承与创新“百千万”人才工程岐黄学者（临床型），国家“万人计划”教学名师，全国中医药高等院校教学名师，全国老中医药专家学术经验继承工作指导老师，全国巾帼建功标兵，国务院政府特殊津贴专家，首都名中医，北京市教学名师，首都劳动奖章获得者，中华中医药学会中药药物警戒与合理用药科学传播首席专家。

主持科技部重大新药创制项目、国家“973计划”、国家自然科学基金、国家科技支撑计划、北京市自然科学基金、国家药品监督管理局等各级课题60余项。获国家科学技术进步奖、国家级教学成果奖及各级各类奖励等50余项。

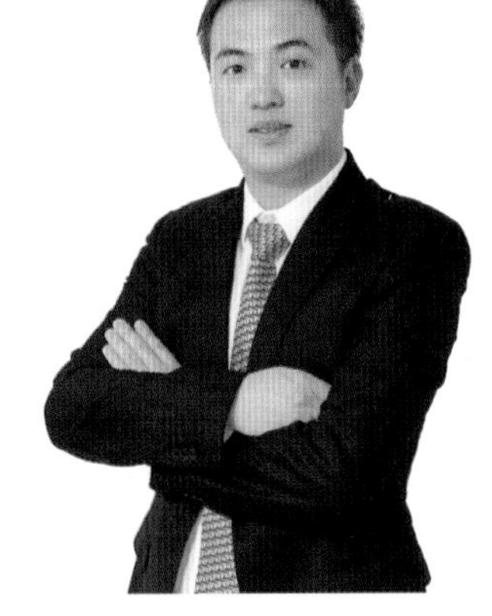

林志健，博士，北京中医药大学副教授，执业药师，美国Mayo Clinic访问学者。

北京中医药大学中药学院临床中药系副主任，教育部课程思政示范课教学名师，教育部中药学类专业教学指导委员会中药学课程联盟副秘书长，北京市青年教学名师，中华中医药学会医院药学 分会委员，世界中医药联合会临床安全研究专业委员会理事，《世界中医药》杂志第三届编辑委员会青年委员，中国民族医药学会信息与大数据分会副秘书长，《中国比较医学杂志》编委。

主持国家自然科学基金、北京市自然科学基金、中国毒理学会课题、教育部博士点基金等各级课题10余项；获第二届《中华中医药杂志》百篇高影响学术论文、中国民族医药学会科学技术奖、北京市科学技术奖、中国民族医药学会科学技术奖、华夏医学进步奖、中华中医药学会科学技术奖、北京市教学成果奖等20余项。

# 作者简介

临床中药学理论与实务研究

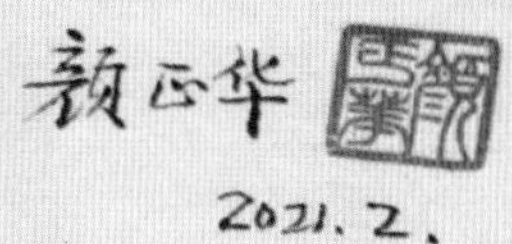


国医大师颜正华为本书题写书名

传承中医药理论
拓展合理用药知识
践行临床药学服务

国医大师 颜正华
2021.2于家中

国医大师颜正华为本书题字

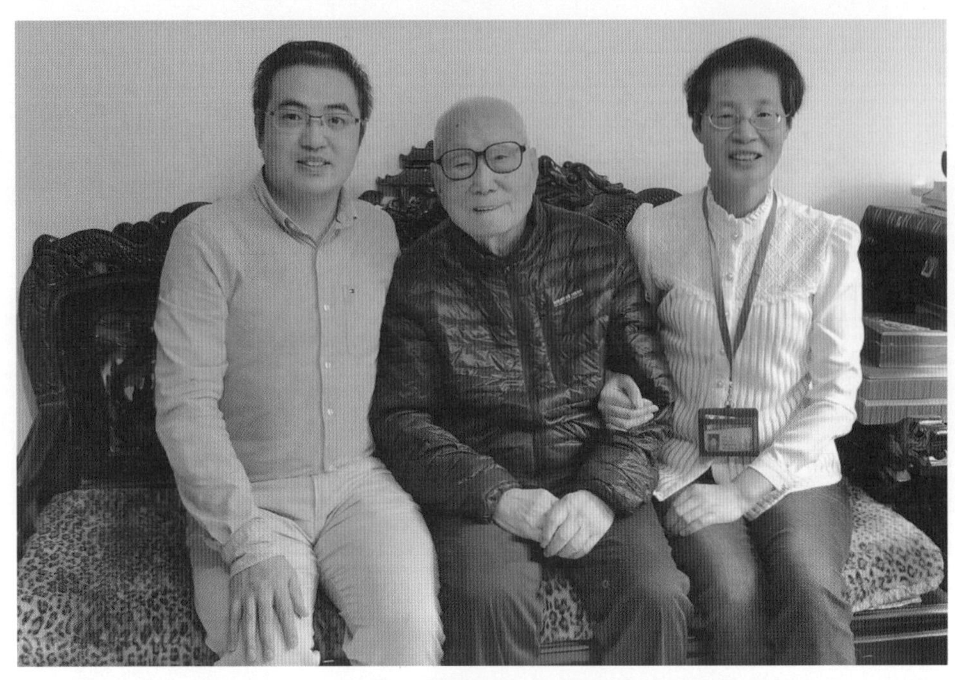

国医大师颜正华与作者合影

著者张冰（右）林志健（左）与国医大师颜正华合影

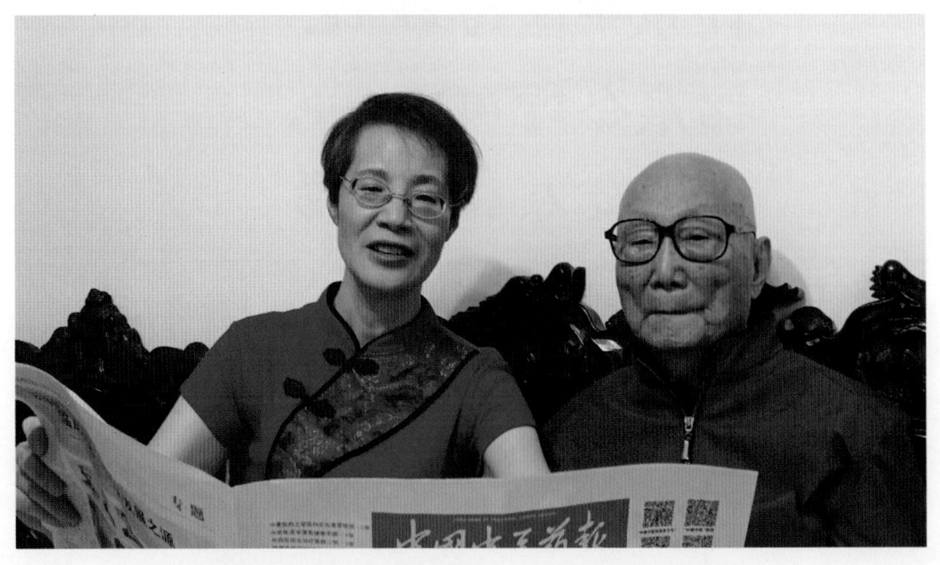

国医大师颜正华教授与其学术传承人、学生、名医工作室负责人、

孟河医学京派颜系学术掌门人张冰教授探讨学术传承

# 颜 序

临床中药学是以研究中药基本理论为根本、以中药临床合理应用为核心的一门学科。其核心是在中医药理论指导下，遵循世界卫生组织（WHO）倡导的安全、有效、经济、适当的合理用药原则，探索临床中药用药规律，为临床常见、多发、疑难病提供用药依据。

临床中药学思想来源于传统的临床实践，又融合现代全程化药学服务的理念。开展临床中药学的理论与临床实践研究，对实施临床中药学服务、提高中药合理用药水平具有重要意义。

本书作者张冰教授是我的博士研究生及学术传承人，也是我孟河医学京派颜系传承的代表性继承人，于我门下学医、习药三十余年。她一直坚持中医药教学与临床，并从事药性理论与合理用药研究多年。自2001年至今，她担任国家中医药管理局临床中药学重点学科带头人，先后主持国家“973”计划、国家“十一五”“十二五”“十三五”科技支撑计划、国家食品药品监督管理总局课题、教育部博士点基金等多项临床中药学相关研究。张冰教授懂医晓药，倡导医药溶融、从事合理用药已有近40年实践，是国家中医药创新人才“岐黄学者（临床型）”、国家“万人计划”教学名师、全国老中医药专家学术经验继承工作指导教师、全国优秀科技工作者，成为我孟河医学京派的掌门之人；林志健副教授不仅是资深中药师，又访学美国梅奥医学中心临床药学，在十余年的临床中药学科建设与研究实践领域深有心得，亦是北京市青年教学名师。作者通过严谨的理论与临床实践研究，首次系统提出了临床中药安全、有效、经济、适当的理论体系与内涵，并阐述了常用中药的药学服务实践知识与技能。我认为，该著作是首部临床中药学专著，内容创新明确，是在遵循中药自身临床应用规律前提下，富含真知灼见的药学服务理论与中药治疗经验，真正推动了临床中药学学科的发展。全书体现了我的孟河医学京派整体用药特色传承，创新发展了孟河医学京派颜系的学术思想。著者在临床中药学领域的研究，促进了中药临床应用的安全性、有效性、经济性与适当性，引领了临床中药学学科发展。

本书集著者研究成果及国内外临床药学相关研究进展分为上篇、下篇和附篇三部分。上篇阐释临床中药的理论基础，下篇论述了常用中药的临床合理用药与药学服务要点，附篇总结提炼了临床常用辨证辨病选药与临床常见病证用药经验。书稿写成后，我通读认为，书稿内容充实，论述详细，可谓“古今贯通，中西合璧，医药融通”，在中药合理用药理论及药学服务务实研究方面具有显著的创新，能为临床中药治疗提供切实指导，遂欣然赋序。

希望这部研究专著的出版能为临床中药研究与实践起到有力的推动作用。

国医大师　首都国医名师

国家级非物质文化遗产项目代表性传承人

北京中医药大学终身教授　主任医师　颜正华

2021 年 12 月

# 全　序

我国临床中药学学科始建于2001年，是由国家中医药管理局主导建设的重点学科。北京中医药大学临床中药学学科为我国首批重点学科建设单位。临床中药学致力于医药融通的临床用药研究，既能从医生的角度出发以精准用药，又注重从药师的角度看待药物间相互作用、不良反应警戒及开展药学服务等，以最终实现临床用药的安全有效。医药协同、药学服务，保障临床安全合理用药也正是临床中药学学科建设的主旨和意义。

本书著者张冰教授即是该学科的学科带头人。张冰教授作为国医大师颜正华教授代表性学术传承人，倡导并践行医药融通，是国家中医药创新人才“岐黄学者（临床型）”、全国老中医药专家学术经验继承工作指导教师、全国优秀科技工作者、享受国务院政府特殊津贴专家。在张冰教授的带领下，北京中医药大学临床中药重点学科经过二十余年的建设，多次被评为优秀重点学科。这个学科突出的特点即是医药融通，旨在弥补由于医药学科分设导致的裂痕。在近40年的临床工作中，张冰教授与她的团队一起，率先阐明临床中药学学科内涵、外延与次级学科构建，又注重其对临床工作的指导意义，不仅建立了医药融通的人才培养模式与实践体系，为社会输送了一批批优秀的临床中药师，而且深入开展临床中药的应用基础研究，在中药安全性、有效性、中药药物警戒、临床药学服务实践等方面取得令人瞩目的成绩。

“十四五”期间，健康中国建设要求发挥中医药在疾病预防、治疗、康复中的独特优势。因此，人民群众对临床用药的安全、有效与合理更加关注。本书正是张冰团队长期从事临床中药学学科人才培养及科学研究成果的系统总结。全书分为上篇、下篇和附篇三部分。上篇阐释临床中药合理应用的基本理论，下篇论述了中药临床合理用药实务及药学服务要点，附篇总结提炼了临床常用辨证辨病选药与临床各系统常见用药心得。全书内容充实，论述详细，观点新颖，集科学性和实践性为一体，传承中医药临床用药的精髓，创新发展中药合理用药理论、中药药物警戒体系与中药临床药学服务，是一部切实指导中药临床应用的力作。本书既可作为临床中药师开展临床中药学实务的专业工具书，也可作为中医师治疗用药及药品监管部门、医疗机构、健康教育机构保障合理用药的参考。书稿付梓，欣然为之序。

中国科学院院士

中国中医科学院首席研究员

国家中医医疗救治专家组组长

2022年2月

# 王序

中药学是人类文明的瑰宝，在我国有着数千年的应用历史。几千年来，中药展现了其明确的临床优势，不论是对常见疾病、难治性疾病，还是新发生的感染性疾病均显示了独特的疗效。如何用好中药，使之更好地服务人民群众的治疗、养生、保健等大健康需求是我们现代中医药人的责任。临床中药学正是在这一前提下产生的融医和药为一体的新兴二级学科，隶属于中药学一级学科。临床中药学的宗旨是融通医药，开展临床药学服务与中药药物警戒，保障患者安全、有效、合理地应用中药，提高临床疗效，保护公众的用药权益。北京中医药大学临床中药学学科是国家中医药管理局首批代表性重点学科，张冰教授是该学科的带头人，引领着全国临床中药学学科的发展。

临床中药学作为融通医药的新兴学科，弥补了中医中药学学科分设的裂隙，在保障实施大健康战略中具有重要意义。我在担任校领导主管学科建设期间，一直十分重视临床中药学学科的发展，关注临床中药学的专业教学与科学研究，见证了临床中药学学科的诞生、成长和壮大。我与临床中药学学科带头人张冰教授相识三十余年，经常讨论学科内涵与学科研究，在学科建设与人才培养方面有诸多共识。张冰教授带领北京中医药大学临床中药学重点学科经过二十余年的建设，积累了丰富的理论知识与实践经验，明确了临床中药学的学科内涵、定位及外延，以及临床中药学服务的内容和范围，创建了临床中药人才培养基地，为我国培养了一批精药通医，具备开展全程化药学服务的优秀临床中药师。该学科也多次被评为国家中医药管理局优秀重点学科，在我国临床中药学领域处于首善与引领地位。

本书作为我国第一部临床中药学专著，既传承创新中药临床用药的基本理论，又结合临床及科研，创新中药治疗学与临床药学服务实践，在理论与实践方面均展现出独到见解，填补了临床中药学理论与实务研究的空白，为推进临床中药学学科研究与人才培养，服务“健康中国”战略提供了理论支持、行动指南和临床合理用药的实务参考。

本书内容充实，论述详细，系统总结了560多味临床常用中药及近千种中成药的临床性效特征、药物治疗实施及药学服务实践，是一部切实指导中药临床应用的力作，为临床中医师与中药师、广大卫生工作者、医学药学有关研究和教育工作者提供了临床中药学实务的理论与实践支持。

本书成稿后邀我作序，欣然应允。希望本书的出版能够推动临床中药学走向新的高地，造福广大百姓，为传承、创新、发展中医药，为实现健康中国做出应有的贡献。

全国高等中医药院校教学名师

国医大师　北京中医药大学终身教授

全国黄大年式教师团队带头人

2022年2月

# 前言

作为大学教师、临床医生、执业药师，我们从事临床中药学教学、科研和临床数十年。我们始终不忘初心，砥砺前行。近二十多年来，在学科创建与发展中，我们勇于探索，不仅使临床中药学学科得到了长足进步，在行业处于首善地位，也使我们的学术水平不断提升，创新能力逐渐增强，科研成果丰厚。回望临床中药学学科建设历程，二十余年在人生的长河中不过是白驹过隙，我们既看到努力所带来的成绩，也深深感到了肩上的责任。它将激励我们踔厉奋发，笃行不怠，创造新的辉煌。

## 一、守正拓新，探寻学科发展之路

我们在20世纪末即率先开始针对中医、中药学科分化导致临床医药割裂的问题，建立了医药融合交叉的临床中药学学科。2001年北京中医药大学临床中药学学科入选国家中医药管理局首批重点学科建设单位，张冰教授任首任学科带头人，国医大师颜正华教授作为学术指导。在国家中医药管理局的指导下，北京中医药大学临床中药学学科带领南京中医药大学、山东中医药大学、黑龙江中医药大学、浙江中医药大学、天津中医药大学、甘肃中医药大学、悉尼科技大学共同建设，开启了临床中药学学科建设的初创时期。在临床中药学学科初创时期，我们的学科带头人张冰教授就创新性地提出了临床中药学学科的概念、特点、宗旨、学术内涵及外延，率先指出："临床中药学是在中医药理论指导下，以研究中药临床合理应用相关科学问题为核心的一门学科，其主要任务是应用综合的、交叉的理论、知识与技术方法探讨中药在预防、治疗疾病及保健应用过程中的安全性、有效性、经济性和适当性，指导临床中药的合理应用。"在建设过程中，坚持中医学与中药学结合、传统与现代研究结合、临床与实验研究结合的学科建设思路，重视中医药理论对临床合理用药实践的指导，并形成了一支临床中药学人才团队。

本学科于2008年重点学科验收中同行评议名列前茅。2009年和2012年分别以优异成绩成为国家中医药管理局第二批、第三批的重点学科建设单位，张冰教授继续担任学科带头人至今。这一时期，临床中药学学科进入快速发展时期，学科宗旨进一步明晰，次级学科分化，理论体系逐步完善。在临床中药学理论研究方面，我们结合 WHO“有效性、安全性、经济性、适当性”合理用药原则创新了临床中药学基本理论。在临床中药学实务方面，我们根据长期临床服务的体会，提炼临床中药学实践经验，开展中药治疗与药学服务，阐释方药应用与中成药应用经验，进行用药告知与监护，实施药物警戒等。在临床中药学理论与实务研究方面取得丰硕成果。2019 年我们北京中医药大学临床中药学学科再次被评为国家中医药管理局优秀重点学科，并进行了更为广泛的国内国际学术交流，提出了新观点、新技术、新方案，在临床中药学的学科研究、人才培养及社会服务中引领行业发展。2009～2010 年率先申请并获批国务院学位委员会临床中药学硕士学位授予点1008Z8，并积极推动学术进步，成为全国临床中药学首善学科。由本学科带领的建设单位有多家已成为国家中医药管理局重点学科。近年来行业内亦有将临床中药学称为中药临床药学，两者在学术内容上并没有本质区别。

二十余年来我们在临床中药学学科建设过程中践行“医药融通、药教协同”的理念，分别在临床中药学研究、人才培养与临床服务实践中致力于服务“健康中国”战略，并取得了显著进步。

### （一）在临床中药学研究方面

本学科带头人张冰教授先后主持国家“973”计划，国家“九五”“十五”“十一五”“十二五”科技攻关与支撑计划，科技部“十三五”重大新药创制及国家自然科学基金，国家中医药管理局、国家药品监督管理局、国家卫生健康委员会、教育部博士点基金，北京市自然科学基金，中华中医药学会，中国毒理学会等多项课题，在中药药性理论、中药不良反应与药物警戒、临床中药学服务实践、中药临床应用的经济性与安全性研究中取得可喜的成果，夯实了合理用药的基石，提出了中药临床用药的有效性、安全性、经济性及适当性理论体系，并凝炼了中药治疗学与药学服务经验。我们主持的研究项目通过科技成果鉴定 6 项，获国家科学技术进步奖二等奖、国家中医药管理局优秀重点学科、北京市科学技术奖二等奖、中华中医药学会科学技术奖一等奖、华夏医学科学奖一等奖、中国中西医结合学会科学技术奖二等奖、中国产学研学会科学技术成果奖二等奖等各级各类科研与教学奖励 50 余项。

### （二）在临床中药学人才培养方面

我们开创了医药融通型临床中药人才培养模式，坚持“医-药-教协同”，建立了全国首个临床中药学实训基地，并与十余家三甲医院联合共建临床中药学实习基地，为行业和社会培养并输送了一批优秀的临床中药学“种子人才”及优秀药师。我们先后获批国家级中药学教学团队、全国黄大年式教师团队、教育部课程思政示范课及优秀教学团队、教育部首批虚拟教研室试点建设单位、北京市优秀教学团队、北京市教育先锋先进集体；获全国中医药高等学校教学名师、国家高层次人才

“万人计划”教学名师、北京市教学名师、北京市师德标兵、北京市教育创新标兵、北京市青年教学名师、北京市教育教学成果奖一等奖、中华医学会教育技术成果奖一等奖等各级奖励二十余项；我们创建了全国中医药院校首个中药药物警戒与合理用药研究中心；我们的成果“传统中药药物警戒理论指导下的安全用药实践”入选教育部学位与研究生教育发展中心和全国中医中药专业学位研究生教育指导委员会的中国专业学位教学案例。

### （三）在临床中药学服务方面

我们深入开展了中药临床合理应用的有效性、安全性、经济性与适当性的理论研究与实践。在临床中药学理论与实务方面取得了长足进步，研究成果丰硕。如与北京市二十余家医院联合共建临床中药学学科服务基地，践行“医-药-教协同”理念，开展临床诊疗与中药临床药学服务，创立中药“临床用药告知与监护”诊疗规范与模式，提高了临床服务的满意度，中药不良反应发生率降低了20%~27%。我们坚持开展中药安全合理用药科普服务，成为中华中医药学会中药药物警戒与合理用药科学传播首席专家及骨干；我们的学科带头人张冰教授先后获全国老中医药专家学术经验继承工作指导教师、全国巾帼建功标兵、首都名中医、荣耀医者、全国巾帼建功标兵、首都劳动奖章等二十余项荣誉称号。

## 二、传承赓续，著成潜心研究之作

### （一）著书的初衷

临床中药学作为医药交叉学科，面对医药割裂的现状及不合理用药现象，特别是在我国倡导“健康中国”战略的背景下，临床中药合理使用直接关系到人民群众的身体健康和生命安全。经过二十余年的学科建设和研究，我们在临床中药学理论与实践、人才培养及临床服务等方面都有了深入积淀，需要理论与实践总结提高。本著作初衷是中医药守正创新、传承发展，在医药溶融理念指导下，阐释临床中药学的基本理论体系与内涵、学科性质，以及临床合理用药实务，从临床医师、药师的角度弥合中医中药学科分化的裂隙，解决临床中药学行业热点问题，旨在从理论到实践全方位指导用药，助力临床提高合理用药水平，推动行业与临床中药学学科的学术创新。

### （二）本书的主体内容

本书是我们对临床中药学理论研究与临床实践经验的总结，包括上篇临床中药学理论研究，下篇临床用药实践和附篇临床用药撷菁。

我们力求“传承守正、开拓创新、博古通今、深研理论、重视实务”，结合国内外临床药学研究成果，构建临床中药学理论体系，阐释临床合理用药实务。

#### 1. 关于临床中药学理论体系

经过多年研究，我们提出，临床中药学学科的理论体系是以中医药理论为基础，以中药治疗药物实施、药学服务、用药告知与监护、药物警戒等中药学实践为中心，围绕中药临床“有效性、安全性、经济性及适当性”构成的综合应用型理论体系。

对于中药的有效性理论，我们对临床中药学理论展开探索，结合中药有效性的基础研究，提出了药性构成“三要素”理念的创新认知，凝练出“药性是药物作为始动因素，并在特定机体状态下发生的复杂、多层次的正-负生物效应之综合表达”，既突出了机体状态的承载地位，关注药物代谢环境，又深入中药化学成分与性-效的生物学表达，完善和丰富了中药药性内涵，从药性角度阐释中药的有效性，为临床合理使用中药、保障有效性提供依据。

对于中药的安全性理论，我们通过系统整理、挖掘中国传统的安全用药思想，并结合现代药物警戒理念，阐明中药药物警戒学术思想内涵，构建了中药药物警戒的理论体系，开展中药安全警戒实践。这既是对中药安全用药思想的系统整理与升华，也是对中药药物警戒思想的传承与创新完善，并体现在临床用药与药学服务实务之中。

对于中药应用的经济性理论，我们将经济学原理用于中药学领域，研究有限中药资源的配置效率，总结形成了符合中医药特点的经济性理论，充分考虑中药辨证论治、处方配伍、中西药合用、用药禁忌等用药特点，以及降低不良反应造成的损失，提高中药资源利用率，以最低的成本获得最佳的医疗效果。

对于中药应用的适当性理论，我们结合中医药理论基础以及中药临床应用的复杂性，提出中药临床应用需充分考虑适当的治疗目标、用药对象、药物品种选用、剂量及疗程、给药途径和煎煮方式等各个用药环节，以促进临床合理用药；并阐明中药临床应用适当性的基本内涵，以指导临床选药与药学服务的实施。

2. 关于临床中药学实务研究

在临床中药应用方面，我们坚持守正创新，合理用药，并体现在纵横两个方面。其一，从中药临床应用的有效性、安全性、经济性及适当性等维度，系统介绍了临床常用的560余种中药饮片及近千种中成药的用药认识与实践经验，包括处方给付、临床性效特征、临床治疗实施、方药经验、中成药应用、临床药学服务、用药告知与监护、合理用药与安全警戒等，纵向阐释常用中药饮片与中成药的药学服务策略与药物警戒实施，保障合理用药。其二，以辨证辨病及各系统常见疾病为纲，横向总结归纳临床常用辨证辨病选药与临床各系统常见疾病用药经验与体会，为临床用药提供参考，明晰临床中药合理用药的科学内涵。

### （三）本书的特点

本书博古通今，对古代文献及现代研究报道进行梳理，系统阐述了临床中药学的基本理论、基本知识和新观点、新进展，突出中医与中药的融通，强调与时俱进的理论创新与符合时代需求的临床实用性，注重理论与临床实践相结合，既具有理论指导又有临床实务示例，凸显强基础、广知识、重实务的临床中药学的学科特色。我们作为国医大师颜正华教授孟河医学的继承人，不仅传承、发展了孟河医学京派的学术思想体系与孟河医学京派的整体用药特色，而且吸纳现代临床药学研究成果，创新临床中药学理论与实务，首次提出了临床中药学特色的“有效性、安全性、经济性、适当性”理论体系，并凝炼出我们在中药治疗药物实施、方药经验、中成药应用、用药告知与监护、药物警戒实施等实务研究方面的成果。

### （四）本书的价值

本书展现了我们在临床中药学研究、教育和实践研究的前沿成果，弥补了中药行业在中药合理应用基础理论研究与药学服务实践方面的不足，并顺应新时代“健康中国”战略的发展需求，具有理论指导与实操价值。本书能够为临床合理用药提供直接、客观依据，对于促进临床中药学学科研究、提升中医药服务创新能力具有积极的指导意义。期望本书能为临床中药学的创新发展抛砖引玉，推动学科研究、人才培养及中药临床药学服务，加强同行间的学术交流，促进临床中药学健康持续发展，服务“健康中国”战略。

感谢导师颜正华国医大师、仝小林院士及国医大师王庆国教授为本书作序，并鼓励我们在临床中药学领域继续探索；感谢同仁的帮助；感谢参考文献原作者。

鉴于科学认识的不断更新，学术发展不断深入，不当之处敬请同道不吝赐教，以便我们继续修订提高。

著 者

2022 年 2 月

# 目　录

『上　篇』

## 临床中药学理论研究

## 『下 篇』

# 临床用药实践

## 『附 篇』

# 临床用药撷菁

上篇

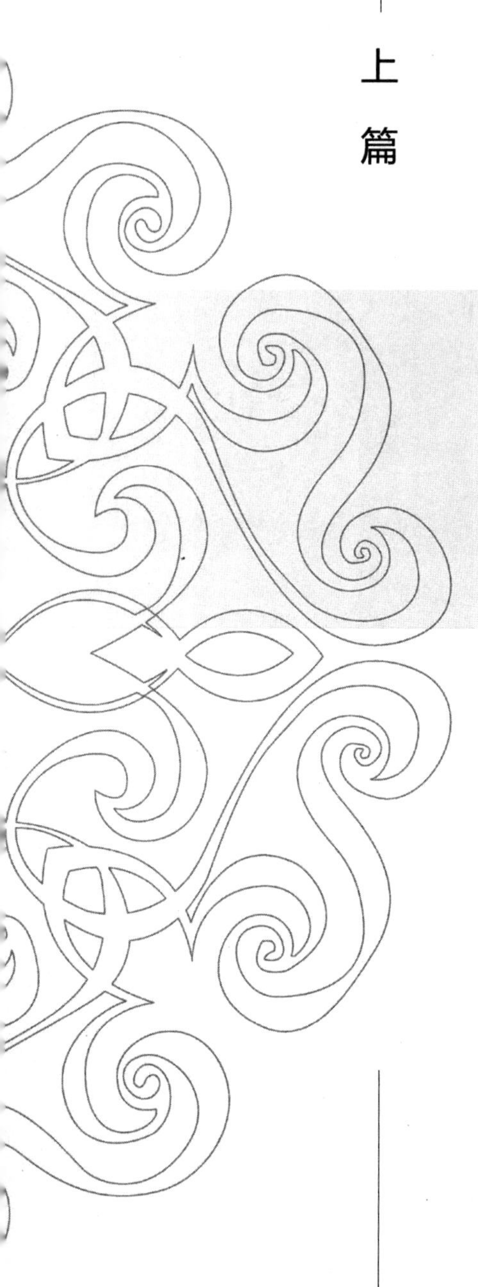

# 临床中药学理论研究

# 第一章
# 中药临床有效性的基本理论

药物有效性是世界卫生组织（World Health Organization，WHO）合理用药倡导的有效性、安全性、经济性与适当性基本原则之一，指患者用药后获得其预期的疗效。中药有效性是中医药生命力的展现。中药临床有效性与药材的基原、产地加工、炮制、贮藏、饮片品质、中成药质量、临床使用、临床评价体系等因素密切相关。本章根据我们教学、临床及研究体会，阐述中药疗效的理论依据、物质基础与中药有效性的影响因素和疗效评价等方面内容。

## 第一节　中药疗效的理论研究

指导中药临床有效应用的理论包括中药性效基础理论与中药应用理论，贯穿于中药应用的全过程。这些理论为临床合理使用中药提供指导，是中医药基本理论的重要组成部分。在临床应用中，体现了以中药性能为核心，以药效为目标，以配伍、禁忌、煎服等应用理论为保障的中药应用特点。

我们在国家科技部“973”计划等课题的支持下，遵循中药临床应用特点和药性发生学原理，开展了中药药性理论的实验与临床研究。十余年来，我们对药性实质有较深刻的认识，阐释了中药作用于机体后产生性效的生物学机制，丰富了中药有效性理论。

### 一、中药性效理论

中药性效理论是研究中药的性质、性能及运用规律的理论，是对中药性能的高度概括，亦称药性理论。中药药性理论是中药基础理论的核心，概括了临床对中药效用特征相关性质与功能的基本认识，是中药的基本理论。中药药性是中医理论指导下认识和使用中药，并用以阐明其药效机制保障中药疗效。

在长期医疗实践中，以阴阳、脏腑、经络的病生理学说为依据，根据药物的各种性质与效能，归纳其治疗作用和特点，形成了中药性效理论。广义上看中药药性理论主要包括四气、五味、升降浮沉、归经、功效主治及有毒无毒等理论，涉及药物的气味特征、定向作用特点及功效表达等。狭义的药性理论主要指四气、五味。

中药药性不仅是药物本身的物质属性，而且与药物的临床功效密不可分。先民们在与疾病做斗争的实践过程中，根据其掌握的阴阳五行、取类比象等哲学思想，观察、分析、总结、归纳能够治疗疾病的药物及其治疗作用，形成了对于药物作用性质的知识，并经过长期临床实践的证明与完善，形成了药性理论。因此，中药药性的根本含义是药物能够治疗疾病的性能，是通过认识药物作用得到的客观特征，是通过临床实践而提炼出来的客观真理。

### （一）药物气味特征与功效

药物气味理论包括药物寒、热、温、凉四气，酸、苦、甘、辛、咸五味及气臭、芳香的药物特征。

**1. 药物寒热属性与功效研究** 中药具有寒、热、温、凉四种不同的属性，亦称“四气”或“四性”。四气是药物作用于机体后的生物学效应的概括，是药性理论的重要组成部分，是药物作用的主要理论依据之一。寒凉药具有清热泻火、凉血解毒等治疗作用；温热药则分别具有温里散寒、补火助阳等作用。

四气之中寒凉与温热是相对立的两种药性，含有阴阳属性，寒凉属阴，温热属阳，而寒与凉及温与热之间则是程度上的不同，即“凉次于寒”“温次于热”。虽然称为四气，实际还有平性药物，其中平性为无明显寒热倾向。本草文献有“大热”“大寒”“微温”“微凉”的描述，这是对中药四气程度不同的进一步区分，以示斟酌使用。例如，我们在临床上亦根据中药寒热程度与疾病证候的轻重选择用药。若属轻微胃寒证可用温性缓和的生姜；若属脾肾阳虚里寒证可用温热之性较大的干姜、肉桂；若属阳虚阴寒痼冷则可使用大热助阳的附子类药物。

寒凉药亦有寒凉损中、克伐阳气的副作用；温热药亦可有动火生热、耗伤气血、损津劫液的副作用；平性药寒热界限不明显，药性平和，作用较缓，寒热病皆可用。

寒热为四气总纲，四气为寒热扩展。围绕着寒热药性，借鉴现代科学技术手段，国内学者开展了多角度的药性研究，寻找寒热本质，并形成了两大主要研究方向。其一，以中药化学研究为主，寻找四气的化学物质基础，探讨其相关性。其二，以中药药理学研究为主，观察四气的生物效应表征，探讨其规律性。

在化学物质基础与四气的研究方面，主要有两个路径。其一是通过寻找中药的有效成分。我们通过研究发现挥发油、生物碱等，其寒热药性与有效成分的化学结构、药理作用、分布特点等有关，进而用数学模型探讨其相关性。研究发现该数学模型可对挥发性成分的寒热药性进行判别。其二是广泛而较为全面地分析某些成分的含量及比例。例如总蛋白、总脂、某种微量元素等，采用数据挖掘技术，也获得了相对合理的判别模式。

在药理效应与四气的研究方面，大致可分为两个路径。其一是药效指标的深入研究；其二是寻找能够判别药性的药理活性，例如温度趋向、细胞生长情况等，也都取得了相关成果。对于四气的研究应注意从根源和结局寻找其本质内涵，所以从中药有效成分（组）及药理效应（群）角度的研究是更为接近四气本质的。

有效成分研究与药理效应研究不是孤立的，而是相互联系的。药理效应研究指导着有效成分的分离与纯化，化学成分又为药效的深入认识奠定了基础。比如温热性中药与儿茶酚胺类似物质及肾上腺素能神经兴奋相关，去甲乌药碱在温热性中药里的高分布，结合临床试验、动物实验明确了其兴奋肾上腺素能神经的药理作用。又据此药理作用解释了麻黄碱、昔奈福林等其他热性药的有效成分，在一定程度上阐释了温热药性的物质基础，并实现了化学成分研究与药理效应研究的结合。

我们经过大量的基础研究，提出"药性构成三要素"假说，认为构成药性的三个要素是化学成分、机体状态和生物效应，提炼出药性是"中药作用于机体状态的，与化学成分相关的正负向生物效应的概括和归纳"。其中，化学成分是药物作用的物质基础；机体是药物发挥作用的载体，是功效产出的基础；生物效应是药物作用于机体后的综合表现，药物可通过干扰机体神经-内分泌系统、免疫系统、第二信使、物质能量代谢等发挥特定的生物学效应。三者结合，整体、动态、全面地反映了中药药性的实质和内涵，构建了有效性的"三要素"数理分析模型，实现了对寒热药性的表征及分析。通过基础实验，结合寒证与热证的临床研究，阐释药性的生物学基础，发现辛热药作用于机体后，多条信号通路相关蛋白活性发生变化及其介导的内分泌-免疫-神经-物质能量代谢等众多指标也发生了变化。如通过观察实验动物一般状态（体重、肛温、饮食饮水量、毛色、喜动喜卧等行为表现）、神经内分泌系统（脑内神经递质、肾上腺轴功能、甲状腺轴功能、性腺轴功能等）、免疫系统功能（白细胞数、免疫球蛋白、补体等）、物质能量代谢（糖代谢、脂代谢、蛋白代谢、能量代谢相关酶活性等）、肝肾功能、G-蛋白耦联受体、酶耦联受体、cAMP-PKA、Ca-CaM、ERK 等信号通路的信使分子和相关蛋白活性等，探讨药物生物效应表达的分子生物学机制，初步证实了"信号通路网络-药物代谢环境"是辛热药药性表达的分子生物学机制之一，证实虚寒状态时，机体药物代谢酶 CYP3A 活性和转运蛋白 P-gp 水平降低，进而影响辛热药的性效表达。体内代谢过程研究发现，辛热药在虚寒机体状态下的血药浓度高，有利于其作用的发挥。机体药物代谢水平与药物性效的发挥密切相关，是药性表达的重要影响因素。

这些研究提示温热性中药与挥发油类成分相关性强，寒凉性中药与苷类成分相关性强，且两类药物中均含有特定的生物碱类成分，表现出一定的规律性；温热性中药能够增加动物的趋寒性，增强下丘脑-垂体-靶腺轴功能，改善免疫功能，加快能量代谢等；寒凉性中药则不具有这些作用或具有相反的作用。研究亦显示这些规律都是相对的，有许多特例情况。究其原因，正是中药本身的复杂性造成了其四气的物质基础和生物效应的复杂性。一味中药含有多种化学成分，最后的生物效应也因机体状态的不同而变化。因此，在认识中药四气时要注意普遍性与特殊性的辩证统一。即一方面明确总体规律，便于认识和把握药物；另一方面，关注特殊性，承认不同条件下的不同表达方式。

此外，四性以外还有一类平性药，它是指寒热界限不明显、药性平和、作用较缓和的一类药。如党参、山药、甘草等寒热偏性不明显，但在临床长期或大量应用时，亦可表达出其寒热偏性。

总之，四气是药物产生治疗效果的性能概括。因此，熟练掌握药物的四气可更准确地针对临床病证的寒热属性调整药物，确保临床治疗效果。

**2. 药物“味道”特征与功效** 我们认为中药的“味”是药物在感官上的表达，“道”则是感官之味与临床效用关系总结提炼形成的规律。药物的“味道”特征可概括为酸、苦、甘、辛、咸五种，除五种基本味以外，一些药物还具有淡味或涩味。历代医家认为涩为酸之变味，其作用与酸味相同；淡为甘之余味，可附于甘中。我们临证体会酸味不能代替涩味，甘味与淡味亦不完全一样，虽仍统称“五味”，但应以“七味”来认识药物效用特点。味道不同，药物因而具有不同的治疗作用。五味理论揭示了药味不同，药效不同的客观规律，是阐明中药作用机理、指导临床用药的理论依据之一。

（1）酸：“能收、能涩”，即具有收敛、固涩的作用，可用于临床“滑脱”证及正气虚脏腑功能紊乱、精微外泄的症状。一般固表止汗、敛肺止咳、涩肠止泻、固精缩尿、固崩止带的药物多具有酸味。酸味药多用治体虚多汗、肺虚久咳、肠滑久泻、遗精滑精、遗尿、尿频、崩漏带下不止等症。如五味子固表止汗，乌梅敛肺止咳，五倍子涩肠止泻，山茱萸涩精止遗，赤石脂固崩止带等。

（2）苦：“能泄、能燥、能坚”，具有清泄火热、降泄逆气、通泻大便、燥湿坚阴或泻火存阴等作用，既可针对临床有形之实邪，亦可治疗无形之热邪及气机逆乱之证。一般来讲，清热泻火、下气平喘、降逆止呕、通利大便、清热燥湿、苦温燥湿、泻火存阴的药物多具有苦味。苦味药多用治热证、火证、湿证、气逆、便秘、腑实等证。如黄芩、栀子清热泻火；苦杏仁、葶苈子降气平喘；半夏、吴茱萸降逆止呕；大黄、枳实泄热通便；龙胆、黄连清热燥湿；苍术、厚朴苦温燥湿；知母、黄柏泻火存阴等。此外，少量苦味药还能开胃坚胃气，如少量黄连、龙胆使用可增进食欲。

（3）甘：“能补、能和、能缓”，即具有滋养补虚、和中、缓急止痛、缓和毒性和调和药性的作用，用治正气虚弱、身体诸痛及调和药性、中毒解救等。其中，“能补”是指药物具有补益作用，可针对临床气、血、阴、阳、精之亏虚证；“能和”是指药物可发挥调和、和解、协调的作用，即可在炮制和组方配伍中以“甘味”来调和药性，亦可用“甘味”来和解药物的毒性;“能缓”是指药物能缓和某些药物的峻烈之性，以减少峻烈药物对人体的损伤。如人参大补元气、补脾益肺；熟地黄填精补血；饴糖缓急止痛；甘草调和药性并解药食中毒等。

（4）辛：“能散、能行”，即具有发散、行气、行血的作用，可针对临床气、血、水液等瘀滞之证，多用治表证及气血阻滞之证。解表药、行气药、活血药多具有辛味，如麻黄发散风寒，厚朴行气除胀，川芎活血化瘀等。此外，《黄帝内经》云“辛以润之”，就是说辛味药还能通过调气血而起到濡润的作用，如款冬花润肺止咳，菟丝子滋养补肾等。

（5）咸：“能下、能软”，即具有泻下通便、软坚散结的作用。咸味药可用治大便燥结、瘰疬痰核、瘿瘤、癥瘕痞块等，如芒硝软坚泄热通便，海藻、牡蛎消瘰散瘿，鳖甲软坚消癥等。另外《黄帝内经》有“咸走血”“咸先入肾”之说。如水牛角咸味，入血分，具有清热凉血消斑解毒之功；紫河车、海狗肾、蛤蚧等都具有良好的补肾作用。有些药物用盐炮制，可引药入肾，增强补肾作用，如盐知母、盐黄柏、盐杜仲、盐巴戟天、盐车前子等。

（6）淡："能渗、能利"，即具有渗湿、利小便的作用，故有些利水渗湿的药物具有淡味。淡味药多用治水肿、湿脚气、小便不利之证，如泽泻、薏苡仁、茯苓、猪苓、通草、灯心草、车前子、滑石等。

（7）涩："能收、能敛"，即具收敛固涩的作用突出，多用治虚汗、泄泻、尿频、遗精、滑精、出血等证，如芡实固精止带、五倍子涩肠止泻、乌贼骨收涩止血等。

准确辨识药物的五味特征，有利于临床合理配伍用药，保障药物的有效性。如化痰药川贝母、浙贝母，其中川贝母药性甘凉质润，清热化痰的功效特点是清中有润，入肺、心二经，既能清肺化痰，又能润燥止咳，善治肺燥及虚劳久咳，但因偏于滋润，不宜用于痰多咳嗽；浙贝母偏苦寒，长于清泻，以清火化痰、开郁散结之功见长，善治外感风热、痰热咳嗽，以及痰火、热毒郁结之瘰疬疮痈等，但因有苦燥伤阴之弊，不宜用于虚劳燥咳。

**3. 药物的气臭特征与功效**　气臭是指可以凭嗅觉感知的药性，也称气、臭或气味，常把此类药物称为香药或芳香药。气臭理论发展源远流长，《黄帝内经·素问》中就有臊、焦、香、腥、腐之说。历代对香药的论述较多，故又有芳香药性之说。芳香药主要作用和指导临床用药意义归纳如下。

（1）辟秽防疫：芳香药可通过口鼻黏膜、肌肤毛窍、经络穴位，经气血经脉的循行而遍布全身，有辟除秽浊疫疠之气、扶助正气、抵御邪气的作用。如藿香、佩兰、苍术、厚朴等药多辛温香燥，有芳香辟浊化湿的作用，可除四时秽浊之气用于防疫。芳香药气可增强正气，兴奋神经系统，刺激鼻黏膜，激发机体免疫系统，提高免疫力，有效驱除瘟疫之气，防治疫病发生发展。古时常用芳香类药物制作成线香、盘香、塔香、香丸、香粉、香篆、香膏、涂香、香汤、香囊、香枕等来防病祛邪。现今以之燃药香防治流行性传染病，或入汤药防控疫情是辟秽防疫法的具体应用。

（2）解表散邪：芳香药性疏散，能外走肌表，开宣毛窍，具有芳香疏泄、解表散邪之功，如薄荷、香薷、胡荽等都是疏散表邪、解除表证的代表药。

（3）开胃醒脾：芳香药善入脾胃经，能开胃醒脾，具有促进运化、增进食欲的功效，如木香、檀香、沉香、丁香、香橼、佛手、甘松等行气健脾药，均可用于脾胃气滞、不思饮食等症；有些药物自身香气不浓，但经炮制炒香后，同样可以增进悦脾开胃、纳谷消食的功效，如炒谷芽、炒麦芽、炒神曲等。

（4）化湿祛浊：芳香药能疏通气机，宣化湿浊，消胀除痞，醒脾健运，即具有化湿运脾之功，如苍术、厚朴、藿香、佩兰、草豆蔻等均为芳香化湿的代表药，主治湿浊中阻、脾失健运、痞满呕吐等病证。

（5）行气活血：芳香药还有疏通气机、透达经络、行气活血、通经止痛、消肿散结之功。如香附、玫瑰花可芳香疏泄、行气活血，主治肝郁气滞、月经不调、胸胁胀痛等症；乳香、没药、麝香等为行气活血、通经止痛、散结消肿的代表药，主治气滞血瘀、心腹诸痛、经闭痛经、癥瘕积聚、痈肿疮毒等。

（6）通窍止痛：芳香药行散走窜，芳香上达，通窍止痛，如辛夷、薄荷、白芷、升麻、细辛等为上行头目、通窍止痛的代表药，主治鼻塞、鼻渊、头痛及齿痛等病证。

（7）开窍醒神：芳香药能通关开窍回苏，具有芳香辟秽、开窍启闭、苏醒神志的功效，如麝香、冰片、苏合香、安息香、樟脑等都是芳香开窍的代表药，主治湿浊、痰浊及山岚瘴疟之邪蒙闭心窍、神志不清的病证。

### （二）药物定向特征与功效

**1. 脏腑定向特征与功效**　药物脏腑定向特征是指药物对于机体某部分的选择性作用，即某药对某些脏腑经络有特殊的亲和作用，因而对这些部位的病变起着主要或特殊的治疗作用，这种定向特征称为归经。药物的归经不同，其治疗范围与部位亦有区别。归经把药物的作用与人体的脏腑经络紧密联系起来，指明了药物治病的适用范围，明确了药效特点，进一步增强了辨证用药的针对性，对于深入了解药性、判别药物作用范围和主次、指导配伍组方具有重要意义，也是准确把握药物作用机理、指导临床用药的药性理论基本内容之一。如鱼腥草归肺经可清肺热；竹叶归胃经可清胃热；莲子心归心经可清心火；夏枯草归肝经可清肝火等。

引经又称“引经报使”，是指某些药物能引导其他药物的药力到达病变部位或到达某一经脉的作用，可引药入经，可导向直达病所，提高药效。具有“引经报使”作用的药物常称为“引经药”或“药引子”，不但本药可归某脏腑经络，而且可引导方中配伍其他药物的药力到达病变脏腑或经络，具有类似向导的作用。另外，药引子还有增强疗效、照顾兼症、扶助正气、矫味、解毒、调和药性、保护胃肠之功，如蜂蜜水、姜汁、酒等。宋代以来不少医籍都详细记载了药引子的配伍目的和具体使用方法，并广泛地与成药配伍应用。善用引经药能提高用药的准确性，增加病变部位的有效药量，从而改善疗效。

**2. 药物趋向特征与功效**　药物趋向性体现在药物在人体中对气机升降及表里的作用，即药物的升降浮沉趋向。升降浮沉的不同特征，阐释了作用趋向的药物特点。升，即上升提举，趋向于上。降，即下达降逆，趋向于下。浮，即向外发散，趋向于外。沉，即向内收敛，趋向于内。升降浮沉也就是指药物对机体有向上、向下、向外、向内四种不同作用趋向，是与疾病所表现的趋向相对而言的。

（1）升浮药性：此类药物其性多温热，味多辛、甘、淡，属性为阳。其作用特点为上行、向外，具有疏风、散寒、宣肺、透疹、升阳、通痹、开窍等作用，故解表药、温里药、祛风湿药、开窍药、补气药、补阳药等大多具有升浮之性。

（2）沉降药性：此类药物其性多寒凉，味多酸、苦、咸，属性为阴。其特点，主下行，向内，具有通便、泻火、利水、镇静安神、平肝潜阳、平喘、降逆、固精、涩肠、止带等作用，故泻下药、清热药、利水渗湿药、安神药、平肝息风药、补阴药、收涩药等大多具有沉降之性。

升降浮沉作为药性理论之一，既是药物作用趋势，又有参与调整、平衡脏腑及经络气机的含义。药物具有升降浮沉的性能，可以调整脏腑气机的紊乱，使之恢复正常的生理功能，或作用于机体的不同部位，因势利导，驱邪外出，从而达到治愈疾病的目的。临床用药以顺病位、逆病势为原则，将归经与升降浮沉相结合，可提高用药的准确性。

### （三）药物功效主治与疗效

中药的功效是在中医理论指导下，根据机体用药后症状与体征、证候与病情的变化对中药防病治病作用的高度概括。功效与疗效既有联系又有区别，各有侧重。功效是众多治疗效应的概括，反映药物综合性质；疗效是功效的临床体现，往往是用药目标或目的的体现，反映药物对人体的作用；主治是药物治疗的主要病证（症），亦是药物临床主要适应范围。

一般来说，中药功效有对证、对症、对病、对因和综合作用五方面特性。

**1. 对证**　对证是针对疾病的“证候”特征发挥治疗作用的功效，反映药物对某阶段病性、病位、病证的综合作用。如“解表散寒”功效是针对风寒表证，“清热解毒”功效是针对“热毒证”，“活血化瘀”功效是针对“瘀血证”。在药物诸多功效中，对证治疗功效是最基本的功效，居于主导地位，是临床用药的主要依据。

**2. 对症**　对症是指能消除或缓解疾病过程中患者症状或体征的功效。如麻黄平喘、生姜止呕、延胡索镇痛、三七止血、浮小麦止汗等皆为对症治疗功效。一般来说，对症功效主要是解决患者当前痛苦的、需要解决的比较突出的问题。但应用必须以对证功效为前提，这样才能使对症功效应用范围更加准确。

**3. 对病**　中药对病应用由来久远，早在汉代张仲景《伤寒杂病论》提出多种“病”的治疗。陶弘景《本草经集注》提出了“诸病通用药”的理论。随后的《新修本草》《蜀本草》《太平圣惠方》《证类本草》等均记载有诸病通用药。目前对病是指中药对中医或西医的“病”发挥治疗作用的功效。如黄连止痢，常山截疟，鸦胆子蚀疣，夏枯草及豨莶草降血压等，体现了中医辨病论治的特点。

**4. 对因**　对因主要是指祛除病邪，消除病因，恢复脏腑气血功能的协调。即针对病因驱邪，实现阴阳平衡。如麻黄辛温发散风寒、石膏清热泻火、附子辛热散里寒等，体现了中医“治病求本”的特点。

**5. 综合**　由于中医对疾病认识的复杂性，某些表述既可以作为病名，也可以作为一个症状。同样，中药功效也可以是多层面含义，既可对症，也可对病、对证，往往是综合协同表达。如百部止咳既可以是对症功效，也可以是对病功效；延胡索活血化瘀止痛，既可以说是针对瘀血证的对证治疗功效，也可以说是针对瘀血病因的对因治疗功效，亦可以说是针对疼痛症状的对症功效；麻黄发散风寒既具有对因治疗功效，又具有平喘的对症治疗功效等。

一般认为，四气、五味、归经、升降浮沉等几部分内容是紧密联系的完整有机体。根据病情需要与治疗目的不同，应灵活选用不同治疗功效的药物，或治其本，或治其标，或标本同治。临床上常采用“急则治其标、缓则治其本”的原则，以取得更好的治疗效果。我们临床通常以对因、对证治疗功效的中药为主，兼佐对症、对病之品；

而对症、对病中药的使用既不能与中医理论相悖，又必须以整体观念为前提，以辨证论治为指导。但在一些特殊情况下要“急则治标”，则又需以对症、对病治疗功效的中药为主。此外，全面掌握中药的作用和特点，还应注意其副作用和毒性反应，以利于临床合理用药，充分发挥药物的防病治病作用，避免药物不良反应，尤其是毒性反应，以确保用药安全、有效。

## 二、中药应用理论

中药的性能理论（药性理论）为我们认识药物提供了理论依据，也为我们选药用药奠定了基础。而结合中药的应用理论，才能使临床治疗及药学服务更加有效。中药应用理论是指导中药临床安全有效合理应用的基本理论，主要包括辨证、治则治法、组方配伍、用法用量等应用理论。

### （一）辨证

辨证论治一直是我们认识疾病和防治疾病的方式方法，是理法方药在临床上的具体运用，包括辨证和论治两个过程。辨证论治是中医理论的基本特色之一，是中医学对疾病的一种特殊认识和处理方法，是中医认识、诊断、治疗疾病的基本原则，是通过辨证以辨别证型，并在此基础上制定出治疗措施的过程。

辨证就是把中医望诊、闻诊、问诊、切诊所收集的“四诊”资料、症状和体征，通过归纳分析、综合，辨清疾病的病因、性质、部位及正邪之间的关系，概括、判断为某一证型。辨证是论治的前提，亦是中药疗效实现的重要依据。中医辨证的基本方法主要包括八纲辨证、脏腑辨证、病因辨证、气血津液辨证、六经辨证、卫气营血辨证、三焦辨证和经络辨证。

**1. 八纲辨证** 八纲辨证是各种辨证的总纲，即根据四诊获得的资料信息进行综合分析，以探求疾病性质、病变部位、病势轻重、邪正盛衰等情况，判断归纳为阴、阳、表、里、寒、热、虚、实八类证候。八纲辨证具有分析疾病共性的特点，是中医辨证的基本方法，是中药临床应用的方向指引，旨在明确用药方向，减少用药错误。

（1）阴阳：阴阳是八纲辨证的总纲，是辨别疾病类别的两个纲领。证候虽然复杂多变，但总不外阴阳两大类，诊病之要也必须首先辨明其属阴属阳。其中表证、热证、实证可隶属于阳证的范围；里证、寒证、虚证可隶属于阴证的范围，故阴阳两纲在疾病辨证中占有重要地位。阴阳本身的病变，即阴阳的相对平衡遭到破坏所引起的病变，除寒证、热证之外，还有阴虚、阳虚，亡阴、亡阳等证候。阴虚与阳虚是机体阴阳亏损而导致的阴不制阳、阳不制阴的证候。

（2）表里：表里是说明病变部位深浅和病情轻重的两纲。表证是指六淫等邪气从皮毛、口鼻侵入人体肌表皮毛所产生的证候，多见于外感病初期，具有起病急、病程短的特点。里证是指邪气深入脏腑、气血、骨髓所产生的证候，多见于外感病中期、后期或内伤杂病，具有病因复杂、病位广泛、证候多变的特点。里证包括的范围广，可由表证进一步发展，表邪入里而成，或外邪直接侵犯脏腑，亦或由情志内伤，饮食劳倦等，直接影响脏腑经络功能而出现种种病证。此外还有正邪相争于半表半里，互有胜负，见寒热往来的半表半里证，临床需仔细辨别。一般而言，新病、病程短者，多属表证；久病、病程长者，多属里证。病发热恶寒者，为表证；发热不恶寒，或但寒不热者，均属里证。

（3）寒热：寒热是辨别疾病性质的两纲，是用以概括机体阴阳盛衰的两类证候。寒证是机体阳气不足或感受寒邪所表现的证候，可出现机体的功能活动衰减、恶寒喜热、口淡不渴、小便清长、大便溏薄、脉沉迟、舌淡苔白等症状，并有表寒、里寒、实寒与虚寒之分。热证是机体阳气偏盛或感受热邪所表现的证候，可出现面赤发热、手足烦热、小便短赤，大便燥结，舌红苔黄等症状，有里热、表热、实热、虚热之分。此外，寒证与热证虽有阴阳盛衰的本质区别，但又是互相联系的，可表现为寒热错杂（如表寒里热、表热里寒）的证候；而且还可以相互转化，在病情危重阶段，还会出现真热假寒或真寒假热的证候。

（4）虚实：虚实是辨别人体正气强弱和病邪盛衰的两纲。虚证是正气不足所表现的证候，虚证有阴、阳、气、血虚损的区分，但凡属虚证，皆为人体正气不足所表现的证候。实证是由邪气过盛所反映出来的一类证候。实证虽属邪气过盛所致，但正气犹能抵抗，未至亏损的程度，故实证往往表示邪正斗争处于激烈的阶段。

总之，八纲辨证是分析、归纳各种证候的类别、部位、性质、正邪盛衰等关系的纲领，是分析疾病共性的基本辨证纲领，是各种辨证的总纲，反映的是疾病过程中证候的一般规律。

**2. 脏腑辨证**　脏腑辨证是以藏象理论为指导，根据脏腑生理、病理特点，分析判断疾病所在的脏腑病位及其病因、病性及邪正盛衰情况等的辨证方法，是中医辨证方法的重要组成部分。中医药理论秉持以五脏为中心，联系六腑、奇恒之腑、经络、肢节等的整体观。人的各项生理活动都依赖于脏腑，各种病理变化也与脏腑密切相关。因此，疾病的发生与发展大多会影响到脏腑，致使脏腑功能出现异常改变。脏腑辨证是临床选药组方的依据。由于脏腑之间具有表里关系，在生理、病理上也相互影响，因此常将腑的部分病变归纳在脏病中。脏腑辨证主要内容包括脏病辨证、腑病辨证和脏腑兼病辨证。

（1）肺与大肠病辨证：肺与大肠病分虚实。其中，肺病虚证多见气虚与阴虚，实证多见风寒燥热等邪气犯肺或痰湿、痰热阻肺所致，常见症状有咳嗽、气喘、痰色量质变化、胸痛、咯血等。大肠病主要指大肠的传导功能失常，证型有湿热内侵、津液不足及阳气亏虚等，常见症状表现为便秘与泄泻。

（2）脾与胃病辨证：脾病以阳气虚衰、脾气亏虚、运化失调、水湿痰饮内生、不能统血为常见，主要症状有腹胀、腹痛、泄泻便溏、浮肿、出血等。胃病以腐熟受纳功能障碍、胃气上逆为主要病变，症状多见脘腹痛、腹胀、呕吐、嗳气、呃逆等。

（3）心与小肠病辨证：心病虚证多由久病伤正、禀赋不足、思虑伤心等因素导致心气心阳受损，心阴心血亏耗；实证多由痰阻、火扰、寒凝、瘀滞、气郁等引起。心病的常见症状有心悸怔忡、心烦、心痛、失眠多梦、健忘、谵语等。小肠病多见实热证候，多由心热下移小肠所致，症见小便短赤、口舌生疮等。

（4）肾与膀胱病辨证：肾病多虚证，主要为肾阳、肾气、肾精亏虚，常见症状有腰膝酸软而痛、耳鸣耳聋、发白早脱、牙齿松动、阳痿遗精、男子精少不育、女子经少经闭、孕育失常及水肿、小便异常等。膀胱病多湿热证，主要表现为排尿异常，常见尿频、尿急、尿痛、尿闭、遗尿、小便失禁等症状。

（5）肝与胆病辨证：肝的病证有虚实之分，虚证多见肝血、肝阴不足，实证多见气郁火盛和湿热寒邪犯扰，常见症状有胸胁乳房少腹胀痛、窜痛，烦躁易怒，头晕胀痛，手足抽搐，肢体震颤，目疾，月经不调，睾丸坠痛等。胆的病变主要表现为胆汁排泄异常或情志异常，常见口苦发黄、失眠、胆怯易惊、黄疸等。

（6）脏腑兼病辨证：指疾病发展到一定阶段，同时出现两个或两个以上脏腑同病。

**3. 病因辨证** 病因辨证是根据各种病因的致病特点，通过分析患者的症状、体征推求疾病病因的诊断方法。中医认识的病因包括六淫、七情、饮食劳逸、外伤等方面。病因辨证是临床选方组要的出发点，基本内容包括外感、疫疠病证，情志内伤病证，饮食劳伤病证，外伤病证。

（1）六淫、疫疠病证：六淫、疫疠是外感疾病的病因。六淫属于外感病因，六淫指异常的引起疾病的风、寒、暑、湿、燥、火之气。疫疠与六淫同属于外感病因，是一种毒性与传染性极强的致病因素，致病后称作疫疠，或叫瘟疫，其特点是发病急、病情险恶、传染性强，一气一病等。疫疠所致病证种类很多，但临床常见的主要有瘟疫、疫疹、瘟黄等证候。

（2）情志内伤病证：情志内伤病证是指由喜、怒、忧、思、悲、恐、惊七种情志活动过度，以致人体脏腑阴阳气血紊乱的病证。当外来的刺激导致七情过于强烈或持续过久，超过了人自身的调节能力，便可影响相应的脏腑，使脏腑气机逆乱，气血失调，导致疾病的发生。

《黄帝内经》云："喜伤心，怒伤肝，忧伤肺，思伤脾，恐伤肾。"临床表现为喜伤心则致气缓，欢喜太过伤心，造成心气涣散，症见心神不安，或语无伦次，举止失常。怒伤肝，大怒可导致肝失疏泄，气机不畅，怒则气上，肝失条达，肝气横逆，症见肝气上逆，甚则血涌于上，出现神昏暴厥、胸闷、两胁胀痛，或急躁易怒，或呃逆、呕吐、腹胀。悲为肺之志，过度悲哀，耗伤肺气，意志消沉，可见精神萎靡不振等症，且往往会伤及于脾。思为脾之志，思伤脾，思则气结，思虑过度，气机郁结，中焦阻滞不畅，影响脾的运化功能，可见食欲不振、腹胀便溏，思虑过度还会暗耗心血，心血亏虚，症见健忘、怔忡、睡眠不佳、形体消瘦。恐为肾之志，恐伤肾，恐则气下，使肾之精气下泄，肾气不固，而见二便失禁。另外遭受突然恐惧惊吓，导致气机逆乱，心神不宁，可见怵惕不安，常欲闭户独处，如恐人捕之等症状。惊则气乱，内动心神，症见情绪不宁，甚则神志错乱，语言、举止失常。

（3）饮食劳伤病证：饮食所伤是指由于饥饱失常、冷热失调、食物不洁、饮食不节、饮食偏嗜等原因所致的病证，主要损伤脾胃功能。临床常见症状有脘腹疼痛，饮食不佳、胸膈痞满、吞酸嗳腐、泄泻甚则吐泻交作、舌苔厚腻或黄，脉滑数或沉实。

劳逸所伤是指长时间过度劳累，如劳力过度、劳神过度、房劳过度，或过度安逸，以致气血、筋骨、肌肉失其生理常态而产生的病理现象。临床表现为劳力、劳神过度见倦怠无力、懒言、嗜睡、食欲减退、神疲健忘等。房劳过度常见肾阴虚、肾阳虚之头晕耳鸣，腰膝酸软，骨蒸潮热，心悸盗汗，手足冰冷，生殖功能减退，男子阳痿早泄，女子宫冷不孕、带下清稀量多、月经不调等。过逸常见体胖、行动不便、动则喘咳、心悸气短、肢软无力等。

（4）外伤病证：外伤病证是指金刃、跌打、虫兽咬伤等所引起的局部症状及整体所反映的证候。特点是病因明确，多有明显的外伤病史。

总之，病因辨证主要根据病邪性质和致病特点，通过分析患者的症状和体征推求病因，为临床治疗提供用药依据。

**4. 气血津液辨证**　气血津液既是脏腑功能活动的物质基础，又是脏腑生理活动的产物，受脏腑支配。一旦气血津液发生病变，不仅会影响脏腑的功能，亦会影响人体的生命活动。反之，脏腑发生病变，必然也会影响气血津液的变化。气血津液辨证是以气血津液理论为依据，分析气、血、津、液的病变，辨别其所反映的不同证候。气血津液辨证是临床治疗的基础，其内容包括气病辨证、血病辨证、津液病辨证。

**5. 六经辨证**　六经是指太阳、阳明、少阳、太阴、少阴、厥阴经脉。六经辨证是汉代张仲景创立的论治外感疾病的辨证方法。六经辨证将外感热病发展过程中的临床表现，以阴阳为纲，划分为太阳病、阳明病、少阳病、太阴病、少阴病、厥阴病六种病证。六经病证反映了脏腑、经络、气血、营卫的病理变化。

**6. 卫气营血辨证**　卫气营血辨证是清代叶天士所创立的一种论治外感温热病的辨证方法，反映了外感温热病不同阶段的不同证型，以及邪正斗争的形势，揭示了外感温热病由表入里、由浅入深的一般规律。卫气营血辨证将外感温病由浅入深或由轻而重的病理过程分为卫分证、气分证、营分证、血分证四个阶段，以说明外感温病病位的浅深、病情的轻重和传变规律。

**7. 三焦辨证**　三焦辨证是以上焦、中焦、下焦为纲，根据温热之邪侵犯人体，导致三焦所属脏腑经络产生病理变化所出现的临床表现，把外感温热病的一般过程，划分为三个深浅不同而互有联系的阶段，为治疗提供依据。尤其是湿温病发生、发展的一般规律及症状变化的特点，对温病过程中的各种临床表现进行综合分析和概括，上焦病在心肺，中焦则重在脾胃，下焦则重在肝肾，归纳为上、中、下三焦证候，用以阐明其病变先后、病位深浅、邪正盛衰和传变规律的辨证方法。

**8. 经络辨证**　经络辨证是以经络及其所联系脏腑的生理病理为基础，辨析经络及其相关脏腑在病理情况下的临床表现，对患者所反映的症状、体征进行综合分析，从而辨清病证的所在部位、病因病机及其性质等，判断经络病变的具体病位、病因病机及其性质特征的一种辨证方法。经络辨证为归经选药指明方向，主要包括十二经脉病证和奇经八脉病证。

（1）十二经脉病证：十二经脉病证是指由于外邪侵袭，或脏腑功能失调，气血紊乱等原因所导致的手足三阴、三阳经脉经气不利所表现的证候，以病变经脉循行分布区域的异常症状和体征及所络属脏腑功能的异常表现为辨证要点。

（2）奇经八脉病证：奇经八脉病证是指由于各种原因引起的冲、任、督、带、阴维、阳维、阴跻、阳跻八条经脉经气阻滞，功能失调所表现的证候。奇经八脉与肝、肾等脏及女子胞、脑、髓等奇恒之腑的关系较为密切，其中女子胞、脑、髓等与奇经八脉有直接联系，在生理病理上常互相影响。特别是冲、任、督、带四脉功能异常所致的疾病在临床上亦较常见。

辨证旨在抓住疾病本质，为中药治疗选药奠定基础。在医疗实践中，还有辨病、辨症方法，共同构成现代中医临床诊疗体系。

## （二）论治

论治又称施治，是根据辨证的结果，确定相应的治疗原则与方法，并以方药或其他医疗手段实施治疗的过程。辨证和论治是诊治疾病过程中相互联系、不可分割的两个方面。辨证探究病机，确定诊断，论治是根据辨证结果来确定治则治法，是理法方药在临床上的具体运用，是指导中医临床的基本原则。论治过程包括治则、治法的确立，直接影响治疗效果，是理法方药在临床上的具体运用。

**1. 治则**　治则又称“治之大则”，是指临床治疗应遵循的基本原则，是在整体观念和辨证论治指导下制定的，对临床疾病的立法、处方、用药均具有普遍指导意义的总的治疗原则，为临床立法、处方、用药的先导。中医治则的基本内容包括标本缓急、调整阴阳、扶正祛邪、正治反治、三因制宜等。

（1）标本缓急：标与本是一个相对的概念，常用来说明疾病过程中的各种矛盾关系。标本具有多种含义，就病证本身而言，致病的本质为本，疾病表现的现象为标；从正邪关系来说，人体的正气为本，致病的邪气为标；从病因与症状来说，病因为本，症状为标；从疾病先后来说，旧病为本、新病为标；先病为本、后病为标；从疾病的部位来说，病在内为本，病在外为标。标本缓急是指疾病发生、发展、诊疗过程中标本两方面先后轻重缓急的关系。标本缓急强调从复杂多变的病证中分清标本缓急，然后确定治疗的先后主次。

针对临床病证中标本主次的不同，而采取“急则治标，缓则治本，标本同治”的法则，以达到治病求本的目的，此即所谓标本先后的基本治则。①急则治标：急则治标是指标病或标证甚急，可能危及患者生命或影响对本病治疗时所采用的一种治疗原则。由于此时的“标”已成为疾病过程中某一阶段矛盾的主要方面，也往往是疾病的关键所在，因此先治其标也是治本的必要前提。②缓则治本：缓则治本是指标病或标证缓而不急时所采取的一种治疗原则。这是在治病求本原则指导下常用的治则。由于此时的“本”是矛盾的主要方面，所以应当直接治其本，病本去而标自消。③标本兼治：标本兼治是指标病与本病错杂并重时采用的一种治疗原则。此时单治本或单治标都不能满足临床治疗病证的要求，必须标本兼顾同治，方能取得较好的治疗效果。

标本缓急是治病求本原则的具体体现。从疾病的治疗角度而言，明了标本缓急对于中医临床正确分析诊断病情，辨别病证的主次、本末、新旧、轻重、缓急，从而采取相应的治疗法则、确立治疗方案具有重要的指导意义。

（2）扶正祛邪：疾病的发生与发展即是正气与邪气交争的过程。扶正与祛邪是针对虚证和实证所制定的两个基本治疗原则，根本目的是扶助正气，祛除邪气，即“虚则补之”“实则泻之”。

扶正是培补正气以愈病的治疗原则，即利用扶助正气的药物或疗法以培补或激发人体正气，提高机体抗御病邪和祛除病邪的能力，使正气盛而驱逐邪气，以战胜疾病。驱邪是驱除邪气以保护正气不受伤害。扶正与祛邪是相辅相成的，运用得当，二者会相得益彰，促使疾病早日好转和痊愈。临床应用时，需分清证候虚实，用药注意轻重缓急。

（3）调整阴阳：调整阴阳是通过调整阴阳的盛衰，以恢复阴阳平衡的治疗原则。人体的病理变化虽然复杂，但根本原因是阴阳失调。调整阴阳，补偏救弊，促使阴平阳秘，是针对阴阳失调这一基本病理变化而制定的治疗原则。

（4）正治反治：正治是逆其证候性质而治的一种治疗法则，又称“逆治”。反治是顺从疾病假象而治的一种治疗法则，即采用的方药或措施与疾病的假象相一致，又称“从治”。正治适用于本质与现象相一致的病证，主要包括寒者热之、热者寒之、虚则补之、实则泻之等。例如，治疗肝胆实火上炎证所选用的龙胆泻肝汤，在组方用药上首先选择龙胆、黄芩、栀子等苦寒药，体现苦降与寒凉清热的药性特点，发挥清降肝火上炎的功效，便是正治法的具体体现。反治适用于本质与现象不完全一致的病证，主要包括热因热用、寒因寒用、塞因塞用、通因通用等。例如，阳虚病证，若阳虚不运津液或阳损及阴，患者会出现口燥咽干等阴虚症状，此时需逆表面征象使用补阳药，即为反治以治病求本。

无论是正治法还是反治法，虽然在所用药物性质与病证表象关系上存在差异，但对疾病的本质而言，二者都是逆病证性质而治的法则，均属于治病求本。

（5）三因制宜：三因制宜即因人、因时、因地制宜，是指治疗疾病时要根据患者的年龄、性别、体质、生活习惯，以及季节、地区等不同制定适宜的治疗方案。

因人制宜即根据患者的年龄、性别、体质、生活习惯等个体差异，制定适宜的治法、选用适宜的方药。特别是小儿、老人和妊娠期妇女，尤当注意用药的宜忌。我们研究发现，黄柏、栀子、黄芩等寒性药可以通过或纠正热证状态，或加剧寒证状态，或引起正常机体的寒性反应而表达寒性；附子、肉桂、仙茅、吴茱萸、干姜等热性药可以通过或纠正寒证状态，或加剧热证状态，或引起正常机体的热性反应而表达热性。

因时制宜即治疗疾病时必须考虑时令气候的特点对人体生理活动、病理变化的影响，制定治疗措施和考虑配伍用药原则。

因地制宜即根据不同的地理环境、地势高下及居民饮食习惯不同等因素对人体机能与疾病的影响，区别选用适宜的方药。

中医临证诊疗用药，首要考虑的应该是邪正盛衰对疾病发生发展的影响，也要兼顾三因制宜治则，充分体现中医治病的整体观和辨证论治思想，并用于指导临床合理用药。

**2. 治法** 中药的治法是在辨清证候、审明病因病机之后，采取有针对性的治疗方法。治法从属于治则。中医药治法历史悠久，内容丰富。早在《黄帝内经》中就有许多相关记载，如“形不足者，温之以气，精不足者，补之以味。其高者，因而越之；其下者，引而竭之；中满者，泻之于内……”又如“寒者热之，热者寒之，微者逆之，甚者从之，坚者削之，客者除之……”唐代陈藏器的《本草拾遗》中提出十剂，即宣、通、补、泻、轻、重、涩、滑、燥、湿。清代程钟龄在《医学心悟》中提出“八法”：“论治病之方，则又以汗、和、下、消、吐、清、温、补，八法尽之。盖一法之中，八法备焉。八法之中，百法备焉。病变虽多，而法归于一。”此后，医家均将这八法作为中医药常用治法的准则。

（1）汗法：汗法亦称解表法，是通过发汗、宣肺散邪的方法，以祛除表邪的一种治法。汗法主要适用于各种外感表证。由于表证有表寒、表热之分，因而汗法也有辛温、辛凉、扶正解表之别。如辛温发汗法主要用于风寒表证，代表药物有麻黄、桂枝等；辛凉发汗法主要用于风热表证，药物如桑叶、菊花、薄荷等。此外，汗法尚有透邪、祛湿、消肿、调和营卫之功，可用于麻疹透发不畅、风湿痹痛、水肿、荨麻疹等症的治疗。临床表虚自汗、阴虚盗汗及疮疡日久、淋证、失血者慎用汗法，且注意煎服方法，用量宜轻，注意“汗而勿伤”，中病即止，不必尽剂。

（2）吐法：吐法是通过涌吐，使停留在咽喉、胸膈、胃脘的痰涎、宿食及毒物等从口排出的一种治法，是临床应急情况下采用的方法，一般中病即止，不可久用。适用于痰涎壅盛的癫狂、喉痹，宿食停积胃脘，毒物停于胃中及霍乱吐泻不得等病证。吐法又有峻吐法和缓吐法之分，主要用于实邪壅盛、病情急剧者。临床上吐法现已较少应用。若病情虽急，但体质虚弱者仍应慎用，孕妇忌用。

（3）下法：下法是通过荡涤肠胃，通便，下积，泻实，逐水，使停留在肠胃的宿食、燥屎、冷积、瘀血、水饮、结痰、停经等有形积滞从大便排出的一种治法。下法能够驱邪除病，适用于燥屎内结、冷积不化、瘀血内停、宿食不消、结痰停饮及虫积等。下法有寒下、温下、润下、峻下、缓下等不同。寒下主要用于热积便秘，药如大黄、芒硝等；温下主要用于寒积便秘，药如巴豆等；润下针对津液不足导致的便秘，药如麻子仁、郁李仁等。使用下法，注意“下而勿损”。除润下法较缓和之外，其余均较峻烈，易伤正气，孕妇忌用，新产后、月经期、年老体弱、营血素虚或津伤失血者均应慎用。应用时还须把握分寸，适时攻下，恰当配伍，并掌握误下后变证的处理。

（4）和法：和法是通过和解与调和的方法，使半表半里之邪，或脏腑、阴阳、表里失和之证得以解除的一种治法。主要适用于肝胆失和、脾胃失和、肝胃失和、表里失和及营卫失调等证。如邪犯少阳病，用柴胡配黄芩和解少阳；肌表营卫失和证，用桂枝配芍药调和营卫。和法的特点是作用缓和，疏解调理，应用范围较广。不仅用于少阳证，也用于内伤杂病。和法虽应用广泛，亦须准确选药，恰当配伍，否则将延误病情，影响治疗。

（5）清法：清法是通过寒凉泄热、泻火、凉血等方法，使在里之热邪得以解除的一种治疗方法。适用于外感热邪入里；或其他外邪如风、寒、湿邪入里化热；或七情过激，气机失调，郁而化火；或痰湿瘀阻，饮食积滞，郁久化热；或阴液不足、阴虚阳亢等所致的里热证。根据里热证发病阶段、病位及病性，清法又可分为清热泻火、清热凉血、清热解毒、清脏腑热、清退虚热等。其中清热泻火、清热凉血、清热解毒等药物多为寒凉之品，易伤胃气，故脾胃虚寒、食少便溏者慎用；阴盛格阳或真寒假热者忌用。苦寒化燥伤阴，阴虚者慎用。

（6）温法：温法是通过温里祛寒、扶助人体阳气、回阳救逆，使在里之寒邪得以消散的一种治疗方法。适用于脏腑沉寒痼冷、寒饮内停、寒湿不化、阳气衰微等证。临床使用有温中祛寒、温经散寒、回阳救逆、温肾壮阳等不同。温中祛寒用于中焦虚寒证，药如高良姜、干姜等；回阳救逆适用于阳衰阴盛或阴盛格阳证，药如附子、干姜等；温肾壮阳用于肾阳虚衰证，药如鹿茸、肉桂等。此外，温法还有温肺化饮、温胃降逆、暖肝散寒、温肾纳气等类型。温里之品多辛热燥烈，易助火伤阴，故热伏于里之真热假寒者禁用；实热、阴虚火旺、津血亏虚者忌用；孕妇慎用。

（7）消法：消法是通过消食导滞、行气活血、化痰利水及驱虫等方法，使气、血、痰、食、水、虫等所结成的有形之邪渐消散的一种治疗方法。适用于食积、血瘀、痞块、积聚、蓄水、痰核、瘰疬、痈肿初起等症。消法又可分为消食、行气、活血等法。一般有泻下、消散或导滞之功效，只作暂用，不可久服。一旦患者食消滞化，脾气得运，即应停药。当所治病证为虚实夹杂，需消补兼施，常与补法同用，注意“消而勿伐”。

（8）补法：补法是通过补养、恢复人体正气的一种治法，适用于各种虚证。由于虚证有气、血、阴、阳、精之别，补法可分为补气、补血、补阴、补阳、气血双补、阴阳并补、填精补髓等。补法还可根据补益脏腑不同分为补肺、补肝、补肾、补脾、补心等。使用补法首先要处理好邪实与正虚的关系，避免“误补益疾”“闭门留寇”等，无虚者忌用。其次要注意“补而不滞”，许多补虚药易滋腻碍胃，应用时需掌握分寸，适当配伍健脾消食药，以顾护脾胃。此外，使用补药宜适当久煎，使药味尽出。

中医药治疗八法内涵丰富，各寓深意，又彼此相互联系。在具体运用时应注意三点：一是针对具体病情，单独使用或加以灵活配合同用，如汗补并用、清下配伍、消补兼施等；二是法中有法，要明确即使是在辨证审因基础上确立的同一类治法，也会因所治疗病证的不同而有一定差异；即每种治法中含有多种小治法，例如和法中包括和解少阳、调和肝脾、调和肠胃等；三是各法自有特点，运用要适度，如汗而勿伤、下而勿损、温而勿燥、寒而勿凝等。

### （三）组方配伍

组方配伍是指根据药性特点和病情需要有选择地将两种或两种以上的药物配合使用的方法。配伍的目的是增强或改变其原有的功能，调其偏性，制其毒性，消除或减缓其对人体的不利因素，使各具特性的药物发挥综合作用，正所谓“药有个性之专长，方有合群之妙用”。所以配伍组方是运用药物治病的进一步发展与提高。

**1. 中药的七情配伍**　在经过几千年的临床医疗实践中，历代中医药学家探索总结出了对临床用药颇有裨益的配伍形式和理论。配伍是指根据病情需要和药性特点，有目的地将两种或两种以上的中药组合使用。其中最具代表性的基本配伍是《神农本草经》提出的“药有阴阳配合……有单行者，有相须者，有相使者，有相畏者，有相恶者，有相反者，有相杀者，凡此七情，合和视之”的七种配伍关系，亦称为“七情配伍”。除“单行”外，其余皆从两药配伍用药角度论述中药配伍后的性效变化规律，是中药配伍理论的基本内容，也是中医遣药组方的重要理论依据。

(1）单行：即指单用一味药用以治疗某种病情单一疾病的方法，或在方中独立显示其性效的情况。独行者，单方不用辅也。如独参汤、清金散。

(2）相须：即指两种性能、功效、应用相同或类似的药物配合应用，以增强原有药物功效的配伍方法，是中药配伍应用的主要形式之一。如麻黄配桂枝，能增强发汗解表、祛风散寒作用；金银花、连翘同用，可增强清热解毒、凉散风热作用；石膏配知母，能增强清热泻火、除烦止渴作用。相须者，同类不可离也。

(3）相使：即指以一种药物为主，另一种药物为辅，两药合用，辅药用以提高主药功效的配伍方法。如黄芪配茯苓治脾虚水肿，黄芪健脾益气，利水消肿为主药；茯苓淡渗利湿，可增强黄芪益气利水作用为辅药。又如石膏配牛膝治胃火牙痛，石膏为清胃泻火的主药；牛膝活血消肿，引火下行，可增强石膏清火止痛的作用。相使配伍药不必同类，一主一辅，相辅相成。相使者，我之佐使也。

(4）相畏：即指一种药物的毒副作用能被另一种药物所抑制，从而使毒副作用减轻或消除。如半夏畏生姜，即半夏的毒副作用可以被生姜抑制或消除。相畏者，受彼之制也。

(5）相杀：即指一种药物能够减轻或消除另一种药物的毒性或副作用，如生姜杀半夏。相畏和相杀没有质的区别，是同一配伍关系的两种不同提法。相畏、相杀主要用于毒剧药的配伍应用，在毒剧药的炮制和中毒解救上有一定意义。相杀者，制彼之毒也。

(6）相恶：即指两药合用，一种药物的功效受到另一种药物的制约使其降低，甚至消失，或一种药物能破坏另一种药物的功效。相恶者，夺我之能也。

(7）相反：即指两种药物同用能产生剧烈的毒副作用的配伍方法。如甘草反甘遂、贝母反乌头等，详见用药禁忌“十八反”“十九畏”中相关药物。相反者，两者不相和也。

七情配伍的目的是实现增效、减毒，临床上应灵活应用，主要应用情况可以概括为：①药物配伍因产生协同作用而增进疗效，用药时要充分利用，如相须、相使。②药物配伍可能互相拮抗而抵消、削弱原有功效，用药时应加以注意，如相恶。③药物配伍能减轻或消除原有的毒性或副作用，在应用毒性药或烈性药时必须考虑选用，如相畏、相杀。④药物配伍因相互作用而产生或增强毒副作用，如相反属于配伍禁忌，原则上应避免。

**2. 中药的君臣佐使配伍** 中医将方剂的组成归纳为“君臣佐使”，借以说明方剂的组织形式和各药之间的主次关系，是临床用药组成方剂的原则。《素问·至真要大论》指出："主病之谓君，佐君之谓臣，应臣之谓使。"又云："君一臣二，制之小也；君一臣三佐五，制之中也；君一臣三佐九，制之大也。"每首方剂的药味多少及君、臣、佐、使是否齐全，要视病情与治法的需要，并与所选药物的功用、药性密切相关。

君药是针对主病或主症起主要治疗作用的药物，药力居方中之首。在一个方剂中，君药是首要的，是不可缺少的药物，往往用量比臣、佐、使大。臣药一方面是辅助君药加强治疗主病或主症的药物；另一方面是针对兼病或兼症起治疗作用的药物。佐药包含3种含义：①佐助药，即协助君、臣药加强治疗作用，或直接治疗次要兼症。②佐制药，能制约君、臣药的峻烈之性，即用以消除或减缓君、臣药的毒性与烈性。③反佐药，即根据病情需要，用与君药性味或作用相反的药，以防止病重患者拒药，其在治疗中起着相反相成作用。使药包含两种含义：①引经药，即能引方中诸药以达病所的药物。②调和药，即具有调和诸药作用的药物。

组成一首方剂首先是根据辨证、治法的需要，选定恰当的药物，并酌情用量，明确君臣佐使的不同地位及其配伍关系，发挥其综合作用，制约其不利因素，使之用药适宜，配伍严谨，主次分明，切合病情需要，这样才能取得良好的治疗效果。

**3. 中成药的配伍**　中成药是根据中医药理论研制而成，在临床应用时也应突出辨证论治的中医特色，在辨证用药的前提下进行配伍使用。

中成药组方固定，有明确的适应范围，然临床疾病的表现错综复杂，往往使用一种中成药难以达到理想的疗效，甚至有的中成药使用日久会导致不良反应的发生。故在中成药的使用过程中，为了增强疗效，适应复杂的病情需要，避免不良反应的发生，往往需要配伍使用。中成药配伍包括中成药之间的配伍、中成药与汤药的配伍、中成药与药引子（引药）的配伍和中成药与西药的配伍等。

（1）中成药之间的配伍：即将两种或两种以上中成药进行配伍使用，以增强疗效、适应复杂病情需要、抑制药物偏性、防伤正气。如治疗气血不足之心悸失眠、眩晕健忘，常选用归脾丸合人参养荣丸气血双补，共奏补益心脾、益气养血、安神之效；又如临床选用补中益气丸合六味地黄丸气阴双补，治疗气阴俱虚证。再如为防止舟车丸的峻猛攻逐之力，伤正气，可配伍四君子丸固护脾胃，以达到祛邪而不伤正的目的。

（2）中成药与汤药的配伍：中成药与汤剂的配伍形式多样，主要有：①汤药送服中成药，即用煎好的汤药送服所需的中成药。一般这类中成药多含有贵重药材，或不宜煎煮的药物或多含挥发性成分，不能与汤剂同煎，或药味太多，汤剂处方无法概括，如安宫牛黄丸、至宝丹、紫雪散、行军散、苏合香丸、再造丸等。②中成药与汤剂交替使用，即交替使用中成药和汤药，以照顾兼症，或扶正固本。如治疗肝阳眩晕兼大便秘结者，常用天麻钩藤饮加减煎服，并可交替使用当归芦荟丸以泻肝通腑，照顾兼症。③中成药与汤药共煎，即将所选中成药混入汤剂中共煎同用，以提高药效，照顾兼症，扶正祛邪。如治疗暑热烦渴，常于益气生津、清热解暑汤剂中加入六一散，以增强清暑利湿、除烦安神之功。

（3）中成药与药引子的配伍：《太平惠民和剂局方》所载的780余种成药，多数都记述了应配伍引药的内容及服用方法，涉及引药达90多种，受到历代医家的重视，成为中成药与引药配伍应用的典范。临床选用药引子主要根据中成药的功能主治、药性特点，并结合病情变化、病程长短、病变部位、体质强弱、发病季节的不同，以及药引子自身功能而酌定。但必须以提高药效、降低毒性及不良反应、照顾兼病兼症、顾护正气、便于服用为前提，以治愈疾病为目的。临床常用的药引子有生姜、姜汁、葱白、大枣、蜂蜜、盐、酒、醋、红糖、饴糖、薄荷、菊花、萝卜汁、梨汁、甘蔗汁、荸荠汁、麦冬汁、竹沥水、生地黄、白茅根、玉米须、赤小豆等。如酒入药为引者，取其活血行经；姜入药为引者，取其和胃发表；大枣入药为引者，取其补血健脾；龙眼入药为引者，取其健脾安神，得睡神归；灯心草入药为引者，取其宁心利水；葱白入药为引者，取其发散诸邪；莲实入药为引者，取其清心养胃和脾等。

（4）中成药与西药的配伍：即选择具有协同增效或配伍减毒的中成药与西药同用。其一，协同增效。如板蓝根颗粒合用甲氧苄啶抗菌消炎作用增强；异烟肼、利福平合用灵芝颗粒剂抗结核杆菌作用增强，且结核杆菌不易产生耐药性；参附注射液可增强多巴胺升压作用，减轻对升压药物的依赖性等。其二，减少毒性及不良反应。如小柴胡汤可减轻丝裂霉素的骨髓抑制作用；十全大补丸、附子理中丸可预防、治疗锑剂引起的胃肠道反应和白细胞减少症等。其三，中成药与西药联合应用也可能产生拮抗，降低疗效，甚至可能产生不良反应，应避免配伍应用。如甘草类制剂与大环内酯类抗生素配伍，可能出现水电解质紊乱，心功能异常等不良反应。

### （四）用量用法

**1. 用量**　中药剂量是指临床应用的分量，通常指干饮片单味药的成人内服一日用量。有时也指在方剂中药与药之间的比例分量，即相对剂量。书中所示每味中药用量是指干燥饮片在汤剂中成人一日内服的常用剂量，入丸、散或鲜品的用药量一般另有标识。一般可从药物因素、患者因素及用药因素角度确定中药的剂量。

（1）药物因素：质优力强者，用量宜小；质次力弱者，用量可酌情加大。鲜品、果实、金石、贝壳等质重之品用量宜大；干品、花叶类等质轻之品用量宜轻。气味浓厚、作用峻猛的药用量宜轻；气味较淡、作用缓和的药用量宜大。有毒药物应严格控制剂量在安全范围内；无毒药物剂量范围较大，可适当增加药量。

（2）患者因素：青壮年身体健壮，气血旺盛，对药物的耐受力较强，用量宜适当大些；小儿身体发育尚未健全，老人气血渐衰，对药物的耐受力均较弱，用量宜轻。对一般药物，男女用量差别不大，但女性在月经期、妊娠期需用活血化瘀药、疏肝理气药时，用量宜轻。体壮者，用量宜重；体弱者，用量宜轻。即使应用补虚药，也应从小剂量开始，避免虚不受补。病情缓轻者，用量宜轻；病情急重者，用量宜大。一般体力劳动者比脑力劳动者腠理致密，如用发汗解表药时用量可稍大。南方生活环境潮湿闷热，患者往往耐受辛燥之品；北方生活环境干燥，患者往往耐受阴柔之品。

（3）用药因素：单味药应用时剂量可适当加大，在复方中应用时剂量宜小；同一药物在复方中作主药时用量宜稍大，作辅药时用量相对宜轻。同一药物因用药目的不同，用量可能不同。如槟榔，用以消积、行气、利水时，常用量为6~15g；用以驱杀绦虫时，用量宜大。药物入汤剂时，因有效成分不能完全溶出，用量一般较入丸、散剂时大。用发汗解表药时，温热地区、夏季高温容易出汗，用量宜轻；寒冷地区、冬季低温，皮肤腠理致密，用量宜大。

**2. 用法**　用法是指中药的应用方法，包括给药途径与剂型选择、煎服方法等。

（1）给药途径与剂型选择：为了达到安全有效用药，必须根据治疗目的选择合适的给药途径及恰当的剂型。目前中药主要给药途径有口服给药、皮肤给药、黏膜给药、直肠给药、舌下给药、吸入给药、注射给药等。无论哪种途径给药，都需要将药物加工成适合的剂型。目前中成药的剂型十分丰富，每种剂型各有其适用范围，临床需合理选择使用。

1）口服给药：口服是最常用的给药途径，具有安全、方便、经济的特点。常用的口服剂型有汤剂、合剂（口服液）、丸剂、散剂、片剂、颗粒剂、胶囊剂等。由于昏迷患者不能主动吞服、小儿不配合服药、食物可影响药物吸收等情况，使口服给药受到一定限制。

2）皮肤给药：皮肤给药不仅可以发挥局部作用，也可通过局部吸收而对全身产生作用。如传统的膏剂和一些膜剂等。相对于口服给药，皮肤给药可避免首过效应，减少药物代谢过程，避免口服药对胃肠道的刺激及消化道酸碱度、细菌、酶的影响，安全性相对较高。

3）黏膜给药：主要通过眼结膜、鼻腔、口腔、阴道、尿道等处的黏膜进行给药，产生局部或全身的治疗作用。常用剂型如滴眼剂、滴鼻剂、洗浴剂、栓剂等。黏膜给药具有易吸收、作用迅速等特点，但刺激性或腐蚀性药物不宜采用黏膜给药。

4）直肠给药：直肠给药是指通过肛门将药物送入肠管，通过直肠黏膜吸收进入血液循环，从而发挥药效以治疗全身或局部疾病的给药方法。其主要方法有保留灌肠法、直肠点滴法、栓剂塞入法，常用剂型如灌肠剂、栓剂等。药物经直肠给药可避免对胃黏膜的刺激，避免消化液中酸碱度、酶类对药物的影响。经直肠吸收的药物约50%不经过肝脏。治疗直肠局部病变时，直肠给药可使病变部位的药物聚集更迅速，浓度更高。直肠给药是剧烈呕吐或意识丧失患者有效的给药途径。然而，直肠吸收往往不规则、不完全，生物利用度低，临床需综合考虑。

5）舌下给药：舌下给药是黏膜表面给药的一种特殊形式，适用于少数能被口腔黏膜吸收的药物。经黏膜及舌下静脉吸收的药物可迅速随血液循环分布到全身，且能避免被肝脏和胃肠消化液破坏。对某些药物来说，经口腔黏膜吸收有特殊意义。如胸痹心痛发作时，舌下含服速效救心丸，可迅速缓解疼痛症状。

6）吸入给药：主要指挥发性药物、气雾剂或药物溶液经雾化后吸入，由肺上皮和呼吸道黏膜吸收的一种给药形式，药物可迅速进入血液循环。同时，对肺部疾病而言，药物可直接作用于病变部位。但吸入给药时药物剂量不好控制，操作要求高。

7）注射给药：注射给药分静脉注射、肌肉注射和皮下注射，其他还包括腹腔注射、关节腔注射、穴位注射和硬膜外注射等。注射给药时药物吸收快，血药浓度升高迅速，进入体内的药量准确，适用于需要药物迅速发生作用或因各种原因不能经口给药的患者。注射给药可引起组织损伤，疼痛，具有潜在并发症、不良反应发生率较高、处理相对困难等缺点。

总之，临床根据病情需要和剂型特点，合理选择给药途径和剂型，以达到防病治病的目的。

（2）煎煮方法：汤剂的制作对煎煮用具、用水、火候、煮法都有一定的要求，可直接影响临床疗效。

1）煎药用具：煎药器具以砂罐或瓷罐为佳，其次为食品级不锈钢锅，切忌用铁、铜等金属器具，以免发生化学反应，影响疗效。

2）煎药用水：一般来说，凡生活中可饮用的水都可用来煎药，以水质洁净、新鲜为好。

3）煎药火候：有武火（急火）、文火（小火）之分。煎药一般宜先用武火使药液迅速煮沸，后用文火继续煎煮。

4）煎煮方法：煎药前要先用凉清水将药物浸泡30~60分钟，夏季可适当缩短浸泡时间。用水量以高出药面2cm为宜。中药一般煎煮1~2次，煎液去渣滤净混合后分次服用。煎煮的火候和时间根据药物性能而定。一般来讲，解表药、芳香化湿药快火煮开，煎煮的时间宜短，通常煮沸后15分钟即可；补益药需用文火慢煎，煮沸后可文火续煎45~60分钟。

5）特殊煎法：部分药物因药材本身的特点、性能、用药目的不同，入药要求各异。

①先煎：主要用于金石、贝壳类药物，如磁石、生石膏、龙骨、牡蛎、石决明、龟甲、鳖甲等，需要打碎先煎，以使有效成分充分溶出。有些毒副作用较强的药物，如附子、乌头等，宜先煎、久煎，使双酯型生物碱水解，以降低毒性，保证用药安全。先煎药一般加水400~500mL，煮沸30分钟以上，再加入其他药物，将水加至适量继续煎煮。

②后下：主要用于含挥发性有效成分、久煎容易挥发散失的药物。有效成分不耐煎煮、久煎容易破坏的药物，需在其他药物煮沸10~15分钟后放入。如薄荷、荆芥、香薷、砂仁、白豆蔻、草豆蔻、钩藤、生大黄、番泻叶等。

③包煎：主要用于黏性强、粉末状及带有绒毛的药物，宜先用纱布袋装好，再与其他药物同煎，以防止药液混浊或刺激咽喉引起咳嗽及沉于锅底，或加热时引起焦化或糊化，如旋覆花、车前子、蒲黄、辛夷、蛤粉、滑石粉等。

④烊化：主要用于某些胶类、膏滋类、糖类药物及黏性大而易溶的药物，为避免粘锅或黏附其他药物影响煎煮，可单用水或黄酒将此类药加热熔化，再用煎好的药液烊化服用，也可将此类药放入其他煎好的药液中加热烊化后服用，如阿胶、鹿角胶、龟甲胶、鳖甲胶、饴糖等。

⑤另煎：主要用于某些贵重药材，为了更好地煎出有效成分需单独另煎。煎液可以单服，也可与其他煎液混合服用，如人参、西洋参、羚羊角等。

⑥冲服：主要用于入水即化的药物、汁液类药物、高温容易破坏药效或有效成分难溶于水的药物，如芒硝、竹沥、蜂蜜、雷丸、鹤草芽、朱砂等。某些贵重药，如麝

香等常需研成散剂冲服。

⑦泡服：用少量开水或复方中其他药物的煎出液趁热浸泡，加盖闷润，减少挥发，去渣即可服用。适用于某些有效成分易溶于水或久煎容易破坏有效成分影响药效的药物，如藏红花、番泻叶、胖大海等。

⑧煎汤代水：主要用于与其他药物同煎可使煎液混浊的药物、体积大吸水量大的药物、同煎容易造成药液难以服用的药物等，宜先煎后取其上清液代水再煎煮其他药物，如灶心土、玉米须、丝瓜络、金钱草等。

（3）服药方法：口服给药的效果除与剂型有关外，还与服药时间、服药次数、药液温度冷热等密切相关。①服药时间：根据病情需要及药物特性，选择合适的时间服药。一般峻下逐水药、攻积导滞药、驱虫药宜空腹服用；补虚药、治疗胃肠疾病的药宜饭前服；消食健胃药及对胃肠有刺激性的药宜饭后服；安神药宜睡前 30 分钟至 1 小时服，以便入睡；涩精止遗药为了治疗梦遗滑精，宜临睡时服；缓下药宜睡前服，以便次日清晨排便；治疟药需在疟疾发作前两小时服。另外，对于急性病、呕吐、惊厥及石淋、咽喉病需煎汤代茶饮者，可不定时服。②服药次数：汤剂一般每日 1 剂，分 2~3 次服。应用发汗药、泻下药时应得汗、得下则止，不必尽剂，以免伤正；呕吐者应少量频服，防量大致呕吐，以保证服药量。③药液温度冷热：汤剂一般宜温服。解表药要偏热服，或进热粥，以助汗出。丸剂、散剂、膏剂等用温开水送服。

临床使用中药时应根据所用药物的性质、疾病治疗需要及患者的具体情况而确定具体用量用法。同时，还应做到“因人、因时、因地”制宜，确保用药的安全、有效。

## 第二节　中药疗效的物质基础

中药的临床疗效与其所含的有效成分直接相关，即与药材品质直接相关，涉及药材的产地、采集、贮藏和炮制等方面。因此，保证中药的有效性须重视药材产地、采集、贮藏及炮制等因素。

### 一、产地与疗效

药材品质直接受产地气候、地理环境的影响。对药材性状、疗效、产地等均佳者，传统上称为“道地药材”，又称“地道药材”。所谓道地药材，即指历史悠久、产地适宜、品质优良、炮制考究、疗效突出、产量宏丰、带有地域特点的药材。出产道地药材的地域有特殊的地质、气候、生态条件，形成了同一种药材不同产地的品质差别。传统道地药材常根据产地划分，如关药、北药、怀药、浙药、南药、广药、贵药、云药、川药等。

道地药材的形成与多种因素相关：①遗传变异：药材的种质资源是形成道地药材的根本原因，遗传物质决定着药材多种有效成分的形成与积累，决定药材的优劣。同一物种在不同地域，因环境、气候等外界条件和内在遗传物质的改变，可产生形态性状、药性功能及有效成分的改变，有可能形成新的道地药材。②环境饰变：生态环境（包括温度、湿度、海拔、土壤、光照、空气及生物之间的种群竞争等）影响道地药材的生长发育及有效成分的形成和积累，是道地药材形成的外在因素。③人文因素：中医药理论的形成与传播、药材栽培（饲养）生产技术的发展、炮制技术的发展及药材集散地和药材运输等对道地药材的形成均有推动作用。

## 二、采集与疗效

中药的采收季节、时间和方法与药材的品质有着密切关系。动植物在其生长过程的不同阶段，药用部位所含的有效及有害成分不同，药物的药性强弱、疗效和毒副作用往往有很大差异。因此，药材的采收必须选择适当的时节，这样才能更好地保证药材质量和临床效果。

### 1. 药材采收与疗效

（1）植物类药材

全草：多在枝叶茂盛、花朵初开时采收。茎粗或较高的可从地面上割取，如益母草、紫苏、荆芥等；茎细或较矮的可连根拔起，如鹅不食草、紫花地丁、车前草、瓦松等。亦有例外者，如薄荷、青蒿、佩兰等需在花开前采收，绵茵陈需在嫩苗时采收，以保证药效成分的含量。

叶类：通常在花蕾将开放或盛开的时候采收，此时叶片茂盛，药力雄厚。有些特定的药物如桑叶，需深秋经霜后采收。

花、花粉：一般在含苞待放时采摘花蕾，如金银花、槐花、辛夷、厚朴花等，有的在花半开时采收为宜，如月季花、木槿花、扁豆花等；有的需在花盛开时采收，如菊花、旋覆花等。由于花朵次第开放，所以要分次采收。采收最好在当天早晨，以保持花朵完整，便于晾晒，防止霉烂。蒲黄、松花粉之类以花粉入药的药材应在花将开放时采收。

果实、种子：大多需在成熟时采收，如瓜蒌、马兜铃、槟榔、莲子、沙苑子、菟丝子等；有的果实类药材，如枳实、青皮、乌梅等需在果实未成熟时采收；有些既用全草又用种子入药的需在种子成熟时割取全草，将种子打下后分别晒干贮藏，如车前子、紫苏子；有些种子成熟时易脱落，或果壳易开裂，种子散失，如茴香、豆蔻、牵牛子等，需在果实开始成熟尚未裂开时采收；容易变质的浆果，如枸杞子、山茱萸等在略成熟时于晴天清晨或傍晚采收，以便晾晒干燥。

根、根茎：一般以春初或秋末即阴历二月、八月采收为佳。此时地上部分尚未生长或已经枯萎，根或根茎中有效成分最为充足。如果采收过早则浆水不足，晒干后质地松泡；采收过晚则已出苗，消耗养分影响质量，如天麻、苍术、葛根、大黄、玉竹等。但也有例外，如太子参、延胡索、半夏则要在夏天地上苗将枯萎时采收。

树皮、根皮：树皮类药材通常在春夏之间采剥。这时植物生长旺盛，皮内养分较多，皮层和木质部也容易剥离，如秦皮、黄柏等。但也有例外，如肉桂常于十月间采收。此时油多易剥，且药力充沛。根皮则以秋后苗枯或早春萌芽前采收为宜，如牡丹皮、地骨皮等。

树脂和汁类药材：不同的植物树脂、汁类采收时间和部位也不同。如安息香多在夏、秋采收。汁类则需在药用部位汁液最为丰富时采收。

（2）动物类药材：为保证药效，必须根据动物的生长活动季节进行捕捉。如鹿茸需选择3~6年健壮的梅花鹿，于每年清明节后45~50天之间锯头茬茸质量最好。石决明、牡蛎、海蛤壳、瓦楞子等贝壳类药材宜在夏秋季捕捞，此时是动物生长发育最旺盛的季节，钙质充足，药效最佳。蟾酥宜在春秋两季采收，此时腺液充足，质量最佳。全蝎、土鳖虫、蟋蟀、斑蝥等虫类药材大多在夏末秋初捕捉。蛇蜕全年均可采收，以3~4月最多。

（3）矿物类药材：全年皆可采收，不拘时间，采收时注意方法、产地，择优采收。

总之，无论植物药、动物药还是矿物药，虽采收方法各不相同，但仍有规律可循。因为每一种植物或动物都有其独特的生长节律，其体内化学成分的量和质也有规律性的变化。因此，掌握植物或动物体内的生物化学成分变化规律对指导药材的适时采收至关重要，并注意资源可持续利用。

**2. 加工与疗效**　中药材采收后需及时在产地进行初步加工处理，以便贮藏。有些药材需在产地趁鲜加工成饮片，这样既易干燥又可免去重复加工，损失药效。一般的药材需晒干，具有芳香气味或带颜色的药材需及时加工，阴干或晾干；肉质类药材需烘干等。有些药材干燥前还需特殊处理，如玉竹等肉质多汁的药物，采收后需洗净泥土，用开水烫后再晒干；金樱子等带毛刺的要撞掉或搓掉毛刺晒干；有的要趁鲜切片，或剥去皮晒干，如乌药等。

中药材由于品种和药用部位不同，加工的要求和目的也不相同。总的原则是杂质少，含水分适度，色泽好，不变味，不腐烂，有效物质破坏少，药材形体完整。常用的加工方法有洗、碾、拣、剖、劈、切、蒸、煮、烫、熏硫、石灰处理、发汗、干燥、揉搓、撞击、火燎等。

## 三、贮藏与疗效

药材贮藏保管的好坏，直接影响药材的品质和疗效。

**1. 造成药材变质的主要因素**

（1）虫蛀：附有害虫或虫卵的药材，互相感染蔓延造成虫蛀。虫蛀后会形成蛀孔，产生蛀粉及污染，使药材的疗效降低，甚至完全失效。

（2）发霉：空气中霉菌孢子如散落在药材表面，在适当温度和湿度下，霉菌生长会侵蚀药材内部组织，使其成分变质，以致失效。药材霉烂不可入药。

（3）变色：引起变色的原因主要是光照，例如花类药材，光照直射过久，会使药材褪色。颜色变化不仅影响外观，更重要的是会使药材的有效成分发生变化。

（4）走油：含有脂肪油、挥发油类的药材，在高温下其油分容易向外溢出，并氧化变质，称为走油（如核桃仁）。另外，含有黏液性物质的药材，表面出现油样色泽常常也称为走油（如天门冬）。走油药材既可能影响疗效，也可能产生毒害。

**2. 贮藏方法**

（1）干燥：干燥是保存药材的最基本条件。因为没有水分，许多化学变化就不可能发生，微生物也不易生长。药材贮藏首先是要保持药材干燥，含水量不宜超过15%，同时保证贮存环境的干燥。

凡是不怕光的药材可采用晒干法；凡高温、日晒易失效的药材，如花类及芳香类药材可放置在通风的室内或遮阴的棚下，利用空气流通，使药材中的水分自然蒸发，使药材阴干。在阴湿多雨季节，宜采用烘干法。对易生虫或发霉的高价药材，可放入石灰缸内贮藏干燥，此称石灰干燥法。

（2）低温：低温不仅可以防止药材有效成分变化或散失，还可防止菌类孢子和虫卵的繁殖，减少对药材的破坏。一般温度低于10℃，霉菌和虫卵就不易生长。因此，药材最好存放在背光、阴凉干燥处。

（3）避光：凡易受光照作用而起变化的药材，应贮藏在暗处或陶瓷容器中，或有色玻璃瓶中。有些易氧化变质的药物应放在密闭的容器中。

（4）化学药物熏杀：化学药物熏杀是较常用的有效防虫、灭虫方法，但只适用于储存大量药材的仓库，通常采用氯化苦（硝基三氯甲烷）熏蒸、硫黄点燃熏。

（5）对抗同贮法：将两种药材同处贮藏，以互相避免变质。如泽泻与牡丹皮放在一处，泽泻不易虫蛀，牡丹皮也不易变质。花椒与有腥味的动物类药一起存放，可防止动物类药材虫蛀变质，如地龙等可与花椒一起存放。也可利用米糠或谷糠贮藏药材，或喷酒贮藏。

（6）根据药材的不同性质分类贮藏：肉质、粉性大、甜香的药材易生虫，需放在熏库中，如刺猬皮、瓜蒌等；易霉变药材，如远志、半夏、熟地黄等需及时通风，日晒，石灰吸潮；含大量油脂及芳香性药材，如杏仁、薄荷等需放在缸或坛子里密闭贮藏；胶类如阿胶、鹿角胶、鳖甲胶、龟甲胶等遇热和潮湿易软化，在干燥寒冷处易脆而碎，可用油纸包好埋入谷糠中密闭贮藏，亦可装入双层塑料袋内封口，置阴凉干燥处贮藏。夏季最好放入石灰干燥器中，干燥后再埋入谷糠中。这样保存的胶类药物不易软化和碎裂。

**3. 药材贮藏注意事项**

（1）贮藏药材常用的容器有缸、坛或瓮、木板箱、麻袋等，可视情况选择。

（2）药材贮藏期间要定期检查，适当晾晒。梅雨季节特别要注意防潮，一旦受潮要及时干燥。

（3）种子类药材，如白扁豆、薏苡仁等，注意防鼠、防虫。桑螵蛸、露蜂房要蒸熟后贮藏，防虫卵孵化。发现生虫应迅速灭除，传统多用火烘或硫黄烟熏除虫。

（4）鲜药材需常洒水以防干燥，冬季要注意防冻。剧毒药材要写明“剧毒药”标签，设置专人、专区、专柜妥善保管。

（5）易风化、易挥发的药物，如芒硝、冰片等，应密闭贮藏。

## 四、炮制与疗效

中药炮制是依据中医药理论，按照医疗、调配、制剂的不同要求及药材自身性质，对原药材所采取的加工处理技术。大多数药材必须经过一定炮制处理才更符合治疗需要，才能充分发挥疗效。一些毒性药、烈性药经合理炮制后方可保证用药安全。炮制是否得当，对保证药效、用药安全、便于制剂和调剂都有十分重要的意义。

**1. 炮制的意义**

第一，除去杂质，纯净药材，为制剂与贮藏奠定基础。

第二，减毒增效，确保用药安全、有效。①降低毒副作用，保证安全用药。毒副作用较强的药物经过加工炮制后，可以明显降低药物毒性及其副作用，使之广泛用于临床，并确保安全用药。如巴豆压油制霜，姜汁、矾水制南星等，均能降低药物的毒副作用。②增强药物功能，提高临床疗效。如延胡索醋制后活血止痛功效增强；红花酒制后活血作用增强；紫菀、款冬花蜜炙后润肺止咳作用增强。③改变药物性能，扩大应用范围。药材经炮制后，性味常发生变化而对功效产生影响。如生地黄甘而寒，功专清热凉血，滋阴生津；制成熟地黄后则为甘而微温之品，具有滋阴补血、生精填髓之功。黄连、黄芩、黄柏性苦寒，经酒炮制后，苦寒伤胃之性减弱，而保持了清热解毒、燥湿的功效。

第三，矫味、矫臭，便于服用。一些动物药、动物粪便类药及其他有特殊臭味的药经过麸炒、酒炒、醋制等方法处理之后，能起到矫味和矫臭的作用，避免因药物引起的恶心呕吐，并利于临床应用。

第四，改变效用趋势，引药入经，增强定向作用。有些药物经炮制后可以改变作用部位，如大黄系清热攻下药，酒炙后作用趋上而能兼清上焦之热。有些药物炮制后可在特定脏腑经络中发挥治疗作用，如盐入肾、醋入肝、麸炒入中焦等。临床上知母、黄柏、杜仲经盐炒后可增强入肾经的作用，柴胡、香附、青皮经醋炒后可增强入肝经的作用，白术、山药经麸炒后可增强入中焦作用，增强健脾功能。

**2. 炮制方法**

（1）修治：修治包括纯净、粉碎、切制药材，为进一步的加工贮藏、调剂、制剂和临床用药做好准备。①纯净药材：通过一定的方法，如挑、筛、簸、刷、刮、挖、撞等方法，去掉泥土杂质、非药用部分及药效作用不一致的部分，使药物清洁纯净。②粉碎药材：采用捣、碾、研、磨、镑、剉等方法，使药材达到一定粉碎度，以符合制剂和其他炮制的要求，便于有效成分的提取和利用。③切制药材：用切、铡的方法，将药材制成片、段、丝、块等规格，使药物的有效成分易于溶出，并便于进行其他炮制，也利于干燥、贮藏和调剂时称量。

（2）水制：用水或其他液体辅料处理药材的方法称为水制法，目的是清洁药材、除去杂质、软化药物、便于切制、降低毒性及调整药性等。常见的方法有漂洗、浸泡、闷润、喷洒、水飞等。①漂洗：将药物置于宽水或长流水中反复换水，以除去杂质、盐味及腥味。②浸泡：将质地松软或经水泡易损失有效成分的药物置于水中浸湿后立即取出称为“浸”，又称“蘸水”。将药物置于清水或辅料药液中，使水分渗入，药材软化，便于切制，或用以除去药物的有毒及非药用部分，称为“泡”。③闷润：是根据药材质地的软坚，采用淋润、洗润、泡润、浸润等方法，使清水或其他液体辅料徐徐渗入药物组织内部，至药材内外湿度均匀，以便于切制饮片。④喷洒：对一些不宜用水浸泡但又需潮湿者，可采用喷洒湿润的方法。在炒制药物时，根据不同要求，可喷洒清水、酒、醋、蜜水、姜汁等辅料药液。⑤水飞：水飞是借药物在水中的沉降性质分取药材极细粉末的方法。将不溶于水的药材粉碎后置于乳钵、碾槽、球磨机等容器内，加水共研。然后再加入多量的水搅拌，使粗粉下沉，细粉混悬于水中，然后随水倾出，剩余粗粉再研再飞。倾出的混悬液沉淀后将水除净，干燥后即成极细粉末。

（3）火制：火制是将药物经火加热处理的方法。根据加热的温度、时间和方法的不同，可分为炒、炙、烫、煅、煨等。

1）炒：将药物置锅中加热不断翻动，炒至一定程度取出。根据“火候”大小可分为：①炒黄：将药物炒至表面微黄或能嗅到药物应有的气味为度。②炒焦：将药物炒至表面焦黄、内部淡黄为度。③炒炭：将药物炒至外部枯黑、内部焦黄为度，即“炒炭存性”。

2）炙：将药物与液体辅料共置锅中加热拌炒，使辅料渗入药物组织内部或附着于药物表面，以改变药性，增强疗效或降低毒副作用。

3）烫：先在锅内加热中间物体（如砂石、滑石、蛤粉等），用以烫烤药物，使其受热均匀，膨胀松脆而不焦枯。烫毕，筛去中间物体，至冷即得。

4）煅：将药物用猛火直接或间接煅烧，使质地松脆，易于粉碎，便于有效成分煎出，以充分发挥疗效。

5）煨：将药物用湿面或湿纸包裹，置于热火灰中或用吸油纸与药物隔层分开进行加热。

（4）水火共制：这种方法既要用水又要用火，有些药物还须加入其他辅料，包括煮法、蒸法、炖法、燀法、淬法等。①煮法：将药物与水或辅料置于锅中同煮。②蒸法：以水蒸气或附加成分将药物蒸熟。③炖法：将药物加入液体辅料，盖严后炖一定时间。④燀法：将药物快速放入沸水中，短暂潦过后立即取出。⑤淬法：将药材用高温煅烧至红透后取出，迅速放入冷水或液体辅料中使其酥脆。

（5）其他制法：包括制霜、发酵、精制、药拌等。①制霜：中药制霜品包括药物榨去油脂之残渣、多种成分药液渗出的结晶、药物经煮提后剩下的残渣研细等。②发酵：在一定条件（湿度、温度等）下使药物发酵，从而改变原来药物的性质。③精制：多为水溶性天然结晶药物，先经水溶除去杂质，再经浓缩、静置后析出结晶。④药拌：加入其他药物辅料拌染而成。

炮制既可降低和消除药物的毒副作用，保证安全用药，又可增强或改变药物的功效，还能改变或增强药物作用趋向，保证临床疗效。此外，尚有便于调剂、制剂、贮藏等方面的作用。精通药性必须重视对中药炮制的研究，对于保证用药安全有效、保持中医中药特色具有重要意义。

总之，中药通过其所含的有效成分而发挥疗效。中药中有效成分含量的高低直接关系着药理作用的强弱和临床疗效的高低。药物的产地、采集、贮藏与炮制等均可直接影响药材或饮片质量，进而影响药物有效成分含量，均是与中药疗效密切相关的因素。

## 第三节　中药有效性的影响因素

中药有效性的影响因素很多，概括起来主要包括药物因素、机体因素和用药因素三大方面。

### 一、药物因素

药物是疗效产生的物质基础，其质量直接决定着疗效的好坏。从药材品种、产地、采收、加工到贮存、炮制及制剂工艺等整个周期都与药物的质量管理有关，每个环节均可影响药物的有效性。

**1. 药材品种**　中药用以防病治病，其品种来源必须正确，否则会使药用无效，或使病情加重，甚至产生毒副作用，危及生命。临床上部分中药有多个品种来源，品种之间的成分差异或质量会影响临床疗效。如木瓜正品来源为蔷薇科植物贴梗海棠的干燥近成熟果实，功效主要是舒筋活络，和胃化湿。此外，还有同属植物榠楂的果实作木瓜用，在消食方面作用较强。若一味中药来源于不同科的多个品种则差异更大，如鹤虱为菊科植物天名精或伞形科植物野胡萝卜的干燥成熟果实。其中天名精果实中含有缬草酸、正己酸、油酸、右旋亚麻酸、豆甾醇和天名精内酯、天名精酮等内酯化合物。野胡萝卜果实中含有细辛醚、甜没药烯、巴豆酸、细辛醛等。两种来源的鹤虱功效均能杀虫消积，但成分不同，功效存在一定的差异。临床用药时一定要辨识清楚品种来源，掌握正品，区别对待地区习用品、代用品，尤其要杜绝伪品使用，从而保证临床疗效，避免延误病情及不良反应的发生。

**2. 药材产地**　中药材的生产、气味的形成、疗效的高低都与自然环境密切相关。《本草衍义》云："凡用药必择土地所宜者，则药力具，用之有据。"现代研究亦证实，不同产地的药材其有效成分含量存在差异。如新疆产的益母草中盐酸水苏碱含量高于浙江磐安和江苏苏州所产者；不同产地覆盆子药材中鞣花酸含量不同；不同产地黄芪中活性成分，如总皂苷、总黄酮、毛蕊异黄酮葡萄糖苷的含量存在明显差异。可见，药材产地直接影响药材的质量及临床疗效。

**3. 采收和贮存**　中药的采收时节和产地加工方法与确保药材临床疗效有着密切的联系。药物只有适时采收，才能保证药效。如孙思邈的《备急千金要方》云："早则药势未成，晚则盛时已歇。"药材从采收到临床应用，贮存过程中易引起虫蛀、霉变、变色、走油等变质现象，不仅难以保证药效，还有可能对患者造成伤害。如女贞子采收时间不合适，临床疗效不佳；苦杏仁加工方法不当，导致苦杏仁苷水解影响疗效。

**4. 炮制** 合理的炮制可提高临床疗效和安全性，反之会降低药效和用药安全。如半夏经生姜炮制后，可增强止呕作用，并降低毒性。

**5. 制剂工艺** 制剂工艺直接影响中成药的产品质量，进而影响临床疗效。如含黄芩的制剂在生产过程中要采用热水提取以杀酶保苷，若工艺改变，可直接影响黄芩苷的含量，从而影响临床疗效。

## 二、机体因素

影响中药疗效的机体因素除已知的患者体质、性别、年龄外，精神状态、生理节律、病理状态、遗传特征、用药依从性都与疗效密切相关。

**1. 生理节律** 人的生理节律，会影响药物代谢及疗效。另外，体内激素水平在一天 24 小时内也有峰谷之不同，从而影响药物的疗效。准确把握生理节律，有助于恰当使用药物，使治疗事半功倍。如活血化瘀药在女性月经期、妊娠期、哺乳期等不同时期，药物的作用强度不同。

**2. 病理和遗传因素** 病理状态可影响药物的代谢或药物的功效。我们研究发现，肉桂用于阳虚或阴虚病理状态时疗效不同。肉桂可改善阳虚患者的虚寒症状，而加剧阴虚患者的虚热症状。若肝肾发生病变，则会影响药物在体内的代谢。遗传因素决定着个体差异，也会影响药物的作用。

**3. 精神因素** 患者的精神状态可直接影响药物的疗效。如患者心态乐观积极，治疗效果往往较好。此外，患者的精神状态还可影响患者就诊、服药和调理的依从性，从而对疗效产生的影响。

**4. 患者的依从性** 患者对医嘱的依从性直接影响药物的疗效。研究表明，用药依从性高，治疗方案执行得越好，疗效越好。对患者进行用药教育，提高其依从性是临床医生和药师的一项重要任务。

## 三、用药因素

选药是否合理、剂量与剂型选择是否得当、调剂是否准确、用药告知是否到位，煎服方法、用量与疗程等用药环节直接影响中药的疗效。

**1. 药物选择** 临床辨证是前提，立法、选药、组方是关键，配伍是手段，每一个环节铸成临床用药的重要保障。选药是否合理体现在中医“理法方药”的每一个环节，涉及辨证是否到位，立法、选药、组方是否正确，配伍是否精准。

**2. 剂量与剂型选择**

（1）剂量选择：临证治病，即使辨证准确，论治周全，选方独到，用药精纯，如果用量不当也会失之毫厘而谬以千里。甚者一味药用量不同，其临床疗效亦截然不同。研究发现，槟榔小剂量时健脾利水效佳；大剂量应用时主要起到杀虫消积的作用。有些药物甚至随着用量的增加会呈现相反的作用，如黄连少量使用，1~2g能健胃，增进饮食；3~6g燥湿泻火解毒；大剂量则会刺激胃壁，引起恶心、呕吐。

（2）剂型选择：“汤者荡也，丸者缓也”是说剂型不同，药物的起效速度和治疗效果不一样。有的药物必须经某种途径给药才能发挥特定作用，如理气药枳实、青皮，口服无明显升高血压作用，但制成注射剂静脉注射时有升高血压作用。对于风热表证的儿童患者难以配合口服药物，可选择双黄连栓进行治疗。合理的剂型和给药途径可增强疗效，反之不仅会降低疗效，甚至还会产生毒副作用。

**3. 调剂**　调配药物时要重视处方应付对临床疗效的影响，尤其要注意对药名脚注及附加术语的审定。脚注一般包括炮制法、煎法、服用法等，对中药脚注的特殊处理直接影响药物疗效的发挥。调剂时应按处方脚注的要求对先煎、后下、包煎、另煎、冲服、烊化、打碎、炮制品等药物进行相应的调剂。

**4. 用药告知**　临床用药告知是我们首次提出的，源于我们数十年临床治疗及药学服务工作的重要经验和心得，是确保临床疗效和临床用药安全必不可少的步骤。我们发现，临床处方时由医生或药师当面或文字告知患者处方治疗用药的目的、处方中药物在服用时的药效、煎煮、服用等注意事项，能明显地提高患者服药的依从性，保证临床疗效。用药告知不仅包括疾病相关问题的沟通告知，还包括药物的处理、煎煮器具、加水量、浸泡时间、煎煮时间、服药时间、服药剂量与疗程、服药次数及服药禁忌等注意事项，以及用药后的身体情况监护。

**5. 煎服方法**　正确的煎煮法直接关系到药物疗效。历代医药学家都很重视中药煎煮法，明代医药学家李时珍说：“凡服汤药，虽品物专精，修治如法，而煎煮药者，鲁莽造次，水火不良，火候失度，则药亦无功。”清代名医徐灵胎说：“煎药之法，最宜深究，药之效不效全在乎此。”服药方法也会影响药效的发挥。例如，解表剂宜温服或稍热服，或服后喝些热粥，并加衣被以助发汗；祛寒药宜热服，以助于温通；清热药宜凉服；安神药宜睡前服；驱虫药宜晨起空腹服。

**6. 用量与疗程**　用药剂量与疗程均需根据病情及患者体质而定，任意增减药量和疗程，不仅影响疗效，还可能导致不良反应。

## 第四节　中药有效性评价

中药有效性是中医赖以生存和发展的根本，对有效性的认可需要对其进行合理评价。中药的应用及疗效评价虽未形成统一标准，但评价其临床有效性已被越来越多的学者所重视。中药有效性评价对指导临床合理用药、促进中药现代化及推动中药走向世界具有重要意义。中药临床应用的有效性评价存在一定的困难，能够科学、系统地体现中医药整体、复合及多靶点干预疾病的疗效评价体系尚待建立。我们认为，对于中药有效性的认知与评价，要根据中药临床特点建立评价原则，结合适当的方法进行综合评价。

## 一、中药有效性评价的原则

中医药经过几千年的积淀，积累了丰富的宝贵经验，中药以其独特的疗效在保障人民健康方面起着重要作用，有效性是其临床治疗优势的根本体现。中药具有基于中医理论指导下的应用特点，因药品成分复杂、多样，故有效性评价更加复杂，加之其自身的特点，更需要科学的总结和评价。中药疗效是其存在、发展的前提和保障。我们研究认为，中药有效性评价必须根据中医药理论、诊疗规律及中药治疗的特点，并参考西医学的客观疗效评价指标，制定出更加规范化、科学化的临床疗效评价体系。针对中药的有效性评价，我们提出如下评价原则。

**1. 基于整体调节理念的疗效评价** 中医药学的临床疗效评价应从中医药的基本理论着手。中药治病是在辨证论治的基础上进行的，体现中医药的辨证论治与整体观。在进行中药疗效评价时充分发挥中医药辨证思想，有助于验证中药的疗效。辨证论治是中医药理论的精髓，是中医药的基本特点，中医医生的临床诊断围绕四诊信息进行辨证诊断，并综合人与自然及人自身的整体观，指导处方用药。因此，基于中医药辨证论治与整体观的疗效评价，需要分析医生对患者辨证、用药是否准确，及患者症状主客观改善的程度来评价中药的疗效。在基于中医药辨证观的疗效评价中，可借鉴痊愈、显效 、有效 、无效、恶化等不同等级的概念来判断疾病的向愈与否，对一些证型的主要症状进行半定量化分级，运用症状的半定量化方法降低医生主观因素的影响和随意性。

**2. 兼容生命质量与社会文化的疗效评价** 中医学在整体观念指导下强调人是一个有机的整体。因此，首先要注重整体观念，从机体自身完整性及人与自然、社会、环境的统一性角度评价中药的临床疗效，重视对机体整体状态的调整。中医治疗对象是“整体的人”，是把病与患者视为一个整体，强调人是由生理、心理、社会、文化等组成的不可分割的整体，这是中医诊疗的特色与优势所在。除观察患者的客观指标外，中医诊疗注重从生物-心理-社会-环境新的医学模式角度重视患者内在的感受体验。同时，中药疗效与药物成分、生产与使用环节、患者病证状态等密切相关。中药疗效评价必须将人作为一个整体，从多层次、多途径、多渠道、多靶点及“病-证-症”多角度进行综合评判，以揭示中药的治疗保健作用。

**3. 现代临床科学与经验医学结合的疗效评价** 中医药历经几千年的临床实践，积累了丰富的经验，且疗效得以确认。中医药典籍中对中药疗效也有阐述，如以《伤寒杂病论》《备急千金要方》《医宗金鉴》等为代表的中医经典著作，在临床疗效的判定上主要关注的是患者症状和体征的改变、病机的转化评价，常采用治疗前后证候变化及病机变化指标进行评价。然而，传统的经验评价具有一定的主观性，疗效评价标准较为模糊。随着中医药现代化的不断推进，基于中医学的传统经验评价和西医学的客观指标对治疗效果评价，将使中药的疗效评价更具有科学性。

**4. 多因素动态的综合疗效评价** 循证医学与循证药学是基于实证证据的评价科学。循证医学与循证药学是通过设定不同的治疗评定标准，系统收集和研究疗效评价证据，从而对临床实践进行仔细审核，反复验证中药疗效评价的科学性。循证医学与循证药学的引入，为中药临床疗效评价提供了理论与方法学支持。在循证医学与循证药学的评价中充分考虑中药的复杂性，以及中药治疗慢性病的特点，采用多因素、动态的综合评价方法，以更好地科学客观评价中药的临床疗效。如在循证证据的收集过程中可纳入“病症证”多因素疗效指标，并动态评价病机的转归疗效。

## 二、中药临床疗效评价的主要方法

中药临床疗效的评价方法较侧重于个体整体情况的改善，且疗效评价标准因人而异。建立一套既遵循中医药学自身诊疗特点，又具备现代化、科学化、国际化的临床疗效评价方法，已成为中医药事业发展亟待解决的重要问题。

**1. 中药疗效评价中的挑战**　基于整体观念和辨证论治两大特点，中医药在临床诊治上具有显著的优势。其一是中医药理论指导下的辨证论治和整体观念更加关注患者的整体健康状态。几千年来，中医在临床实践中往往根据患者的临床表现及舌象、脉象等一系列指标作为依据，疗效评价多以患者用药后的症状变化反馈为主，同时以复诊时医生的四诊信息为参考，进而判定患者疾病状态的改变情况，并给出后续的干预方案。这种疗效评价方法能够较全面地评估患者的健康状态，具有综合性评价的特点。其二是基于“望闻问切”四诊信息的辨证论治体现了以患者为中心的个体化诊疗，具有独特的临床优势，有利于实现精准治疗，使疗效评价更具有针对性。其三是中医药独特的诊疗方法能够有效应对各种病情而给出处方用药方案，对现代诊断技术手段依赖性较低，使疗效评价的可及性和便捷程度更高。

针对中医药的诸多优势，现在一些评价方法尚无法进行全面评价。在评价过程中存在如下挑战。①行业标准之间存在差异。目前中医药学界已经制定了若干种疾病的行业标准，如《中医内科病证诊断疗效标准》等多种疾病的辨证诊断和疗效评价标准。但现有的中医病证诊断国家标准、行业标准、团体标准、地方标准等之间存在差异，使临床医生、科研工作者在选择上存在一定困惑。加之中医辨证方法多样，如六经辨证、八纲辨证、三焦辨证、脏腑辨证、气血津液辨证等均有各自的特点，而且医生辨证习惯的差异性，使得在处方用药上造成差别，因而中医药个体化辨证论治指导下的处方用药，如何进行群体化的临床疗效评价仍然是目前存在的主要问题。②评价具有主观性和经验性。基于“望闻问切”的四诊手段实施有赖于中医药从业人员。医生采取望闻问切诊疗模式，对于“证”的描述标准较为模糊，主观因素较多，不同的医生针对同一患者可能有不同的“证候”分型，因而疗效评价结果的可重复性和可信性较差。虽然学术界采用如症状赋分、等级划分等半定量方式，并使用一些现代科学统计方法对分值数据做出定量分析，在一定程度上解决了疗效评价过程中医生主观因素的影响，但是采用症状赋分的研究方式，对量化内容的信度、效度、反应度等未进行科学性考评。③对中医专业医生的依赖程度高。中医药辨证诊断-处方-疗效评价是一个一体化动态闭环，这一过程对于中医专业医生的依赖程度高。如何保证中医专业医生缺位条件下中医药辨证诊断-处方-疗效评价一体化模式的基本实施，是制约当今中医药现代化和国际化的关键问题之一。④现代临床流行病学所推崇的“金标准”研究方法并不完全适用于中医药个体化辨证论治诊疗体系，导致其难以合理评价中医药在几千年临床实践中已经证实的临床疗效，如病例对照研究、队列研究、比较效益研究、药物流行病学研究等疗效评价方法与辨证论治效果的思路和方法存在差异，有时还会出现评价结果与临床实际不相符的情况。⑤基于西医学的症状、体征、检查、检验等疗效指标评价，难以全面评价中药多成分、多途径、多靶点和多环节的疗效特点。目前的临床研究多套用西医学相应疾病的评价标准，过于重视实验室评价指标。中药着重的是整体调节，其疗效评价应该符合中医药理论的特点和临床治疗宗旨，更应该选择符合中药整体调控和辨证论治个性化诊疗优势。

中医辨证论治诊疗特点下的个体化诊疗模式给客观化、定量化的疗效评价带来了巨大挑战，如何用更加清晰、确切、可读的形式来评价中医证候就成为亟待解决的关键问题。

**2. 常见的中药疗效评价模式** 评价是中药有效性展现的重要认知过程，评价方法选择合适与否直接影响评价结果的真实与客观。中药治疗疾病具有系统科学的思想，中药成分复杂产生的疗效也是综合的效应。对中药疗效需要从不同的维度进行综合评价，既要考虑中医药认知体系的相关指标，也要考虑现代医学的病理生理相关指标，还应包括生活质量等生命状态相关指标。因此，建立顺应中医药发展要求、凸显中药临床疗效的优势是客观评价中药临床疗效的必然趋势。由于目前中药疗效评价方面存在较多问题，许多学者在深入思考，探索创新中药疗效的评价方法。我们根据评价模式将常见的中药疗效评价方法阐释如下。

（1）基于中医药循证证据的疗效评价 中医药学循证实践是借鉴循证医学的理论和方法，收集、评价、生产、转化中医药有效性、安全性和经济性证据的科学活动。中医药循证实践将中医药学与循证医学相结合，有利于评价中药临床疗效的作用特点和规律。中西医由于理论基础不同，故循证证据存在一定的差异。西医学以解剖、生理、病理为基础获取循证证据，中医药以辨证论治为基础获取循证证据。如何认识以辨证论治为基础的证据，以及这些证据在疗效评价中所占的权重都是必须面对的问题。

循证证据包括医学文献的二次评价，即荟萃分析（Meta 分析）、设计良好的随机对照试验（randomized controlled trial，RCT）、对照试验、队列研究、系列病例观察和专家经验等。获取这些循证证据对应不同的研究方法，如系统评价、随机对照试验、对照试验、队列研究、系列病例观察等。针对中医药的治疗特点，疗效评价应从中医整体观念出发，在遵照常规疗效评定标准的同时，建立突出中医特色的疗效评定体系，建立切实可行的中医循证证据的疗效评价体系。中医证候参与中医药临床疗效评价日益成为学术界关注的热点，其中证候的标准化、客观化研究是对中医药临床疗效进行客观、科学评价的前提和基础。因此，中医药循证证据的疗效评价须完善中医药循证医学的“证据”体系，加强临床证候“证据”环节，重视临床证候以外的“证据”环节，完善文献“证据”环节。

（2）基于患者报告结局量表的疗效评价　目前，量表测评方法已在国外被广泛接受，并应用于现代临床研究和新药研究的临床试验中。中医学重视“天人合一”“阴阳平衡”“五脏调和”，在从中医系统获取证据的时候应注重中医学的这些特色，并可借鉴国际通行的健康调查表、疾病影响调查表、生存质量指数测评量表等进行中药疗效评价。如将国际上患者报告结局（patient-reported outcomes，PROs）的理念引入证候的客观化、定量化研究。PROs 量表通过捕捉与患者健康或状态相关的感觉或功能印象，提供一种测量治疗效果的手段。根据 PROs 量表获取患者症状性指标和（或）功能性生存质量指标所得的结果可以对治疗效果进行相关的评定。

中医证候量表逐渐成为中医药临床疗效评价领域学者关注的重点。由于西医学对健康概念、疾病和健康的表述及理论体系与中医学不同，故而诸多的疗效评价量表难以直接用于中医药研究，尤其不能敏感地评估中医药的疗效变化。因此，研究具有中医药特色的 PROs 量表是极其必要的。在循证医学理论体系的指导下，寻找中医治疗疾病的证据，借用量表测评方法，建立符合中医学自身规律和特点的临床疗效评价方法，无疑为建立适合中医特色的疗效评价体系拓展了新思路。

（3）基于真实世界研究的疗效评价　真实世界研究（real world study，RWS）是循证医学与循证药学的一种新型临床研究方法。该方法根据患者的意愿非随机入组，进行长期评价，重视生活质量等患者关心的问题，以进一步评价已被证实的干预措施的临床应用效果、外部有效性和安全性等问题。

真实世界研究为中医药研究提供了新的方向。整体观念是中医学的一大特征，既强调人体是一个有机整体，也强调人与自然、社会、环境的整体性。因此，中医对疗效的判定不应仅仅局限于某个特定指标，而应重视患者的整体情况，包括身体与心理。真实世界研究关注具有广泛临床意义的指标，如生活质量等，这与中医学的整体观念不谋而合。

辨证论治是中医学的另一大特征，不桎梏于专病专药、专病专方，而是根据患者的具体情况进行证候辨别，结合所处的环境、气候等开具合适的处方。RWS 的纳入与排除标准相对宽泛，患者有可能同时患有其他疾病，日常生活、饮食习惯也有各自的特点，患者之间难以达到完全一致，但均可作为真实世界研究的观察对象。它不采用盲法，而是根据患者意愿，再结合实际医疗条件采取干预措施，这也与中医学的辨证论治相契合。

（4）基于纵向数据分析的疗效评价　纵向研究中每个对象测量往往不止一次，而是根据研究目的对研究对象在不同的时间点上先后进行测定，所得到的数据是重复测量的纵向数据。纵向研究可用来分析一段时间或某几个时间点总体的平均增长趋势与个体之间的差异。中医药诊疗过程重视人体的动态平衡，要求审视疾病时站在发展与变化的角度，辨证论治亦重视考察人体动态性的功能变化，这种朴素的复杂性思维使得中医指标具有较强的动态性。

中医学辨证论治的精髓在于辨得的证候不仅是症状、体征的表现，还包括时间序列，即“证”的动态变化。由于中医诊治疾病是动态的、有时相的，因此在中医药临床疗效评价方法学的研究中，用纵向数据分析方法能够客观地评价中医药的疗效。合理运用纵向数据分析方法对中医的临床科研进行设计和分析，将在很大程度上帮助我们识别和控制临床疗效的影响因素，从而为中医疗效评价的方法提供参考。如治疗亡阳证时采用纵向研究，通过观察患者症状的动态变化而判断疗效，患者可由四肢厥冷变为四肢发冷，再到四肢不温，再到畏寒的改善过程。这种动态平衡，使得临床数据的采集和分析若按照传统的固定时间点的方法，则会丢失很多信息。

（5）基于新技术交叉学科的疗效评价　近年来，随着计算机科学、统计学、人工智能的发展，在传统药代动力学、药效动力学的基础上，多学科交叉形成了定量药理学、网络药理学等中药疗效评价新技术、新方法，以此进行中药疗效的分析与评价。①定量药理学评价方法。定量药理学是近年来在传统的药物动力学基础上形成的新兴学科，主要是运用数学及统计学的方法研究以下问题：定量描述、解释和预测药物在体内的吸收、分布、代谢和排泄（药代动力学），以及药物在体内的药效作用（药效动力学），实现运用数据及模型对药物开发、药物疗效及临床用药做出合理决策。②网络药理学评价方法。网络药理学是人工智能和大数据时代药物系统性研究的新兴、交叉、前沿学科，强调从系统层次和生物网络的整体出发，解析药物及治疗对象之间的分子关联规律，广泛应用于药物和中药活性化合物发现、整体作用机制阐释、药物组合和方剂配伍规律解析等方面，为中药复杂体系研究提供了新思路，为临床合理用药、新药研发等提供了新的科技支撑。③模糊数学评价方法。模糊数学是一门用数学方法分析研究具有模糊性现象的新兴科学，主要是处理分析自然界及人类思维中普遍存在的模糊性现象。中医理论中模糊性的现象大量存在，精确数学难于揭示其本质，而模糊数学则为其定量研究提供了路径，使得学术界探讨运用模糊数学解决具有整体特质、语言模糊的中医学成为可能。引入模糊数学方法，可以用数学语言描述方药中的模糊现象、模糊概念，使中医研究科学化、数学化、定量化，对结构复杂又相互关联的评价指标，考量各层次之间与内部的相互作用大小及对总体的影响，从整体出发进行综合评价，创新中医药疗效评价方法，促进中医药疗效评价研究的开展。

## 三、中药临床疗效评价的思考

**1. 中药疗效评价与证候的标准化**　证候是中医学对疾病（泛指非健康）状态下，机体对内外致病因素与临床表现的综合概括。证候是中医临床诊断和用药的重要依据，也是中药有效性评价中体现辨证论治特色的关键要素。辨证论治体现了中医药学从整体观出发对病理规律的认识和临床治疗思维，是有别于西医学诊疗体系的一大特色和优势。目前，中医证候标准的不规范及某些概念的模糊和不确定性在一定程度上影响了中药有效性的评价。例如，中药的某一适应证候往往涉及西医学的多个系统，如治疗脾虚证既涉及消化系统（运化），又涉及血液系统（化生气血和统摄血液）和内分泌系统（主运化水湿）等。而西医学的多种疾病又可见于中医学的同一证候，如胃溃疡、慢性腹泻、月经不调、血小板减少性紫癜等都可表现为脾虚证。

中药有效性评价十分重视在获得临床证据的基础上运用中医基础理论进行思辨，

概括总结出以证候为特点的诊疗体系；制定和完善证候诊断标准，开展中医证候临床疗效评价方法和标准的研究。同时，证候标准的建立应借助循证医学和循证药学，从典型证候入手，通过文献分析，专家咨询，科学合理的问卷调查和多中心、大样本的临床证候研究，经过严格的数理统计分析，从多层次探寻其客观规律和科学内涵，逐步达到宏观辨证与微观指标相结合，使证候能够定位、定性、定量或半定量，从而建立起一整套科学的临床证候诊断标准，使临床识证准确，辨证有据。

我国卫生管理部门和中医药界在证候的标准化、规范化方面做了大量工作，制定了一系列证候标准与规范，如《中医病证分类与代码》《中医临床诊疗术语——证候部分》《中医病证诊断疗效标准》《中药新药临床研究指导原则（试行）》等。这些标准规范均是中药疗效评价所应遵循的。但是适应证评价标准的设计不能一成不变地套用现有的证候诊断标准，而应根据具体药物的功效特点、药效学和临床试验结果，设计适应证候作为诊断纳入标准，同时设计不适应证候作为排除标准。这不仅对于提高中药临床疗效评价质量有重要意义，更有助于国际医学界认可和接受中医药。

**2. 个体化疗效评价与医学模式转变** 随着医学模式的转变，临床实践的重点也由“治人的病”转变为“治生病的人”。中医药整体综合调节的特点使其优势凸显。针对治疗对象的个体化，个体化诊疗乃至个体化的评价应该在标准化的基础上加以强调。同时，医学模式已从单纯生物模式向生物-心理-社会-环境医学模式转变，使人们对健康的认识发生了根本性改变。越来越多的临床医学专家认识到，过去沿用的有关疾病防治措施的有效性评价指标，如患病率、发病率、生存率、病死率及有关疗效评价的痊愈、显效、好转、无效等指标存在一定的局限性。评价药物疗效应全面考虑疾病和药物对患者精神、情绪、心理、工作能力、社会职能及生活方式的影响，综合评价中药对生命质量的影响。这种疗效评价模式避免单纯追求延长患者生存期限的现象，使临床治疗真正体现了“以人为本”的精神。

中医学的理论和内容与西医学对健康的认识殊途同归。中医学既重视整体的协调性、健康因素的多维性，也重视人的主观体验。其宗旨是在整体观念的指导下，通过对人体内外环境的调节，协调脏腑气血功能，使其达到阴平阳秘状态，提高人体对自然和社会环境的适应能力，改善患者的身体状况，从而达到治疗疾病、提高生存质量的目的。生命质量作为一种新的评价指标，其内涵和特点与中医学的健康观有许多共同之处。它从宏观层次和整体水平上对健康进行评价，与中医学关于人体生命活动规律和健康的整体观十分相似，为中药有效性评价中应用有关生命质量指标奠定了基础。

**3. 中医药临床疗效评价的趋势** 应用系统论的整体、动态、联系、协调的原则和方法，注重建立能够反映中医优势和特点的评价方法和标准。重视实验检查，更重视临床观察；重视局部病理，更重视整体反应；重视近期作用，更重视远期效应；重视疗效分析，更重视疗效整合；重视研究数据，亦重视逻辑演绎。

采用辩证统一的思维观和方法论，注重观察和总结中医药治疗的优势和特点，克服只重视实验室指标、主效应、直接效应、疾病效应评价的倾向；强调次效应和主效应、弱效应和强效应、间接效应和直接效应、短期效应和长期效应、证候效应和疾病效应、不良反应和正面效应的辩证统一；避免单纯照搬西医学评价标准和重视理化指标倾向。注重证候效应、患者报告和生存质量的评价，以体现中医药多靶点整合调节作用和远期效应。

中药临床疗效评价是一项涉及多个环节的复杂性系统工程，需要多学科、多领域的专家、学者通力合作方能完善，进而彰显其在维护人类健康中不可替代的作用。

第二章

# 中药临床安全性的基本理论

药物是一把双刃剑，合理、有效而安全地使用药物可以防治疾病，但用药失当则可能会对人体造成伤害。

近二十年来我们主持的国家重点基础研究发展计划、国家科技攻关计划、国家科技支撑计划、国家科技重大专项、国家药品监督管理局、国家自然科学基金等课题已取得丰富的成果，首次系统提出了中药不良反应概念与中药药物警戒理论，深入探讨中药安全性影响因素、中药安全性监测和评价等，并从中药采制、剂量与给药途径、中药煎煮与服用、临床用药告知与监护、中药配伍、中药剂型、特殊人群、中西药合用等多环节、多角度论述了中药药物警戒的相关问题，且对含有毒成分中成药、中药注射剂、中西药复方制剂、非处方药的安全应用进行了专题研究，提出了诸多具有临床指导意义的学术观点。

## 第一节　中药临床安全性的理论研究

药品是预防、治疗、诊断人的疾病，有目的地调节人的生理功能并规定有适应证或者功能主治、用法和用量的一种特殊商品。药品直接关系着人民群众的身体健康和生命安全，保证药品安全是促进人类健康可持续发展的重要手段。

中医药学历来重视药物有效性和用药安全，古代本草医籍中蕴含着大量与安全用药相关的论述。我们依托国家“973 计划”“九五”“十五”“十一五”“十二五”“十三五”科技攻关与支撑计划及国家自然科学基金等课题，率先提出中药药物警戒理论，系统挖掘传统药物警戒思想内涵，提炼中药药物警戒理论框架，示范中药药物警戒理论与研究。我们发现，中药传统药物警戒思想的萌生、发展与实践一直是围绕“效-毒”展开的。早在《淮南子·修务训》中就记载了神农“一日而遇七十毒”，此后对“毒”的认识与记载从未停止。伴随着古人对“毒”的认知，“毒”成为中药药性理论与用药安全的重要内容。中药药性与“毒-效”的认知体现了中药药物警戒的丰富内涵。我们提出了“识毒-用毒-防毒-解毒”的中药药物警戒理论体系，全面展现了对中药安全性的认知特色。中药药物警戒思想主要包括服药禁忌（配伍禁忌、妊娠禁忌、服药食忌、证候禁忌）、配伍、炮制等减毒方法，有毒中药的剂量控制原则，中药毒性分级及药物中毒解救等。这些警戒思想是历代中医药学家临床经验的积累与结晶，是中医药安全用药理论的集中体现。

**1. 中药不良反应** 根据世界卫生组织（WHO）和我国药监部门对药品不良反应的定义，我们认为中药不良反应有狭义和广义之分。率先将狭义的中药不良反应界定为：在中医药理论指导下，应用中药治疗、预防疾病、养生保健时出现的与用药目的不符，且给患者带来不适或痛苦的有害反应，主要是指合格的中药在正常用量、用法条件下所产生的有害反应。广义的中药不良反应界定为：中药临床应用中引起的任何对机体的不良作用，出现的一切有害反应，包括滥用、误用等因素诱发的有害反应。由于中药临床应用灵活，实际应用时剂量差异大，给药途径多样，自行用药现象普遍，以及中药成分复杂、作用靶点多等特点，中药不良反应的概念界定较化学药物更加困难，临床报道大多涉及了较为宽广的范围，不可一概而论。有些中药不良反应是药物的固有作用，可以预知的；有些是可以避免的；有些则与药物的固有作用无关，难以预测。

**2. 中药的有毒无毒** 中药“毒”的含义有广义和狭义之分。广义的“毒”大致有四方面含义。①“毒”是药物的总称。②“毒”是指药物具有的某种偏性，是药物固有属性，是药物发挥治疗作用的特性之一。凡中药皆有偏性。③“毒”是指药物峻烈的程度，也是药物固有的特性。④“毒”是药物对人体的毒副作用。狭义的“毒”是指中药对人体的不良反应或毒性。

中药“有毒”与“无毒”是相对而言的。“无毒”的药物一般性质平和，偏性较小，毒副反应少。现代药学认为，“有毒”药物治疗剂量范围小，安全性低。用药剂量超过常用治疗剂量范围即可能对机体产生损害性作用，甚或导致死亡事件发生。“无毒”药物药性较平和，常用治疗剂量范围较大，安全性高，一般对机体无明显损害，大剂量应用有可能对机体造成伤害。中药的“有毒”“无毒”与“四气”“五味”一样，是药物的基本特性之一，“有毒”“无毒”是反映中药临床安全程度的性能。

**3. 中药药物警戒** 20世纪70年代，法国医药学家Begaud首先提出药物警戒的概念，并将其解释为“监视、守卫、时刻准备应付可能来自药物的危害”。1992年，法国药物流行病学家进一步将药物警戒解释为“防止和监测药物不良反应的所有方法。它不仅仅限于上市后的药品，还包括上市前的临床试验甚至于临床前试验研究阶段。药物警戒可以采用药物流行病学的方法，也可以在实验室里进行”。2001年WHO将药物警戒定义为“The science and activities relating to the detection，assessment，understanding and prevention of adverse effects or any other drug-related problems.”即“有关不良反应或任何其他可能与药物安全相关问题的发现、评估、理解与防范的科学与活动”。目前，药物警戒理念已被各国家广泛采纳与应用，为药物安全性监测与评价提供了更加广阔的平台与空间。根据WHO的指南文件，药物警戒涉及的范围已经扩展到草药、传统用药和辅助用药、血液制品、生物制品、医疗器械及疫苗等。2019年我国新颁布的《药品管理法》将药物警戒作为一项制度正式入法，2021年《药物警戒质量管理规范》颁布，这些标志着我国药物警戒工作步入了一个新台阶。

我们将中药药物警戒定义为与中药安全性相关问题的发现、评估、理解与防范的一切科学与活动。其中“科学”主要包括中药临床安全用药理论、中药不良反应理论和中药安全性评价与监测理论等，“活动”主要包括中药上市前和上市后的安全性监测与评价，中药安全性基础研究和中药临床安全问题发现、评估、认识与防范，实现合理用药指导及宣传等。

中药药物警戒思想与西药药物警戒既有密切联系又有明显区别。简而言之，中药药物警戒的特色可归纳为几个方面：①中药药物警戒与中华民族数千年的安全用药思想一脉相承，有着丰富的中医药理论底蕴。②中药药物警戒是我国历代医药学家行医用药经验的精华浓缩，包含了“认—采—制—控—用”全过程，有着丰富的中医药实践特色。③中药药物警戒不仅是中药安全性研究的指导性理论，也对其他民族草药的安全性监测与使用具有借鉴意义。④中药药物警戒涉及中药研究、生产及应用的全流程，包括上市前安全性研究、生产过程的安全管理及中药上市后安全性监测，同时也关注中药临床应用各层面的安全问题。⑤中药药物警戒承袭中医“治未病”思想，具有丰富的前瞻性预防理念，也注重吸纳现代研究成果，强调通过临床合理用药将中药的潜在危害性降至最低。

总之，中药安全性日益引起关注，中医药传统安全用药思想一脉相承，并融入现代药物警戒思想，创新发展形成了独具特色的中药安全用药体系。中药安全用药体系的提出与明确有助于更好地在中医药理论指导下合理使用中药，有助于更好地开展中药安全性监测，有助于更加准确地认识与评价中药安全性。

## 第二节　中药安全用药与药物警戒思想

中药传统安全用药思想源远流长，内容丰富，贯穿于中药采收到临床应用的全过程，是临床安全有效应用中药的重要保障。历代医药学家始终重视药物毒性和用药安全，古代本草医籍中蕴含着大量与安全用药相关的论述。经过系统梳理，我们总结出中药安全警戒思想体系，包括服药禁忌，配伍、炮制等减毒方法，有毒中药的剂量控制原则，中药毒性分级及中毒解救等。

### 一、中药安全性与药物警戒的认知历程

**1. 中药安全性与药物警戒思想萌芽**　我国传统药物警戒思想是伴随着人们对中药毒性的认识而萌芽产生的。人类对中药毒性的认知可以追溯到远古时代，如《淮南子·修务训》云：“神农乃教民播种五谷……尝百草之滋味，水泉之甘苦，令民知所避就。当此之时，一日而遇七十毒。”周代，人们已懂得利用“毒药”医治疾病，如《周礼·天官·冢宰》有“医师掌医之政令，聚毒药以供医事”的记载。战国秦汉之间，中医学奠基之作《黄帝内经》中有“必齐毒药攻其中”和“毒药治其内”的论述。虽然以上论述中的“毒药”未必专指对人体有毒害作用的药物，但至少说明当时的医药学家已认识到毒与药的密切联系，标志着我国传统药物警戒思想的萌芽。

汉代，医药学家对中药“毒-效”为核心的认识更加明确，药物警戒思想初步形

成。如已知最早的本草著作《神农本草经》在论述药性时指出，药物分有毒无毒，不仅将所载的365种药物根据功用及有毒、无毒分为上、中、下三品，书中更是以“毒”来分类，确定疗程等警示，如“多毒，不可久服”即是药物警戒思想的初步体现。同时《神农本草经》还明确提出了配伍禁忌和配伍减毒思想，即“勿用相恶相反者。若有毒宜制，可用相畏相杀者”，并提出服用毒药时应遵循剂量原则：“若用毒药疗病，先起如黍粟，病去即止，不去倍之，不去十之，取去为度。”以上记载说明，当时人们已懂得通过药物配伍和控制药物剂量等，避免毒性反应的发生。可见，《神农本草经》是传统药物警戒思想的奠基之作。东汉后期成书的经典医学著作《伤寒杂病论》（后世将其分为《伤寒论》和《金匮要略》）中亦有关于药物剂量控制原则的阐释。如《金匮要略》在论述乌头桂枝汤时云，“初服二合，不知，即服三合，又不知，复加至五合”；论述乌头赤石脂丸时云“先食服一丸，日三服。不知，稍加服”。另外，《伤寒杂病论》已有与服药食忌相关的记载，如《伤寒论》桂枝汤后注云：“禁生冷、黏滑、肉面、五辛、酒酪、臭恶等物。”《金匮要略》云：“所食之味，有与病相宜，有与身为害，若得宜则益体，害则成疾，以此致危例皆难疗。”汉末至两晋年间成书的《名医别录》首次将毒性药物分为大毒、有毒、小毒三个等级，标志着中药毒性分级思想的产生。

魏晋时期，人们的药物警戒意识进一步增强，突出地表现在医药著作中开始出现有关药物中毒解救的专篇论述。如东晋葛洪《肘后备急方》卷七治卒服药过剂烦闷方是针对服药过量引起胸闷反应的解救专篇，其在论述“服药无度心中苦烦方”时云：“饮生葛根汁，大良。无生者，干葛为末，水服五合，亦可煮服之。”此外，还在《肘后备急方·治卒中诸药毒救解方》中设置了有毒中药的解毒诊治专篇等。因此，《肘后备急方》可以说是我国最早设专篇论述中药解毒方法的著作，奠定了中药中毒解救思想的基础。

综上，先秦至魏晋的数百年间，药物警戒思想伴随着人们对药物毒性的认识，经历了从思想萌芽到理论框架基本形成的过程。

**2. 中药安全性与药物警戒的发展成熟** 南北朝陶弘景《本草经集注》的问世标志着药物警戒思想发展取得新的突破，首次系统整理了“畏恶反忌”“服药食忌”等药物警戒，并在序录中设专项列出。其“畏恶反忌表”共收载相畏、相恶、相反等配伍药组数百对，被后世本草医籍奉为经典，为金元时期“十八反”“十九畏”的诞生奠定了理论基础。《本草经集注》论述服药食忌时云：“服药，不可多食生胡荽及蒜杂生菜；又不可食诸滑物果实等；又不可多食肥猪、犬肉、油腻、肥羹、鱼脍、腥臊等物。”并将“有术，勿食桃李”“有甘草，勿食菘菜”等20余条服药食忌示例整理总结于序例中。这标志着服药食忌思想的正式形成。此外，《本草经集注》对服用毒药的剂量原则做了进一步阐述，认为使用毒药治病时应具体情况具体分析，斟酌药物中含毒量或药物的毒性大小而决定服药剂量的大小，不可一概而论。

隋唐时期，药物警戒思想进一步深化发展。如隋朝巢元方在《诸病源候论·卷二十六·解诸药毒候》中警示：“凡药物云有毒及有大毒者，皆能变乱，于人为害，亦能杀人。但毒有大小，自可随所犯而救解之……从酒得者难治……因食得者易愈。”唐代王冰强调根据不同药物毒性的大小决定其中病即止的时机。就安全用药而言，这显然比《神农本草经》记载的“取去为度”更进了一步。王冰指出：“能毒者以厚药，不胜毒者以薄药。”意思是说，临床选取毒性药物时应根据患者的不同体质而定。药王孙思邈在《备急千金要方》和《千金翼方》中对药物中毒后的解救做了专篇论述。

宋代唐慎微的《经史证类备急本草》全面继承了前世本草中有关药物警戒思想的论述并有所发展，对“畏恶反忌表”和“服药食忌”等内容进行了扩充。寇宗奭在前世著作有关毒药使用剂量论述的基础上，强调应根据患者和疾病的具体情况确定毒药的用量。如《本草衍义·卷一》云：“凡服药多少，虽有所说一物一毒，服一丸如细麻之例，今更合别论。缘人气有虚实，年有老少，病有新久，药有多毒少毒，更在逐事斟量，不可举此为例。”此外，南宋朱端章《卫生家宝产科备要》中首载的妊娠禁忌歌诀以及王怀隐《太平圣惠方·卷三十九·解诸药毒诸方》和赵佶《圣济总录·杂疗门》中对药物中毒解救的精辟阐述都是宋代药物警戒思想的发展。

金元时期，医药名家辈出，药物警戒思想得到进一步发展。其中一个显著标志就是配伍禁忌“十八反”“十九畏”被明确提出。时至今日，“十八反”“十九畏”仍然是中药配伍禁忌理论的核心内容。至金元时期，经过历代医药学家的传承与补充，药物警戒思想取得了长足发展，理论框架趋于完善。

**3. 中药安全性与药物警戒思想的拓展丰富**　明清时期，随着医药学的蓬勃发展，药物警戒思想进一步充实。明代张景岳强调凡药皆有毒，并以此为论据，对药物警戒思想进行了精辟的阐释。《景岳全书·卷四十八·本草正》云：“本草所云某有毒、某无毒，余则甚不然之，而不知无药无毒也。”又云：“药以治病，因毒为能。”张景岳在《类经·卷十二·论治类》中亦有关于药物毒性分级的论述。其云：“大毒之性烈，其为伤也多。小毒之性和，其为伤也少。常毒之性，减大毒之性一等，加小毒之性一等，所伤可知也。”张景岳还特别强调使用毒药要因人而异。他在《类经·卷四·脉象类》中指出：“人有能耐毒者，有不胜毒者。”《类经·卷五·脉色类》云：“五脏各有所偏，七情各有所胜，阳藏者宜偏于凉，阴藏者宜偏于热，耐毒者缓之无功力，不耐毒者峻之为害。”李时珍的《本草纲目》对历代本草中药物警戒思想进行了综述，并在宋《证类本草》的基础上对有毒药物进行了大量增补，共收载有毒药360余种，亦根据毒性大小分为大毒、有毒、小毒、微毒四个级别，并在草部下首次单列“毒草”专目，收载有毒草药47种。明末医家王肯堂在《证治准绳·伤寒》中从医（药）源性疾病角度对药物安全提出警示。他说：“夫有生必有死，万物之常也。然死不死于老而死于病者，万物皆然，而人为甚，故圣人悯之而医药兴。医药兴，而天下之人又不死于病，而死于医药矣。”此外，明代朱橚的《普济方·卷二百五十一·诸毒门》和董宿的《奇效良方·卷六十九·诸毒门》记载了众多解毒方剂也是明代药物警戒思想发展的例证。

清代医药学家对药物毒性分级的认识更加细化，如汪昂的《本草易读》突破了前世本草的四级分类法，将有毒药物分为大毒、有毒、小毒、微毒和微有小毒五个等级。一些清代著作从药物偏性角度阐释药物毒性，并提出警示。如景东阳的《嵩厓尊生书》云：“一药之生，其得寒热温凉之气，各有偏至，以成其体质，故曰药。药者，毒之谓。”晚清名医凌奂所著的《本草害利》是一部浓缩了我国传统药物安全思想精华的著作，进一步发展充实了药物警戒思想。他在自序中云：“凡药有利必有害，但知其利，不知其害，如冲锋于前，不顾其后也。”又云：“知药利必有害，断不可粗知大略，辨证不明，信手下笔，枉折人命。”《本草害利》在各论阐述每一味药物性能主治特点时，均先言其害，后言其利。且书中所云每味药之“害”不仅涉及药物自身毒性，还包括配伍禁忌、妊娠禁忌、服药食忌、证候禁忌等多方面。如论述诃子时云：“至于带下本于湿热、喘嗽实由肺火，用之立致杀人，宜当深戒其弊。畏黄连、硝石，恶黄芪、山茱萸。”再如牡丹皮，“胃气虚寒，妇人血崩，经行过期不净，并妊娠者并忌之”。

可见，我国传统药物警戒思想是伴随着人们对药物毒性的认识而产生的，其理论框架初成于汉末魏晋时期，至金元时期趋于完善，明清时期得到进一步充实与发展。这些思想是中医药学的宝贵财富，对指导临床安全用药具有重要意义。

## 二、中药安全性与药物警戒思想体系构建

古代本草医籍中蕴含着大量与安全用药相关的论述，体现中医学药物应用“警示”与“戒备”思想的论述统称为中国传统药物警戒思想。自古药食同源，药毒不分家，中药的应用从起源之初就对安全性问题有明确的认识，对“毒药”相关的用药思想已有诸多总结。不难发现，我国传统中药安全警戒思想的萌生、发展与实践一直是围绕着中药“效-毒”展开的，对中药安全性乃至毒性有着全面而深刻的认识。其内容主要包括配伍禁忌、妊娠禁忌、配伍或炮制减毒方法、剂量与疗程控制思想、中药毒性分级及中毒解救等。这些警戒思想是历代中医药学家临床经验的积累与结晶，是中医药安全用药理论的集中体现。伴随着临床用药治疗中经验的积累，减毒以增效成为医生、药师工作的前提，“毒-效”成为中药药性理论与用药安全的核心。我们提出了“识毒-用毒-防毒-解毒”的中药安全性与药物警戒理论体系，体现在临床用药实践全过程。

### （一）识毒

**1. 毒的认知** 广义的“毒”在中医药典籍中主要归纳为四个方面：①药物的总称。如《淮南子·修务训》中的“一日而遇七十毒”、《周礼·天官》中的“聚毒药以供医事”，《黄帝内经》中的“必齐毒药攻其中”等。这里的“毒”均代指“药”，表明药与毒联系密切。②药物的偏性。如《景岳全书》云，“药以治病，因毒为能”。此处的“毒”是强调中药具有各自的偏性。③药物的毒性。毒性是使人体受到伤害的物质，可导致不良反应，如《诸病源候论》云，“凡药物云有毒及有大毒者，皆能变乱，于人为害，亦能杀人”，提出毒药可以伤害人体，这也指狭义的“毒”。④指药物烈性程度。如《类经·卷四》云：“毒药，为药之峻利者。”《证类本草》将药物毒性程度分为“大毒、有毒、小毒、微毒”，《中华本草》分为“极毒、大毒、有毒、小毒”等。广义“毒”的含义丰富，既包括了药物的治疗特性，亦可能是药物对人体的伤害，是“毒-效”的综合体，需要细别分明。

**2. 毒的分级思想** 中医药学对药物毒性分级的认识可追溯到中药理论形成之初。

如已知最早的本草著作《神农本草经》论述药性云"药有酸咸甘苦辛五味，又有寒热温凉四气，及有毒无毒"，并将所载365种药物根据功用及有毒、无毒分为上、中、下三品。"上药一百二十种为君，主养命以应天，无毒，多服、久服不伤人……中药一百二十种为臣，主养性以应人，无毒、有毒，斟酌其宜……下药一百二十五种为佐使，主治病以应地，多毒，不可久服"。《神农本草经》中所说的"有毒、无毒"即是药物毒性两级分类思想的初步体现。汉末至两晋间成书的《名医别录》首次将毒性药物分为大毒、有毒、小毒三个等级，如"天雄有大毒""乌头有毒""葈耳实有小毒"等，标志着中药毒性分级思想的深化。五代时期，《日华子本草》将有毒中药分级增加了"微毒"，由三级分类法上升为四级分类法。明代本草巨著《本草纲目》亦按毒性大小将有毒中药分为大毒、有毒、小毒、微毒四个级别。清代医药学家对药物毒性分级的认识更加细化，如汪昂将有毒药物分为大毒、毒、小毒、微毒和微有小毒五个等级。现代医药专著中也十分重视对毒性药物的认识，《中华本草》中毒性药物按极毒、大毒、有毒、小毒四级定量分级。《中药大辞典》将中药毒性分为剧毒、大毒、有毒、小毒和微毒五级，是现代最详细的中药毒性分级法。《中华人民共和国药典》以及各版《中药学》教材大多遵古沿用大毒、有毒、小毒的分类方法。

**3. 毒的影响因素**　随着历史的发展，传统中药药物警戒思想中的"识毒"过程不断深入，也更加客观，对于药物自身而言，"毒"并不是孤立存在的。中药"毒"的表现受多方面因素影响，可概括为药物自身因素、临床使用因素和患者体质因素三方面。①某些中药自身药性峻烈，含有毒性成分，同时其所含毒性成分可能亦为药物有效作用成分，从而导致此类药物治疗剂量与中毒剂量接近，治疗窗窄，此类药物毒的表现明显受其自身固有成分影响。②临床应用过程中，证候、配伍、炮制、剂量与疗程等都对中药"毒"的表现有着重要影响。早在《神农本草经》中就指出"勿用相恶相反者","若用毒药疗病，先起如黍粟，病去即止，不去倍之，不去十之，取去为度"，即是指临床应用过程中通过药物配伍、剂量控制来避免毒性作用，保证药物疗效。③患者年龄、性别、病理状态、遗传以及所处环境的不同对药物的敏感性、耐受性也不同，即便是在相同药物、剂量及适应证下，患者所表现出的毒性反应、程度也不一定相同。正如《类经》所曰："人有能胜毒者，有不胜毒者。"《重广补注黄帝内经素问》记载，"能毒者以厚药，不胜毒者以薄药"。如妊娠及哺乳期妇女、幼儿、老人、肝肾功能异常者、禀赋虚弱者及过敏体质者对药物的代谢与常人不同，对中药"毒"表现更加敏感。如《本草经集注》中设堕胎药专项，《备急千金要方》中所载半夏汤在服法中提示"老小各半"，以防用药太过等。以上都强调对药物代谢异于常人的用药警示，相同的药物在上述人群中更容易产生"毒"。

### （二）用毒

经过客观、深入的"识毒"实践，某些中药毒性是客观存在的，但古人并未固步于药物毒性，而是对其加以应用，"以毒攻毒"，即利用中药的毒峻偏性矫正人体脏腑偏性，将"毒"转化为"效"，毒性中药的临床应用十分普遍。如《黄帝内经》中载有13方，其中3个方剂含有毒性药材。《伤寒杂病论》所创制的300多首方剂中有119首含有毒性中药，约占39%。宋代的《太平惠民和剂局方》载方788首，其中含毒性药材的中药制剂有477方，约占60.53%。可见，随着朝代的变迁，“识毒”愈发深入，毒性中药的临床应用也愈加广泛。又如乌头（川乌、草乌）、附子具毒性，生品均为《医疗毒性药品管理办法》中所列品种，应用比例相对较高，其中不乏老人、小儿、妇人的应用医案。另外，毒性中药大多作用迅猛，不仅对沉疴旧疾、疑难杂症如痹证、癌痛等效专力宏，还有广泛的临床作用，如解表、清热、温里等。

### （三）防毒

古人在用毒的过程中注重对毒性的风险进行规避，我们提出禁忌是指在用药过程中药物使用风险明显超过任何可能的治疗效益时，提出的禁止使用、避免使用等行为策略。如证候禁忌、配伍禁忌、炮制减毒、妊娠禁忌、剂量与疗程警戒、服药食忌等。

**1. 证候禁忌** 根据证候选择用药是中药防毒警戒实践之根本，古人以勿用、忌用、慎用等进行提示。如《本草从新》曰吴茱萸“病非寒滞有湿者，勿用”。《本草求真》载，檀香“动火耗气，阴虚火盛者切忌”；酸枣仁“性多润，滑泻最忌”，即便溏者慎用种仁类药。

**2. 配伍禁忌** 配伍禁忌思想是中药药物警戒思想的最鲜明体现。早在汉代《神农本草经》中就提及了配伍禁忌。如《神农本草经》指出“勿用相恶相反”。金元时期，中药学经典的配伍禁忌理论“十八反”“十九畏”被提出，标志着配伍禁忌思想日趋成熟。如金代张从正的《儒门事亲》中首载“十八反”歌诀：“本草明言十八反，半蒌贝蔹及攻乌，藻戟遂芫俱战草，诸参辛芍叛藜芦。”李杲的《珍珠囊补遗药性赋》中首载“十九畏”歌诀：“硫黄原是火中精，朴硝一见便相争；水银莫与砒霜见，狼毒最怕密陀僧；巴豆性烈最为上，偏与牵牛不顺情；丁香莫与郁金见，牙硝难和京三棱；川乌草乌不顺犀，人参最怕五灵脂；官桂善能调冷气，若逢石脂便相欺。”两首歌诀中所说的“功、战、相争、相欺、最怕、难和、莫与、不顺情”等均含有配伍禁忌之意。时至今日，“十八反”“十九畏”仍然是中药配伍禁忌理论的核心内容。

梳理古籍可见，从七情配伍“勿用相恶相反”到经典配伍禁忌理论“十八反”“十九畏”的提出，标志着配伍禁忌思想日趋成熟。传统中药警戒思想以“恶、反、畏、杀、忌、伏、攻、战、相争、相欺”等用以警示药物间的相互作用，以避免临床中因配伍引发的安全性问题。

**3. 炮制减毒** 中医药临床历来对炮制减毒增效较为重视。如汉代《神农本草经》中即有配伍减毒的相关论述“若有毒宜制，可用相畏相杀者。”所谓相畏是指一种药物的毒性可以被另一种药物抑制或削弱，如半夏畏生姜。所谓相杀是指一种药物能够抑制或削弱另一种药物的毒性，如生姜杀半夏毒。此外《濒湖炮炙法》《雷公炮炙论》《汤液本草》等都有详细的记载，仅乌附类药就有70余种炮制方法，不仅描述了炮制手段，对炮制应用、炮制终点等也加以论述。很多炮制减毒机制已经被现代药理毒理学证实。如《本草纲目》云：“芫花用时以好醋煮十数沸，去醋，以水浸一宿晒干用，则毒减也。”药理毒理学研究发现，芫花经醋制后毒性降低，半数致死量（$LD_{50}$）较生品提高了1倍。

**4. 妊娠禁忌** 中药妊娠禁忌思想源远流长，早在《素问》中就有“妇人重身，毒之何如”的孕妇用药探讨。汉代《神农本草经》记载了若干堕胎药物，如牛膝、瞿麦等。南北朝梁代陶弘景在《本草经集注》序例“诸病通用药”中专设堕胎药项，收载堕胎药41种。唐朝的《产经》列举了82种妊娠期间禁忌服用的药物。宋代以来，文献中出现了以妊娠禁忌为内容的歌诀，如南宋朱端章《卫生家宝产科备要》中的妊娠禁忌药物歌，陈自明《妇人大全良方》和许洪《指南总论》中的歌诀。后世许多妊娠禁忌歌诀多以此为基础，如元代医家李杲所编的《妊娠用药禁忌歌》：“蚖斑水蛭及虻虫，乌头附子配天雄；野葛水银并巴豆，牛膝薏苡与蜈蚣；三棱芫花代赭麝，大戟蝉蜕黄雌雄；牙硝芒硝牡丹桂，槐花牵牛皂角同；半夏南星与通草，瞿麦干姜桃仁通；硇砂干漆蟹爪甲，地胆茅根都失中”。此外，《胎产救急方》和《炮炙大法》等著作中亦有类似歌诀。明清时期，《神农本草经疏》和《本草纲目》等本草学专著中均有妊娠禁忌药的记载。

我们基于临床工作实际，借鉴美国食品药品监督管理局（FDA）妊娠用药A、B、C、D、X五个等级的分级使用理念，提出妊娠期使用中药的安全性分级方法。通过梳理中药妊娠期使用安全性的古今认识，妊娠禁用，忌用和慎用药的分级思想，并从现代生殖毒理，胚胎毒理和循证药学角度关注未知的安全性风险，探讨性地提出妊娠期使用中药的五等级的分类方法。①A级药物：一般无毒，药性平和，多可药食两用。动物实验和临床观察均未见到药物对胎儿产生危害迹象。该类药物对胎儿的影响甚微，孕妇可按常用量使用，但仍需遵医嘱，如紫苏、苏梗、苎麻根、砂仁、白术、香附、菟丝子、桑寄生、杜仲、续断、阿胶、山药、龙眼肉、大枣、百合、蜂蜜、生姜、党参、枸杞子、鸡子黄等。②B级药物：无毒，药性缓和但有所偏胜，治疗目的突出。在动物实验中未见到药物对胎儿的不良影响，但未进行孕妇对照研究验证；或在动物实验中发现药物有副作用，但无临床验证资料，孕妇可在医师观察下按常用量慎用，如黄芩、黄芪、川芎、当归、人参、酸枣仁、甘草、陈皮、茯苓、黄柏、茵陈等。③C级药物：无毒或有小毒，药物偏性明显。动物研究证实药物对胎儿有危害性，尚无妊娠妇女的研究。本类药物只有在权衡用药益处大于危害时方可谨慎使用，如麻黄、乌梅、石菖蒲、水菖蒲、半夏、合欢皮、紫草、穿心莲、鹿衔草、金银花、白僵蚕、青蒿、火麻仁、满天星、山楂、猪苓、益母草、艾叶等。④D级药物：有小毒或有毒，或者药物偏性较大，作用猛烈，具有行气、活血作用。有明确证据显示药物对人类有明显危害，仅在孕妇用药后有绝对好处，为挽救孕妇生命急需用药而又无其他替代药物时，方可考虑用药，如细辛、辛夷、蝉蜕、苦参、天花粉、人工牛黄、牛黄、体外培育牛黄、芒硝、郁李仁、大黄、通草、瞿麦、虎杖、滑石、车前子、冬葵子、炮附片、肉桂、干姜、吴茱萸、青皮、枳实、枳壳、川楝子、槟榔、蒲黄、王不留行、苏木、怀牛膝、川牛膝、地龙、西红花、红花、乳香、没药、桃仁、凌霄花、卷柏、刘寄奴、姜黄、制白附子、制天南星、冰片、禹余粮、刺猬皮、硼砂等。⑤X级药物：

有毒、大毒的药物，药性峻烈，具有破血、堕胎等作用。对动物和人类的药物研究或人类用药经验表明对胎儿有危害，且对孕妇无益，禁止用于妊娠或可能怀孕的患者，如苍耳子、千里光、重楼、苦豆子、生大黄、生巴豆、生甘遂、千金子、芦荟、番泻叶、牵牛子、商陆、京大戟、芫花、生马钱子、生天仙子、生川乌、生草乌、制草乌、雷公藤、丁公藤、雪上一枝蒿、闹羊花、天山雪莲、泽漆、香加皮、生附子、生附片、苦楝皮、生白附子、生半夏、生南星、洋金花、款冬花、白果、马兜铃、华山参、大皂角、三棱、莪术、土鳖虫、虻虫、水蛭、斑蝥、青娘子、干漆、刺蒺藜、全蝎、蜈蚣、朱砂、麝香、蟾酥、常山、甜瓜蒂、藤黄、樟脑、蛇床子、木鳖子、红粉、轻粉、雄黄、硫黄、红砒石、白砒石、砒霜、水银、白降丹、胆矾、樟脑、铅丹、生狼毒、密陀僧、阿魏、土荆皮等。

我们探讨了中药妊娠用药的安全等级，希望能为妊娠期安全应用中药提供参考和思考。至于传统妊娠禁忌中提到的薏苡仁等药物，现代认为其药性平和，甚或药食两用，需要进一步观察研究。

**5. 剂量与疗程警戒** 剂量与疗程控制视用药毒性大小、适应证、用药人群等而定。中药服用剂量与疗程警戒思想最早见于《神农本草经》。其云：“若用毒药疗病，先起如黍粟，病去即止，不去倍之，不去十之，取去为度。”意思是说，服用毒药应先从小剂量开始尝试，然后慢慢加量，直至疾病祛除。南北朝《本草经集注》在《神农本草经》的基础上对服用毒药的剂量原则做了进一步详细阐述：“一物一毒，服一丸如细麻；二物一毒，服二丸如大麻；三物一毒，服三丸如胡豆；四物一毒，服四丸如小豆；五物一毒，服五丸如大豆；六物一毒，服六丸如梧子；从此至十，皆如梧子，以数为丸。”意思是说，使用毒药治病应具体情况具体分析，斟酌组方中所含毒性药物的数量，药物中含毒量而决定用药剂量，不可一概而论。唐代王冰在《重广补注黄帝内经素问》中强调根据药物毒性的大小决定使用疗程，他所说的“大毒治病十去其六，常毒治病十去其七，小毒治病十去其八，无毒治病十去其九”都是对剂量与疗程控制的具体阐释，主张从小剂量开始用药，中病即止，以规避用药风险。

我们认为，在药物剂量与疗程警戒方面可重点考虑：其一是须对某些药物的剂量进行特殊控制，如马钱子、砒石、斑蝥等剧毒药物；其二是关注药物的蓄积中毒，采用逐渐加量法，控制药物的剂量和疗程，如朱砂、雄黄等药物，从小剂量开始，随疗程在观察中可逐渐增加剂量，并恪守“中病即止”的原则。

**6. 服药禁忌** 指患者服药期间的饮食禁忌，即服用某药期间应忌食某种食物，又称服药食忌、食忌，俗称忌口。我们认为，其一，治疗期间应保护消化系统功能。应忌食生冷、油腻、辛辣、不易消化及有刺激性气味的食物。其二，疾病的性质不同对饮食也有一定的要求。如热性病忌食辛辣、油腻食物；寒性病不宜食生冷食物；皮肤病、疮疡应忌食鱼、虾、蟹及辛辣刺激性食物；经常头目眩晕、烦躁易怒者应忌食辣椒、胡椒、酒、葱、蒜等。前人对服忌药食十分重视，张仲景云：“所食之味，有与病相宜，有与身为害。若得宜则益体，害则成疾，以此致危例皆难疗。”且有临床经验提示肝病禁辛、心病禁咸、脾病禁酸、肺病禁苦、肾病禁甘。其三，根据药物治疗的需要，提出特殊的饮食禁忌。如《伤寒论》在桂枝汤方后提出“禁生冷、黏滑、肉面、五辛、酒酪、臭恶等物”。葛洪在《肘后备急方》杂果菜诸忌项中又列“甘草忌菘菜，牡丹忌胡荽，常山忌葱，黄连、桔梗忌猪肉，茯苓忌大醋，天门冬忌鲤鱼”。此外，传统中药在儿科用药、老年人用药、用药途径等方面都有明确的防毒实践。

**7. 用药告知**　中药防毒思想还体现在用药过程中一些必须提示医患注意的事项，以保证用药安全，即药物使用的注意事项。对于这些用药中需要关注的问题，我们在临床诊疗及药学服务过程中提出“用药告知”，即除了对中成药说明书中重要问题明示患者外，对于汤剂处方亦做明确的煎煮服用及药后护理、监测等告知。用药告知不仅解释患者用药困惑，也防止患者误操作或服用不当产生不良事件。临床用药告知内容还包括需要慎用的情况（如肝功能、肾功能、中医特殊证候和体质的问题等）、影响药品疗效的因素（如饮食、烟、酒等对用药的影响）、用药过程中需监护的情况（如过敏反应，定期监测血象、肝功能、肾功能等）、用药对于临床检验指标的影响，以及其他保障用药人自我药疗安全用药的有关内容。这一临床用药“防毒”的有效措施，已被2012年中国中医药出版社出版的《临床中药学》（新世纪全国高等中医药院校创新教材）采用。

### （四）解毒

中药中毒解救思想由来已久。有些中药固有毒性难以避免，即使采取充分的防毒警戒措施也有可能引起机体的有害反应。此时及时采取相应的解毒方法可有效降低不良反应造成的严重后果。如《本草经集注》就记载“半夏毒，用生姜汁、煮干姜汁并解之”。东晋的《肘后备急方》、唐代的《备急千金要方》《千金翼方》均就药物中毒后的解救设专篇论述，如“中狼毒以蓝汁解之”“有人中乌头、巴豆毒……甘草入腹即定”等都是对中药产生不良后果的具体应对之策。中医药古籍中有许多药物解毒的相关记载。如《景岳全书》云，“凡解诸药毒者，宜以荠苨汁、白扁豆汁、绿豆汁、甘草汁、饧糖汁、米糖汁、蚕蜕纸烧灰，随便用之，俱可解”，并将解毒之品分为药物类、食物类和其他类。关于药物类，如甘草、绿豆之品兼具解毒之功。《备急千金要方》曰，“甘草解百药毒，此实如沃雪有同神妙”。又可用相杀、相畏之品制约毒性，如生姜解半夏毒、犀角制乌头毒等。关于食物类，具有甘味的食物或药食两用之品多能缓和药性、解百毒，或者增强其他药物或食物的解毒作用，如饴糖、蜂蜜等。其他类如陈壁土、六畜血等。如《本草纲目》记载，解乌附之毒用“防风汁、远志汁……并华水、陈壁土，泡汤服”。古人有通过鼓舞脾胃阳气来解毒的经验，如用升麻等。

中药药物警戒是在中药安全性日益引起关注的背景下应运而生的新概念，是现代药物警戒理念与中医药特色相结合的产物，也是与中医药传统安全用药思想一脉相承的。中药药物警戒理论的提出，有助于在中医药理论指导下更加合理地使用中药，有助于更好地开展中药安全性监测，有助于更加准确地认识与评价中药安全性。

## 第三节　中药安全性监测与药物警戒质量管理

药品是一把双刃剑，在治疗疾病的同时也可能会给人体带来危害。中药也不例外。

我们在临床应用中药治疗疾病时，必须提高安全用药意识，高度重视可能出现的不良反应。药品不良反应监测是指运用药物流行病学等方法对中药应用中所出现的不良反应进行收集、报告、评价和信息反馈，是药物警戒中最重要的组成部分，是执业药师和执业医师重要的职责和工作。

2019 年 12 月 1 日起施行的新修订的《中华人民共和国药品管理法》（以下简称《药品管理法》），明确了药品监督管理部门的职责分工，强化了行业参与者的责任，要求创新法律责任体系，提出建立药物警戒制度坚守药品安全底线，维护公众健康权益。

对药品安全实施最严格的监管制度是维护人民健康、规范医药行业秩序的基本要求。修订后的《药品管理法》新增“药品研制和注册”和“药品上市后管理”两章，规定了上市前与上市后的监管要求，与生产、经营、医疗机构使用环节形成药品全生命周期监管闭环。在第 12 条首次提出建立药物警戒制度，对药品不良反应及其他与用药有关的有害反应进行监测、识别、评估和控制。对于药物警戒制度，《药品管理法》明确规定要建立药品上市许可持有人年度报告制度，每年按规定向药品监督管理部门报告药品风险管理情况。药品上市许可持有人要制定药品上市后风险管理计划，以及上市后药品不良反应信息管理与风险控制措施。

2021 年 5 月国家药品监督管理局发布《药物警戒质量管理规范》，要求药品上市许可持有人和药品注册申请人应当按要求建立并持续完善药物警戒体系，规范开展药物警戒活动。

## 一、中药安全性监测与警戒

### （一）药品不良反应监测体系

药品不良反应（adverse drug reaction，ADR）的概念有广义和狭义之分。广义药品不良反应是指药品所产生的对防治疾病无益而对身体有害的反应。狭义药品不良反应主要是指合格药品在正常用法用量下出现的与用药目的无关的或意外的有害反应。如世界卫生组织将药品不良反应定义为“为了预防、诊断或治疗人的疾病、改善人的生理功能，而给予正常剂量的药品时所出现的任何有害且非预期的反应”。原卫生部颁布的《药品不良反应报告与监测管理办法》将药品不良反应定义为“主要是指合格药品在正常用法用量下出现的与用药目的无关的或意外的有害反应”。

根据我们的研究，中药不良反应的概念已明晰，其关键要素是：中医药理论指导、合格药品、正常用量用法条件下所产生的有害反应。由于中药成分复杂、作用靶点多、临床应用灵活，因而其不良反应也较为复杂多样，不可一概而论。因此，我们将凡使用中药而产生的不良反应/事件称为广义的中药不良反应。有些中药不良反应是药物的固有作用和效应是可以预知的，有些是可以避免的；而有些则与药物的固有作用无关，难以预测。中药不良反应根据发生原因和性质大致可分为副反应、毒性反应、变态反应、后遗作用、耐受性、成瘾性、特异质反应、依赖性、致畸、致癌、致突变等。

根据《药品不良反应报告和监测管理办法》《药物警戒质量管理规范》要求，我国药品不良反应监测报告主要涉及以下内容。

1. 药品不良反应实行逐级、定期报告制度，必要时可以越级报告。

2. 药品生产、经营企业和医疗卫生机构必须指定专（兼）职人员负责本单位生产、经营、使用药品的不良反应报告和监测工作。

3.《药品不良反应/事件报告表》的填报内容应真实、完整、准确。

4. 新药监测期内的药品应报告该药品发生的所有不良反应；新药监测期已满的药品，报告该药品引起的新的和严重的不良反应。药品生产企业还应以《药品不良反应/事件定期汇总表》的形式进行年度汇总后，向所在地的省、自治区、直辖市药品不良反应监测中心报告。

5. 进口药品自首次获准进口之日起 5 年内，报告该进口药品发生的所有不良反应；满 5 年的，报告该进口药品发生的新的和严重的不良反应。

6. 药品生产、经营企业和医疗卫生机构发现群体不良反应，应立即向所在地的省、自治区、直辖市（食品）药品监督管理局、卫生厅（局）及药品不良反应监测中心报告。省、自治区、直辖市（食品）药品监督管理局应立即会同同级卫生厅（局）组织调查核实，并向国家药品监督管理局、国家卫生健康委员会和国家药品不良反应监测中心报告。

7. 个人发现药品引起的新的或严重的不良反应可直接向所在地的省、自治区、直辖市药品不良反应监测中心或（食品）药品监督管理局报告。

8. 省、自治区、直辖市药品不良反应监测中心应每季度向国家药品不良反应监测中心报告所收集的一般不良反应报告；对新的或严重的不良反应报告应当进行核实，并于接到报告之日起 3 日内报告，同时抄报本省、自治区、直辖市（食品）药品监督管理局和卫生厅（局），每年向国家药品不良反应监测中心报告所收集的定期汇总报告。

9. 国家药品不良反应监测中心应每半年向国家药品监督管理局和国家卫生健康委员会报告药品不良反应监测统计资料，其中新的或严重的不良反应报告和群体不良反应报告资料应分析评价后及时报告。

10. 药品不良反应监测中心应对报告药品不良反应的单位或个人反馈相关信息。

11. 药品上市许可持有人应当主动开展药品上市后监测，建立并不断完善信息收集途径，主动、全面、有效地收集药品使用过程中的疑似药品不良反应信息，包括来源于自发报告、上市后相关研究及其他有组织的数据收集项目、学术文献和相关网站等涉及的信息，应用多种方式收集从医疗机构、药品生产企业、药品经营企业、患者和其他个人报告的疑似药品不良反应信息。

### （二）中药不良反应的判断

确定中药不良反应的因果，即肇事药物与临床表现之间的关系在不良反应的判断和评价中具有十分重要的意义。由于中药自身的特殊性，如品种差异；临床应用的灵活性，如剂量选择范围大，经验性等；不良反应的复杂性和联合用药等多种因素的影响，给中药不良反应因果关系的确定带来了一定的困难，需要全面、认真、细致地观察、总结、分析，剔除各种影响因素，发现事物的本质联系，必要时可通过充分的认证与伦理审批，进行重复试验。当短期、小范围内难以确定因果关系时，则需采用药物流行病学的研究方法，有目的地在大量人群中做回顾性和前瞻性研究，以最终确定因果关系。

在可疑药物与不良事件因果关系的判断中，其一，应用药物与出现不良反应之间的时间顺序非常重要，因此要求临床医生、药师及时、准确地观察和记录病情。但需注意的是，有时不良反应的复杂性令研究人员难以判断两个现象之间的时间顺序，如有些中药引起的不良反应在停药一段时间后才出现，所以确定两者之间时间顺序最好的研究方法是前瞻性研究。

其二，剂量-反应关系在不良反应的评价判断中具有较为重要的意义，但也不能一概而论。某些中药不良反应与用药剂量之间并不一定符合剂量-反应关系。而且临床上有时两种毫不相干的现象也可表现出“剂量-反应”关系，但它们之间并不存在必然的联系，所以用生物学梯度来推断因果关系时一定要结合专业知识进行综合分析。

其三，应用“已知药物的不良反应类型”推断药物与不良反应间的因果关系时要注意，如果此次判断的不良反应不是药物已知的不良反应也不能忽视，因为开展中药的安全性监测相对时间较短，一些罕见的不良反应可能缺少过往报道。

其四，在应用“再次给药试验”推断药物与不良反应之间的因果关系时，要考虑影响中药安全性的因素很多，如药材品种、煎煮方法、制剂差异等，所以即使再次给药未发生不良反应也不可大意，既不可一概肯定也不能一概否定，应参照其他判断指标综合评价。

### （三）药品安全性监测与警戒

药品安全性监测是指上市后药品在治疗过程中出现的任何有害的、怀疑与药品有关的医学事件的监测，监测范围包括不合格药品、药物治疗错误、药物滥用和错用、无科学依据用药、急慢性中毒及药品不良反应等，是药物警戒活动范畴。药品上市许可持有人应当监测和分析可能引起药品安全风险、增加风险发生频率或严重程度的原因或影响因素，如患者的生理特征、基础疾病、并用药品，或药物的溶媒、储存条件、使用方式等，为药物警戒计划的制定和更新提供科学依据。关于中药安全应用的特殊性，我们提出相关建议并被国家药品监督管理局《药物警戒质量管理规范》第六十三条采纳。中药、民族药持有人应当根据中医药、民族医药相关理论，分析处方特点（如炮制方式、配伍等）、临床使用（如功能主治、剂量、疗程、禁忌等）、患者机体等影响因素。目前，我国药品安全性监测体系由国家药品监督管理局、国家卫生健康委员会、各级药品监督管理部门、各级卫生行政部门、各级药品不良反应监测中心，以及药品生产企业、药品经营企业、各级医疗卫生机构等组成。

我国药品安全性监测工作主要是通过国家的药品不良反应报告制度进行。药品不良反应监测报告制度在国家药品监督管理局、国家药品不良反应监测中心及各省、地、市各级监督管理部门的领导和支持下，在各监测单位的共同努力下监测管理体系不断完善、监测网络不断延伸、报告数量不断提高。在监测管理体系建设方面，除国家及各级药品监督管理部门、卫生行政部门外，全国各省级及以下药品不良反应监测中心或监测站相继建立，药品安全监测体系逐步健全，覆盖面持续扩大。国家药品监督管理局对新建的地市级监测机构进行不断强化培训和业务交流，提高了基层监测机构的调查、分析和评价能力，逐步完善了基层药品不良反应监测体系建设。

## 二、我国药品安全监管相关法律法规

目前，我国与药品管理相关的法律法规体系在趋于完善，这些法律法规为人民群众的用药安全提供了法律上的保障，为药品管理工作提供了法律依据。

### （一）相关法律

《中华人民共和国药品管理法》（以下简称《药品管理法》）是我国药品监管的基本法律依据，于 1984 年 9 月 20 日第六届全国人民代表大会常务委员会第七次会议通过，2001~2015 年先后进行了 3 次修订。2019 年 8 月 26 日，新修订的《药品管理法》经十三届全国人大常委会第十二次会议表决通过，于 2019 年 12 月 1 日起施行。《药品管理法》明确了药品监督管理工作的实施主体与责任，对药品生产企业管理、药品经营企业管理、医疗机构的药剂管理、药品管理、药品包装管理、药品价格和广告管理，以及相关的法律责任等均作出了详细规定。《药品管理法》的颁布和实施对加强药品监督管理、保证药品质量、保障用药安全、维护人民身体健康和用药的合法权益均具有重要的法律意义。新修订的《药品管理法》首次提出建立药物警戒制度，对药品不良反应及其他与用药有关的有害反应进行监测、识别、评估和控制。

### （二）相关行政法规与规章

国务院制定了《中华人民共和国药品管理法实施条例》，于 2002 年 8 月 4 日公布，自 2002 年 9 月 15 日起实施，并于 2016 年 2 月 6 日进行了修订，根据 2019 年 3 月 2 日《国务院关于修改部分行政法规的决定》第二次修订，以保证《药品管理法》的顺利实施。1999 年 11 月国家药品监督管理局会同卫生部联合颁布了《药品不良反应监测管理办法（试行）》，2004 年 3 月根据新的《药品管理法》进行修订后发布为《药品不良反应报告和监测管理办法》，2011 年 5 月通过进一步修订与完善再次颁布，同年 7 月 1 日正式实施。《药品不良反应报告和监测管理办法》进一步明确了各级药品监督管理和药品不良反应监测机构的职责；进一步规范了药品不良反应的报告和处置；增加了市、县两级监测机构对严重药品不良反应，以及群体药品不良事件的调查、核实和处置要求；强化了药品生产企业在药品不良反应监测工作中的作用，同时引入重点监测，加强了药品安全性监测和研究；增加了药品不良反应信息管理的内容，提高了对药品不良反应评价工作的技术要求。《药品不良反应报告和监测管理办法》的实施对于保障人民群众的用药安全、健全药品不良反应报告和监测管理工作体系、推动药品不良反应报告和监测工作的开展、增强企业的安全隐患意识与高度责任感、推动指导新药研发、构建和谐医患关系等均具有重要意义。

在《药品不良反应报告和监测管理办法》的基础上，国家药品不良反应监测中心于2008年发布了《药品重点监测管理规范（试行）》，明确规定了对重点药物品种监测的有关工作程序等。该规范进一步加强了上市后药品的安全性监测与评价，保障了公众的用药安全和有效。

2015年国家食品药品监督管理总局发布了《药品不良反应报告和监测检查指南（试行）》，明确了开展药品不良反应报告和监测工作检查的相关程序，促进了药品不良反应报告和监测工作的深入开展。

除此之外，我国与药品安全性管理相关的部门性规章还有《药品注册管理办法》《药物非临床研究质量管理规范》《药物临床试验质量管理规范》《药品生产监督管理办法》《药品生产质量管理规范》《医疗机构制剂配制质量管理规范（试行）》《医疗机构制剂配制监督管理办法（试行）》《医疗机构制剂注册管理办法（试行）》《药品流通监督管理办法》《药品经营质量管理规范》《中药材生产质量管理规范》《处方药与非处方药分类管理办法》《药品进口管理办法》《直接接触药品的包装材料和容器管理办法》《药品说明书和标签管理规定》《药品召回管理办法》等。这些部门性规章逐步完善了对药品研发、生产、流通等过程的管理，对保证药品的有效性和安全性起到了至关重要的作用。

2021年5月国家药品监督管理局发布《药物警戒质量管理规范》，要求药品上市许可持有人和药品注册申请人应当按要求建立并持续完善药物警戒体系，规范开展药物警戒活动，对药品不良反应及其他用药有关的有害反应进行监测、识别、评估和控制。

## 三、我国药品不良反应监测与报告程序

### （一）药品不良反应监测报告的基本要求与范围

**1. 药品不良反应监测报告的基本要求** 《药品不良反应报告和监测管理办法》规定了我国药品不良反应监测报告的基本要求。

（1）药品生产、经营企业和医疗机构获知或者发现可能与用药有关的不良反应，应当通过国家药品不良反应监测信息网络报告。不具备在线报告条件的，应当通过纸质报表报所在地药品不良反应监测机构，由所在地药品不良反应监测机构代为在线报告。

（2）药品生产、经营企业和医疗机构要配合药品监督管理部门、卫生行政部门和药品不良反应监测机构对药品不良反应或药品群体不良事件进行调查，并提供调查所需的资料。

（3）个人发现新的或者严重的药品不良反应可向经治医师报告，也可向药品生产、经营企业或者当地药品不良反应监测机构报告，必要时提供相关的病历资料。

（4）药品不良反应实行逐级、定期报告制度，必要时可以越级报告。

（5）药品生产、经营企业和医疗卫生机构必须指定专（兼）职人员负责本单位生

产、经营、使用药品的不良反应报告和监测工作，发现可能与用药有关的不良反应应详细记录、调查、分析、评价和处理，并填写《药品不良反应/事件报告表》。每季度集中向所在地的省、自治区、直辖市药品不良反应监测中心报告，其中新的或严重的药品不良反应应于发现之日起 15 日内报告，死亡病例须立即报告，其他药品不良反应应当在 30 日内报告，有随访信息的及时报告。

（6）《药品不良反应/事件报告表》的填报内容要真实、完整、准确。

**2. 药品不良反应监测报告的范围**

（1）新药监测期内的国产药品应当报告该药品的所有不良反应；其他国产药品，报告新的和严重的不良反应。

（2）进口药品自首次获准进口之日起 5 年内，报告该进口药品的所有不良反应；满 5 年的，报告新的和严重的不良反应。

**3. 定期安全性更新的报告范围**

（1）药品生产企业对本企业生产药品的不良反应报告和监测资料进行定期汇总分析，汇总国内外安全性信息，进行风险和效益评估，撰写定期安全性更新报告。

（2）设立新药监测期的国产药品，应当自取得批准证明文件之日起，每满 1 年提交 1 次定期安全性更新报告，直至首次再注册，之后每 5 年报告 1 次。

（3）其他国产药品，每 5 年报告 1 次。

（4）首次进口的药品，自取得进口药品批准证明文件之日起，每满 1 年提交 1 次定期安全性更新报告，直至首次再注册，之后每 5 年报告 1 次。

### （二）不良反应监测体系主体的义务与职责

我国药品不良反应监测体系的主体主要包括药品生产企业、药品经营企业、医疗机构、各级药品监督管理部门、各级卫生行政部门，以及各级药品不良反应监测机构等。《药品不良反应报告和监测管理办法》对药品不良反应监测体系主体在药品不良反应监测与报告中的义务和职责作出了明确规定。2016 年国务院办公厅印发《药品上市许可持有人制度试点方案》，提出药品上市许可持有人（简称“持有人”）需要承担药品不良反应监测、风险获益评估等药品安全责任。2019 年《中华人民共和国药品管理法》以法律的形式明确药品上市许可持有人的主体地位，要求持有人应当制订药品上市后风险管理计划，主动开展药品上市后研究，对药品的安全性、有效性和质量可控性进行进一步确证。2021 年国家药品监督管理局颁布《药物警戒质量管理规范》，要求药品上市许可持有人和获准开展药物临床试验的药品注册申请人（以下简称“申办者”）根据《药物警戒质量管理规范》开展药物警戒活动。持有人和申办者应当建立药物警戒体系，通过体系的有效运行和维护，监测、识别、评估和控制药品不良反应及其他与用药有关的有害反应，最大限度地降低药品安全风险，保护和促进公众健康。持有人和申办者应当与医疗机构、药品生产企业、药品经营企业、药物临床试验机构等协同开展药物警戒活动。鼓励持有人和申办者与科研院所、行业协会等相关方合作，推动药物警戒活动深入开展。持有人是药物警戒的责任主体，根据工作需要委托开展药物警戒相关工作的，相应法律责任由持有人承担。

**1. 药品生产企业的义务与职责**　药品生产企业在发现个例药品不良反应和药品群体不良事件后，应当按照相关报告流程进行报告。其中对死亡病例和药品群体不良事件，药品生产企业应当立即开展调查，详细了解死亡病例和药品群体不良事件的相关信息，并将死亡病例调查报告报至省级药品不良反应监测机构，药品群体不良事件调查报告报至所在地省级药品监督管理部门和药品不良反应监测机构。发生药品群体不良事件后，药品生产企业还应迅速开展自查，必要时采取相关的控制措施，并报所在地省级药品监督管理部门。

**2. 药品经营企业的义务与职责**　药品经营企业在发现个例药品不良反应和药品群体不良事件后，应当按照相关报告流程进行报告。其中对药品群体不良事件，药品经营企业应当立即告知药品生产企业，同时迅速开展自查，必要时应当暂停药品的销售，并协助药品生产企业采取相关控制措施。

**3. 医疗机构的义务与职责**　医疗机构在发现个例药品不良反应和药品群体不良事件后，应当按照相关报告流程进行报告。其中对药品群体不良事件，医疗机构在积极救治患者的同时，应迅速展开临床调查，分析事件发生的原因，必要时可采取暂停药品的使用等紧急措施。在药物警戒实施过程中，可参考2022年国家药品监督管理局药品评价中心等单位发布的《医疗机构药物警戒体系建设专家共识》开展相关工作。

**4. 药品监督管理部门和卫生行政部门的义务与职责**　设区的市级、县级药品监督管理部门获知药品群体不良事件后，应当立即与同级卫生行政部门联合组织展开现场调查，并及时将调查结果逐级报至省级药品监督管理部门、卫生行政部门及药品不良反应监测中心。省级药品监督管理部门与同级卫生行政部门联合对药品群体不良事件进行分析、评价、调查，评价和调查结果需及时报至国家药品监督管理局、国家卫生健康委员会及国家药品不良反应监测中心。

**5. 药品不良反应监测机构的义务与职责**

（1）设区的市级、县级药品不良反应监测机构对收到的药品不良反应报告进行审核，对死亡病例进行调查，并将调查报告报至上一级药品不良反应监测机构，同时报同级药品监督管理部门和卫生行政部门。

（2）省、自治区、直辖市药品不良反应监测中心应在规定时限内向国家药品不良反应监测中心报告所搜集的不良反应报告，其中新的或严重的不良反应报告、死亡病例报告需同时报至省级药品监督管理部门和卫生行政部门；对下一级药品不良反应监测机构提交的严重药品不良反应进行评价；每年向国家药品不良反应监测中心报告所搜集的定期汇总报告。

（3）国家药品不良反应监测中心每半年向国家药品监督管理局和国家卫生健康委员会报告药品不良反应监测统计资料，其中新的或严重的药品不良反应报告和药品群体不良事件报告资料应分析、评价后及时报告，对死亡病例应及时进行分析、评价和报告。

### （三）个例药品不良反应报告程序

药品生产、经营企业和医疗机构应当将收集到的药品不良反应进行详细记录、分析和处理，填写《药品不良反应/事件报告表》并报告。其中新的、严重的药品不良反应应当在15日内报告，死亡病例须立即报告，其他药品不良反应应当在30日内报告，有随访信息的，应当及时报告。设区的市级、县级药品不良反应监测机构应当对收到的药品不良反应报告的真实性、完整性和准确性进行审核，严重药品不良反应报告的审核和评价应当自收到报告之日起3个工作日内完成，其他报告的审核和评价应当在15个工作日内完成。省级药品不良反应监测机构应当在收到下一级药品不良反应监测机构提交的严重药品不良反应评价意见之日起7个工作日内完成评价工作；每季度向国家药品不良反应监测中心报告所搜集的一般不良反应报告；对新的或严重的药品不良反应报告应当进行核实，并于接到报告之日起3日内报告，同时报至省级药品监督管理部门和卫生行政部门。

对于死亡病例，药品生产企业和设区的市级、县级药品不良反应监测机构还应进行调查，详细了解死亡病例的基本信息、药品使用情况、不良反应发生及诊治情况等，自收到报告之日起15日内完成调查报告。死亡病例事件发生地和药品生产企业所在地的省级药品不良反应监测机构均应当及时根据调查报告进行分析、评价，必要时进行现场调查，并将评价结果报省级药品监督管理部门和卫生行政部门，以及国家药品不良反应监测中心。其中药品生产企业将调查报告报至药品生产企业所在地的省级药品不良反应监测机构；设区的市级、县级药品不良反应监测机构将调查报告报至同级药品监督管理部门和卫生行政部门，以及上一级药品不良反应监测机构。国家药品不良反应监测中心应当及时对死亡病例进行分析、评价，并将评价结果报国家药品监督管理局和国家卫生健康委员会。

### （四）药品群体不良事件报告程序

药品上市许可持有人应当主动开展药品上市后监测，建立并不断完善信息收集途径，主动、全面、有效地收集药品使用过程中的疑似药品不良反应信息，包括来源于自发报告、上市后相关研究及其他有组织的数据收集项目、学术文献和相关网站等涉及的信息。持有人可采用多种方式收集从医疗机构、药品生产企业、药品经营企业、患者和其他个人报告的疑似药品不良反应信息，以及收集在境外发生的疑似药品不良反应信息。

1. 药品生产、经营企业和医疗机构应当立即将获知或发现的药品群体不良事件，通过电话或者传真等方式，报所在地的县级药品监督管理部门、卫生行政部门和药品不良反应监测机构，必要时可越级报告；同时填写《药品群体不良事件基本信息表》，对每一病例还应当及时填写《药品不良反应/事件报告表》，通过国家药品不良反应监测信息网络报告。

2. 药品生产企业应当立即展开调查，详细了解药品群体不良事件的发生、药品使用、患者诊治，以及药品生产、储存、流通、既往类似不良事件等情况，在7日内完成调查报告，报所在地省级药品监督管理部门和药品不良反应监测机构；同时迅速展开自查，分析事件发生的原因，必要时应当暂停生产、销售、使用和召回相关药品，并报所在地省级药品监督管理部门。

3. 设区的市级、县级药品监督管理部门获知药品群体不良事件后，应当立即与同级卫生行政部门联合组织开展现场调查，并及时将调查结果逐级报至省级药品监督管理部门和卫生行政部门。

4. 省级药品监督管理部门与同级卫生行政部门联合对设区的市级、县级的调查进行督促、指导，对药品群体不良事件进行分析、评价，对本行政区域内发生的影响较大的药品群体不良事件应当组织现场调查，评价和调查结果应当及时上报国家药品监督管理局和国家卫生健康委员会。

5. 对全国范围内影响较大并造成严重后果的药品群体不良事件，国家药品监督管理局应当与国家卫生健康委员会联合展开相关调查。

对药品群体不良事件，药品监督管理部门可以采取暂停生产、销售、使用或者召回药品等控制措施。卫生行政部门应当采取措施积极组织救治患者。医疗机构在积极救治患者的同时，应迅速展开临床调查，分析事件发生的原因，必要时可采取暂停药品使用等紧急措施。药品经营企业应当立即告知药品生产企业，同时迅速进行自查，必要时暂停药品的销售，并协助药品生产企业采取相关控制措施。

### （五）境外发生的严重药品不良反应报告程序

进口药品和国产药品在境外发生的严重药品不良反应（包括自发报告系统收集的、上市后临床研究发现的、文献报道的），药品生产企业应当填写《境外发生的药品不良反应/事件报告表》，自获知之日起 30 日内报送国家药品不良反应监测中心。国家药品不良反应监测中心应对收到的药品不良反应报告进行分析、评价，每半年向国家药品监督管理局和国家卫生健康委员会报告。若发现提示药品可能存在安全隐患的信息，应当及时报告。进口药品和国产药品在境外因药品不良反应被暂停销售、使用或者撤市的，药品生产企业应当在获知后 24 小时内，书面上报国家药品监督管理局和国家药品不良反应监测中心。

### （六）定期安全性更新报告程序

药品生产企业应当撰写定期安全性更新报告，并在汇总数据截止日期后 60 日内提交至药品生产企业所在地省级药品不良反应监测机构或国家药品不良反应监测中心。省级药品不良反应监测机构应当于每年 4 月 1 日前，将上一年度定期安全性更新报告统计情况和分析评价结果报省级药品监督管理部门和国家药品不良反应监测中心。国家药品不良反应监测中心应当于每年 7 月 1 日前，将上一年度的定期安全性更新报告统计情况和分析评价结果报国家药品监督管理局和国家卫生健康委员会。

### （七）研发期间安全性更新报告程序

临床试验期间，申办者应当对报告周期内收集到的与药物相关的安全性信息进行全面深入的年度回顾、汇总和评估，按时提交研发期间安全性更新报告。原则上应当将药物在境内或全球首次获得临床试验许可日期（即国际研发诞生日）作为研发期间安全性更新报告周期的起始日期。首次提交研发期间安全性更新报告应当在境内临床试验获准开展后第一个国际研发诞生日后两个月内完成。药物在境内外获得上市许可后，如申办者需要，可在该药品全球首个获得上市批准日期的基础上准备和提交安全性更新报告。调整后的首次提交报告周期不应超过一年。

申办者经评估认为临床试验存在一定安全风险的，应当采取修改临床试验方案、修改研究者手册、修改知情同意书等风险控制措施；评估认为临床试验存在较大安全风险的，应当主动暂停临床试验；评估认为临床试验存在重大安全风险的，应当主动终止临床试验。修改临床试验方案、主动暂停或终止临床试验等相关信息，应当按照相关要求及时在药物临床试验登记与信息公示平台进行更新。

## 四、中医药特色的中药不良反应监测工作思考

中药不良反应的发生有其特殊的原因、发病机理和临床特征。由于中药临床应用是以中医辨证论治为指导，而且中药在体内吸收、分布、代谢、排泄与化学药物有所不同，其不良反应的发生及其机制有别于化学药物，有其自身的特点和规律。因此进行中药不良反应监测不仅要考虑药材品种、品质、炮制、制剂质量、剂型合理与否等因素，还要考虑中医临床辨证施药的方式方法。中药不良反应监测工作与化学药物有相似之处，但又需根据中药临床用药的规律，确立符合中医药实际的、确实可行的不良反应监测方法，并在获得中药不良反应详细资料的前提下，探讨其发生的原因或诱发因素，为临床医生、药师、研究人员和政府有关部门提供全面的、准确的、可靠的数据。在更广泛的范围内实施中药不良反应监控，进一步推广中药不良反应监测工作，全面提高中药的安全性、有效性，指导临床正确合理用药。

**1. 针对不同药物特点采取相应的药物警戒措施**　有重点地加强对含有毒性成分及临床潜在安全问题的中药进行不良反应监测及预警。根据科研实验数据及临床药理学资料，收集总结及分析，对可能引起不良反应的各类药物进行归纳分类，并将有毒性、烈性的中药据其偏性强弱分为不同等级，严格管理。如砒石、水银、轻粉等应就其来源、毒性成分严格执行其日常用量规定。对需炮制加工的药物应特别注明是否为生品、炮制品，如川乌、半夏、天南星等。临床对疑为此类药物引起的不良反应要根据成分、用量及时而有针对性地研究，提出使用中的风险效益评价，或修订说明书，或进行安全宣教。同时采取必要的救治措施。

对以往本草中记载的无毒性而现在发现也可引起不良反应的药物，应综合植物种属、使用剂量、药物剂型等多种因素，慎重看待药物毒性，做出正确评价。

**2. 建立完善的中药安全性评价与警戒体系**　开展中药不良反应监察工作，提高医务工作者对中药不良反应的认知。中药不良反应监测是一项复杂的系统工程，应加大宣传力度，利用刊物、报纸、专栏、药学通讯专辑及讲座等形式对其目的、意义、作用及重要性等进行宣传。建立相应的中药不良反应监测机构，收集、整理和分析中药不良反应资料，为临床工作者提供信息咨询，指导其合理用药，为科研人员提供新药研究和开发所需资料。

**3. 建立长期、有效的不良反应监测报告制度**　根据中医辨证论治和整体宏观的特

点，制定符合临床中药不良反应发生特点的监测报告表，以保证报告呈报的及时、准确，提高报告呈报率。中药不良反应监测报告表包括中药不良反应的表现（症状、出现时间、发生发展特征及症状出现、加重、缓解与用药的关系等）、患者一般情况、治疗过程（证型、药物适应证、治疗效果）、可疑药物（生产厂家、批号、药物基源、组成、主要成分、联合用药制剂、药效、药理、毒理等）、不良反应救治过程（用药、不良反应症状消退过程）等。在日常不良反应监测工作中，医师、护士、药师应分工明确，责任落实到人。监测员应经常深入临床与医生交流，主动查看病历，当好医生的参谋，发现不良反应要协助医生及时上报。与此同时还要采取一定措施，制定各科室呈报的任务。一旦发生不良反应，应多方协作，共同做好不良反应报告工作。

**4. 加强各级监测报告与沟通工作** 我国目前已经建立了国家及地方相关机构组成的多渠道、多主体、网络呈报的药品不良反应监测报告系统。但由于中药不良反应监测和研究多以个案报告和一般综述为主，相关的计算机检索系统的情报收集尚不够全面，缺少分析和评价。2017 年我国正式加入国际人用药品注册技术协调会（ICH），我国的药品注册审评与安全性评价需要跟国际接轨，使我国的药品在有效性、安全性、质量可控性达到或接近国际先进水平。2019 年药物警戒制度写入新修订的《药品管理法》，2021 年《药物警戒质量管理规范》要求开展全生命周期药物警戒管理，对药品不良反应及其他与用药有关的有害反应进行监测、识别、评估和控制的活动。持有人应当主动开展药品上市后监测，建立并不断完善信息收集途径，主动、全面、有效地收集药品使用过程中的疑似药品不良反应信息。根据中医药临床特点，我们提出中药药物警戒有其独特的内涵。我们的观点和建议也被《药物警戒质量管理规范》采纳，即：中药、民族药持有人应当根据中医药、民族医药相关理论，分析处方特点（如炮制方式、配伍等）、临床使用（如功能主治、剂量、疗程、禁忌等）、患者机体等影响因素。中药药物警戒质量管理应注重及时准确地反馈和沟通中药的不良反应/事件监测结果，明晰不良反应的原因，以促进医疗机构加强警戒与防范。因此，建立健全药品不良反应信息网络，尽快缩小与世界先进国家的差距，与国际药品监测合作中心接轨，加强中药不良反应监测报告工作越发重要。

**5. 加强中药药物警戒研究** 我们研究构建了符合中药特点的中药药物警戒“四维联动”研究平台，在中药安全问题的发现、评价、理解和预防 4 个方面，集成风险信号发掘模型以全面揭示中药临床用药的安全问题；采用隐患证据强化模型以系统整合、梳理多源中药安全性证据及证据分级；通过风险-效益评估模型精准衡量中药临床用药的风险-获益比；采取中药风险沟通模型中的相关措施，实现中药毒性及安全问题的全程干预与防范。为中药药物警戒实践的开展提供新思路，有利于整体、全面、科学地认识与评价中药的有效性与安全性。

# 第三章
# 中药临床经济性的基本理论

药品是社会发展及人类预防和诊治疾病不可缺少的重要物质资源。由于资源的稀缺性决定了可用于药品研究开发、生产、流通和使用过程中的物质资源及技术、资金、人员、时间等的有限性，进而决定了可供人们选择和使用的药物品种、质量和数量的有限性。随着社会的进步、经济的发展和科学技术水平的提高，人们对自身健康水平的期望与需求不断提高。中药资源的有限性与人们对生命质量、健康水平需求无限性之间的矛盾日益突出。如果某种药品既安全又有效，但价格昂贵，患者用不起则谈不上用药合理。用药的经济性并非单纯指尽量少用药或只用廉价药，其意义是在用药时获得相同的治疗效果所投入的用药成本应尽可能低，以减轻患者及社会的经济负担。中药药物经济学评价是中药治疗疾病的经济学分析，目的是提供成本效果最佳的药物治疗方案，降低药物不良反应，优化药物资源配置。

## 第一节　中药临床应用经济性的理论研究

### 一、药物经济学的基本理论

药物经济学是一门应用经济学原理和方法，研究与评估药物治疗的成本、效果及其关系的学科。药物经济学是经济学原理和方法在药品领域的具体运用。广义的药物经济学主要研究药品供方和需方的经济行为、供需双方相互作用下的药品市场定价，以及药品领域的各种干预措施等。狭义的药物经济学是一门将经济学基本原理、方法和分析技术用于临床药物治疗过程，并以药物流行病学的人群观为指导开展研究，以最大限度地合理利用现有医药卫生资源的综合性应用学科。其主要任务是测量、对比分析和评价不同药物的治疗方案，以及药物治疗方案与其他治疗方案（如手术治疗、理疗等）和不同卫生服务项目所产生的相对社会经济效果，为临床合理用药和疾病防治决策提供科学依据。

药物经济学评价研究的实质是对各种（药物）治疗方案的投入（成本）和产出（健康结果）进行综合考察，通过测算成本-效果（效用）比率或测算增量成本-效果（效用）比率进行不同药物品种及其治疗方案之间的客观比较，以寻求最具成本-效果的治疗方案，为相关政策措施的制定提供实证依据。

国外学者的药物评价观念发生了三次大更新：一是20世纪60年代以前，评价药物的关键指标是毒性，即国家规定上市的药品必须保证无毒性；二是20世纪60~80年代，政府审批新药时不仅要求公司提供药物的毒性指标，还必须证明其有临床疗效。至今，安全和有效仍然是药物评价的两个标准；三是20世纪80年代后期，人们要求对药物的评价必须注重患者，而不是“疾病或器官”，对药物选用与评价原则提出了更高的要求，即安全、有效、经济，旨在研究和评价各种（类）药物与药物治疗的经济背景，为合理用药、药政管理和新药的研究和开发提供决策依据，并从整个人群的角度考虑如何合理分配使用有限的卫生资源和医药经费。

随着药物经济学研究的深入，人们对药物选用与评价原则提出了更高的要求，即“安全、有效、经济”。因此，药物的经济性及经济学评价成为人们认识药物、应用药物的重要指标。中药药物经济学主要是进行中药治疗疾病的经济学分析，提供成本-效果最佳的药物治疗干预方案，优化药物资源配置。

## 二、中药药物经济学的研究内容

中药药物经济学是利用现代经济学基本原理、方法和分析技术，结合流行病学、决策学、生物统计学等学科知识，全方位地分析药物治疗备选方案的成本、效益、效果或效用，并以药物流行病学的人群观为指导，从全社会角度开展研究，为临床合理用药和制定最佳的疾病防治措施提供科学依据，以求最大限度地合理利用现有医药卫生资源的综合性应用科学。我国药物经济学研究始于20世纪90年代后期，主要针对西药开展的研究，与西药比较，中药药物经济学研究尚处于起步阶段。

中药药物经济学的研究内容十分广泛，既要研究中药的最优配置和合理利用等经济方面的因素，也要研究社会、人道主义、情感等诸多非经济因素对药物利用的影响，进而实现健康状况的最大改善。归纳起来，中药药物经济学研究主要有以下三方面内容。

第一，研究中药利用的经济效果，对中药药物资源的利用程度进行评价。即对中药利用的现有经济性水平进行评价，从而选用经济性较好的中药以及利用程度较高的途径与方法。由于中药的产业链长，涉及中药种子资源、药材、饮片、中成药等多种产品形式，使得中药药物经济学评价更加复杂。

中药是中医临床防病、治病、养生保健的重要手段。中药的应用可伴随着其他医疗服务共同发生，患者也可自行购买服用既是食品又是药品的药物或非处方药。随着医学和药学的发展，可供人们选择的预防、治疗疾病或养生保健产品日益增多。不同的备选方案通常需要不同的成本，具有不同的产出收益，即在不同的备选方案中药物资源的利用程度不同。中药药物经济学将对所有可供选择的药物备选方案进行经济性评价，进而选出药物资源利用经济性最好的方案，为中药产品选择、医疗决策以及相关政策的制定提供依据。

中药药物经济学评价所研究的问题包括一切有关中药药物资源利用的经济性评价与选择的方方面面。例如，有多种中药治疗方案可以用于治疗某种病证时，该病的患者用哪种方案最经济？当有野生药材资源和种植药材资源时，基于疗效、药物资源保护等因素考虑，选哪种药物具有最佳的经济产出？哪些中药品种应列入基本药物目录？哪些中药品种应在医疗保险制度的报销范围之内？研究开发、生产、销售中药新药时，什么种类、什么剂型的药物最经济？对同一个中药品种的选择问题，医药管理部门、医疗机构、生产企业、医生和患者等从不同立场、不同的观点出发，对其经济性有着不同评价，用药时结论会怎样？如果不同评价观点所得的结论是矛盾的，调解矛盾的依据是什么？中药药物经济学需结合药物流行病学、药理学等学科手段，研究中药用于不同对象、不同疾病时所产生的经济效果，探讨中药药物资源利用程度的经济性。

第二，研究提高中药利用程度与利用效率的途径与方法，从深层次上提高药物资源的配置和利用效率。中药药物经济学主要研究在保障中药的安全性、有效性的同时，最大限度地提高中药的配置和利用效率，以及相应的途径与方法，从根本上提高中药的利用效率。

中药药物经济学研究，在中药材种植、养殖、产地加工、饮片生产、研究开发、中成药生产、流通及使用全过程中，有助于寻找能够提高中药利用程度的途径与方法，进而使中药药物资源的利用效率得到根本性提高。同时，中药药物经济学亦研究，在医药科技进步和管理水平提高的背景下，更好地实现中药药物资源的优化配置与合理利用的策略和方法等。例如，如何利用现代科学技术的方法与手段提高中药材的种植、养殖能力，提高中药的研究开发水平，保证药物的临床疗效和生产效能等指标，使有限的中药药物资源发挥最大的经济效率。

第三，研究中医药与经济的相互关系，探讨中药与经济相互促进、协调发展的途径。中医药对人类的健康有着非常重要的作用和影响。从生产角度而言，中医药的投入成本是生产投资行为；从健康维护的角度而言，中医药的投入成本又是一种医疗消费。无论将中医药的投入成本视为投资还是消费，医药投入的多少都与经济实力的强弱密切相关，影响着整个经济行为。中医药投入与经济发展之间存在着相互作用、相互影响、相互制约、相互促进的关系。

中药药物经济学研究将探讨一个国家用于中医药卫生保健投入占国民收入的比例，或某一地区用于中医药卫生保健投入占其财政收入的比例。在卫生保健费用中，评价中药所占的医疗成本比例，并针对具体国情，制定符合经济水平的中医药医疗、保健水平和标准，以及选用相应的药物。中药药物经济学研究将会影响国家经济预算，影响国家在中医药卫生领域的经济投入以及中医药的健康产出。随着中药药物经济学的不断完善和发展，其研究领域与研究对象将更加广泛。

### 三、中药药物经济学的服务对象

中药药物经济学的服务对象包括一切对中药药物配置和利用有经济性要求的组织和个人。由于中药产业影响因素多，故而中药药物经济学服务对象非常复杂，包括了中药材生产、饮片生产、中成药生产、中药产品市场监管及中药产品进出口等各个环节。如在中药材种植、养殖环节，中药药物经济学可为国家农业农村部、林业部等制定中药材生产与中药资源开发和生态保护等提供服务；在中药饮片生产、中成药研发与生产、中药产品监管及中药产品进出口等环节，中药药物经济学可为国家市场监督管理总局、国家药品监督管理局、国家卫生健康委员会、国家中医药管理局、国家医保局、中华人民共和国海关总署等政府管理或决策部门提供服务；在中药新药审评部门、中药品种价格制定部门、药品报销目录的制定及医疗保障基金管理部门、基本药物的遴选部门、中药上市后监管等发挥作用；在中药临床应用环节，中药药物经济学可为医疗服务提供者（医疗机构或医生）及承办医疗保险业务的保险公司、医药企业、患者等提供服务。

## 四、中药药物经济学的作用

中药药物经济学的作用是促进药物资源的优化配置和高效利用。结合中药产业链的实际情况及国内外药物经济学研究实践，中药药物经济学可在以下产业链发挥作用。①为中药材的种植、养殖生产环节提供决策依据。②为中药新药研究开发决策提供依据。③为中药新药审批环节提供经济学参考。④为药品的合理定价提供依据。⑤为基本药物及医保药物的选择提供依据。⑥为合理用药提供依据。⑦为医疗决策提供依据。⑧为制定药品政策提供依据。中药药物经济学的作用主要体现在以下几方面。

### （一）提高中医药资源配置效率

医疗政策的制定需要综合大量的信息资源，中药药物经济学评价结果能够为相关政策的制定提供强有力的信息和证据，对于完善相关制度具有指导性作用。中药药物经济学对中药及其他医疗干预方案开展经济性评价，不仅能够指导治疗或保健方案的选择，也能够从国家公共卫生角度节约医疗资源，提高中医药资源的配置效率和利用效率，推动中药的合理利用。

### （二）指导中药新药的研发

药物研发具有费用高、周期长、风险大的特点，经济投入大。然而，中药新药研发决策往往没有将新药的特点与市场信息结合起来进行考量，使得中药新药研发决策存在很大的不确定性。将中药药物经济学引入新药研发，在药物研发期间就评价药物的治疗效果与药物治疗成本，准确把握市场动态，在减少不符合医疗环境的新品研发时间的同时，还能有效避免新药研发中资源的过度浪费，降低新药研发决策的不确定性。

新药在研发中必须考虑研发资源的优化性，提高研发过程中的技术效率和分配效率，准确把握市场动态，研究市场上最受欢迎的药品，把握新药研发的方向，以减少资金浪费。同时，中药药物经济学能及时对新药研发过程中的失败及亏损进行总结，及时终止不合理的药品研发项目，降低研发成本。

### （三）规范药品定价与招标采购行为

中药药物经济学集经济学、决策分析、生物统计学等多学科研究成果为一体，可对不同中药治疗方案及其他治疗方案进行成本-效果、成本-效益、成本-效用分析，从全社会的角度对有限的药物资源的经济学价值进行评价，以确定合理的药品价格，使药品价格客观反映药品价值，降低药品总费用，使全社会有限的药物资源得以优化配置和最优利用。在政府指导企业定价的过程中，中药药物经济学能够提供适当的标准和理论依据，指导药品价格的合理定位，保证药品的实际价值，有助于控制药品价格的过度增长。

中药药物经济学能够通过大数据对药品使用情况进行经济性分析和成本测算，从全社会公共资源角度准确预测待采购药品的需求量和适合的招标价格，解决政府、医疗机构、企业与患者之间的利益问题，多维度推动药品招标采购的顺利进行，为广大患者提供全面的健康保障。

#### （四）促进临床合理用药

在治疗过程中，药物的选择会影响整体医疗费用，中药药物经济学可对中药临床治疗过程进行经济性评价，研究如何选择最小的投入而获得最大的产出，使药物治疗达到最佳的价值效应，促进临床合理用药。如通过中药药物经济学评价，在保证作用相同的药物安全、有效的前提下，选用价格低的药物，以降低医疗费用，更好地发挥药物的临床价值。

#### （五）完善基本药物相关制度

中药药物经济学在药品医疗保险准入和支付标准的确定等医疗保险决策中体现了很高的应用价值。药品的安全性、有效性、经济性是药品进入《国家基本药品目录》《国家基本医疗保险、工伤保险和生育保险药品目录》的关键，基于中药药物经济学的研究，能够弥补临床专家推荐药品进入目录过程中所忽略的经济性因素，平衡三者之间的关系，使决策更加科学、准确。

## 第二节　药物经济学常用的评价方法

### 一、药物经济学评价方法

药物经济学评价主要是对不同的药物治疗方案及其他各种备选方案的经济性进行评价与比较，进而选择经济性较好的方案予以实施。常用的药物经济学评价方法有药物的最小成本分析、药物的成本-效果分析、药物的成本-效用分析、药物的成本-效益分析、药物增量（边际）成本-效果（效用）分析等。

**1. 药物的最小成本分析**　药物的最小成本分析是在两个药品具有相同效果时对成本进行比较，应该首选成本较小的药品。

**2. 药物的成本-效果分析**　药物的成本-效果分析是最常用的一种经济学评价方法，是用于对有治疗意义，可供选择的治疗方案或干预措施的成本和效果进行鉴别、衡量和比较的方法，是分析和评价所有备选治疗方案的安全性、有效性和经济性的重要工具，目的在于通过分析，寻找达到某一治疗效果时成本最低的治疗方案，适合于安全性和有效性不同治疗方案的比较，只要治疗方案或干预措施可用相同的临床结果指标衡量就可采用此法。其可用于两种或多种不同的药物或同一药物的多种不同剂型；也可用于特定条件下对药物治疗与一种或多种非药物治疗方案进行比较。药物的成本-效果分析仅用于不同干预措施对同一疾病的干预情况，不适用于不同疾病的干预，通常进行中药与西药治疗方案比较时采用。为了提高不同干预措施之间的可比性，需注意中药药物经济学评价研究中效果指标的选择，尽可能采用终点指标作为药物效果，如治愈率、寿命年、有无并发症、各种生理参数（如血压、血糖、胆固醇）及其他功能状态的改善情况。

**3. 药物的成本-效用分析** 这是成本-效果分析的一种发展，是综合考虑治疗效果与患者满意度及生活质量等各方面的效用指标而进行的一种分析方法。与成本-效果分析不同的是，其结果是以效用来评价。成本-效用分析中，结局需要以健康相关的生活质量为指标，包括质量调整生命年、残疾调整生命年、健康生命年当量等判定效用指标，其中质量调整生命年为最常用指标。药物的成本-效用分析是评估药品对改进生命质量的作用，因为只有一部分医学技术或药品能治愈疾病或挽救生命，大部分治疗是改善患者的生命质量，如对癌症治疗方案的评价，是对不影响死亡率但会影响发病率和生活质量的治疗方案的评价。

**4. 药物的成本-效益分析** 药物的成本-效益分析是成本与效益均为货币单位，既可计算成本-效益比值，也可计算净效益（效益-成本）的一种分析方法，是比较单个或多个药物治疗方案或其他干预措施所消耗全部资源的成本和由此产生的结果（效益）的一种方法。该方法适用范围较广泛，只要结果能够应用一定方式的货币单位计量就可采用。

**5. 药物增量（边际）成本-效果（效用）分析** 药物增量（边际）成本-效果（效用）分析是用于新药与老药进行比较研究的方法。如新药的价格比老药（或标准疗法）贵，分析由此增加的成本（增量成本或边际成本）是否能取得相当或更高的效果或效用就可采用此法。

## 二、中药药物经济学评价的特点

中药在整体调节和改善患者生活质量、增强人体抗病能力、提高健康水平等方面具有突出优势，但疗程普遍较长。因此，对中药进行经济学评价需要较长时间，这样才能反映出中药给人体带来的长期效果，时间短则不利于中药的经济学评价。

中药具有多层次、多靶点的特点，在针对某一种适应证的同时还能有效调节人体功能和抗病能力，具有较广泛的治疗调节作用。《中国药物经济学评价指南及导读》规定的药物经济学评价的适应证是西医的适应证，将多层次、多靶点的中药和特异性很强的西药就单个适应证进行成本-产出比较，没有体现出中药在治疗相同证候适应证和整体改善身体状况的优势。中药的经济学评价需建立与化学药物经济学不同的评价标准，以使中西药能公平地进行比较。

中药具有对症、对病、对证等方面的治疗作用，其疗效判定及效用指标的选择，直接影响中药的疗效评价结果。中药治疗疾病不仅是对外在症状进行治疗，更是通过辨证和辨病进行整体治疗。药物经济学评价采用的是单个效果指标，不利于对中药进行全面认识。效用指标中的质量调整生命年则能较好地评价中药的整体作用。该指标综合了治疗方案对患者生命的质和量两个方面的影响，能够较全面地评价治疗方案对患者的整体作用。

对中药进行经济学评价可促使政府、医院和药物研发机构更清楚地了解中药的经济性，从而更有效地配置和使用中医药资源。另外，中药经济学的研究和发展需要中医学、中药学、经济学、管理学等学科的配合，以弥补传统评价的不足，探索出适合中药评价的新模式。

总之，中药临床应用的经济性要求以最小的投入取得最大的医疗和社会效益，即使中药的临床有效性得到充分发挥，减少中药的安全问题，有效地利用卫生资源。

## 第三节　中药经济学评价的特殊问题

### 一、疗程问题

在治疗慢性疾病和疑难杂症过程中，中药在整体调节和改善患者生活质量、增强人体抗病能力、提高健康水平等方面有着突出优势，但疗程普遍较长。所以对中药进行经济学评价需要长期研究，才能反映中药给人体带来的长期效果，研究时限越短则越不利于中药的评价。

一些药物经济学评价研究的观测时限较短，不能全面反映研究时限以外长疗程中药治疗给患者带来的积极效果。有报道称药物经济学评价研究中研究时限超过 1 年的有 35. 38%，短于 1 年的有 26. 67%，有 37. 95%未注明研究时限。由于研究条件和经费的限制，对中药进行长期研究的难度较大。

### 二、疗效问题

中药临床疗效有其特殊性，表现在对症、对病、对证不同层面的治疗作用。因此，疗效判定及效用指标的选择，直接影响中药疗效评价结果。与西药相比，主要存在如下问题。

**1. 适应证问题**　西医通过辨别患者的适应证来对症用药，特异性较强，能反映西药对特定适应证的治疗作用。中药具有多层次、多靶点的特点，在针对某一种适应证的同时还能有效调节人体机能和抗病能力，具有较广泛的治疗调节作用。《中国药物经济学评价指南（草案）》规定的药物经济学评价研究的适应证是已批准的西医诊断的适应证。在研究中将多层次、多靶点的中药和特异性很强的西药就单个适应证进行成本-产出分析，使得中药在治疗相同证候的其他适应证和整体改善体质的产出优势没有得到体现。因此，中药的经济学评价需要建立与化学药物经济学不同的评价标准，以使得中西药公平地进行比较。

**2. 观测指标问题** 中医在治疗疾病时不仅治疗了表现于外的症状，更是通过症以辨别出证和病，对患者进行内在的整体治疗。可以说，辨证论治不但能治疗体表症状，更能防止潜在的其他症状的发生。总而言之，中医的整体施治更易于提高患者的生存质量。

由于目前生存质量研究中各种健康量表和问卷的汉化和编制工作也有待于进一步开展，现阶段进行成本-效用分析还有一定的难度。但对中药来说成本-效用分析是较适宜的评价方法，也是中药经济学评价研究的主要内容。

总之，合理用药的基本原则是安全、有效、经济、适当，既要权衡患者应用药物所获得的收益，又要考虑用药后对患者可能造成的伤害；既要考虑药物的疗效与治疗疾病的需要，又要顾及患者的经济承受能力及保护卫生资源与生态环境，并以此为宗旨，制订出最好的药物治疗方案，进而达到最大限度地发挥药物的治疗效果，减少药物不良反应的发生；有效地防治疾病，提高患者的生命质量，降低发病率；控制医疗保健费用的过度增长，使社会和患者都获得最佳效益。

第四章

# 中药临床适当性的基本理论

WHO 提出的合理用药原则是“安全、有效、经济、适当”。用药适当性是合理用药的一个重要方面。中医临床要想达到合理用药的目的，就必须考虑用药的适当性。其中的“适当”包含了中药适当的治疗目的、适当的治疗方案，也涵盖了适当的剂量、适当的用药时间和适当的用药方法等。

## 第一节　药物应用适当性的理论研究

中药合理使用的基本原则是一个有机整体，包括安全性、有效性、经济性和适当性。合理用药的根本出发点是有效性，以保证患者防病治病的首要目标；同时需要权衡利弊，将安全性作为基本前提，承受最小的风险；再者需要以尽可能低的成本达到药物治疗的有效性和安全性，实现经济性的最大效益；适当性是实现用药安全性、有效性及经济性的必要保证。中药临床应用的适当性是体现中药特点的重要因素，是中药临床合理应用的基本原则之一，探讨适当性原则的学术内涵具有重要意义和临床实用价值。

我们研究认为，中医药自古就重视用药的“适当性”，如《神农本草经 · 序录》记载“病在胸膈以上者，先食而后服药；病在心腹以下者，先服药而后食；病在四肢血脉者，宜空腹而在旦；病在骨髓者，宜饱满而在夜”，体现服药时间的适当性。《伤寒杂病论》记载十枣汤的服法，“强人每服一钱匕，羸人半钱”，体现不同患者剂量选择的适当性。《中藏经》记载“夫病有宜汤者、宜丸者、宜散者”，体现根据患者病情用药剂型选择的适当性。随着中药临床药学服务的开展，临床药师掌握合理用药的基本原则是必备技能，明确中药临床应用的适当性十分必要。

中医处方灵活多变，中药临床应用情况复杂，不同的炮制方法、配伍应用、煎服方式都会对疗效产生一定影响。中药临床应用的适当性内涵也更为复杂，涉及中药应用的各环节。我们通过国内外文献梳理，结合中医药理论、中药特点及医疗环境，提出中药临床应用的适当性内涵。即立足于当前医药科学技术和社会经济发展水平，兼顾中药临床应用的安全性、有效性、经济性，从患者本身、疾病治疗目的、治疗方案及药物剂量、疗程、给药途径等方面综合考虑，制定最适当的药物治疗策略。

中药临床应用的适当性是指在中医药理论指导下，结合中医药现代化研究的证据在中药临床应用过程中针对适当的用药对象，从适当的治疗目的出发，选择适当的药物与配伍，确定适当的剂量与疗程，明确给药途径与煎煮方式，制定适当的服药时间与方法，以保证用药的安全性、有效性及经济性。用药的适当性强调尊重客观现实，符合中药特点，依据医疗科学技术和社会的发展水平合理用药，既要保证疗效，又要贴合患者自身情况。

## 第二节　中药临床应用适当性的基本内容

中药临床应用的适当性表现在给药过程的各个环节，基本内容包括适当的治疗目标、适当的用药对象、适当的药物与配伍、适当的时间、适当的剂量、适当的给药途径、适当的疗程等方面。

**1. 适当的治疗目标**　限于客观实际，某些疾病的药物治疗只能起到减轻症状或延缓病情发展的作用。所以在治疗过程中，作为医患双方都应该采取积极、客观和科学的态度，正视现状，并通过不懈努力，达到适当的治疗目标。对于患者来说往往希望药到病除，获得根治，或者不切实际地要求使用没有任何毒副作用的药物。对有些只能减轻症状或延缓发展的疾病，医患双方应以积极、客观、科学的态度来制定双方可接受并能达到的治疗目标。

**2. 适当的用药对象**　适当的用药对象强调用药必须考虑用药对象的生理状况和疾病情况，要遵循因人制宜个性化用药的原则，加以区别对待。同样一种病发生在两个人身上，由于个体间的差异，即使能用同一种药物治疗，也要进行全面权衡。一个治疗方案不可能适用于所有的患者，必须考虑用药对象的生理状况和疾病情况，如老人、儿童、妊娠和哺乳期妇女、肝肾功能不全者、过敏体质者，应特别注意用药禁忌，不同人群、不同个体应区别对待。另外，对于经济条件虽差但需要用药的患者，尽量满足其基本的医疗需要。

**3. 适当的药物与配伍**　根据患者的身体状况，在同类药物中，选择最为适当的药物。在需要多种药物联合作用的情况下，还必须注意适当的配伍用药。在众多的同类可供选药物中选择适当的药物时应注意以下方面：①根据疾病与患者的机体情况，选出最适当的药物，使药物的效应和药动学特点都能满足治疗需要。②要注意药物与机体，以及药物与药物之间的相互作用，最大限度地发挥其作用。③多种药物联用时，选择适当的合并用药品种和方式。④对于小儿、老年人等特殊人群，应对其生理、病理情况结合药物综合考虑，审慎选择药物。

**4. 适当的时间**　遵循药物在体内作用的规律，设计给药时间和间隔，以提高药效，减少副作用。药物进入体内后存在着显著的时-效或时-量关系。因此，制订合理的给药方案，必须设计适当的给药时间和间隔时间，以保证血药浓度的坪值上限不高于出现毒性的浓度水平，下限不低于有效浓度水平，在最佳时间发生预期的作用，尽快控制病情。适时用药时间有两方面含义：一是按用药间隔用药，二是对特殊的疾病按发作规律和机体自身的代谢规律用药。用药间隔时间的长短主要取决于药物的半衰期，用药时应严格按规定的用药间隔按量应用。

另外，根据治疗需要有的药物需要饭前服用，有的需要饭后服用，有的要在两餐之间服用。如果不遵守服用方法，随意服用，就会影响效果或对胃造成刺激。如攻下药应晨起饭前空腹服用，以利于药物直接作用于胃肠道，产生泻下作用；苦寒清热药应饭后服用，以免苦寒伤脾胃，刺激胃肠道；安神药宜睡前服用，以便发挥疗效，促进患者进入睡眠状态；截疟药宜在疟疾发作前两小时服用，以便更好地作用于疟原虫。

**5. 适当的剂量**　应严格遵照医嘱或药品说明书规定的剂量给药。对作用强、治疗指数小的药物，适当剂量给药极为重要，必须按照个体化原则给药。有条件的情况下，应当进行血药浓度监测，精心设计适当的初始剂量和推荐剂量。不要凭自我感觉随意增减药物剂量。

**6. 适当的给药途径**　适当的给药途径是合理用药的一个重要组成部分，直接关系到患者用药的依从性，所以要综合考虑用药目的、药物性质、患者身体状况，及安全、经济、简便等因素。

不同的药物具有不同的药效学和药代学的特点，不同的用药途径也各有利弊，用药方式的简便对于一些特殊患者群来说尤其重要。适当的用药途径是增强患者用药依从性的重要因素，中药给药途径按其吸收速率的快慢，可依次排列为口服<直肠给药<舌下给药<皮下注射<肌肉注射<吸入给药<静脉注射。因此，应综合考虑用药目的、药物性质、患者身体状况及安全、经济、简便等因素选择适当的给药途径。同一药物的不同制剂和不同给药途径，会引起不同的药物效应。如莪术油注射液用于抗病毒等，而莪术饮片水煎剂口服则活血化瘀。患者适合用口服的药物，就尽量不要采用静脉给药。现在提倡一种序贯疗法，即输液控制症状之后，改换口服药物进行巩固治疗。一般情况下应首选口服给药，既方便又经济；对病情较急、危重的患者可先考虑静脉给药，病情稳定后改为口服给药。

**7. 适当的疗程**　根据治疗学原则，应规定药物治疗的周期。如单纯为增加疗效而延长给药时间，不仅会造成浪费，而且也容易产生蓄积中毒或使细菌产生耐药性，导致药物依赖性等不良反应，但是仅为节约药费开支，病情得到控制就停药，则不能够彻底治愈疾病，使疾病更容易复发，既给患者造成痛苦，又耗费更多的医药费用，有时还造成撤药反应，造成药源性疾病。所以既不能盲目延长给药时间，又不能不顾病情擅自停药，以免造成不应有的损失。如洋地黄、朱砂等易产生蓄积中毒，为防止蓄积中毒，待用到一定量后即应停药或给以较小剂量作为维持量。

科学、合理地使用药品，促进广大群众和患者科学、合理地使用药品，杜绝药品滥用，保障用药安全、有效，促进身体健康，使药品真正成为人们身体健康的保护神。

## 第三节　适当性理论在药学服务应用中的思考

临床中药师是药学服务的主体，遵循中药临床应用的适当性原则，有助于在处方分析、用药告知过程及药学会诊中，结合用药对象、药物属性、用药剂量及疗程、给药途径及煎药方式、服药方法、治疗目标开展药学服务工作，促进中药的合理应用。

其一，适当性在处方分析中的应用。临床中药师应将适当性原则贯穿在处方审核及处方点评等处方分析服务中，在分析处方剂量及适应证的同时，应当考虑治疗对象人群的特殊性，如特殊人群的剂量使用；考虑治疗药物选择的适当性，如是否存在中药配伍禁忌，是否存在中西药配伍合用的药效叠加或拮抗效应等；考虑药物制剂的适当性，如处方开具的制剂是否适当，是否标注适当的煎煮服药方法；考虑治疗目标的适当性，如疑难杂症的用药。

其二，适当性在临床用药告知中的应用。临床医师、药师在用药告知时，应当考虑药物的煎煮法、服药方法的适当性，强调特殊煎法，提醒服药时间的重要性；考虑隐性药物作用，如慢性病患者自服药与所开处方药是否冲突；考虑中药配伍禁忌，如处方中开具郁金，则应提醒患者生活中避免丁香的摄入。

其三，适当性在药学会诊中的应用。临床中药师参加药学会诊，与医生协作制订药物治疗方案，应当从药师的角度考虑患者及药物特点，选择适当的药物、确定适当的剂量和疗程。如根据药物代谢动力学、药理毒理学、药学监护指标等相关药学知识，为医生处方用药提供参考。

基于中药临床应用适当性理论的具体内容，临床中药师应掌握丰富的中药学基本理论，具备系统专业的医药学知识及医药交叉的知识结构，能够根据医师诊断的病证评估处方的合理性，同时掌握现代医学的技术方法，明确传统中药的现代药理毒理特点，具备中药治疗学、中药不良反应监测等临床药学知识，明晰用药告知内容，以满足临床药学服务的需要；对药物作用机制及各药物间相互作用进行专业、全面、深入的学习，并且能够兼顾患者病证体征的不同，注意特殊人群与配伍禁忌，协助医师制订合理的用药方案。

同时，临床中药师在考虑用药对象的适当性时，应当关注不同人群的心理状况，提供更专业更合适的人文关怀服务，使得医患关系更为和谐。具备较高的人文素养与沟通能力，才能处理好与医师、患者之间的关系，提升自身信赖感，提高患者用药依从性。临床常见一些慢性病患者需长期服用多种药物，因而需要临床中药师进行深入浅出的药学知识告知与讲解，以避免患者随意加减药量及停用所用药物，保证患者正确使用药物。用药适当性指导中药临床应用的关键环节，在于临床中药师的实践服务能力，具备相应的人文素养与沟通能力，能够高效参与治疗方案的制订，给出专业药学建议，并且能够顾及患者情绪，考虑患者的经济能力，有效沟通，确保用药环节的适当。

随着医改的深入，临床药师精准用药门诊、药事服务等均开始在医疗机构中开展，这是中药临床合理应用、满足个体化用药需求所必不可少的保障。临床中药师应当时刻注意中药临床应用各环节的适当性，围绕其具体内容展开工作及研究，制定中药治疗过程中各环节的适当性参考指导，通过收集梳理不适当用药信息，整合专科疾病的不适当用药类别，建立临床用药的适当性评价体系，进一步促进用药的安全、有效、经济、适当。

下篇

# 临床用药实践

第五章
# 解表药

解表药是以发散表邪、治疗表证为主要作用的药物，又称为发表药。本类药物多为草木，药性多辛散，归肺、膀胱等经，善行肌表，能发散表邪。解表药的应用属于八法中的“汗法”，能促使机体发汗，使表邪由汗出而解，从而达到治愈表证的目的，即《黄帝内经》所谓“其在皮者，汗而发之”之义。

根据药性寒热不同，解表药的功效及其主治证可分为两类，即发散风寒药和疏散风热药。前者药性多为辛温，主归肺、膀胱经，功能发散风寒，发汗力较强；主治风寒表证，症见恶寒、发热、喷嚏、流涕、肢体疼痛、口不渴、脉浮缓或浮紧。后者药性多为辛凉，主归肺、肝、膀胱经，发汗力较弱，功能疏散风热，主治风热表证、温病卫分证，症见恶风、发热、喷嚏、流涕、咽干咽痛、脉浮数，也常用于温热病卫分证。有些解表药分别兼利水消肿、止咳平喘、透疹、止痛、消疮等功效，可用于水肿、咳嗽气喘、麻疹、风疹、痹痛、头痛、牙痛、身痛、疮肿初起等。

本类药物通过发汗驱逐肌表病邪，过汗则易伤津耗气。多数药物不宜久煎。对外邪直中脏腑或外感病表邪已解，传变入里者均不宜使用。阴虚、津伤、失血等津液不足的患者慎用。热病后期津液亏耗，久患疮疡、淋病、失血患者虽有外感表证慎用。

## 第一节　发散风寒药

### 麻　黄

【处方常用名与给付】麻黄、生麻黄、麻黄绒、炙麻黄。写麻黄、草麻黄均付生麻黄；写炒麻黄、炙麻黄均付蜜炙麻黄；写麻绒、麻黄绒均付麻黄绒；写炙麻绒付蜜炙麻黄绒。

【临床性效特征】麻黄味辛、苦，性温，归肺、膀胱经。①发散风寒，开腠理，具有较强的发汗解表作用。主治风寒表证，长于治疗风寒表实证之恶寒、发热、头身疼痛、无汗、脉浮紧。②宣降肺气，止咳平喘，主治肺气壅遏之实证喘咳，尤宜于风寒外束、肺失宣降之喘急咳逆。③利水消肿，对水肿兼见肺气壅遏、失于宣降、水道不利者尤宜。④温通散寒，用于风湿痹痛及阴疽等。现代临床用于感冒、支气管炎、支气管哮喘、肾炎、窦性心动过缓、坐骨神经痛、雷诺病等属于风寒外袭者。

【临床治疗实施】

**1. 用法用量** 煎服2～10g。内服煎汤或入丸、散。汤剂、散剂有利于发汗解表。入汤剂常规煎煮，去浮沫。用于风寒感冒，可温服以助发汗。外感风寒体虚者、老人、儿童宜用小剂量，或用麻黄绒；体质壮实、风寒表证表实无汗者，可用大剂量。

**2. 炮制品与临床** 生品长于发汗，用于外感风寒表实无汗证。制绒发汗力减缓，临床多用于老人、儿童及风寒袭表轻症或不宜强力发汗者。蜜炙增强入肺平喘之功，主治咳喘证。

**3. 方药经验**

（1）麻黄汤中麻黄与桂枝两药相须配伍，可增强发散风寒、解散表邪之力，用于风寒感冒、表实无汗。此外，麻黄配桂枝亦可用于风寒湿在表所致风寒湿痹。

（2）麻黄葛根汤中麻黄与葛根相使配伍，可增强发汗解表、疏风解肌、退热止痛之功，常用于外感风寒、项强疼痛、无汗、发热、疹出不畅。

**4. 中成药应用**

（1）表实感冒颗粒：功效发汗解表，祛风散寒。主治感冒风寒表实证，症见恶寒重、发热轻、无汗、头项强痛、鼻流清涕、咳嗽、痰白稀。

（2）风寒咳嗽颗粒（丸、冲剂）：功效宣肺散寒，祛痰止咳。主治外感风寒、肺气不宣所致的咳喘，症见头痛鼻塞、痰多咳嗽、胸闷气短。

（3）风湿痛药酒：功效祛风除湿，活络止痛。主治风湿阻络所致痹病，症见腰腿骨节疼痛、手足麻木、跌打损伤所致局部肿痛。

（4）感冒疏风丸：功效散寒解表，宣肺止咳。主治风寒感冒，症见恶寒发热、咳嗽气促、头痛鼻塞、鼻流清涕、骨节痛、四肢倦怠。

【临床药学服务】

**1. 用药告知与监护** 需区分生品与制品的药效差异；区别证候轻重选择药量。与其他解表发汗药或解热镇痛药合用时，注意减量。夏季应用注意减量，中病即止。用于风寒表证，应注意观察发汗与否及发汗的程度；用于咳嗽气喘，注意观察咳嗽、喘息及痰的变化情况。使用麻黄利水，应注意尿量变化。此外，用药中观察有无心悸、血压升高、失眠等情况。用药时忌食生冷、黏腻、刺激性大的食物。

**2. 药物警戒实践** 凡表虚自汗、阴虚盗汗及肺肾虚喘者均当忌用。妊娠及哺乳期妇女、运动员、高血压患者慎用。不宜与降压药、镇静催眠药、单胺氧化酶抑制剂、强心苷、氨茶碱、肾上腺素、去甲肾上腺素、异丙肾上腺素、异烟肼及解热镇痛药等合用。

## 桂 枝

【处方常用名与给付】桂枝、嫩桂枝、蜜桂枝、柳桂、油桂。写桂枝片、桂枝段、嫩桂枝、桂枝尖均付生桂枝；写炙桂枝付蜜炙桂枝。

【临床性效特征】桂枝味辛、甘，性温，入心、肺、膀胱经。①发散风寒，对于外感风寒，无论表实无汗、表虚有汗均宜，具有温通经脉、散寒解肌之效。②温通胸阳，又可温心阳，通血脉，止悸动，可治心阳不振之心悸动、脉结代及寒凝血滞之胸痹心痛、脘腹冷痛、经闭痛经、产后腹痛、风寒湿痹、肩臂疼痛等病证。③温脾肾阳，善治脾阳不运、水湿内停所致的痰饮眩晕、心悸、咳嗽，以及膀胱气化不行之水肿、小便不利及阴寒内盛之奔豚。现代多用于感冒、冠心病、风湿性关节炎、水肿、慢性盆腔炎、更年期综合征、前列腺肥大、冻疮、雷诺病、坐骨神经痛、荨麻疹等属风寒表证或寒凝经脉者。

【临床治疗实施】

**1. 用法用量**　内服煎汤或入丸、散，煎服 3～10g。不宜久煎，以免影响药力。汤剂、散剂有利于发汗解表。用于感冒应温服，喝热粥或覆衣被等以助发汗。

**2. 炮制品与临床**　生品长于发汗解表，温经通阳；蜜桂枝长于温中补虚，散寒止痛。

**3. 方药经验**

（1）桂枝汤中桂枝与白芍两药相使配伍，一阴一阳散敛相兼，酸甘相助，共奏发散风寒、调和营卫之功，用于外感风寒、表虚有汗，或营卫不和自汗者。

（2）桂枝茯苓丸中桂枝与桃仁相使配伍，共奏活血化瘀、通经止痛之功，用于瘀血内阻所致的痛经、经闭、头身疼痛等症。

（3）苓桂术甘汤、五苓散中桂枝与白术、茯苓三药配伍，可增强助脾阳、补脾气、利水湿之功，用于脾阳虚、痰饮内停所致的眩晕、心悸，也可用于肾与膀胱阳虚寒凝、气化不行之小便不利、水肿等。

**4. 中成药应用**

（1）桂枝合剂：功效解肌发表，调和营卫。主治感冒风寒表虚证，症见头痛发热、汗出恶风、鼻塞干呕。

（2）肾炎消肿片：功效健脾渗湿，通阳利水。主治脾虚气滞、水湿内停所致的水肿，症见肢体浮肿、晨起面肿甚按之凹陷，身体重倦、尿少、脘腹胀满、舌苔白腻、脉沉缓；急、慢性肾炎见上述证候者。

（3）祛痹舒肩丸：功效祛风寒，强筋骨，益气血，止痹痛。主治风寒湿闭阻、气血不足、肝肾亏虚所致的肩痹，症见肩部疼痛、日轻夜重、局部怕冷、遇热痛缓、肩部肌肉萎缩；肩周炎见上述证候者。

（4）苓桂咳喘宁胶囊：功效温肺化饮，止咳平喘。主治外感风寒、痰湿阻肺所致的咳嗽痰多、喘息胸闷、气短；急、慢性支气管炎见上述证候者。

（5）虚寒胃痛胶囊（颗粒）：功效益气健脾，温胃止痛。主治脾虚胃弱所致的胃痛，症见胃脘隐痛、喜温喜按、遇冷或空腹加重；十二指肠球部溃疡、慢性萎缩性胃炎见上述证候者。

（6）参桂胶囊：功效益气通阳，活血化瘀。主治心阳不振、气虚血瘀所致的胸痛，症见胸部刺痛，固定不移，入夜更甚，遇冷加重，或畏寒喜暖，面色少华；冠心病心绞痛见上述证候者。

（7）胃疡灵颗粒：功效温中益气，缓急止痛。主治脾胃虚寒、中气不足所致的胃痛，症见脘腹胀痛、喜温喜按、食少乏力、舌淡、脉弱；胃及十二指肠溃疡、慢性胃炎见上述证候者。

【临床药学服务】

**1. 用药告知与监护** 与其他发散风寒药同用时注意减量，不可发汗过度。应观察体温、疼痛、小便量等与疗效有关的症状和体征。应观察患者有无生热、动血等与不良反应有关的症状和体征。用药期间不宜食用辛辣、油腻食物。

**2. 药物警戒实践** 温热病、阴虚火旺、血热妄行等者忌用；孕妇及月经过多者慎用。

## 紫 苏

【处方常用名与给付】紫苏、全紫苏、香苏、紫苏叶、苏叶。写紫苏叶、苏叶、干苏叶均付干苏叶；写紫苏、全紫苏均付全紫苏；写紫苏梗、苏梗片、老苏梗、苏梗均付苏梗。

【临床性效特征】紫苏味辛，性温，归脾、胃、肺经。①发散风寒之力较为缓和，常用于风寒感冒轻症。②行气宽中，用于风寒表证兼气滞胸脘满闷、恶心呕逆者，尤能宽中除胀，常用于中焦气滞脘腹胀满、恶心呕吐。③行气安胎，用于气滞之胎动不安。④解鱼蟹毒。现代多用于感冒、咳嗽、腹泻、消化不良、胃神经官能症、慢性胆囊炎、婴幼儿秋季腹泻、寻常疣等证属风寒袭表或气滞中焦者。

【临床治疗实施】

**1. 用法用量** 煎服 5~10g；解鱼蟹毒可用至 30g。内服入汤剂或入丸、散。入汤剂不宜久煎。汤剂、散剂利于发汗解表。用于感冒应温服，以助发汗。

**2. 炮制品与临床** 本品一般用生品。

**3. 方药经验**

（1）香苏散中紫苏与香附相使配伍，可外散风寒，内理气机，用于外感风寒、中焦气滞之恶寒发热、脘腹胀满、恶心呕吐等。

（2）藿香正气散中紫苏与藿香相须配伍，既能发表散寒，又能行气宽中，内化湿浊，善治外感风寒、内伤湿浊或夏月外感之恶寒发热、腹痛腹胀、呕吐泄泻。

（3）紫苏叶、紫苏梗与紫苏子三者同出一物。紫苏叶辛，温，芳香，归肺、脾、胃经，长于发散风寒，主治风寒表证，兼能行气宽中，善治中焦气滞，又能解鱼蟹毒；紫苏梗性味归经同紫苏，发散力弱，体虚者更宜，又长于理气，利膈，安胎，善治中焦气滞及胎动不安；紫苏子性偏润降，入肺、大肠经，善下气消痰，止咳平喘，兼能润肠通便，用于咳喘痰多及肠燥便秘。

**4. 中成药应用** 调胃消滞丸：功效疏风解表，散寒化湿，健胃消食。主治感冒属风寒夹湿、内伤食滞证，症见恶寒发热、头痛身困、食少纳呆、嗳腐吞酸、腹痛泄泻。

【临床药学服务】

**1. 用药告知与监护** 区别证候轻重选择药量与用药部位。紫苏发汗力弱，用于风寒感冒往往需采取促进出汗的辅助手段，如喝热粥、厚衣被等。注意监测体温、食欲等情况。不宜食用生冷、刺激性食物。

**2. 药物警戒实践** 外感风热或温病卫分证者忌用。气虚、表虚不固者慎用。溃疡病、糖尿病患者不宜大量或长期服用。婴幼儿、老年人不宜大量使用。

## 香 薷

【处方常用名与给付】香薷、江香薷、石香薷、嫩香薷、香茹。写香薷、干香薷、生香薷、嫩香薷、细香薷、香薷穗、石香薷均付香薷。

【临床性效特征】香薷味辛，性温，入肺、胃经。①发汗解表，化湿和中，其发汗力较强，有“暑月麻黄”之称。治风寒表证兼湿困脾胃，症见恶寒、发热、头痛身重、无汗、脘满纳差，苔腻，兼有恶心呕吐、腹泻者最宜。②利水消肿，主治水肿、湿脚气，水肿而有表证者亦常使用。现代临床用于感冒、肠胃炎、水肿等证属风寒表证或湿滞中焦者。

【临床治疗实施】

**1. 用法用量** 煎服 3~10g。内服入汤剂或入丸、散。汤剂、散剂有利于发散风寒，不宜久煎。汤剂热服易引起呕吐，故以凉服为宜。利水消肿宜入丸剂，需浓煎为丸服。用于发表量不宜过大，用于利水消肿量宜稍大。

**2. 炮制品与临床** 本品一般生用。

**3. 方药经验**

（1）薷术丸中香薷与白术两药相使配伍，以增强宣散外邪、祛湿利水之功，用于水肿、脚气、风水水肿。

（2）香薷饮中香薷与白扁豆相使配伍，解表化湿，解暑和中，用于外感风寒或暑湿、内伤寒湿之证。

**4. 中成药应用** 香苏正胃丸：功效解表化湿，和中消食。主治小儿暑湿感冒，症见头痛发热、停食停乳、腹痛胀满、呕吐泄泻、小便不利。

【临床药学服务】

**1. 用药告知与监护** 本品过量服用可引起大汗虚脱，需区别证候轻重选择药量，与其他发汗、散风寒药同用时注意减量。香薷发汗力较强，尤其在夏季用药时，应注意不可过度发汗。观察发汗情况及体温、尿量等变化。

**2. 药物警戒实践** 表虚有汗、风热、暑热、阴伤证者当忌用。孕妇及哺乳期妇女、肾功能不全者慎用。忌辛辣、油腻、生冷食物。

## 荆 芥

【处方常用名与给付】荆芥、荆芥炭，荆芥穗。写荆芥、香荆芥、细荆芥、线荆芥均付生荆芥；写荆芥穗、荆芥尾、芥穗均付荆芥穗；写荆芥炭付荆芥炭；写芥穗炭、芥炭均付荆芥穗炭。

【临床性效特征】荆芥味辛，性微温，入肝、肺经。①祛风解表，为治感冒通剂。对于外感表证，无论风寒、风热或寒热不明显者均可。②祛风解痉，用于内风抽搐发痉。③透疹止痒，表邪外束之麻疹透发不畅，或风疹瘙痒。④炒炭止血，味苦涩，可用于吐血、衄血、便血、崩漏等多种出血证。现代多用于感冒、荨麻疹、皮肤过敏、扁平疣等证属风邪袭表或邪入经络者。

荆芥花穗入药者称荆芥穗，性效同荆芥；其祛风发汗力强于荆芥，无汗者生用，有汗者炒用，止血炒炭用；尤善用于表证头痛等头面症状突出者，用量宜轻。

【临床治疗实施】

**1. 用法用量** 煎服5~10g。外用适量。内服入汤剂或入丸、散。汤剂、散剂有利于发散表邪。不宜久煎。温服有利于发散表邪。

**2. 炮制品与临床** 荆芥临床用生品或炒炭制品。生品长于发表透疹消疮；炒炭增强止血作用。

**3. 方药经验**

（1）宣毒发表汤中荆芥与薄荷相须配伍，既能宣散解表，又能发散透疹、祛风止痒，用于麻疹初起，或风热外束肌表、疹发不畅、风疹瘙痒等。

（2）荆芥与防风为风中润剂，两药相须配伍，可增强发散表邪、祛风止痒、止痉之力，用于外感风邪、风寒或风热表证、发热身痛及风邪侵袭、皮肤瘙痒等。

（3）荆芥炭与地榆炭两药相须配伍，可增强收涩止血之功，用于多种出血证、崩漏、便血等下焦出血。

（4）荆芥与柽柳两药相须配伍，可发散风寒，透疹止痒，用治麻疹初起或表邪外束，疹出不畅。柽柳又称嫩柽柳、赤柳、红柳、河柳、西河柳，味辛、甘，性微温，入肺、胃、心经，功专发表透疹，又能祛风止痒，治风疹瘙痒，还可祛风除湿，主治风湿痹病、肢节疼痛。煎服3~10g。

（5）荆芥与淡豆豉、大豆黄卷配伍，三药均可辛散发表，均可用于风寒、风热表证。荆芥祛风透疹，止痒消疮，治麻疹不透、风疹瘙痒及疮疡初起有表证者；炒炭长于止血，用于各种出血证。淡豆豉又称豆豉、清豆豉、香豆豉，味苦、辛，性凉，归肺、胃经，功能疏散表邪，又能宣发郁热，除烦，用于风寒、风热表证，热病烦闷、心中懊侬、烦热不眠。煎服6~12g。大豆黄卷以黑大豆种子发芽后晒干而成，味甘，性平，归胃、脾、肺经，功能清利湿热，发汗解表，兼通百脉。可治疗暑温暑湿表证、湿痹、水肿证。煎服9~15g。

**4. 中成药应用**

（1）感冒清热颗粒（口服液）：功效疏风散寒，解表清热。主治风寒感冒、头痛发热、恶寒身痛、鼻流清涕、咳嗽、咽干。

（2）消风止痒颗粒：功效清热除湿，消风止痒。主治风湿热邪蕴阻肌肤所致的湿疮、风瘙痒、小儿瘾疹，症见皮肤丘疹、水疱、搔痕、血痂，或见梭形或纺锤形水肿性风团、中央出现小水疱、瘙痒剧烈；湿疹、皮肤瘙痒症、丘疹性荨麻疹见上述证候者。

【临床药学服务】

**1. 用药告知与监护** 荆芥发汗力弱，需区别证候轻重选择药量，用于感冒往往需采取促进出汗的辅助手段，如喝热粥、厚衣被等。注意观察体温、出血、瘙痒等改善情况。本品药性偏温，注意观察有无助热生火现象。忌食生冷油腻之品。

**2. 药物警戒实践** 体虚多汗者慎用，外感表虚、血虚血热出血者不宜单用；火热内盛、阴虚内热者不宜用。婴幼儿、老年体弱者慎用。

## 防　风

【处方常用名与给付】防风、关防风、北防风、青防风、东防风。写防风、防风片、软防风、关防风、东防风、青防风、北防风均付生防风；写防风炭付防风炭。

【临床性效特征】防风味甘、辛，性微温，入膀胱、肝、脾经。①祛风解表，止痒，用于外感风寒、风湿、风热表证及多种皮肤瘙痒，尤以风邪所致之瘾疹瘙痒较为常用。②胜湿止痛。风湿之邪侵袭肌肉筋骨之痹痛，本品亦常用。③息风止痉，治风毒内侵所致四肢抽搐、项背强急、角弓反张的破伤风证。④升发脾胃清阳之气，用于脾虚湿盛、清阳不升所致的泄泻，肝郁侮脾之腹痛腹泻者。现代用于感冒、荨麻疹、皮肤过敏、风湿、腹泻、扁平疣、砷中毒等证属风邪袭表或风毒内侵者。

【临床治疗实施】

**1. 用法用量** 煎服5~10g。入汤剂或入丸、散。常规煎煮。汤剂、散剂有利于发散表邪。

**2. 炮制品与临床** 本品一般生用。炒炭用有止血功效，用于肠风下血、崩漏下血等。

**3. 方药经验**

（1）玉真散中防风与天南星两药相使配伍，可增强祛风化痰止痉之力，用于破伤风之痉挛抽搐。

（2）防风通圣散中防风与大黄配伍，表里双清，共奏外散风邪、内泄热结之功，用于外感表证兼里实热结之证。

**4. 中成药应用**

（1）荆防颗粒（合剂）：功效解表散寒，祛风胜湿。主治外感风寒夹湿所致的感冒，症见头身疼痛、恶寒无汗、鼻塞流涕，咳嗽白痰。

（2）坎离砂：功效祛风散寒，活血止痛。主治风寒湿痹，四肢麻木，关节疼痛，脘腹冷痛。

（3）肠胃宁片：功效健脾益肾，温中止痛，涩肠止泻。主治脾肾阳虚所致泄泻，症见大便不调、五更泄泻、时带黏液，伴腹胀腹痛、胃脘不舒、小腹坠胀；慢性结肠炎、溃疡性结肠炎、肠功能紊乱见上述证候者。

（4）乌蛇止痒丸：功效养血祛风，燥湿止痒。主治风湿热邪蕴于肌肤所致的瘾疹、风瘙痒，症见皮肤风团色红、时隐时现、瘙痒难忍，或皮肤瘙痒不止、皮肤干燥；慢性荨麻疹、皮肤瘙痒症见上述证候者。

【临床药学服务】

**1. 用药告知与监护** 药性平和，往往需采取促进发汗的辅助手段，如喝热粥、厚衣被等。注意观察体温、疼痛、出汗、瘙痒、口渴、抽搐等症状的变化；注意观察有无恶心、呕吐等反应。

**2. 药物警戒实践** 阴血亏虚、热病动风者不宜使用。妊娠妇女不宜长期服用。

## 羌 活

【处方常用名与给付】羌活、川羌活、西羌活。写羌活、羌活片、川羌活、条羌活均付羌活。

【临床性效特征】羌活味辛、苦，性温，归膀胱、肾经。①解表散寒，善治风寒感冒夹湿，恶寒发热、无汗，头痛、肢体酸痛较重者。②除湿止痛，发散肌肉筋骨风寒湿邪而止痹痛，主治风寒湿痹，肢节疼痛，以除头项、肩背之痛见长，太阳经头痛、上半身风寒湿痹者尤为多用。现代用于感冒、头痛、风湿病、支气管哮喘、慢性胃炎、肾炎水肿、癫痫、颈椎病等证属风寒湿邪袭肌表、经络者。

【临床治疗实施】

**1. 用法用量** 煎服3~10g。入汤剂或入丸、散。常规水煎。汤剂温服或散剂有利于发散表邪。

**2. 炮制品与临床** 本品一般生用。

**3. 方药经验**

（1）九味羌活汤中羌活与白芷相须配伍，可增强解表散寒、祛风胜湿止痛之功，用于风寒表证、风寒感冒夹湿、痹病头身疼痛、鼻塞流涕。

（2）川芎茶调散中羌活与川芎相使配伍，可增强解表散寒、活血止痛之功，用于风寒头痛、风湿痹痛。

**4. 中成药应用**

（1）九味羌活丸（颗粒、口服液）：功效疏风解表，散寒除湿。主治外感风寒夹湿所致的感冒，症见恶寒、发热、无汗、头重而痛、肢体酸痛。

（2）冯了性风湿跌打药酒：功效祛风除湿，活血止痛。主治风寒湿痹，手足麻木，腰腿酸痛；跌仆损伤，瘀滞肿痛。

【临床药学服务】

**1. 用药告知与监护** 本品辛香温燥之性较烈，需区别证候轻重选择药量，注意疗程。羌活发汗力较强，与其他发散风寒药同用时注意减量。用于表证时应注意发汗适度，不可过度发汗。注意观察发汗、体温及头身疼痛等症状变化。用量过大对胃肠道有刺激，易引起呕吐，用药期间顾护脾胃，注意有无呕吐等不良反应。

**2. 药物警戒实践** 风热感冒、温病者禁用；阴血亏虚者慎用，脾胃虚弱者不宜单味使用。本品孕妇及肝肾功能不全者慎用。

## 白 芷

【处方常用名与给付】白芷、香白芷、杭白芷、川白芷。写白芷、白芷片、生白芷、香白芷、祁白芷、禹白芷、川白芷、杭白芷、皖白芷均付生白芷；写炒白芷付炒白芷；写白芷炭付白芷炭。

【临床性效特征】白芷味辛，性温，入肺、胃、大肠经。①辛散风寒，外感风寒、头痛、鼻塞流涕者尤宜。②祛风止痛，通鼻窍，长于止痛，为前额头痛、牙龈肿痛、鼻渊者治疗之要药，也可用于风寒湿痹、关节疼痛。③除湿止带，用于寒湿带下。④消肿排脓，用于疮疡初起红肿热痛，对脓成难溃者有排脓之功。现代用于感冒、头痛、牙痛、鼻窦炎、妇科炎症、周围性面神经麻痹、白癜风等病证。

【临床治疗实施】

**1. 用法用量** 煎服 3~10g。外用适量。入汤剂或入丸、散。汤剂温服或散剂有利于发散表邪。治疗外感病不宜久煎。外用研末调敷。

**2. 炮制品与临床** 本品一般生用。炒白芷芳香辛散作用减弱，炒炭具有止血作用。

**3. 方药经验**

（1）仙方活命饮中白芷与金银花两药配伍，可增强清热解毒、消肿散结之功，用于热毒疮肿、红肿热痛、脓成未溃。

（2）白芷与黄柏两药相使配伍，一温一寒，均能燥湿，可增强清热燥湿、止带之功，用于湿热带下、阴痒、湿疹。

**4. 中成药应用**

（1）风寒感冒颗粒：功效发汗解表，疏风散寒。主治感冒风寒表证，症见恶寒发热、鼻流清涕、头痛、咳嗽。

（2）清眩片（丸）：功效散风清热。主治风热头晕目眩、偏正头痛、鼻塞牙痛。

（3）风湿定片（胶囊）：功效散风除湿，通络止痛。主治风湿阻络所致的痹病，症见关节疼痛；风湿性关节炎、类风湿关节炎、肋神经痛、坐骨神经痛见上述证候者。

（4）解毒生肌膏：功效活血散瘀，消肿止痛，解毒排脓，祛腐生肌。主治各类疮面感染、Ⅱ度烧伤。

（5）康妇软膏：功效祛风燥湿，杀虫止痒。主治湿热下注所致的阴痒、带下病，症见外阴红肿、瘙痒、带下量多、色黄；外阴炎、外阴溃疡、阴道炎见上述证候者。

（6）利鼻片：功效清热解毒，祛风开窍。主治风热蕴肺所致的伤风鼻塞、鼻渊、鼻流清涕或浊涕。

【临床药学服务】

**1. 用药告知与监护** 需区别证候轻重选择药量。用于感冒，往往需要采取促进发汗的辅助手段，如喝热粥、厚衣被等。观察发汗、体温、头痛、鼻塞等症状与体征变化，注意有无呕吐、呃逆、头晕、心慌等不良反应。

**2. 药物警戒实践** 阴虚血热者忌服。高血压患者、孕妇慎用。风火牙痛、热毒疮肿、湿热带下患者不宜单独使用。恶旋覆花。

## 细　辛

【处方常用名与给付】细辛、辽细辛、华细辛。写细辛、辽细辛、北细辛、华细辛均付细辛。

【临床性效特征】细辛味辛，性温，有毒；入肺、肾、心经。①解表散寒，通鼻窍，适用于外感风寒之头身疼痛、鼻塞较甚者，也为治鼻渊之良药。②温肺化饮，善除在里之寒邪，治阳虚外感之恶寒无汗、发热、脉沉者及风寒咳喘证，或寒饮咳喘证。③祛风止痛之力强，可治多种疼痛，尤宜于风寒头痛、牙痛、痹痛等多种寒痛。现代多用于感冒、鼻窦炎、风湿性关节炎等证属风寒者。

【临床治疗实施】

**1. 用法用量** 煎服1~3g，入散剂0.5~1g。汤剂、散剂有利于发散表邪。同等剂量下，使用汤剂比散剂吞服安全程度高。常规煎煮或宜久煎。汤剂宜饭后服用。外用适量。

**2. 炮制品与临床** 本品一般生用。

**3. 方药经验**

（1）麻黄附子细辛汤、小青龙汤中细辛与麻黄配伍，可增强祛寒、平喘、止痛之功。用于散少阴寒邪而治阳虚外感风寒、头身疼痛及风寒闭肺、寒饮内停之咳喘，亦可用于寒邪偏盛之痛痹。

（2）细辛与白芷两药相须配伍，可增强解表散寒、祛风止痛、通鼻窍之功，用于风寒感冒之头痛、鼻塞、肢体疼痛。

**4. 中成药应用**

（1）寒湿痹颗粒（片）：功效祛寒除湿，温通经络。主治风寒湿闭阻所致的痹病，症见肢体关节疼痛、困重或肿胀、局部畏寒；风湿性关节炎见上述证候者。

（2）小青龙胶囊（合剂、颗粒、糖浆）：功效解表化饮，止咳平喘。主治风寒水饮、恶寒发热、无汗、喘咳痰稀。

（3）辛芩颗粒：功效益气固表，祛风通窍。主治肺气不足、风邪外袭所致的鼻痒、喷嚏、流清涕、易感冒；过敏性鼻炎见上述证候者。

【临床药学服务】

**1. 用药告知与监护** 本品有一定毒性，服散剂应根据证候轻重严格控制剂量，不宜超过用药标准，尤其是研末服，更需谨慎；当与其他发散风寒药同用时注意减量。使用汤剂可通过延长煎煮时间减轻毒性。用药期间注意查肝、肾功能。注意汗出适度，不宜过度发汗，观察体温、肢体疼痛、鼻塞、咳喘等症状变化。注意观察有无心悸、精神兴奋、头痛加重等不良反应。不宜食用生冷食物。

**2. 药物警戒实践** 血热动血者、阴虚阳亢之头痛、肺燥伤阴之干咳者忌用。老年人、婴幼儿、肝肾功能不全者慎用。孕妇忌用。不宜与藜芦同用。不宜与降血压药同用。

## 藁 本

【处方常用名与给付】藁本、辽藁本。写藁本、藁本片、香藁本、川藁本、西藁本、辽藁本、北藁本均付藁本。

【临床性效特征】藁本味辛，性温，入膀胱经。①散风除湿，用于外感风寒夹湿所致的感冒头身疼痛及风寒湿痹。②止痛，善达颠顶，治颠顶头痛。现代多用于感冒、头痛、风湿性关节炎、面部色斑等疾病。

【临床治疗实施】

**1. 用法用量** 煎服 3~10g。常规煎煮。入汤剂或入丸、散。汤剂温服或散剂有利于发散表邪。外用研末调敷，外用适量。

**2. 炮制品与临床** 本品一般生用。

**3. 方药经验**

（1）神术散、羌活胜湿汤、除湿羌活汤中藁本与羌活相须配伍，可增强发散风寒、除湿止痛之功，用于风寒感冒夹湿、风寒湿痹之一身尽痛及风寒感冒头项、颠顶痛。

（2）藁本与白芷两药相须配伍，可增强散风祛寒、除湿止痛之功，用于风寒感冒头身重痛、风湿痹痛。

**4. 中成药应用** 六经头痛片：功效疏风活络，止痛利窍。主治全头痛、偏头痛及局部头痛。

【临床药学服务】

**1. 用药告知与监护** 本品辛香，发散力强，需区别证候轻重，确定药量及疗程；与其他解表散寒药同用需注意用量，注意不可过度发汗。注意观察发汗、体温变化、头身疼痛增减等情况。用药期间忌生冷油腻及辛辣食物。

**2. 药物警戒实践** 汗出过多者慎用。凡阴血亏虚、肝阳上亢、火热内盛之头痛者忌服。

## 苍耳子

【处方常用名与给付】苍耳子、炒苍耳子。写苍耳子、净苍耳子、净苍子、苍耳仁、苍耳、炒苍耳子均付炒苍耳子。

【临床性效特征】苍耳子味辛、苦，性温，有毒；入肝、肺经。①发散风寒，通鼻窍，多用于风寒感冒、鼻塞流涕明显者。尤宜于鼻渊而有外感风寒者，为治鼻渊之良药。②祛风止痛止痒，用于风湿痹病之关节疼痛、四肢拘挛及风疹瘙痒。现代多用于感冒鼻塞、鼻炎、鼻窦炎等属风寒闭窍者；风湿性关节炎、皮肤过敏、皮癣等属风寒湿证者。

【临床治疗实施】

**1. 用法用量** 煎服3~10g。常规煎煮。内服入汤剂或入丸、散。煎汤趁热温服，以助发汗。外用适量。煎汤外洗，或研末外敷治痹痛及皮肤瘙痒。

**2. 炮制品与临床** 临床一般用炒制品，以降低毒性。

**3. 方药经验**

（1）苍耳子散中苍耳子与白芷、辛夷相须配伍，可增强通鼻窍、止头痛之功，用于风寒所致的鼻渊、鼻塞、前额疼痛。辛夷又称展春花、望春花、木笔、木笔花，辛温，入肺、胃经，功善发散风寒，宣通鼻窍，主治外感鼻塞，尤善治风寒鼻塞。对于鼻渊头痛、鼻塞流涕，不论风寒、风热均可配伍使用，为治鼻渊之要药。煎服3~10g，本品有细绒毛，入汤剂宜纱布包煎，外用适量。

（2）苍耳子与羌活两药相须配伍，均辛温散寒解表，可增强祛风湿、止痛之功，用于风寒湿痹、肢体疼痛。

**4. 中成药应用**

（1）皮敏消胶囊：功效清热凉血，利湿解毒，祛风止痒。主治湿热内蕴或风热袭表、郁于肌肤所致的瘾疹，症见皮肤风团色红、时起时伏、发无定处、瘙痒严重、病程缠绵、易反复；急、慢性荨麻疹见上述证候者。

（2）鼻通丸：功效疏散风热，宣通鼻窍。主治外感风热或风寒化热所致的鼻塞流涕、头痛流泪；慢性鼻炎见上述证候者。

【临床药学服务】

**1. 用药告知与监护** 苍耳子有毒，应严格控制疗程与剂量，不宜长期大量服用。应区别证候轻重选择药量。注意观察鼻塞、流涕、嗅觉、肢体疼痛、皮肤瘙痒等症状和体征变化。长期使用或大量使用可发生头痛、恶心、易激动、尿少等，用药期间应关注有无不良反应。

**2. 药物警戒实践** 血虚头痛者不宜服用。孕妇及肝肾功能不全者忌用。儿童慎用。

## 鹅不食草

【处方常用名与给付】鹅不食草、地芫荽、石胡荽、鹅不食。写鹅不食草、地芫荽、鹅不食均付鹅不食草。

【临床性效特征】鹅不食草味辛，性温，入肺、肝经。①发散风寒力较弱，主要用于风寒感冒，症见鼻塞、流涕、头痛者。②长于通鼻窍，善治鼻塞不通，用于鼻息肉及鼻渊鼻塞等；能化痰，止咳，平喘，用于咳嗽痰多，较宜于寒痰所致者。③解毒消肿，用于疮痈肿毒。现代多用于感冒鼻塞、鼻炎、鼻息肉、鼻窦炎、气管炎等属于风寒者。

【临床治疗实施】

**1. 用法用量** 煎服6~9g。内服煎汤或入丸、散。外用适量，捣敷或煎水熏洗。

**2. 炮制品与临床**　临床一般用生品，亦可鲜用。

**3. 方药经验**

（1）鹅不食草与白芷两药相须配伍，可增强散风寒、通鼻窍之功，用于风寒感冒鼻塞，鼻渊、鼻流清涕。

（2）鹅不食草与苍耳子两药相须配伍，可增强宣通鼻窍之功，用于鼻塞不通属风寒所致者。常用于过敏性鼻炎等。

**4. 中成药应用**　辛夷鼻炎丸：功效祛风宣窍，清热解毒。主治风热上攻、热毒内蕴所致的鼻塞、鼻流清涕或浊涕。

【临床药学服务】

**1. 用药告知与监护**　临床应用时需区别证候轻重选择药量，与其他散寒通鼻窍药同用时注意减量。注意观察鼻塞、鼻涕、嗅觉等体征变化情况。内服量大对胃有刺激，可引起恶心，用药中顾护脾胃，食用熟软易消化食物。宜饭后服用。注意观察患者对该药气味是否耐受。

**2. 药物警戒实践**　本品气嗅浓烈，应注意患者的耐受性。胃溃疡、胃炎者慎用。鼻塞、鼻渊属热者不宜单用。

## 第二节　发散风热药

### 薄　荷

【处方常用名与给付】薄荷、苏薄荷、薄荷叶。写薄荷、薄荷片、南薄荷、苏薄荷均付生薄荷；写薄荷梗付薄荷梗；写薄荷叶付薄荷叶。

【临床性效特征】薄荷味辛，性凉，芳香质轻，入肺、肝经。①疏散风热，清头目，利咽喉，治疗风热表证和温病卫分证所致的头痛、目赤多泪、咽喉肿痛。②透疹止痒，用于麻疹不透及风疹瘙痒。③疏肝行气，用于肝郁气滞、胸胁胀痛、月经不调等。④芳香辟秽，兼能化湿和中，可用治夏令感受暑湿秽浊之气、脘腹胀痛、呕吐、泄泻等病证。现代临床多用于感冒、麻疹、皮肤过敏等属风热表证者；胁肋疼痛、肠胃炎等证属肝气郁结者。

薄荷梗偏于理气，善治外感气滞、恶心欲吐、胸脘满闷不舒及肝郁胁胀等。薄荷叶、薄荷梗两药药性及用法用量相似。

【临床治疗实施】

**1. 用法用量**　煎服 3～6g；鲜品可适当加大剂量。入煎剂宜后下，发表宜趁温热服。内服入汤剂或入丸、散。汤剂、散剂有利于发散表邪，疏肝解郁。外用适量，煎汤浴洗；薄荷油涂抹局部，对肉瘤有一定治疗作用。

**2. 炮制品与临床**　本品一般生用。使用时需区分叶、梗药效差异。

**3. 方药经验**

（1）桑菊饮中薄荷与菊花、桑叶配伍，可增强疏散风热、明目之功，用于风热表证、温病卫分证、肝经风热头痛、目赤。

（2）银翘散中薄荷与金银花、连翘三药配伍，可增强疏散、清热解毒之功，用于温病卫分证及风热表证之发热、头痛、咽喉肿痛。

（3）薄荷与柴胡两药相使配伍，可增强和解少阳、疏解肝郁、条达肝气之功，用于肝郁气滞之胸闷不舒、胁肋胀痛。

（4）薄荷与藿香相使配伍，可增强解表祛暑、疏解表热、和胃化浊之功，用于暑邪内郁、痧胀、腹痛、腹泻。两药配伍亦可调茶饮，治暑湿轻症。

（5）薄荷与蔓荆子两药相使配伍，可增强通窍、清利头目之功，用于风热头痛，头昏，目赤肿痛。蔓荆子又称蔓京子、蔓荆实、蔓荆，味苦、辛，性凉，入肝、胃、膀胱经，疏散风热，清利头目，祛风止痛。用治风热表证、风热上攻之头昏头痛、目赤肿痛、目昏多泪者，亦可治风湿痹痛，血虚有热之头痛及胃虚者慎用。肝脾虚弱之寒疝、湿脚气者慎用。煎服5~10g，外用适量煎汤漱口。用药期间忌食辛辣厚味。

**4. 中成药应用**

（1）风热感冒颗粒：功效清热解表，宣肺利咽。主治外感风热所致的感冒，症见发热恶风、鼻塞头痛、咳嗽痰多。

（2）逍遥丸：功效疏肝健脾，养血调经。主治肝郁脾虚所致的郁闷不舒、胸胁胀痛、头晕目眩、食欲减退、月经不调。

（3）清火片：功效清热泻火，通便。主治火毒壅盛所致的咽喉肿痛、牙痛、头晕目眩、口鼻生疮、目赤肿痛、大便不通。

（4）避瘟散：功效祛暑避秽，开窍止痛。主治夏季暑邪引起的头目眩晕、头痛鼻塞、恶心、呕吐、晕车晕船。

【临床药学服务】

**1. 用药告知与监护**　薄荷应根据证候轻重选择药量，与其他疏散风热药同用时注意减量。注意观察体温、头痛、目赤、皮疹、瘙痒、情绪等体征的改变。长期大量使用时，注意有无头痛、恶心、呕吐、心动过缓等不良反应。用药时忌食生冷、辛辣、油腻之品。

**2. 药物警戒实践**　体虚多汗者不宜使用。阴虚、久咳、自汗、风寒感冒等不宜使用。高血压者慎用。孕妇、产妇、哺乳期妇女慎用。

## 牛蒡子

【处方常用名与给付】牛蒡子、牛子、鼠黏子、恶实、大力子、炒牛蒡子、炒大力子。写牛蒡子、牛蒡、牛子、大力子、鼠黏子、恶实均付生牛蒡子；写炒牛蒡子付炒牛蒡子；写炙牛蒡子、熟牛子均付酒炙牛蒡子。

【临床性效特征】牛蒡子味辛、苦，性寒，入肺、胃经。①疏散风热，清利咽喉，用于风热表证而见咽喉红肿疼痛，或咳嗽痰多不利者。②透疹止痒，用于麻疹不透、风疹瘙痒。③清热解毒，用治痈肿疮毒、丹毒、痄腮、喉痹等热毒病证。④滑肠通便，用于表证兼有大便热结不通者。现代临床多用于感冒、麻疹、扁桃体炎、疮疡、丹毒、流行性腮腺炎、淋菌性尿道炎、咽炎、百日咳、周围性面神经麻痹、银屑病等证属风热表证或热毒内蕴者。

【临床治疗实施】

**1. 用法用量**　煎服6~12g。外用适量。内服煎汤或入丸、散。汤剂、散剂有利于发散表邪。常规煎煮。发表宜煎汤，趁温热服。外用煎汤熏洗。

**2. 炮制品与临床**　临床生用或炒用。生品长于疏散风热，解毒散结，用于风温、痄腮、痈肿、便秘；炒制品气香，苦寒及滑肠之性略减，宣散作用突出，长于利咽、散结、解毒、透疹。酒制品清上焦热毒作用突出。

**3. 方药经验**

（1）银翘散中牛蒡子与连翘两药相须配伍，可外善透表，内解热毒，增强疏散风热、宣肺利咽、清热解毒之功，用于风热感冒、温病卫分证之咽喉肿痛、疮疡肿毒。

（2）牛蒡子与玄参相使配伍，可增强清热、利咽、解毒之功，用于风热、热毒咽喉肿痛及疮痈肿毒。

（3）牛蒡子与射干两药相使，可增强清热，宣肺解毒、祛痰利咽之功，用于痰热之咽喉肿痛及热毒疮肿。

**4. 中成药应用**

（1）羚翘解毒片（丸）：功效疏风解表，清热解毒。主治外感温邪或风热所致的感冒，症见恶风发热、四肢酸懒、头痛、鼻塞、咳嗽、咽痛。

（2）利咽解毒颗粒：功效清肺利咽，解毒退热。主治外感风热所致的咽痛、咽干、喉核红肿、两腮肿痛、发热恶寒；急性扁桃体炎、急性咽炎、腮腺炎见上述证候者。

【临床药学服务】

**1. 用药告知与监护**　使用时需区别证候选择制品及药量，与其他发散风热药同用时注意减量。注意顾护脾胃，忌生冷、油腻、辛辣食物。注意用药期间有无便溏、过敏等不良反应。注意观察体温、咽痛、皮疹、疮肿等。

**2. 药物警戒实践**　外感风寒、内伤生冷、脾胃虚寒者不宜使用；慢性肠炎腹泻者不宜用。气虚便溏者慎用；低血糖患者慎用。痈疽已溃、脓水清稀、痘疹虚寒者忌服。孕妇忌用。

## 蝉　蜕

【处方常用名与给付】蝉蜕、蝉壳、蝉退、蝉衣、虫退。写蝉蜕、个蜕、碎蜕、蝉退壳、蝉衣、金蝉衣、虫蜕、蝉肚、蝉壳、虫衣均付蝉蜕。

【临床性效特征】蝉蜕味辛、甘，性寒，质轻，入肺、肝经。①疏散风热，利咽开音，宜用于风热表证、温病初起，症见声音嘶哑或咽喉肿痛者。②透疹止痒，治风热外束、麻疹不透、风疹瘙痒。③明目退翳，可用治风热上攻或肝火上炎之目赤肿痛、翳膜遮睛。④息风止痉，可用治小儿急慢惊风、破伤风证、小儿夜啼不安。现代临床多用于感冒发热、麻疹、扁桃体炎、角膜炎等证属风热袭表或肝经风热证。

【临床治疗实施】

**1. 用法用量** 煎服3～6g；一般病证用量宜小；止痉则需较大剂量煎服。内服煎汤，或入丸、散。汤剂、散剂有利于发散表邪。发表宜煎汤趁温热服。外用适量，研末用。

**2. 炮制品与临床** 本品一般生用。

**3. 方药经验**

（1）蝉蜕与荆芥两药相使配伍，一温一凉，可增强疏风透疹止痒之功，用于风热麻疹初起、疹出不畅、风疹及风热证之皮肤瘙痒。

（2）蝉蜕与菊花两药相须配伍，可增强辛凉解表、疏散风热、清肝明目之功，用于风热表证、温病卫分证、风热或肝热目赤肿痛等。

（3）蝉蜕与木贼两药相须配伍，可增强疏散风热、明目退翳之功，用于风热感冒、温病卫分证、目赤肿痛、目翳等。

（4）蝉蜕与浮萍两药相须配伍，能疏散风热，透疹止痒，用于风热感冒无汗、麻疹不透、风疹瘙痒。两药均味辛，性寒，质轻善上浮。浮萍又称水萍、青萍、紫背萍，入肺、膀胱经，有宣肺发汗、疏散风热、透疹止痒之功，适用于风热感冒发热无汗及麻疹透发不畅、风疹瘙痒等。还有利尿消肿之功，用治水肿尿少兼风热表证。煎服3～9g。

**4. 中成药应用**

（1）健民咽喉片：功效清利咽喉，养阴生津，解毒泻火。主治热盛津伤、热毒内盛所致的咽喉肿痛失声及上呼吸道感染炎症。

（2）苦甘颗粒：功效疏风清热，宣肺化痰，止咳平喘。主治风热感冒及风温肺热引起的恶风、发热、头痛、咽痛、咳嗽、咳痰、气喘。

（3）湿毒清胶囊：功效养血润肤，祛风止痒。主治血虚风燥所致的风瘙痒，症见皮肤干燥、脱屑、瘙痒伴搔痕、血痂、色素沉着；皮肤瘙痒症见上述证候者。

（4）拨云退翳丸：功效散风清热，退翳明目。主治风热上扰所致的目翳外障、视物不清、隐痛流泪。

【临床药学服务】

**1. 用药告知与监护** 使用时需根据证候轻重选择药量，与其他发散风热药同用时注意减量。饮食宜清淡，避免辛辣厚味。注意观察体温、目赤、皮疹、瘙痒、抽搐等症状变化，观察有无腹痛、过敏、房颤等不良反应。

**2. 药物警戒实践** 外感风寒、脾胃虚寒等证不宜。婴幼儿、老年人不宜大量、长期服用。孕妇慎用。本品与镇静药、麻醉药、β-受体阻断药、抗心律失常药同用时，不宜剂量过大。

# 桑 叶

【处方常用名与给付】桑叶、冬桑叶、霜桑叶、炙桑叶、炙冬桑叶。写桑叶、霜桑叶、冬桑叶、晚桑叶、老桑叶、青桑叶、黄桑叶、霜黄叶、嫩桑叶、新桑叶均付生桑叶；写蜜桑叶、炙桑叶均付蜜炙桑叶。

【临床性效特征】桑叶味甘、苦，性寒，入肺、肝经。①疏散风热，用于风温犯肺、发热、咳嗽，肺热咳嗽痰黄而黏。②清肺润燥，用于燥热伤肺、干咳少痰、咽痒、燥咳咯血。③平抑肝阳，清肝明目，用于肝阳上亢、风热上攻、肝火上炎所致的目赤、涩痛、多泪，亦可用治肝肾精血不足所致的目失所养、眼目昏花、视物不清。④凉血止血，用于血热妄行之出血。现代临床多用于感冒发热、咳嗽、结膜炎、视力减退、高血压、出血等。

【临床治疗实施】

**1. 用法用量** 煎服5~10g。内服煎汤或入丸、散。汤剂温热服或散剂有利于发散表邪。外用适量，用煎水洗或捣敷。

**2. 炮制品与临床** 临床用生品或蜜炙品。生桑叶偏于发散表邪，清热，一般用于风热表证。蜜制能增强润肺止咳作用，多用于肺燥咳嗽。

**3. 方药经验**

（1）桑麻丸中桑叶与黑芝麻相使配伍，可增强滋补精血、养肝明目之功，用于肝肾精血不足之两目干涩、视物昏花。

（2）桑菊饮中桑叶与菊花相须配伍，可增强疏散风热、平肝明目之功，用于风热表证或温病卫分证之肝阳眩晕、肝经风热或肝火上炎之目赤肿痛、头痛及肝阴不足之视物昏花。

（3）桑杏汤中桑叶与杏仁相使配伍，可增强疏散风热、清肺润燥、止咳平喘之功，用于肺热或燥热伤肺之咳嗽痰少、痰黄，或干咳少痰。

（4）桑叶与石决明两药相使配伍，可增强平肝潜阳、清肝明目之功，用于肝热之目赤肿痛、肝阳上亢之头痛眩晕、肝肾阳虚之视物昏花。

**4. 中成药应用**

（1）桑菊感冒片：功效疏风清热，宣肺止咳。主治风热感冒初起、头痛、咳嗽、口干咽痛。

（2）风热咳嗽胶囊：功效疏风散热，化痰止咳。主治风热犯肺所致的咳嗽、鼻流浊涕、发热头昏、咽干舌燥。

【临床药学服务】

**1. 用药告知与监护** 根据证候选择炮制品与药量。与其他发散风热药同用时注意减量。饮食宜清淡，忌食辛辣厚味之品。用于风热感冒往往需采取促进排汗的辅助手段，如喝热粥、厚衣被等。注意观察体温、头痛眩晕、咳嗽等变化。

**2. 药物警戒实践** 外感风寒、脾胃虚寒等证者不宜用。低血糖患者不宜长期使用。

严重低血压患者慎用。孕妇慎长期用。不宜与氢氧化铝制剂、钙制剂、亚铁制剂同用。

## 菊　花

【处方常用名与给付】菊花、黄菊、白菊、亳菊、滁菊、杭菊、贡菊、怀菊、甘菊。写菊花、白菊、甘菊、淮菊、亳菊、滁菊、杭白菊、祁菊、川菊、徽菊、贡菊、均付生白菊花；写黄菊花、杭菊花、杭黄菊均付生黄菊花。

【临床性效特征】菊花味辛、甘、苦，性凉，入肺、肝经。①疏散风热，用治风热表证或温病卫分证，或温邪犯肺之咳嗽、发热、头痛等。②平肝明目，可治肝经风热、肝火上攻所致目赤肿痛、肝阳上亢之头痛眩晕，或肝经热盛、热极动风之症。③清热解毒，用于疮痈肿毒。现代临床多用于感冒发热、咳嗽、结膜炎、视力减退、高血压、荨麻疹、扁平疣、三叉神经痛等证属风热或肝阳上亢者。

【临床治疗实施】

**1. 用法用量**　煎服5~10g。内服煎汤或泡茶，或入丸、散。汤剂、散剂有利于发散表邪。常规煎煮。发表宜煎汤趁温热服。外用适量，煎汤外洗。亦可外用布包作枕。

**2. 炮制品与临床**　本品一般生用，且不同品种功效略有差异。

**3. 方药经验**

（1）菊花与木贼草相须配伍，用于风热、肝热所致的目赤肿痛、翳膜遮睛。菊花可清热解毒，疏解肝郁。木贼又称木贼草、节节草，味苦，性平，功专疏散风热，明目退翳，主要用于风热上攻、目赤肿痛、多泪、目生翳障等，又能止血，治多种出血证。煎服3~9g，或入丸、散。外用适量研末用。肝阳上亢之目赤肿痛者慎用、血虚久翳者不宜、气虚者慎用。

（2）菊花又分为黄菊花与白菊花，二者皆来源于菊科植物，性味、功效及用法相近。白菊花以清热、明目、平肝多用；黄菊花长于疏散风热。

**4. 中成药应用**

（1）桑菊银翘散：功效疏风解表，清热解毒，宣肺止咳。主治风热感冒，症见发热恶风、头痛、咳嗽、咽喉肿痛。

（2）芎菊上清丸：功效清热解表，散风止痛。主治外感风邪引起的恶风身热、偏正头痛、鼻流清涕、牙疼喉痛。

（3）降压平片：功效清热平肝潜阳。主治肝火上扰所致的头晕、目眩、耳鸣、口苦咽干；高血压见上述证候者。

（4）明目上清丸：功效清热散风，明目止痛。主治外感风热所致的暴发火眼、红肿作痛、头晕目眩、眼边刺痒、大便燥结、小便赤黄。

【临床药学服务】

**1. 用药告知与监护**　根据证候轻重选择药量。饮食宜清淡，不宜食辛热、油腻之品。不宜长期久服。注意观察体温、头痛、眩晕、热毒疮肿等症状及体征变化。观察有无过敏性反应。

**2. 药物警戒实践**　外感风寒、脾胃虚寒等证者不宜；气虚头痛、眩晕者不宜。孕妇不宜大量长期使用。与镇静药、麻醉药、降压药同用时，剂量不宜过大。

## 柴　胡

【处方常用名与给付】柴胡、北柴胡、南柴胡、醋柴胡、炙柴胡。写柴胡、柴胡片、北柴胡、硬柴胡、南柴胡、软柴胡、川柴胡、细柴胡、红柴胡、黑柴胡、春柴胡、秋柴胡均付生柴胡；写炒柴胡付麦麸炒柴胡；写酒柴胡付酒柴胡；写醋柴胡付醋柴胡；写酒醋柴胡付酒醋柴胡；写鳖血柴胡付鳖血柴胡。

【临床性效特征】柴胡味辛、苦，性微寒，入肝、胆、脾经。①和解少阳、退热，用于外感表证发热、少阳证之寒热往来、疟疾发热等，有良好的退热作用，为解表退热、和解少阳证之要药。②疏肝解郁，条达肝气，用治肝气郁滞诸症。③升举脾胃清阳，用治中气不足、气虚下陷所致的脘腹重坠作胀、食少倦怠、久泻脱肛、胃下垂、子宫下垂、肾下垂等。现代临床多用于发热、内脏下垂、病毒性肝炎、酒精性脂肪肝、急性和慢性胆囊炎、胰腺炎、慢性疲劳综合征、扁平疣、角膜炎、流行性腮腺炎等多种病证。

【临床治疗实施】

**1. 用法用量**　煎服3～10g。解表退热时用量稍重；疏肝、解郁、升阳时用量均稍轻。常规煎煮。内服煎汤或入丸、散。汤剂、散剂有利于发散表邪，疏肝解郁。用于外感发热，宜温热服。外用适量。

**2. 炮制品与临床**　临床用生品或醋制、酒制品，也有鳖血拌炒者。生用长于解表退热；醋炙长于疏肝解郁，用于肝郁气滞之胁肋胀痛；生用或酒炙偏于升举清阳；鳖血拌炒者填阴滋血，抑制浮阳，用于退虚热、除骨蒸潮热。

**3. 方药经验**

（1）小柴胡汤中柴胡与黄芩相使配伍，可增强和解退热、清解少阳之功，用于少阳证之寒热往来及疟疾寒热往来之证。

（2）柴胡疏肝散中柴胡与白芍、香附配伍，升散柔敛相合，可增强疏肝理气之功，用于肝郁气滞胁痛、脘腹作痛、情志失常、月经不调等。

（3）补中益气汤中柴胡与黄芪两药相使配伍，标本兼顾，可增强补气升阳之功，用于中气下陷、疲倦乏力、食少便溏、久泻脱肛、胃下垂、子宫下垂等。

**4. 中成药应用**

（1）柴胡口服液（滴丸）：功效解表退热。主治外感发热，症见身热面赤、头痛身楚、口干而渴。

（2）小柴胡颗粒（片）：功效解表散热，疏肝和胃。主治外感病邪犯少阳证，症见寒热往来、胸胁苦闷、食欲不振、心烦喜呕、口苦咽干。

（3）柴胡舒肝丸：功效疏肝理气，消胀止痛。主治肝气不疏、胸胁痞闷、食滞不消、呕吐酸水。

(4) 补中益气丸（口服液、合剂）：功效补中益气，升阳举陷。主治脾胃虚弱、中气下陷所致的泄泻、脱肛、阴挺，症见体倦乏力、食少腹胀、便溏久泻、肛门下坠或脱肛、子宫脱垂。

(5) 正柴胡饮颗粒：功效发散风寒，解热止痛。主治外感风寒初起，症见发热恶寒、无汗、头痛、鼻塞、喷嚏、咽痒咳嗽、四肢酸痛；流感初起、轻度上呼吸道感染见上述证候者。

【临床药学服务】

**1. 用药告知与监护** 根据证候选择制品、药量及疗程，中病即止。与其他发散风热药同用时注意减量。注意观察体温、情绪、呼吸等症状变化。

**2. 药物警戒实践** 阴虚阳亢、肝风内动、阴虚火旺及气机上逆者慎用或忌用。风寒感冒发热者不宜单味使用。婴幼儿、老年人不宜长期或大剂量使用。不宜与氢氧化铝制剂、钙制剂、亚铁制剂、维生素C同用。

## 升　麻

【处方常用名与给付】升麻、蜜升麻、炙升麻、周升麻、绿升麻。写升麻、关升麻、北升麻、兴安升麻、川升麻、花升麻、西升麻均付生升麻；写蜜升麻、炙升麻均付蜜炙升麻。

【临床性效特征】升麻味辛、甘，性微寒，入肺、脾、胃、大肠经。①发表退热，透疹，用于风热表证、温病卫分证之发热、头痛及麻疹透发不畅。②清热解毒，可治多种热毒病证，胃火炽盛所致的牙龈肿痛、口舌生疮、咽肿喉痛等尤为多用。③升脾胃清阳之气，常用治中气不足、气虚下陷所致的脘腹重坠痛胀、内脏脱垂。现代多用于感冒发热、内脏下垂、牙痛、扁桃体炎、疮疡及产后尿潴留、鼻窦炎等多种病证。

【临床治疗实施】

**1. 用法用量** 煎服3~10g。内服煎汤或入丸、散。汤剂、散剂有利于发散表邪。常规煎煮。用于外感发热，宜煎汤趁温热服。

**2. 炮制品与临床** 临床用生品或蜜炙品。生品升散，偏于发表透疹，清热解毒；蜜炙炒制长于升阳举陷，作用和缓而持久。

**3. 方药经验**

(1) 补中益气汤中升麻与柴胡相须配伍，可增强解表退热、升举阳气之功，用于感冒发热、中气下陷、内脏下垂。

(2) 升麻与黄连相使配伍，可增强清解阳明、热毒散结之功，用于胃火炽盛所致的口舌生疮、牙龈肿痛、齿痛、咽喉肿痛，又可治疗痄腮肿痛。

(3) 升麻与生石膏两药相使配伍，可增强清热泻火、清解阳明热毒之功，用于胃火炽盛所致的口舌生疮、牙龈肿痛、齿痛，亦用于阳明热毒所致之斑疹。

**4. 中成药应用**

（1）新雪颗粒：功效清热解毒。主治外感热病、热毒壅盛证，症见高热、烦躁；扁桃体炎、上呼吸道感染、气管炎、感冒见上述证候者。

（2）补气升提片：功效补中益气，升阳举陷。主治脾气不足、中气下陷所致的神疲乏力、心悸气短、小腹坠胀、纳少便溏；胃下垂、脱肛、子宫脱垂见上述证候者。

（3）射干利咽口服液：功效降火解毒，利咽止痛。主治肺胃热盛所致的喉痹，症见咽红肿痛、咽干灼痛、吞咽加剧；小儿急性咽炎见上述证候者。

【临床药学服务】

**1. 用药告知与监护** 根据证候轻重选择药量，与其他发散风热药同用时注意减量。用药中顾护脾胃，宜食用熟软易消化食物。注意观察体温、斑疹、呼吸等症状与体征变化；注意有无呕吐、腹泻、头痛、肢体震颤等不良反应。

**2. 药物警戒实践** 麻疹已透、阴虚火旺及阴虚阳亢者均当忌用。

## 葛 根

【处方常用名与给付】葛根、粉葛、干葛、煨葛根。写葛根、白葛根、干葛根、甘葛根、生葛根、粉葛根、柴葛根、甘葛、粉葛、柴葛均付生葛根；写煨葛根付煨葛根；写葛根汁付鲜葛根捣汁；写葛根粉付葛粉；写葛花、葛根花均付葛花。

【临床性效特征】葛根味甘、辛，性凉，归脾、胃经。①解表解肌退热，外感表证发热、项背强痛，无论风寒与风热均可选用。②透发麻疹，可用治麻疹透发不畅。③升阳生津，止泻，鼓舞脾胃，用治热病津伤、消渴之口渴；脾虚泄泻及湿热泻痢。现代临床多用于感冒发热、颈椎病、肩周炎、肠炎、痢疾、消化不良、糖尿病、头痛、急性风湿热、中暑、抽动-秽语综合征、变态反应性疾病、鼻窦炎、高血压等。

【临床治疗实施】

**1. 用法用量** 煎服10~15g。内服煎汤或入丸、散。汤剂、散剂有利于发散表邪。常规煎煮。用于外感发热宜煎汤趁温热服。

**2. 炮制品与临床** 临床用生品与煨制品。生葛根长于发表解肌，升阳透疹，解热生津，适用于外感发热头痛、项背强痛，麻疹初期发热畏寒、疹出不畅，以及热病口渴或消渴证等。煨葛根善于升发清阳，鼓舞脾胃阳气而止泻，适用于脾虚泄泻和湿热泻痢。

**3. 方药经验**

（1）柴葛解肌汤中葛根与柴胡两药相须配伍，可增强发散风热、解肌退热之功，用于外感发热、寒热往来、项背疼痛、肢体肌肉痉挛。

（2）桂枝加葛根汤中葛根与桂枝两药相使配伍，可增强解肌退热之功，用于风寒感冒之恶风、汗出，兼有项背强痛者。

（3）葛根芩连汤中葛根与黄连、黄芩配伍，可增强解表清里、解肌退热、清胃肠湿热、止泻痢之功，用于湿热泻痢、泄泻伴发热者。

（4）葛根与柴胡、升麻三药均味辛，性寒凉，为解表升阳之品，主治外表发热之证，临床常合用，增强解肌透疹，用于麻疹初起、发热、疹出不畅，或气虚下陷、内脏脱垂诸症。葛根善发表解肌退热，主治外感表证、项背强痛，又能生津止渴，治热病伤津及内热消渴；柴胡主散少阳半表半里之邪，善疏散退热，主治少阳之寒热往来及感冒高热，又善疏肝解郁，治肝郁气滞、月经不调、胸胁胀痛；升麻主升散而解表，主治风热头痛，又善清热解毒，治咽喉肿痛、口舌生疮、丹毒、温毒发斑及热毒疮肿。

（5）葛根与葛花基源相同。葛花为未开放花蕾，味甘，性平，入胃经，功能解酒醒脾，用于饮酒过度、头痛、发热、烦渴、呕吐酸水、胸膈饱胀等。解热作用比葛根弱。煎服 3~10g，入煎剂或入丸、散。

**4. 中成药应用**

（1）表虚感冒颗粒：功效散风解肌，和营退热。主治感冒风寒表虚证，症见发热恶风、有汗、头痛项强、咳嗽痰白、鼻鸣咽干、苔薄白、脉浮缓。

（2）葛根芩连片：功效解肌清热，止泻止痢。主治湿热蕴结所致泄泻、痢疾，症见身热烦渴、下痢臭秽、腹痛不适。

（3）玉泉丸：功效清热养阴，生津止渴。主治阴虚内热所致消渴，症见多饮、多食、多尿；2 型糖尿病见上述证候者。

（4）愈风宁心片：功效解痉止痛，可增强脑及冠脉血流量。主治高血压头晕、头痛、颈项疼痛、冠心病心绞痛、神经性头痛、早期突发性耳聋等。

【临床药学服务】

**1. 用药告知与监护**　根据证候选择制品及药量，与其他发散风热药同用时注意减量。用药中顾护脾胃，食熟软易消化食物，忌食辛辣、刺激性食物。注意观察体温、项强、口渴、食欲、大便等症状与体征变化；观察有无腹泻、心律失常、过敏反应等。

**2. 药物警戒实践**　表虚多汗、脾胃虚寒等证者不宜；风寒感冒发热、项强不宜单用；低血压者慎用。与降压药、降糖药、脑血管扩张药同用时宜减量；不宜与肾上腺素和异丙肾上腺素同用，避免与头孢菌素类抗生素、复方氨基比林、阿司匹林等同用。

第六章

# 清热药

清热药是以清解里热、治疗里热证为主要作用的药物。所治里热证包括气分实热证、营血分实热证、气血两燔证、脏腑火热证、湿热证、热毒证和虚热证等。清热药的使用方法属于《黄帝内经》中“热者寒之”治则，八法中“清法”范畴。

本类药物药性寒凉，入肺、胃、心、肝诸经，大多沉降入里，走气分、营分、血分，通过清热泻火、燥湿、凉血、解毒及清虚热等不同作用，使里热得以清解。主要用治温热病之高热烦渴、湿热泻痢、温毒发斑、痈肿疮毒及阴虚发热等里热证。清热药根据功效、主治不同，可分为五类。

**1. 清热泻火药** 多甘寒或苦寒，主入肺、胃经。清热力较强，功能清气分热，主要用于脏腑实热、肺胃气分实热证和脏腑火热证，症见高热、口渴、汗出、烦躁，甚或神昏谵语、舌红苔黄等。

**2. 清热燥湿药** 多味苦，性寒，主入脾、胃、大肠、肝、胆、膀胱经。功能清热燥湿，主治湿热泻痢、黄疸等。主要用于湿热证及火热证，如湿温或暑温夹湿，湿热壅结，症见身热不扬、胸脘痞闷、小便短赤、舌苔黄腻；湿热蕴结脾胃，升降失常，症见脘腹胀满、呕吐、泻痢；湿热壅滞大肠，传导失职，症见泄泻、痢疾、痔疮肿痛；湿热蕴蒸肝胆，症见黄疸、尿赤、胁肋胀痛、耳肿流脓；湿热下注，症见带下色黄，或热淋灼痛；湿热流注关节，症见关节红肿热痛；湿热浸淫肌肤，症见湿疹、湿疮。

**3. 清热解毒药** 多苦寒或甘寒，主入心经。解毒力较强，功能清解热毒，泻火毒，主要用于疔疮肿毒、丹毒、咽喉肿痛、痄腮、虫蛇咬伤、癌肿、水火烫伤及温热病的各个阶段。因各药归经的差异，功效各有侧重，分别适用于肺痈、肠痈、乳痈等病证。

**4. 清热凉血药** 多苦甘或咸寒，入营分、血分，主入心、肝经。功能清营凉血，主治温热病热入营分，热灼营阴，心神被扰，症见舌绛、身热夜甚、心烦不寐、脉细数，甚则神昏谵语、斑疹隐隐；热陷心包，症见神昏谵语、舌謇肢厥、舌质红绛；热盛迫血妄行，症见舌色深绛、吐血衄血、尿血便血、斑疹紫暗、躁扰不安，甚或昏狂等。亦可用于其他疾病引起的血热出血证。

**5. 清虚热药** 多苦寒或甘寒，多入肝、肾经。功能清虚热，退骨蒸，主要用于热邪伤阴之阴虚发热，肝肾阴虚、虚火内扰所致的骨蒸潮热、午后发热、手足心热、虚烦不寐、盗汗遗精、舌红少苔、脉细而数及温热病后期邪热未尽、伤阴劫液而致夜热早凉、热退无汗、舌质红绛、脉象细数等虚热证。

本类药物性多寒凉，过量或久服易伤脾胃，脾胃气虚、食少便溏者慎用；苦寒药物易化燥伤阴，热证阴伤或阴虚患者慎用；清热药禁用于阴盛格阳或真寒假热之证。兼有养阴作用的药物性偏滋腻，湿滞便溏、纳差者慎用；兼有活血作用的药物，月经期者及孕妇慎用。治疗时应中病即止，避免过用本类药物导致寒凉伤阳、苦寒败胃、苦燥伤阴、甘寒助湿等。

## 第一节　清热泻火药

### 石　膏

【处方常用名与给付】石膏、生石膏、煅石膏、熟石膏。写石膏、生石膏均付生石膏；写煅石膏、熟石膏、煨石膏均付煅石膏。

【临床性效特征】石膏味辛、甘，性大寒，辛散甘润、寒泄而不燥，入肺、胃经。①清热泻火力强，最宜于温热病邪入气分，症见壮热、烦渴、汗出、脉洪大等实热证及暑热烦渴；亦可治温邪渐入血分、气血两燔而发斑疹。②除烦止渴，用于热伤津液、心烦口渴。③清泄肺胃热邪，用于邪热壅肺所致的气急喘促、咳嗽痰稠及胃火上炎引起的头痛、牙龈肿痛等。④煅制外用可收湿敛疮，生肌止血，用治湿疹湿疮、水火烫伤。现代多用于感染性疾病辨证属气分热盛者。

【临床治疗实施】

**1. 用法用量**　煎服15~60g。外用适量。内服用生品，入汤剂或入丸、散。入汤剂宜打碎先煎。用于退热随时服。煅石膏研细末，仅供外用治皮肤湿疹疮疡。

**2. 炮制品与临床**　生品长于清热泻火，除烦止渴，用于外感热病之高热烦渴、肺热咳喘、胃火上炎所致的头痛、牙龈肿痛等实热证。煅制后寒凉之性减，外用长于收湿敛疮，消肿止血，可用于疮疡溃烂、久不收口及湿疹瘙痒、水火烫伤等。

**3. 方药经验**

（1）白虎汤、玉女煎中石膏与知母两药相须配伍，可增强清泄肺胃气分火热，兼具滋阴养胃润燥之功，用于热病阳明气分热盛证的高热汗出、吐衄发斑、舌红苔黄及消渴病。

（2）泻黄散中石膏与栀子相须配伍，可增强清热泻火、除烦之功，用于三焦火热，尤以脾胃伏火所致的口疮口臭、烦渴易饥、小儿脾热弄舌及温热病见壮热面赤、烦渴引饮、汗出恶热等。

（3）清胃汤中石膏与黄连相须配伍，可增强清解肺胃气分实热、清心除烦之功。用于心火炽盛之烦热神昏、口渴喜饮，或心烦不寐及胃火炽盛之头痛、口舌生疮、牙龈肿痛等。

（4）竹叶石膏汤中石膏与竹叶配伍，可增强清热泻火、除烦止渴之功，用于心胃有热之烦热口渴及胃火上炎之口舌生疮、口苦、小便黄赤等。

（5）麻杏石甘汤中石膏与麻黄相使配伍，共入肺经，可增强清泄肺热、宣肺平喘、清热利水之功，用于表邪入里化热、壅遏于肺所致的身热不解、咳喘气逆及风水水肿。

（6）芎芷石膏汤中石膏与白芷相使配伍，共入阳明胃经，一寒一温，可增强泻胃火、散郁热之功，用于阳明头痛、牙痛、面痛。

（7）石膏与寒水石两药相须配伍，具有清热泻火、除烦止渴之功，可用于热病邪在气分壮热烦渴、脉洪大者。两者同为硫酸盐类矿物的清热泻火药，性皆大寒，脾胃虚寒者忌服。寒水石煎服10~15g，外用适量。

**4. 中成药应用**

（1）金莲清热颗粒：功效清热解毒，生津利咽，止咳祛痰。主治感冒热毒壅盛证，症见高热、口渴、咽干、咽痛、咳嗽、痰稠；流行性感冒、上呼吸道感染见上述证候者。

（2）克咳胶囊：功效清热祛痰，止咳平喘。主治痰热壅肺所致的咳嗽、喘急气促。

（3）清热解毒口服液：功效清热解毒。主治热毒壅盛所致的发热面赤、烦躁口渴、咽喉肿痛；流感、上呼吸道感染见上述证候者。

（4）清肺消炎丸：功效清肺化痰，止咳平喘。主治痰热阻肺之咳嗽气喘、胸胁胀痛、吐痰黄稠；上呼吸道感染、急性支气管炎、慢性支气管炎急性发作及肺部感染见上述证候者。

（5）创灼膏：功效清热解毒，消肿止痛，祛腐生肌。主治烧伤，冻疮，褥疮，外伤、手术后创口感染，慢性湿疹及常见疮疖。

（6）石膏散：功效清热祛火，消肿止痛。主治胃火上炎引起的牙齿疼痛、口舌糜烂、牙龈出血。

【临床药学服务】

**1. 用药告知与监护** 应根据证候轻重选择药量，与其他寒凉药物同用时注意减量。用量过大可能会出现疲倦乏力、精神不振、食欲减退等情况，用药中注意顾护脾胃，宜食熟软易消化食物，忌食生冷油腻之品。注意监测体温、食欲、二便等症状与体征的变化。

**2. 药物警戒实践** 脾胃虚寒及血虚、阴虚内热者忌用。石膏恶巴豆、恶莽草、恶罗布麻、畏铁；不宜与强心苷类药物、四环素类抗生素、喹诺酮类抗生素、异烟肼、强的松同用。

## 知　母

【处方常用名与给付】知母、肥知母、盐知母、毛知母、光知母。写知母、毛知母、知母肉、光知母、知母片、生知母、肥知母、软知母均付生知母；写炒知母付麦麸炒知母；写蜜知母、炙知母均付蜜炙知母；写酒知母付酒炙知母；写盐知母付盐炙知母。

【临床性效特征】知母味苦、甘，性寒。入肺、胃、肾经。①清热泻火，善清肺胃气分实热，适用于温热病邪热亢盛之壮热、烦渴、脉洪大等肺胃实热证。②滋阴润肺，用于肺热咳嗽、痰黄黏稠，或阴虚燥咳、干咳少痰；又能泻肾火，润肾燥，用于肾阴不足、阴虚火旺所致的骨蒸潮热、心烦、盗汗等。③除烦止渴，可滋阴润燥生津，用于内热伤津之口渴引饮、多食善饥的消渴病。④润肠通便，可用于肠燥便秘。现代多用于急、慢性支气管炎属肺阴亏虚、痰热阻肺者；慢性萎缩性胃炎属胃中蕴热伤及气阴者；2型糖尿病属胃热阴虚者。

【临床治疗实施】

**1. 用法用量** 煎服6~12g。内服入汤剂或入丸、散。常规煎煮。宜饭后服用。

**2. 炮制品与临床** 生品苦寒滑利，易致滑肠，功能清热泻火、生津润燥为主，用于肺火喘咳、胃热壅盛、阴虚燥结之证。盐制知母引药入肾，可增强滋阴降火、润燥的作用，用于相火妄动、肾阴不足诸证。麸炒知母缓其寒滑之性，适宜脾胃虚弱者，用于肺燥咳嗽、胃热消渴。蜜炙知母苦寒之性减，滋阴润燥作用增强。

**3. 方药经验**

（1）清瘟败毒饮中知母与黄连、黄芩配伍，可增强清热泻火之功，无论虚实，用于肺胃火热亢盛之咳嗽痰多、口臭牙痛等及内热津伤之消渴证。

（2）知柏地黄丸中知母与黄柏相须配伍，可增强清相火、滋阴润燥退热、泻火解毒除湿之功。用于阴虚火旺之骨蒸潮热、盗汗，相火妄动之梦遗滑精、男子“阳强”、女子性欲亢进诸症；又善治下焦湿热所致的小便短赤、大便泻而不爽、妇女带下黄浊诸症。

（3）酸枣仁汤中知母与酸枣仁配伍，可增强养心阴、益肝血、安神除烦之功，用于阴虚有热、虚烦不寐、心悸健忘等症。

**4. 中成药应用**

（1）二母安嗽丸：功效清肺化痰，止嗽定喘。主治虚劳久咳、咳嗽痰喘、骨蒸潮热、音哑声重、口燥舌干、痰涎壅盛。

（2）养阴清胃颗粒：功效养阴清胃，健脾和中。主治郁热蕴胃、伤及气阴所致胃痛，症见胃脘痞满或疼痛、胃中灼热、恶心呕吐、泛酸呕苦、口臭不爽、便干；慢性萎缩性胃炎见上述证候者。

（3）知柏地黄丸：功效滋阴降火。主治阴虚火旺之潮热盗汗、口干咽痛、耳鸣遗精、小便短赤。

（4）降糖胶囊：功效清热生津，滋阴润燥。主治阴虚燥热所致消渴，症见多饮、多食、多尿、消瘦、体倦乏力。

【临床药学服务】

**1. 用药告知与监护** 知母为苦寒之品，与其他寒凉药物同用时注意减量。药不对证者易发生胃肠道反应，如食欲减退、恶心、呕吐等，大量久服可损伤胃气。用药中注意顾护脾胃，宜食熟软易消化食物，忌食生冷油腻之品。监测食欲、二便、血糖等。

**2. 药物警戒实践** 脾虚便溏者不宜用；低血糖患者、出血性疾病及有出血倾向者不宜长期大量服用；慢性胃肠炎、慢性肝炎、饮食减少及慢性腹泻者禁单味大量长期服用；孕妇慎用；不宜与维生素C、烟酸、谷氨酸、胃酶合剂、β-受体阻滞药等药物合用。

## 栀　子

【处方常用名与给付】栀子、山栀、山栀皮、山栀仁、炒山栀、黑山栀、栀子炭、焦山栀。写栀子、生栀子、黄栀子、山栀子均付生栀子；写炒山栀、炒栀子均付清炒栀子；写焦栀子、焦栀仁均付焦栀子；写姜山栀付姜汁炙山栀；写山栀炭、黑栀子、黑栀仁、黑栀均付山栀炭；写山栀皮、山栀壳、栀子皮均付山栀皮。

【临床性效特征】栀子味苦，性寒。入心、肺、三焦经。①清热泻火，清心除烦，善清泻三焦之火，用于温热病邪热客心、心烦郁闷、躁扰不宁等。②利湿退黄，清肝利胆，利小便，用于肝胆湿热郁结所致的黄疸、发热、小便短赤等，为治疗发黄证之主药。③凉血解毒，消肿，用于血热妄行的吐血、衄血、尿血等，还可治跌打损伤、血瘀肿痛及热毒疮疡、红肿热痛。现代多用于上呼吸道感染、急性化脓性扁桃体炎、急性咽炎、口腔炎等属热毒炽盛证者；急慢性肝炎、急慢性胆道感染、胆石症等属肝胆湿热证者。

栀子皮偏于达表而祛肌肤之热，栀子仁偏于走里而清内热，但现代临床往往将两者混同在一起使用。

【临床治疗实施】

**1. 用法用量**　煎服6~10g。内服用炮制品，入汤剂或丸、散。常规煎煮。宜饭后服用。外用适量，研末调敷。

**2. 炮制品与临床**　生品以泻火解毒、利胆退黄为主，可用于三焦炽热、湿热黄疸、热淋涩痛，但寒性强而易伤脾胃。炒栀子及焦栀子可缓苦寒之性，免伤脾阳，用于肝热目赤、虚烦不眠。栀子炭以凉血止血为主，用于咯血、衄血、血热崩漏。姜汁炙栀子可减轻苦寒之性，顾护中阳，减少败胃之副反应。

**3. 方药经验**

（1）黄连解毒汤中栀子与黄芩相须配伍，可增强清热解毒祛湿、清三焦、泄肺热之功，用于发热烦渴、咳嗽痰黄、湿热黄疸、热毒下痢、吐衄发斑等。

（2）凉膈散中栀子与连翘相使配伍，可增强清心除烦、凉血解毒之功，用于温热病热入心包之高热神昏，心经有热之口舌生疮、尿赤短涩，湿热黄疸而见发热者。

（3）滋水清肝饮、丹栀逍遥丸中栀子与牡丹皮相须配伍，气血同治，可增强清泄肝热之功，用于肝郁火旺之发热、头痛目赤，肝阳上亢之头晕头痛，也可用于肝经有热、肝郁不疏之月经不调等。

（4）栀子豉汤中栀子与淡豆豉配伍，可增强除烦之功，用于外感热病及邪热内郁胸中所致的心中懊侬、烦热不眠。

（5）栀子与天花粉两药相须配伍，可增强清热泻火、消肿解毒、生津止渴之功，用于热病口渴及消渴多饮；又能清肺润燥，主治肺热燥咳、痰热咳嗽带血、热病烦闷、热淋尿赤及痈肿疮毒等。

**4. 中成药应用**

（1）导赤丸：功效清热泻火，利尿通便。主治火热内盛所致的口舌生疮、咽喉疼痛、心胸烦热、小便短赤、大便秘结。

（2）黄疸肝炎丸：功效疏肝理气，利胆退黄。主治肝气不疏、湿热蕴结所致的黄疸，症见皮肤黄染、胸胁胀痛、小便短赤；急性肝炎、胆囊炎见上述证候者。

（3）妇科分清丸：功效清热利湿，活血止痛。主治湿热瘀阻下焦所致的热淋，症见尿频、尿急、尿少涩痛、尿赤混浊。

（4）清肺抑火丸：功效清肺止咳，化痰通便。主治痰热阻肺所致的咳嗽、痰黄稠黏、口干咽痛、大便干燥。

【临床药学服务】

**1. 用药告知与监护**　严格掌握剂量、依病情及个体差异定剂量。大量服用可能会出现头昏心悸、腹痛、恶心呕吐等不适。用药中注意顾护脾胃，宜食熟软易消化食物。监测血压、食欲、二便等。

**2. 药物警戒实践**　本品苦寒，脾虚便溏者不宜用；低血压、心功能不全患者不宜长期大量应用；婴幼儿、老年人不宜单味药大量、长期使用。孕妇慎用。不宜与镇静剂、麻醉药配伍应用；不宜与阿托品及β-受体阻滞药同用。

## 夏枯草

【处方常用名与给付】夏枯草。写夏枯草、夏枯全草、夏枯草花、夏枯球、夏枯、枯草均付夏枯草；写鲜夏枯草付鲜夏枯草；写夏枯草膏付夏枯草膏。

【临床性效特征】夏枯草味辛、苦，性寒，入肝、胆经。①泻肝火，降血压。常用于肝火上炎所致的目赤肿痛、头痛眩晕、目珠疼痛、高血压等。②散郁结，消肿止痛。治疗肝郁化火、痰火凝聚结于颈项而成的瘰疬、瘿瘤、乳癖，乳痈。③明目，治疗目珠疼痛、目赤翳障。现代临床多用于高血压属肝阳上亢或肝火上炎证。

【临床治疗实施】

**1. 用法用量**　煎服9～15g。内服入汤剂，或入丸、散或熬膏服。常规煎煮，或浓煎制膏服。外用适量，煎水洗或捣烂外敷。

**2. 炮制品与临床**　本品一般生用。夏枯草膏清热散结消肿。

**3. 方药经验**

（1）夏枯草汤中夏枯草与浙贝母相使配伍，可增强清热解毒、化痰散结之功，用于痰热郁结之瘰疬、瘿瘤、痰核。

（2）夏枯草与石决明相使配伍，可增强平肝潜阳、清肝泄热之功，用于肝阳上亢或肝火上炎证之目赤肿痛、头晕目眩、目胀珠痛等。

（3）夏枯草与菊花两药相须配伍，具有清肝明目之功，可用于风热感冒或温病初起之发热头痛，肝阳上亢之眩晕头痛，肝火上炎之目赤肿痛，肝肾亏虚之视物昏花、目珠夜痛及疔疮肿毒。

（4）夏枯草与白毛夏枯草两者同属唇形科植物，均味苦性寒，同具清热之功，可治火热及热毒病证。然白毛夏枯草味苦，性寒，入肺、肝、心经，既能清热解毒，又能祛痰止咳，凉血止血，主治热毒壅盛、痈肿疮疖、肺热咳嗽、痰黄黏稠、咽喉肿痛及血热咯血、衄血或外伤出血。两药用法用量相似。

**4. 中成药应用**

（1）清脑降压片：功效平肝潜阳。主治肝阳上亢所致的眩晕，症见头晕、头痛、项强、血压偏高。

（2）夏枯草膏：功效清火散结消肿。主治火热内蕴所致的头痛、眩晕、瘰疬、瘿瘤、乳痈肿痛；甲状腺肿大、淋巴结核、乳腺增生病见上述证候者。

（3）夏枯草颗粒：功效清火明目，散结消肿。主治头痛眩晕、瘰疬瘿瘤、乳痈肿痛、甲状腺肿大、淋巴结结核、乳腺增生症、高血压等。

【临床药学服务】

**1. 用药告知与监护**　本品药性苦寒，大剂量对胃有刺激作用，用药过程中不可自行增加疗程及用量，注意顾护脾胃，宜食熟软易消化食物。监护血钾、血压等指标。

**2. 药物警戒实践**　气虚、脾胃虚寒、慢性泄泻者慎用。低血压者不宜长期大量单用。缺铁性贫血患者不宜服用。孕妇慎用。不宜与含钾量高或保钾制剂如氯化钾缓释片、螺内酯、氨苯蝶啶等同用。

## 天花粉

【处方常用名与给付】天花粉、花粉、栝楼根、苦栝楼根。写天花粉、生花粉、花粉片、花粉、干花粉、瓜蒌根均付天花粉。

【临床性效特征】天花粉味甘、微苦，性微寒，归肺、胃经。①清热泻火，除烦止渴，用于热病伤津，口燥烦渴，阴虚内热，消渴多饮及肺热干咳少痰、痰中带血。②解毒消肿，用于疮疡初起，热毒炽盛者，脓未成能使之消散，脓已成可溃疮排脓。现代临床常用于糖尿病；天花粉蛋白可用于中期妊娠引产。

【临床治疗实施】

**1. 用法用量**　煎服 10~15g。常规煎煮。内服入汤剂，或入丸、散。外用适量。碾粉撒或调敷。

**2. 炮制品与临床**　本品一般生用。

**3. 方药经验**

（1）天花散中天花粉与葛根相须配伍，可增强清肺胃之热、养阴生津之功，用于热病伤津之心烦口渴及消渴证。

（2）天花粉与知母两药相须配伍，可增强清热、生津止渴之功，用于热病烦渴、肺热燥咳及阴虚消渴、肺痿干咳等。

**4. 中成药应用**

（1）糖尿灵片：功效滋阴清热，生津止渴。主治阴虚燥热所致消渴病，症见口渴多饮、多食、多尿、消瘦、五心烦热；2 型糖尿病见上述证候者。

（2）西园喉药散：功效清热疏风，化痰散结，消肿止痛。主治喉痹及乳蛾之发热、咽喉肿痛、吞咽不利、咽干灼热；急性咽炎、急性充血性扁桃体炎见上述证候者。

【临床药学服务】

**1. 用药告知与监护** 根据病情及个体差异严格掌握剂量。本品苦寒，易伤脾胃，用药中顾护脾胃，宜食熟软易消化食物。监测食欲、二便、精神状态等。

**2. 药物警戒实践** 脾胃虚寒、大便滑泄者忌服；痰饮色白清稀者、汗下之后亡液作渴者、阴虚作渴者忌服。孕妇慎用。反生、制川乌，生、制草乌，生、制附子，天雄等乌头类药物。

## 芦 根

【处方常用名与给付】芦根、鲜芦根、干芦根、苇根、苇茎。写芦根、生芦根、芦根片、苇茎、芦苇根、苇根均付干芦根；写鲜芦根、活芦根均付鲜芦根。

【临床性效特征】芦根味甘，性寒，善清透，入肺、胃经。①清热泻火，泻肺胃气分实热，生津除烦止渴，常用于热病伤津之烦热口渴或舌燥少津之证。②清肺排脓，降逆止呕，用于肺热咳嗽、咳痰黄稠、外感风热、身热咳嗽、肺痈吐脓及胃热呕逆。③利尿、透疹，治小便短赤、热淋涩痛及麻疹透发不畅。现代临床多用于肺炎、急性支气管炎及尿道炎等属肺胃热者。

【临床治疗实施】

**1. 用法用量** 煎服 15~30g，鲜品酌情加量。内服入汤剂或鲜品捣汁用。外用适量，煎汤熏洗。

**2. 炮制品与临床** 本品一般生用。鲜品清热生津力强。

**3. 方药经验** 芦根与白茅根相须配伍，可增强清热生津之功，用于热病之津伤口渴、肺热阴亏之喘咳咽干、胃热津伤之气逆呕哕、下焦伏热之热淋尿血，也可用于麻疹初起宜表散者。

**4. 中成药应用**

（1）清暑解毒颗粒：功效清暑解毒，生津止渴。主治暑热或高温作业中暑，症见烦热口渴、头晕乏力。

（2）小儿感冒宁糖浆：功效疏散风热，清热止咳。主治小儿外感风热所致的感冒，症见发热、汗出不爽、鼻塞流涕、咳嗽咽痛。

（3）抗病毒口服液：功效清热祛湿，凉血解毒。主治风热感冒，温病发热及上呼吸道感染、流感、腮腺炎等病毒感染疾患。

（4）桑菊感冒丸（片、合剂）：功效疏风清热，宣肺止咳。主治风热感冒初起、头痛、咳嗽、口干、咽痛。

【临床药学服务】

**1. 用药告知与监护** 根据病证轻重确定剂量与疗程。长期大量使用时可出现乏力、纳差、便溏等，服用时应顾护脾胃，宜食熟软易消化食物。监测食欲、二便、精神状态等。

**2. 药物警戒实践** 脾胃虚寒者忌服。肌无力患者、心功能不全患者及甲亢患者不宜长期大量单用。婴幼儿及老年人不宜单味药大量、长期使用。

## 竹 叶

【处方常用名与给付】竹叶、苦竹叶、竹叶卷心。写竹叶、鲜竹叶、竹叶卷心均付竹叶。

【临床性效特征】竹叶味甘、辛、淡，性寒，入心、胃、小肠经。①清心胃，除烦渴，尤以清上焦气分热邪见长，用于烦热口渴、口舌生疮。②利小便，为清利而性平之品，用于小便赤涩不通者。现代临床用于高血脂及心脑血管疾病证属心胃有热者。

【临床治疗实施】

**1. 用法用量** 煎服6~15g；鲜品酌情加量。内服入汤剂。常规煎煮。清热生津宜鲜用。

**2. 炮制品与临床** 本品一般生用。

**3. 方药经验**

（1）竹叶与灯心草两药相须配伍，可增强清泻心肺热之功，用于上焦有热移于小肠或热结膀胱之小便不利、心经有热之口舌生疮及热病心烦不寐等。

（2）竹叶与鸭跖草均具清热泻火，利尿之功，可治外感热病、热淋尿赤。然竹叶长于清心除烦，热病心烦、口疮尿赤多用；鸭跖草味甘淡，性寒，入肺、胃、膀胱经，善于清热泻火、清热解毒利咽、利水消肿、清热通淋，有较强的退热作用，适用于温病初起，邪在卫分，恶寒发热；或热入气分，高热烦渴。常用于痄腮、咽喉肿痛、疮疡肿毒、毒蛇咬伤、小便不利、水肿有热兼表证及膀胱湿热、小便淋沥涩痛。煎服15~30g，外用适量。

**4. 中成药应用** 暑热感冒颗粒：功效祛暑解表，清热生津。主治外感暑热所致感冒，症见发热重、恶寒轻、汗出热不退、心烦口渴、尿赤、苔黄、脉数。

【临床药学服务】

**1. 用药告知与监护** 本品药力较弱，应用时注意适当配伍。用药过程中顾护脾胃，宜食熟软易消化食物。监测食欲、二便等。

**2. 药物警戒实践** 本品药性苦寒，阴虚火旺、骨蒸潮热者忌用。无实火、湿热者慎服。体虚有寒者禁用。

## 淡竹叶

【处方常用名与给付】淡竹叶、竹叶麦冬。写淡竹叶、竹叶麦冬、淡竹均付淡竹叶。

【临床性效特征】淡竹叶味甘、淡，性寒，入心、胃、小肠经。①清热利水，淡渗利小便，用于温病身热、心烦、口舌生疮之症。②清心除烦，用治热病、烦热口渴、小便短赤、淋浊之证。现代临床多用于尿道炎、小便痛、中暑发热及咽喉肿痛。

【临床治疗实施】

**1. 用法用量**　煎服 6~10g。内服入汤剂。常规煎煮。

**2. 炮制品与临床**　本品一般生用。

**3. 方药经验**

（1）淡竹叶与木通相须配伍，能清热利尿，清上彻下，可增强清热泻火、利尿通淋之功，用于心火上炎之口舌生疮及心火下移小肠之热淋涩痛之症。

（2）淡竹叶与竹叶均源于禾本科，皆能清热，除烦，利尿，治心火上炎、下移小肠所致的口疮尿赤、热病心烦及热淋涩痛。然竹叶为多年生常绿竹状乔木或灌木植物淡竹的干燥叶，清心除烦力强，热病心烦多用；又兼辛味，清中有散，故能凉散上焦风热，用治风热表证或温病初起。淡竹叶为多年生草本植物淡竹叶的干燥茎叶，其通利小便力强，多用于口疮尿赤及热淋涩痛，并治水肿尿少及黄疸尿赤。

**4. 中成药应用**

（1）小儿七星茶口服液（颗粒）：功效开胃消滞，清热定惊。治疗小儿积滞化热、消化不良、不思饮食、烦躁易惊、夜寐不安、大便不畅、小便短赤。

（2）小儿退热合剂（口服液、颗粒）：功效疏风解表，解毒利咽。主治小儿外感风热所致的感冒，症见发热恶风、头痛目赤、咽喉肿痛；上呼吸道感染见上述证候者。

【临床药学服务】

**1. 用药告知与监护**　根据病情和证候轻重选择合适药量，不宜长期久服。用药过程中注意顾护脾胃，宜食熟软易消化食物。监测小便颜色与量、血糖等。

**2. 药物警戒实践**　无实火、无湿热、体虚有寒者慎用；糖尿病患者、孕妇及肾阳虚衰小便清长者慎用；小儿遗尿者不宜长期大量服用。

## 决明子

【处方常用名与给付】决明子、草决明。写决明子、草决明、草决子、决明、马蹄决明均付炒决明子；写生决明付生决明。

【临床性效特征】决明子味甘、苦、咸，性微寒，入肝、大肠经。①清热明目，能清泻肝火又兼益肝阴，为明目佳品，无论虚实目疾均宜。用于肝经实火之目赤肿痛，羞明多泪，风热上攻之目赤头痛，肝肾阴亏之目暗不明者。②润肠通便，用于内热肠燥或津亏肠燥之大便秘结。现代临床常用于高血脂、高血压的治疗。

【临床治疗实施】

**1. 用法用量** 煎服9~15g。内服入汤剂或泡服。常规煎煮。用于润肠通便可碾粉用；清肝明目、降脂可泡茶饮。外用适量，水煎熏洗。

**2. 炮制品与临床** 生决明子长于清肝热，润肠燥，常用于目赤肿痛、大便秘结。炒决明子苦寒之性减弱，有平肝养肝之功，常用于头痛、头晕、青盲内障等。

**3. 方药经验**

（1）决明子散中决明子与石决明两药相使配伍，可增强平肝清火、益肝潜阳之功，用于肝火上炎之目赤肿痛、羞明多泪、头胀头痛等，肝阴亏虚、肝阳上亢之头晕目眩、视物昏暗、目生翳障等。

（2）决明子与菊花两药相使配伍，可增强清肝明目、益肝肾阴血之功，用于肝火上炎之目赤肿痛、头痛眩晕及高血压，肝肾亏虚之目暗不明、眼睛干涩。

**4. 中成药应用**

（1）山菊降压片（山楂降压片）：功效平肝潜阳。主治阴虚阳亢所致的头痛眩晕、耳鸣健忘、腰膝酸软、五心烦热、心悸失眠；高血压见上述证候者。另有山菊降压颗粒和山菊降压胶囊，功效及主治相同。

（2）牛黄降压丸（胶囊）：功效清心化痰，平肝安神。主治心肝火旺、痰热壅盛所致的头晕目眩、头痛失眠、烦躁不安；高血压见上述证候者。

【临床药学服务】

**1. 用药告知与监护** 根据病证轻重选择剂量与疗程，不宜长期久服。大量服用可引起中毒反应，如呕吐、腹泻、发热等，据报道服用决明子期间可有恶心、腹胀及腹泻的不良反应，用药中注意顾护脾胃，宜食熟软易消化食物，忌食生冷、刺激性食物。监测二便、血压等。

**2. 药物警戒实践** 气虚便溏者不宜用；慢性肠炎、慢性腹泻者慎服；低血压者、胃溃疡患者不宜长期大量服用；据研究本品有兴奋子宫平滑肌作用，孕妇、先兆流产者慎服。恶大麻子；与降压药合用需注意剂量；不宜与碱性药物同用。

## 密蒙花

【处方常用名与给付】密蒙花。写密蒙花、密蒙、蒙花均付密蒙花。

【临床性效特征】密蒙花味甘，性微寒，归肝经。①清热泻火，能清肝火，用治肝火上炎所致的目赤肿痛、羞明多泪等。②养肝润燥，明目退翳，用于肝虚有热的目昏干涩或目生翳障。现代临床多用于胆囊炎、结膜炎、视神经病变等属肝经有热证者。

【临床治疗实施】

**1. 用法用量** 煎服3~9g。内服入汤剂或入丸、散。常规煎煮。宜饭后服。外用适量。

**2. 炮制品与临床** 本品一般生用。

**3. 方药经验**

（1）密蒙花散中密蒙花与菊花相须配伍，可增强清热泻火、养肝明目之功，用于肝火上炎之目赤肿痛及肝阴不足之目暗不明。

（2）密蒙花与谷精草相须，标本兼顾，可增强散头风热、明目退翳之功，用于肝血不足、风热上壅之目生翳障、视物不清、迎风流泪等症。

（3）密蒙花与楮实子、木贼三药配伍，可增强疏散风热、滋肾清肝、明目退翳之功，可用于外感风热引起的目赤翳障、羞明多泪及外障目赤、翳膜遮睛属肝肾亏虚者。

**4. 中成药应用** 拨云退翳丸：功效散风清热，退翳明目。主治风热上扰所致的目翳外障、视物不清、隐痛流泪。

【临床药学服务】

**1. 用药告知与监护** 用药中注意顾护脾胃，宜食熟软易消化食物。监测视力、眼分泌物、眼压等。

**2. 药物警戒实践** 密蒙花清肝热，血虚视物昏暗者不宜单用。如需长期使用，应在医生指导下用药。

## 青葙子

【处方常用名与给付】青葙子。写青葙子、野鸡冠花子均付青葙子；写炒青葙子付炒青葙子。

【临床性效特征】青葙子味苦，性微寒，归肝经。善清降，清泻肝火，明目退翳，用于肝火上炎引起的目赤肿痛、目生翳障、视物昏暗。现代临床常用于高血压、结膜炎等属肝火上炎者。

【临床治疗实施】

**1. 用法用量** 煎服9~15g。内服入汤剂。常规煎煮。宜饭后服。外用适量。碾粉调敷患处或捣汁灌鼻。

**2. 炮制品与临床** 生品清肝平肝作用强，常用于肝火目赤、高血压。炒后寒性缓和，用于目生翳膜、视物昏暗，亦可用于肝阳上亢之头痛头昏。

**3. 方药配伍**

（1）青葙子与决明子两药相须配伍，可增强清肝泻火明目之功，用于肝火上炎之目赤肿痛、眼生翳膜、视物昏花等症。

（2）青葙子与谷精草两药相须配伍，均入肝经，能清肝明目，治肝火或肝经风热所致的目赤肿痛、羞明多泪及目生翳障。谷精草又称谷精珠、谷珠、鼓槌草。味辛、甘，性凉，归肝、肺经。功能清热泻火明目，善于疏散头面风热而明目退翳。常用于风热上扰所致的目赤肿痛、羞明多泪、目生翳膜、风热头痛、牙痛及喉痹咽痛。煎服5~10g；外用适量。

**4. 中成药应用**

（1）障翳散：功效行滞祛瘀，退障消翳。主治老年性白内障及角膜翳属气滞血瘀证者。

（2）琥珀还睛丸：功效补益肝肾，清热明目。主治肝肾两亏、虚火上炎所致的内外翳障、瞳孔散大、视力减退、夜盲昏花、目涩羞明、迎风流泪。

【临床药学服务】

**1. 用药告知与监护**　严格掌握剂量，根据病情变化及个体差异确定剂量。长期使用需在医生指导下用药。用药中注意顾护脾胃，宜食熟软易消化食物。青葙子有扩散瞳孔作用，个别患者服后可出现视物模糊、眼压升高，用药期间监测视力变化。

**2. 药物警戒实践**　肝肾亏虚之青光眼患者及瞳孔散大者、眼压高者禁用。

## 第二节　清热燥湿药

### 黄　芩

【处方常用名与给付】黄芩、子芩、条芩、枯芩、酒黄芩、酒子芩、黄芩炭。写黄芩、片黄芩、老黄芩、枯黄芩、条黄芩、嫩黄芩、片芩、枯芩、子芩、条芩均付生黄芩；写炒黄芩付炒黄芩；写酒黄芩、酒炒黄芩、酒芩均付酒炒黄芩；写黄芩炭、焦黄芩均付黄芩炭。

【临床性效特征】黄芩味苦，性寒，归肺、胆、脾、大肠、小肠经。①清热燥湿，善泻肺与大肠之火，清肺、胆、脾、大肠、小肠诸经之湿热。用于湿温暑温、湿热郁阻所致的胸脘痞闷、恶心呕吐、身热不扬、舌苔黄腻及大肠湿热蕴结之泄泻痢疾、湿热黄疸。又能清肺热，善清肺火及上焦实热，常用于肺热壅遏、肺失清降之咳嗽痰稠。②泻火解毒，消肿止痛，用治火毒炽盛的疮痈肿毒、咽喉肿痛。③清热止血安胎，用于火毒炽盛、迫血妄行的出血证，如吐血、衄血、便血、崩漏等，以及热扰胞宫而致胎动不安者。现代多用于上呼吸道感染、急性支气管炎、肺炎等属肺热壅盛者；病毒性肝炎、急性胆道感染等属肝胆湿热者；毛囊炎、蜂窝织炎等属热毒壅盛者。

【临床治疗实施】

**1. 用法用量**　煎服 3～10g。内服入汤剂或入丸、散。常规煎煮。宜饭后服。外用适量。外用煎水洗或碾粉调敷患处。

**2. 炮制品与临床**　生品以清热泻火、解毒为主，用于热在气营、湿热黄疸及乳痈、发背等。酒制后主治上焦肺热和肌表之热。炒黄芩可缓其苦寒之性，以清热安胎为主。炒炭可凉血止血。

**3. 方药经验**

（1）葛根黄芩黄连汤中黄芩与黄连两药相须配伍，可增强清热解毒、泻火燥湿之功，用于肺热、心火、肠热，症见高热头痛、目赤肿痛、齿龈肿胀、口舌生疮及湿热泄泻或痢疾。

（2）黄芩汤中黄芩与白芍配伍，泄热而不伤胎、养正而不滞气，可增强清热止痢、坚阴止痛之功，用于太少二经合病下利及湿热痢疾。

（3）中满分消丸中黄芩与厚朴配伍，可增强燥湿、行气、导滞除胀之功，用于脾胃湿热之脘腹痞闷胀满、苔垢黄腻。

（4）芍药汤中黄芩与木香配伍，可增强泻湿热、理胃肠、除胀痛之功，用于湿热痢疾之里急后重之症。

（5）清肺汤中黄芩与桑白皮相须配伍，可增强清泻肺火、平喘、止咳之功，用于肺热壅盛之喘咳。

（6）黄芩与砂仁相使配伍，清热与理气并用，且两药均能安胎，用于胎热上冲、气机不调之胎动不安、妊娠恶阻。

（7）黄芩与黄连、黄柏三药配伍，上中下三焦并清，可增强清热燥湿、泻火解毒之功，用于湿热、火毒诸证，如湿热泻痢、湿热黄疸、热毒痈肿、目赤肿痛、血热吐衄及诸脏腑火热证。

（8）黄芩还分枯芩和子芩，枯芩为生长年久的宿根，中空而枯，质轻，善清上焦肺火，治肺热咳吐黄痰。子芩为生长年少的新根，体实而坚，质重沉降，善泄大肠湿热，治湿热泻痢、腹痛。用法用量同黄芩。

**4. 中成药应用**

（1）三黄片：功效清热解毒，泻火通便。主治三焦热盛所致的目赤肿痛、口鼻生疮、咽喉肿痛、牙龈肿痛、心烦口渴、尿黄、便秘，以及急性胃肠炎、痢疾。

（2）芩连片：功效清热解毒，消肿止痛。主治脏腑蕴热、头痛目赤、口鼻生疮、热痢腹痛、湿热带下、疮疖肿痛。

（3）茵胆平肝胶囊：功效清热利湿退黄。主治肝胆湿热所致的胁痛、口苦、尿黄、身目发黄；急慢性肝炎见上述证候者。

（4）香连化滞丸：功效清热利湿，行血化滞。主治大肠蕴结湿热所致的痢疾，症见大便脓血、里急后重、发热腹痛。

（5）清肺化痰丸：功效降气化痰，止咳平喘。主治痰热阻肺所致的咳嗽痰多、气急喘促。

（6）脏连丸：功效清肠止血。主治肠热便血、肛门灼热、痔疮肿痛。

（7）伤疖膏：功效清热解毒，消肿止痛。主治热毒蕴结肌肤所致的疮疡，症见红肿热痛未溃破，亦可治乳腺炎、静脉炎及其他皮肤创伤。

【临床药学服务】

**1. 用药告知与监护** 根据性效特点选择炮制品；根据病证轻重选择剂量及疗程。与其他寒凉药同用时注意减量。用药中注意顾护脾胃，宜食熟软易消化食物。监测食欲、二便、血压、血糖等。

**2. 药物警戒实践** 脾胃虚寒、少食、便溏者忌用。低血压患者、糖尿病患者不宜单味大量长期应用。妊娠属气虚胎元不固者不宜用。婴幼儿、老年人不宜大量、单味药长期使用。畏牡丹、藜芦。不宜与维生素C、洋地黄类强心苷、普萘洛尔同用。

## 黄　连

【处方常用名与给付】黄连、川连、雅连、云连、味连、鸡爪连。写黄连、川黄连、味黄连、鸡爪黄连、凤尾黄连、雅黄连、雅川连均付生黄连；写炒黄连付清炒黄连；写姜制黄连付姜汁炙黄连；写酒制黄连付酒炙黄连；写萸黄连付吴茱萸水炒黄连；写猪胆黄连付猪胆汁炒黄连；写土炒黄连付土炒黄连；写黄连炭付黄连炭；写马尾连、马尾黄连、尾连均付马尾连。

【临床性效特征】黄连味苦，性寒，归心、脾、胃、肝、胆、大肠经。①清热燥湿，善除脾、胃、大肠湿热，为湿热泻痢之要药。长于清中焦湿火郁结，常用于湿热中阻之脘腹痞满、恶心呕吐、湿热泻痢、腹痛、下痢脓血等。②泻火解毒，善清心经实火，可用治三焦热盛、高热烦躁、热邪炽盛、心烦不眠、吐血衄血。善清胃火，可用于胃火炽盛之呕吐、牙痛、消谷善饥；善疗疔毒，常用于痈肿疔毒、皮肤湿疮、耳道疖肿流脓。③小剂量可开胃。现代多用于细菌性痢疾、感染性腹泻等属大肠湿热者；慢性胃炎、消化性溃疡等属肝火犯胃者；急性化脓性中耳炎、细菌性结膜炎等属热毒壅盛者。

【临床治疗实施】

**1. 用法用量**　煎服2~5g。内服入汤剂或入丸、散。常规煎煮。宜饭后服。外用适量。外用碾粉调敷，或煎水洗，或熬膏涂患处，或浸汁用。

**2. 炮制品与临床**　生品苦寒之性强，以泻火解毒、清热燥湿为主。酒炙黄连缓其寒性，引药上行，善清头目之火，可用于目赤肿痛、心悸失眠等。姜炙黄连、炒黄连及土炒黄连缓其苦寒之性，以治胃热呕吐为主，可用于胃失和降、噎膈不食等。吴茱萸制黄连苦寒之性缓，使寒而不滞，以清气分湿热、散肝胆郁火为主，可用于湿热瘀滞肝胆、肝火犯胃、肝胃不和，症见胁肋胀痛、呕吐吞酸、烦闷不舒等症及积滞内阻肠胃等。黄连炭清热止血，用于胃肠热毒迫血妄引证。

**3. 方药经验**

（1）左金丸中黄连与吴茱萸相使相佐配伍，清温并施，可增强泻火燥湿、降逆止呕之功，用于肝火偏旺、肝胃不和之吞酸嗳腐、泻痢、胸胁作痛等症。

（2）半夏泻心汤中黄连与半夏两药配伍，寒热互用，辛开苦降，用于痰热互结、气机失畅之胸腹闷胀、心下痞满、呕吐呃逆，或湿热痰浊、郁结不解之胸腹满闷、咳嗽痰多黏稠等。

（3）泻心汤中黄连与大黄两药相使配伍，可增强清热燥湿、泻火解毒凉血之功，用于邪热内结之心下痞满，胃肠湿热、火毒壅滞之腹痛下痢、里急后重、大便不爽，实热火毒上炎之目赤肿痛、口舌生疮、牙龈肿痛，火热内盛、迫血妄行之发斑、吐衄、发狂等。

（4）黄连阿胶汤中黄连与阿胶两药配伍，寒温并用，补泻兼施，可增强清热滋阴、宁心安神之功，用于阴虚火旺、心肾不交之心神不宁、虚烦不眠、骨蒸潮热等。

（5）黄连解毒汤中黄连与黄柏相须配伍，可增强清热燥湿解毒、清肠止痢之功，用于下焦湿热疮毒，湿热痢疾，湿热下注之腿足湿肿热痛、湿疹等。

（6）黄连与干姜相畏相使配伍，寒温并施使寒不致凝、热不致炎，可增强泄热消痞、除寒积、止呃逆、理胃肠之功，用于寒热互结心下之胃脘痞满、嘈杂泛酸、不思饮食，上热下寒之食入即吐、腹痛肠鸣、下痢不止及泄泻、痢疾而见寒热夹杂之证者。

（7）黄连与马尾连二者均苦寒而清热燥湿，泻火解毒，均可治湿热泻痢、疮痈肿毒、目赤肿痛等症。黄连大苦大寒，为治湿热郁火之主药，善清中焦湿热，泻心胃实火，并善解热毒，除用于胃肠湿热、泻痢呕吐外，还可用治热病神昏、心烦不眠、胃热烦渴、消谷善饥等。马尾连味苦，性寒，归心、肺、肝、胆、大肠经。能清热燥湿，泻火解毒，为治疗湿热泻痢、黄疸、肺热咳嗽、痈肿疮毒、目赤肿痛的良药。煎服6~12g，全草15~30g。

（8）黄连与三颗针均味苦，性寒，功能清热燥湿，泻火解毒，用于湿热、火毒热盛。临床功用相似。三棵针又称三颗针、刺黄连，有毒，归肝、胃、大肠经，能清热燥湿，可用治肠胃湿热泻痢、湿热黄疸、湿疹等湿热证。泻火解毒之力亦佳，可用于痈肿疮毒、咽喉肿痛、火炎目赤等热毒证。外用适量煎水洗，或碾粉调敷患处。用药不当偶有恶心、呕吐、皮疹和药热，停药后可消失。脾胃虚寒者禁用、孕妇慎用。老年体衰及幼儿慎用。煎服9~15g，入汤或入丸散。外用适量。

**4. 中成药应用**

（1）溃得康颗粒：功效清热和胃，制酸止痛。主治胃脘痛热郁证，症见胃脘痛势急迫、有灼热感，反酸，嗳气，便秘，舌红苔黄，脉弦数；消化性溃疡见上述证候者。

（2）黄连胶囊：功效清热燥湿，泻火解毒。主治湿热蕴毒所致的痢疾、黄疸，症见发热、黄疸、吐泻、纳呆、尿黄如茶、目赤吞酸、牙龈肿痛或大便脓血。

（3）万氏牛黄清心丸：功效清热解毒，镇惊安神。主治热入心包、热盛动风证，症见高热抽搐、神昏谵语及小儿高热惊厥。

（4）一清胶囊（颗粒）：功效清热泻火解毒，化瘀凉血止血。主治火毒血热所致的身热烦躁、目赤口疮、咽喉牙龈肿痛、大便秘结、吐血、咯血、衄血、痔血；咽炎、扁桃体炎、牙龈炎见上述证候者。

（5）小儿泻痢片：功效清热利湿，止泻。用于小儿湿热下注所致的痢疾、泄泻，症见大便次数增多或里急后重、下利赤白。

【临床药学服务】

**1. 用药告知与监护** 根据病证轻重选择剂量与疗程。黄连苦寒，与其他寒凉药同用时注意减量。大剂量应用败胃，用药中顾护脾胃，宜食熟软易消化食物。监测食欲、二便、血压、血糖及心功能等。

**2. 药物警戒实践** 脾胃虚寒者忌用。阴虚津伤者慎用。低血压、低血糖患者不宜长期服用。不宜与洋地黄类强心苷、酶制剂（胃蛋白酶、乳酶生、多酶片、胰酶、淀粉酶等）、生物碱类、重金属盐、碘化物等合用。用药时忌食猪肉等油腻、生冷寒凉食物。

## 黄　柏

【处方常用名与给付】黄柏、川黄柏、关黄柏、盐炒黄柏、檗皮、黄檗。写黄柏、黄柏皮、黄柏丝、黄檗、关黄柏、川黄柏均付生黄柏；写炒黄柏付清炒黄柏；写盐黄柏、盐炒黄柏均付盐炙黄柏；写蜜黄柏、炙黄柏均付蜜炙黄柏；写酒黄柏、酒炒黄柏均付酒炙黄柏；写黄柏炭付黄柏炭。

【临床性效特征】黄柏味苦，性寒，归肾、膀胱、大肠经。①清热燥湿，善清泻下焦湿热，凡湿热蕴结下焦之证皆当首选。用于湿热下注之带下黄浊秽臭、足膝肿痛，膀胱湿热之小便灼热、淋沥涩痛，湿热泻痢，湿热黄疸。②泻火解毒，治风热毒邪而致的目赤红肿疼痛，可单用本品为末煎汤熏洗，又治热毒蕴结所致的疮疡肿痛。③泻肾火，退虚热，用于阴虚发热、骨蒸潮热、盗汗、遗精等。现代临床多用于急性化脓性淋巴结炎、急性蜂窝织炎、下肢皮肤溃疡、湿疹、脓疱疮等属热毒、湿毒者。

芸香科植物黄檗的干燥树皮称关黄柏亦为《中华人民共和国药典》收载品种，性味归经与功能主治两者相同。

【临床治疗实施】

**1. 用法用量**　煎服 3～12g。内服入汤剂或入丸、散。常规煎煮。宜饭后服用。外用适量。外用碾粉调敷，或煎水浸洗患处。

**2. 炮制品与临床**　生用以清热燥湿、泻火解毒为主。蜜炙及炒黄柏苦寒之性缓。盐炙黄柏引药入肾经，而增强泻相火作用。酒炙黄柏借酒力升腾，清上焦湿热，用于肝胆实热之口舌生疮。黄柏炭苦寒之性大减，清湿热之中有收涩之性，用治崩漏、痔疮便血等。

**3. 方药经验**

（1）白头翁汤中黄柏与白头翁两药相须配伍，可增强清热燥湿、清肠解毒、止痢疾之功，用于湿热痢疾。

（2）黄柏与龟甲两药配伍，滋中有降，清中有补，标本兼施，共奏滋阴降火之功，用于肝肾不足、阴虚火旺之骨蒸潮热、盗汗、遗精、腰膝酸软、筋骨不健等症。

**4. 中成药应用**

（1）二妙丸：功效燥湿清热。主治湿热下注、足膝红肿热痛、下肢丹毒、白带、阴囊湿痒。

（2）大补阴丸：功效滋阴降火。主治阴虚火旺、潮热盗汗、咳嗽咯血、耳鸣遗精。

（3）九圣散：功效解毒消肿，燥湿止痒。主治湿毒瘀阻肌肤所致的湿疮、臁疮、黄水疮，症见皮肤湿烂、溃疡、渗出脓水。

【临床药学服务】

**1. 用药告知与监护** 黄柏苦寒之性较强，易伤脾胃及阳气，应根据病证轻重选择剂量与疗程，与其他寒凉药同用时注意剂量适当。可见消化系统不良反应，用药中注意顾护脾胃，宜食熟软易消化食物，忌食生冷、油腻、辛辣、刺激性食物。用药期间应监测食欲、二便、血压、血糖等。

**2. 药物警戒实践** 脾虚泄泻、胃弱食少、小便不利者慎用。血虚之烦躁不眠者慎用。阳虚之少腹冷痛、宫寒者及各类发热属阳虚、血虚、伤食、痈疽溃后者忌用。低血糖、低血压患者不宜长期应用。药理毒理学研究提示黄柏不宜与洋地黄类强心苷同用，易发生强心苷中毒；不宜与胰酶同用，可抑制胰酶活性。

## 龙 胆

【处方常用名与给付】龙胆、龙胆草、关龙胆、川龙胆、苏龙胆、滇龙胆。写龙胆、龙胆草、草龙胆、胆草、苦龙胆、苦胆草、龙胆草片均付生龙胆草；写酒龙胆草付酒炙龙胆草；写胆草炭付龙胆草炭。

【临床性效特征】龙胆味苦，性寒，归肝、胆经。①燥湿热，用于肝经湿热阻滞所致的黄疸尿赤、胁痛耳聋、口苦、阴肿阴痒、女子带下黄稠、男子阴囊肿痛、湿疹瘙痒等。②清肝火，治肝火上炎而引起的头痛、目赤耳聋、胁痛口苦及肝火上攻所致的高热惊风、抽搐口噤。现代临床多用于急慢性肝炎和胆囊炎属肝胆湿热者，急慢性宫颈炎、阴道炎症等妇科疾病及外耳道疖结、中耳炎等五官科疾病等。

【临床治疗实施】

**1. 用法用量** 煎服3~6g。内服入汤剂或入丸、散。常规煎煮，宜饭后服用。外用适量，煎水洗，或碾粉调敷患处。

**2. 炮制品与临床** 生品以清热泻火、燥湿为主，可用于热盛抽搐、湿疹阴痒、湿热黄疸。酒炙龙胆缓其苦寒之性，并可清上焦湿热，可用于耳聋目赤、肝经实火上炎证。龙胆炭可凉血止血。

**3. 方药经验**

（1）龙胆与茵陈相使配伍，可增强清利肝胆、燥湿退黄之功，用于湿热郁结之黄疸、湿疹等。

（2）龙胆与栀子相须配伍，可增强泻肝胆实火、清肝经湿热之功，用于肝胆实火引起的胁痛、头痛、目赤口苦、耳聋耳肿，以及肝经湿热下注之阳痿阴汗、小便淋浊、阴肿阴痛、妇女带下，亦可用于高血压、急性结膜炎、急性中耳炎、鼻前庭及外耳道疖肿属肝胆实火者。

**4. 中成药应用**

（1）龙胆泻肝丸（水丸、大蜜丸、颗粒、口服液）：功效清肝胆，利湿热。主治肝胆湿热、头晕目赤、耳鸣耳聋、耳肿疼痛、胁痛口苦、尿赤涩痛、湿热带下。

（2）泻肝安神丸：功效清肝泻火，重镇安神。主治肝火亢盛、心神不宁所致的失眠多梦、心烦；神经衰弱症见上述证候者。

【临床药学服务】

**1. 用药告知与监护**　龙胆草对胃肠道有刺激作用，大剂量可妨碍消化系统功能，不宜长期久服。用药中顾护脾胃，宜食熟软易消化食物，忌生冷、油腻食物。长期使用可见乏力、头晕等，用药期间监测食欲、精神状况等。

**2. 药物警戒实践**　脾胃虚寒、无湿热实火者不宜用。阴虚津伤者慎用。不宜与维生素C同用。

## 苦　参

【处方常用名与给付】苦参、苦参片。写苦参、苦参片均付生苦参；写炒苦参付炒苦参；写苦参炭付苦参炭。

【临床性效特征】苦参味苦，性寒，归心、肝、胃、大肠、膀胱经。①清热燥湿，用治湿热蕴结肠胃之腹痛泄泻、下痢赤白。②清热利尿，用治湿热蕴结膀胱之小便不利、灼热涩痛。③除湿退黄，用于湿热黄疸、赤白带下。④杀虫止痒，祛风毒，消肿疡，杀疥虫，用于蕴毒客于肌腠所致的风团、斑疹、白秃疮，虫蚀阴中所致的阴肿阴痒及湿疹、皮肤瘙痒，内服、外洗均可。现代临床多用于乙型肝炎、胆囊炎、阴道炎等属湿热证者，用于抗心律失常、早搏等。

【临床治疗实施】

**1. 用法用量**　煎服4.5~9g。内服入汤剂或入丸、散。常规煎煮。宜饭后服。外用适量。煎水熏洗，或碾粉撒，或浸酒搽患处。

**2. 炮制品与临床**　生品以清热燥湿、杀虫、利尿为主，可用于湿热痢疾、小便不利、赤白带下、皮肤瘙痒。炒制品苦寒之性缓，清热燥湿而不伤脾胃。苦参炭缓其苦寒之性，增加涩味，以清热止血为主，可用于泻痢腹痛、痔疮下血。

**3. 方药经验**

（1）消风散中苦参与防风相使配伍，可增强祛风毒、清湿热、止瘙痒之功，用于风寒、风热所致的瘾疹瘙痒、风疹、斑秃、疥癣湿疮。

（2）苦参与龙胆相须配伍，两药同入下焦，可增强清热燥湿之功，尤善清下焦湿热，内服或外用，可治疗肝胆湿热之黄疸尿赤及湿热下注之带下色黄、阴肿阴痒。

**4. 中成药应用**

（1）复方石韦片：功效清热燥湿，利尿通淋。主治下焦湿热所致的热淋，症见小便不利、尿频、尿急、尿痛、下肢浮肿；急性肾小球肾炎、肾盂肾炎、膀胱炎、尿道炎见上述证候者。

（2）痢必灵片：功效清热祛湿止痛。主治大肠湿热所致的痢疾、泄泻，症见发热腹痛、大便脓血、里急后重。

（3）甘霖洗剂：功效清热除湿，祛风止痒。主治风湿热蕴肌肤所致的皮肤瘙痒和下焦湿热导致的外阴瘙痒。

【临床药学服务】

**1. 用药告知与监护** 苦参内服剂量过大对中枢神经系统先有兴奋作用，继而又表现为麻痹，不宜大量久服。与其他寒凉药合用时注意减量，长期使用易损伤脾胃，发生胃肠道不良反应，用药中注意顾护脾胃，宜食熟软易消化食物，忌生冷黏腻食物。监测食欲、二便等消化系统反应。

**2. 药物警戒实践** 脾胃虚寒者、肝肾虚弱无大热者忌用；慢性肠炎、慢性腹泻等患者慎用。备孕期人群谨慎使用。反藜芦。苦参与北豆根合用可加重心脏传导阻滞和其他不良反应，不宜与强心苷类同用。

## 秦　皮

【处方常用名与给付】秦皮、梣皮、白蜡树皮。写秦皮、秦皮片、苦枥皮、梣皮、北秦皮均付生秦皮。

【临床性效特征】秦皮味苦、涩，性寒，归肝、胆、大肠经。①清热燥湿解毒，又能收涩止痢止带，常用于热毒泻痢、里急后重、湿热下注之赤白带下。②清肝明目，用治肝经郁火之目赤肿痛、目生翳膜。现代临床多用于痢疾、泄泻、阴道炎所致的带下属湿热者。

【临床治疗实施】

**1. 用法用量** 煎服6~12g。内服入汤剂或入丸、散。常规煎煮。宜饭后内服。外用适量。

**2. 炮制品与临床** 本品一般生用。

**3. 方药经验**

（1）秦皮与黄连相须配伍，均苦寒清热燥湿，可增强清热燥湿止痢、清肝泄热之功，用于湿热滞于肠胃之痢疾、肝火上炎之目赤肿痛。

（2）秦皮与白鲜皮相须配伍，共奏清热燥湿、祛风解毒之功，用于皮肤湿疮、湿疹、瘙痒、湿热疮毒、疥癣、黄疸尿赤、湿热带下等。

（3）秦皮与马齿苋两药相须配伍，能够清热解毒止痢，善治热毒或湿热泻痢，用于湿疹、痤疮、细菌性痢疾、阿米巴痢疾、溃疡性结肠炎、急慢性肠炎、单纯疱疹、带状疱疹、皮肤化脓性感染等。马齿苋酸而寒，性滑利，归大肠、肝经。尤善滑肠导湿热、凉血，具有清热解毒、凉血止痢之功，可治热毒血痢或湿热泻痢；又能凉血消肿，止血通淋，用于热毒疮疡、崩漏便血、热淋血淋、大肠湿热之便血、痔血。煎服9~15g，鲜品加倍。外用适量，捣敷患处。

**4. 中成药应用**

（1）秦皮接骨片（胶囊）：功效活血散瘀，疗伤接骨止痛。主治跌打损伤、筋骨扭伤、瘀血肿痛。

（2）八味秦皮丸（胶囊）：功效接骨消炎止痛。主治骨折、骨髓炎。

【临床药学服务】

**1. 用药告知与监护** 本品苦寒性涩，大量口服秦皮煎剂可出现恶心、呕吐。用药期间注意顾护脾胃。服用过量的秦皮总苷能麻痹呼吸中枢，使用时应关注。

**2. 药物警戒实践** 脾胃虚寒者忌用。不宜大剂量长期服用。

## 白鲜皮

【处方常用名与给付】白鲜皮、北鲜皮、藓皮、白藓皮。写北鲜皮、白鲜皮均付白鲜皮。

【临床性效特征】白鲜皮味苦，性寒，归脾、胃、膀胱经。①清热燥湿解毒，可治湿热黄疸尿赤、湿热疮毒。②祛风止痒，用于湿疹疥癣、皮肤瘙痒。内服、外洗均可。③祛风通痹，用于风湿热痹之关节红肿热痛。现代临床多用于湿疹、风疹、皮肤瘙痒、银屑病及抗癌治疗等。

【临床治疗实施】

**1. 用法用量** 煎服5~10g。内服入汤剂或入丸、散。常规煎煮。宜饭后服。外用适量，煎水外洗，或碾粉敷。

**2. 炮制品与临床** 本品一般生用。

**3. 方药经验**

（1）白鲜皮与茵陈相须配伍，共奏清湿热、利胆退黄之功，用于黄疸尿赤、湿热痹痛、湿疹瘙痒等。

（2）白鲜皮与苦豆子相须配伍，可增强清热燥湿之功，治疗湿热疮毒及湿疹。白鲜皮兼祛风，解毒，通痹，用治风疹、疥癣及湿热痹痛。苦豆子全草或种子入药，味苦，性寒，有毒，归胃、大肠经，功能清热燥湿以止痢，治疗湿热泻痢，里急后重，单用有效；能清胃热，可治胃热胃脘痛、吞酸；能清热燥湿、杀虫，可用于湿疹、顽癣、白带过多、疮疖、溃疡等。内服1.5~3g；种子炒黑研末服，每次5粒（小于2g）。外用适量。

**4. 中成药应用**

（1）银屑灵：功效清热燥湿，活血解毒。主治湿热蕴肤、郁滞不通所致的银屑病，症见皮损呈红斑湿润，偶有浅表小脓疱，多发于四肢屈侧部位；银屑病见上述证候者。

（2）甘霖洗剂：功效清热除湿，祛风止痒。主治风湿热蕴肌肤所致的皮肤瘙痒和下焦湿热导致的外阴瘙痒。

【临床药学服务】

**1. 用药告知与监护** 长期应用易损伤脾胃，不宜大量久服。用药中注意顾护脾胃，宜食熟软易消化食物，忌食生冷、油腻食物。监测食欲、二便、心率等。

**2. 药物警戒实践** 慢性腹泻患者、脾胃虚寒者慎用。不宜与肾上腺素类药物、催产素合用。

# 第三节　清热解毒药

## 金银花

【处方常用名与给付】金银花、双花、二花、忍冬花、银花。写金银花、二花、双花、银花、金银针、忍冬花等均付生金银花；写炒金银花、炒银花均付炒金银花；写金银花炭、银花炭均付金银花炭；写金银花露付金银花露。

【临床性效特征】金银花味甘，性寒，入肺、胃、大肠、心经。①清热解毒，为治一切内痈、外痈之要药，既能清气分热又能清血中热毒。②疏解表邪，透热外出且能清热泻火，适用于温热病的各个阶段，善治热毒痢疾。③金银花炭清热止血，能治疗月经过多或功能性出血。现代临床用于多种细菌及病毒感染所致疾病。

【临床治疗实施】

**1. 用法用量**　煎服6~15g。入汤剂煎煮时间不宜过长。内服入煎剂或丸、散，露剂多用于暑热烦渴。外用适量。外用捣碎撒敷或煎汤外洗患处，治疗疮疡肿毒。

**2. 炮制品与临床**　生品长于疏散风热，清泄里热，用于外感风热、温病初起等病证；炒炭后止血之功增强，宜用于热毒血痢。炒制后寒性减缓。金银花露乃生品经蒸馏而成，有清热解暑、清利头目作用，适用于暑热烦渴、咽喉肿痛及小儿热疮、痱子等。

**3. 方药经验**

（1）银翘散中金银花与连翘相须配伍，可增强轻清升浮宣散、疏风清气、清热解毒、消痈散结之功，为治疗热病发烧、痈肿疔毒的要药。

（2）神仙活命饮中金银花与赤芍相须配伍，可增强清热解毒、消肿散结、活血止痛之功，适用于温热病热入营血及疮痈肿毒。

（3）清营汤中金银花与生地黄、丹参配伍，可透热转气，清解营分，气血两清，用于温热病热入营血之证。

（4）五味消毒饮中金银花与野菊花相须配伍，共奏疏散风热、清热解毒、消散疔疮之功，用于热毒疮疡、红肿溃烂等。

（5）金银花与当归配伍，一走气分，一走血分，共奏解毒散结、活血止痛、泄便通滞之功，用治热毒壅滞血脉所致的痈肿初起、肿胀疼痛，无论内痈还是外痈，均可选用。

（6）金银花与黄芩两药相须配伍，若为生品配伍，能增强清热泻火解毒之功，用于温热病壮热烦渴、热毒之痈肿疮毒；若为炒炭后配伍，可增强凉血止痢之功，用于湿热滞于胃肠之肠痈及痢疾大便带血等症。

（7）金银花与山银花、忍冬藤三药基源相似。金银花与山银花类似，功效清热解毒，疏散风热；主治痈肿、喉痹、丹毒、热毒血痢、风热感冒、温病发热。山银花为忍冬科植物灰毡毛忍冬、红腺忍冬、华南忍冬或黄褐毛忍冬的干燥花蕾或带初开的花，煎服6~15g。忍冬藤为金银花之藤茎枝，功效同金银花，然解毒作用不及金银花，尚可通络，常用于风热痹痛之关节红肿。处方中有金银花与忍冬藤一并开具的习惯，煎服9~30g。

**4. 中成药应用**

（1）双黄连口服液（片）：功效疏风解表，清热解毒。主治外感风热所致的感冒，症见发热、咳嗽、咽痛。

（2）抗感颗粒（口服液）：功效清热解毒。主治外感风热引起的感冒，症见发热、头痛、鼻塞、喷嚏、咽痛、全身乏力、酸痛。

（3）双清口服液：功效疏透表邪，清热解毒。主治风温肺热，卫气同病，症见发热、微恶风寒、咳嗽、痰黄、头痛、口渴、舌红苔黄或黄白苔相兼、脉浮滑或浮数；急性支气管炎见上述证候者。

（4）止泻利颗粒：功效清热消食，收敛止泻。主治大肠湿热所致的泄泻、腹痛、肛门灼热。

（5）拔毒膏：功效清热解毒，活血消肿。主治热毒瘀滞肌肤所致的疮疡，症见肌肤红、肿、热、痛，或已成脓。

（6）小儿肺热咳喘口服液：功效清热解毒，宣肺化痰。主治热邪犯于肺卫所致的发热、汗出、微恶风寒、咳嗽、痰黄，或兼喘息、口干而渴。

（7）小儿咽扁颗粒：功效清热利咽，解毒止痛。主治小儿肺卫热盛所致的喉痹、乳蛾，症见咽喉肿痛、咳嗽痰盛、口舌糜烂；急性咽炎、急性扁桃腺炎见上述证候者。

（8）双黄连栓：功效疏风解表，清热解毒。主治外感风热所致的感冒，症见发热、咳嗽咽痛；上呼吸道感染、肺炎见上述证候者。

（9）银蒲解毒片：功效清热解毒。主治风热型急性咽炎，症见咽痛、充血，咽干或具灼热感，舌苔薄黄；湿热型肾盂肾炎，症见尿频短急、灼热疼痛、头身疼痛、小腹坠胀、肾区叩击痛。

【临床药学服务】

**1. 用药告知与监护**　根据证候轻重选择药量，用于细菌性感染重症宜加大用量。与其他寒凉药或食物同用时注意减量。用药时注意顾护脾胃，宜食熟软易消化食物，忌食辛辣之品。监测体温、二便及过敏反应等。

**2. 药物警戒实践**　脾胃虚寒、气虚疮疡脓清者忌用。痈疽溃后宜少用。癫痫患者不宜长期大剂量服用。对金银花过敏者忌用。

## 连　翘

【处方常用名与给付】连翘、大翘子、空翘、空壳、落翘。写连翘、北连翘、连翘壳、青连翘、老翘、黄连翘、带心连翘均付连翘；写朱连翘付朱砂拌连翘。

【临床性效特征】连翘味苦，性微寒，入心、肺、小肠经。①清热解毒，消痈散结，用于各种痈肿疮毒，为“疮家圣药”。②疏散风热，适用于外感风热及温病各个阶段。③清心利尿，适用于小便热淋涩痛等症。现代多用于细菌及病毒感染性疾病属热毒壅盛者。

【临床治疗实施】

**1. 用法用量** 煎服6~15g。内服多入煎剂，或入丸、散。入汤剂煎煮时间不宜过长。宜饭后服用。外用适量，水煎外洗患处。

**2. 炮制品与临床** 生晒品疏散风热，清热解毒，清心利尿。蒸晒品临床效果较好。朱连翘为朱砂拌连翘，可增强清心泻火作用，忌火，现已少用。

**3. 方药经验**

（1）普济消毒饮中连翘与牛蒡子相须配伍，可增强清解热毒、散结消痈之功，用于热毒内盛之咽喉红肿及疮疡肿毒等。

（2）连翘与川贝母两药相使配伍，清心泻肺可增强解热毒、散郁结、化痰结之功，用于痈肿疮毒、瘰疬。

（3）连翘因用药部位不同或不同时期的果实，可分为青翘、老翘、带心连翘及连翘根。青翘为未成熟果实，清热解毒功佳；老翘为成熟去籽的果壳，疏散风热力强；带心连翘为成熟带子的果实，味苦，性微寒，长于清心包经热邪，善治热陷心包证；连翘根味苦，性寒，清热解毒，利水之力较强，能导湿热下行，适用于瘀热在里的病证，煎服15~30g。临床处方选药时需注意根据证候及药物特点选择不同的药物。

**4. 中成药应用**

（1）感冒退热颗粒：功效清热解毒，疏风解表。主治上呼吸道感染、急性扁桃体炎、咽喉炎属外感风热、热毒壅盛证者，症见发热、咽喉肿痛。

（2）热毒平胶囊：功效疏风解表，清热解毒。主治外感表里俱热证，症见发热恶寒、头痛、咽喉肿痛、咳嗽、痰黏、胸痛、大便干燥；上呼吸道感染、肺炎见上述证候者。

（3）连翘败毒丸：功效清热解毒，消肿止痛。主治热毒蕴结肌肤所致的疮疡，症见局部红肿热痛、未溃破者。

（4）拔毒膏：功效清热解毒，活血消肿。主治热毒瘀滞肌肤所致的疮疡，症见肌肤红肿热痛，或已成脓者。

【临床药学服务】

**1. 用药告知与监护** 根据证候轻重选择药量，不宜大量久服，与其他寒凉药物同用时注意减量。服用剂量过大、疗程过长会出现脾虚便溏等。用药过程中当顾护脾胃，宜食熟软易消化食物，不宜食辛辣、油腻之品。监测情绪、体温、食欲、二便、过敏反应等。

**2. 药物警戒实践** 脾胃虚寒、气虚疮疡脓溃者忌用。血尿、盗汗、低热、吐血、便血、鼻衄等阴虚血热者禁单味药久用。慢性肠炎、慢性肝炎、肝硬化、慢性腹泻者忌大量久用。低血压患者不宜长时间服用。不宜与乳酶生等同用；不宜与帕罗西汀同用；不宜与地高辛同用。

## 大青叶

【处方常用名与给付】蓝叶、蓝菜、大青叶、青叶。写大青叶、菘蓝叶、靛蓝叶、靛青叶均付大青叶。

【临床性效特征】大青叶味苦，性寒，入心、胃经，能气血表里两清。①疏散风热，用于外感风热或温病初起热邪较重者。②清热解毒，用于疮疡肿毒、口疮、咽痛、丹毒。③凉血消斑，用于温热病热入血分或气血两燔之发斑、神昏壮热及热迫血溢之吐血、衄血。现代多用于流行性感冒持续高热、上呼吸道感染、流行性乙型脑炎、急性传染性肝病等证属热毒炽盛、气血两燔者。

【临床治疗实施】

**1. 用法用量** 煎服9~15g。内服用生品，多入汤剂。常规煎煮。外用适量。鲜品捣烂外敷治疗腮腺炎等。用于清热解毒饭后服，煎水疗疮肿适时外用。

**2. 炮制品与临床** 本品一般生用。

**3. 方药经验**

（1）大青叶与山豆根相须配伍，可增强清热解毒、凉血利咽之功，用于风热和热毒所致的咽喉肿痛。

（2）大青叶与升麻相使配伍，可增强清热泻火解毒、凉血消斑之功，用于外感风热之高热不退，心胃实热火毒、时邪疫毒所致的咽喉肿痛、牙龈溃烂、丹毒、大头瘟、时疫发斑等。

**4. 中成药应用**

（1）复方大青叶合剂：功效疏风清热，解毒消肿，凉血利胆。主治外感风热或瘟毒，多见发热头痛、咽喉红肿、耳下肿痛、胁痛、黄疸等；流行性感冒、腮腺炎、急性病毒性肝炎见有上述证候者。

（2）新复方大青叶片：功效清瘟消炎解热。主治伤风感冒、发热头痛、鼻流清涕、骨节酸痛。

【临床药学服务】

**1. 用药告知与监护** 大青叶苦寒之性较强，需区别证候轻重选择药量，服药后可能会出现恶心、呕吐、大便次数增多等，不宜长期大剂量使用，用药时注意顾护脾胃，宜食熟软易消化食物，不宜食辛辣、煎炸食物。注意观察体温、食欲、二便、血常规等。

**2. 药物警戒实践** 非湿热火毒证忌用；脾胃虚寒者忌用。慢性胃炎、慢性肠炎、慢性肝炎、肝硬化食欲缺乏、慢性胃肠炎者忌单味药多量久服。心功能不全等心脏病患者不宜长时间服用。有报道认为，不宜与酸性西药合用，不宜与菌类制剂合用。

## 板蓝根

【处方常用名与给付】板蓝根、蓝根、大青根、北板蓝根。写板蓝根、蓝根、靛蓝根、大青根、靛青根均付板蓝根。

【临床性效特征】板蓝根味苦，性寒，归心、胃经。①清热解毒，凉血消斑，适用于外感发热、温病初起、大头瘟疫、温毒发斑、丹毒、痄腮、疮疡肿毒。②利咽消肿，以解毒利咽散结见长。现代多用于流行性传染病、感冒、急性咽炎、流行性腮腺炎属风热表证、热毒壅盛者。

【临床治疗实施】

**1. 用法用量** 煎服9~15g。内服多入汤剂或入丸、散。常规煎煮。饭后服用为佳。外用适量。鲜品捣碎外涂患处治疗腮腺炎等。

**2. 炮制品与临床** 本品一般生用。

**3. 方药经验**

（1）板蓝根与茵陈相使配伍，可增强清利湿热、凉血解毒、退黄疸之功，用于病毒性肝炎及肝胆疾患。

（2）板蓝根与白茅根相使配伍，可增强清热解毒、凉血止血之功，用于鼻衄、呕血等血热迫血妄行之出血证。亦可用于下焦热毒之紫癜症。

（3）板蓝根与金银花、连翘配伍，可增强疏散风热、清热解毒之力，用于热病初起及外感风热之发热、头痛、咽痛。

**4. 中成药应用**

（1）众生丸：功效疏风清热，解毒消肿。主治风热外袭、热毒壅盛所致的咽部红肿疼痛、喉核肿大；上呼吸道感染、急慢性咽喉炎、急性扁桃腺炎、化脓性扁桃腺炎、疖肿见上述证候者。

（2）板蓝根颗粒：功效清热解毒，凉血利咽。主治肺胃热盛所致的咽喉肿痛、口咽干燥；急性扁桃体炎见上述证候者。

（3）复方板蓝根颗粒：功效清热解毒，凉血。主治风热感冒、咽喉肿痛。

（4）复方南板蓝根片（颗粒）：功效清热解毒，消肿止痛。主治腮腺炎、咽炎、乳腺炎、疮疖肿痛属热毒内盛证者。

【临床药学服务】

**1. 用药告知与监护** 根据证候轻重选择药量，与其他寒凉药物同用时注意减量。不宜长期大量服用，中病即止。板蓝根大剂量口服可引起消化系统不良反应，如胃脘不适、食欲下降、恶心呕吐等，用药中注意顾护脾胃，宜食熟软易消化食物，忌食辛辣之物。注意观察体温、食欲、二便、血压、血常规等。

**2. 药物警戒实践** 体虚而无实火热毒者忌用。慢性胃炎、食少、腹中冷痛者禁单味药久用。低血压者不宜长期大量服用；出血性疾病者不宜长期大量服用。

## 青 黛

【处方常用名与给付】青黛、漂黛粉、飞青黛。写青黛、靛蓝、靛青、靛花均付青黛。

【临床性效特征】青黛味咸，性寒，入肝、肺经。①清热解毒，凉血消斑，用于温毒发斑、咽痛口疮、火毒疮疡。②清肝泻肺，凉血止血，用于肝肺两经火毒内蕴证。③泻火定惊，息风止痉，可治疗惊风抽搐。现代多用于单纯疱疹、皮肤化脓性感染、肺炎、上呼吸道感染属热毒内盛者；上消化道出血属血热妄行者；脑炎、脑膜炎属肝风内动者。

【临床治疗实施】

**1. 用法用量**　内服 1～3g。青黛有效成分难溶于水，不宜入汤剂。内服多入丸、散。外用适量，捣敷患处。

**2. 炮制品与临床**　本品一般生用。

**3. 方药经验**

（1）黛蛤散中青黛与蛤壳两药相使配伍，共奏清肝泻肺、软坚散结之功，用于肝火犯肺之咳嗽气喘、夜咳较甚或痰中带血者。

（2）青黄散中青黛与黄柏相须配伍，可增强解毒消肿、解毒杀虫之功，用于痈疽疮疡疥癣、毒蛇咬伤等。两药研末外用治疗热毒口疮。

（3）青黛与板蓝根、大青叶来源与功效相似。大青叶为菘蓝叶，板蓝根为菘蓝或马蓝的根，青黛为菘蓝、马蓝、蓼蓝的茎叶加工制成的粉末。三者同出一源，功效亦相近，皆有清热解毒、凉血消斑之功。大青叶凉血消斑力强，板蓝根解毒利咽效著，青黛清肝定惊功胜。

**4. 中成药应用**

（1）黛蛤散：功效清肝利肺，化痰止咳，降逆除烦。主治肝火犯肺所致的头晕耳鸣、咳嗽吐衄、痰多黄稠、咽膈不利、口渴心烦。

（2）双料喉风散：功效清热解毒，消肿利咽。主治肺胃热毒炽盛所致的咽喉肿痛、口腔糜烂、齿龈肿痛、皮肤溃烂。

（3）口腔溃疡散：功效清热消肿止痛。主治火热内蕴所致的口舌生疮、黏膜破溃、红肿灼痛；复发性口疮、急性口炎见上述证候者。

【临床药学服务】

**1. 用药告知与监护**　青黛苦寒之性强，需区别证候轻重选择药量，中病即止。大剂量使用可能出现食欲下降、体重减轻、稀便和便血等症状。少数患者用药后有轻度恶心、呕吐、腹痛、腹泻腹胀等胃肠道刺激症状，用药中注意顾护脾胃，宜食熟软易消化食物，忌食辛辣、油腻之物。亦有肝毒性的报道。少数患者会出现转氨酶升高、头痛、水肿、红细胞减少、血小板减少，甚至骨髓严重抑制等。注意观察体温、食欲、二便、血常规、肝功、过敏反应等情况。

**2. 药物警戒实践**　脾胃虚寒、阴虚内热、虚火上炎、吐衄者不宜。慢性胃炎、食少、腹中冷痛等症忌单味久服。肝肾功能不全者及孕妇忌服。

## 贯众

【处方常用名与给付】贯众、绵马贯众、贯仲、贯众炭。写贯众、贯仲、绵马贯众均付生贯众；写贯众炭付贯众炭。

【临床性效特征】贯众味苦，性微寒，归肝、脾经，有小毒。①清热解毒，用于风热及温病，治斑毒痘毒、疮毒、痄腮肿痛等症。②杀虫，治多种肠内寄生虫，长于疗绦虫、蛲虫。③凉血止血，炒炭后既能清热又能收敛止血，用于血热吐血、衄血、便血，对崩漏功效尤良。此外，还可用于烧伤、烫伤及妇人带下等病证。现代临床常用于病毒感染、腮腺炎、功能性子宫出血、产后出血等。

【临床治疗实施】

**1. 用法用量** 煎服4.5~9g。内服煎汤或入丸、散剂。用于清热解毒不宜久煎。饭后服用为佳。外用适量捣敷，或煎汤熏洗患处。

**2. 炮制品与临床** 贯众生用清热解毒杀虫，主治热毒痈肿、外感风热、痄腮肿痛、肠道寄生虫病等。炒炭凉血止血，主治血热妄行之出血，善治妇科出血。

**3. 方药经验**

（1）贯众与金银花相使配伍，可增强疏散风热、清解热毒之功，用于风热感冒，温病初期之病证，又能治热毒痈肿。

（2）贯众与板蓝根两药配伍，可增强清热解毒之功，用于感染性疾病。两药对多种感染有抑制作用，对病毒感染引起的呼吸系统疾病有较好的疗效。

**4. 中成药应用** 连花清瘟胶囊：功效清瘟解毒，宣肺泄热。主治流行性感冒热毒袭肺证，症见发热、恶寒、肌肉酸痛、鼻塞流涕、咳嗽、头痛、咽干咽痛、舌偏红、苔黄或黄腻。在新型冠状病毒肺炎的常规治疗中，可用于轻型、普通型引起的发热、咳嗽、乏力。

【临床药学服务】

**1. 用药告知与监护** 使用时需区别证候轻重选择药量，不宜大量久服。用药中注意顾护脾胃，宜食熟软易消化食物，忌生冷、辛辣及油腻之物。本品大剂量应用可出现头痛、头晕、腹泻腹痛、呼吸困难、黄视或短暂失明；重者可有谵妄、昏迷、黄疸、肾功能损害等。用药后注意观察体温、血常规、大便及皮肤反应等情况。

**2. 药物警戒实践** 非热毒实证不宜用。孕妇忌服。

## 蒲公英

【处方常用名与给付】蒲公英、公英、鲜公英、黄花地丁。写蒲公英、公英、黄花地丁均付蒲公英；写鲜蒲公英、蒲公英汁均付鲜蒲公英。

【临床性效特征】蒲公英味苦、甘，性寒，归肝、胃经。①清热解毒，消肿散结，用于内外热毒疮痈诸症，症见痈肿疔毒、乳痈肿痛、肠痈腹痛、肺痈吐脓、毒蛇咬伤等，为治疗乳痈之良药。②清利湿热，利尿通淋，可用于热淋涩痛、湿热黄疸等。现代多用于单纯疱疹、急性乳腺炎属肝经郁热者；泌尿系感染、前列腺炎、前列腺增生属下焦热盛者；病毒性肝炎、胆石症、胆囊炎等引起的黄疸属肝胆湿热者。

【临床治疗实施】

**1. 用法用量**　煎服10～15g，治疗痔疮可酌情加大用量。内服煎汤、捣汁或入丸、散剂。本品用于清热解毒不宜久煎。宜饭后服用。外用鲜品适量，捣敷或煎汤熏洗患处。

**2. 炮制品与临床**　本品一般生用。

**3. 方药经验**

（1）蒲公英与紫花地丁相须配伍，共奏清热解毒、散结消肿之功，用于疔疮肿毒、丹毒、乳痈等焮红热痛，肠痈诸症及一切化脓性和非化脓性炎症；又能清肝，治肝热目赤肿痛。紫花地丁又称堇菜、紫地丁味辛、苦，性寒，归心、肝经。功能清热解毒，凉血消痈散结，为治痈肿疔毒之通用药，尤以治疗疔毒为特长，善治血热壅滞所致的痈肿疮毒、红肿热痛等。其兼可解蛇毒，用于毒蛇咬伤。煎服15～30g；外用鲜品适量，捣碎敷患处。

（2）蒲公英与土茯苓相须配伍，可增强清热泻火、解毒祛湿之力，对于大肠湿热具有较好的疗效，临床常用于热毒痰湿之腹痛、肠痈。

（3）蒲公英与金银花相须配伍，可增强清热解毒之功，用于痈肿疮毒属热毒炽盛者，以及肺痈、肠痈。

**4. 中成药应用**

（1）肝舒乐颗粒：功效疏肝利胆，清热利湿。主治肝胆湿热所致的黄疸或无黄疸、尿黄、胁腹胀满；急慢性肝炎见上述证候者。

（2）前列通片：功效清热利浊，化瘀散结。主治湿热蕴结下焦所致的轻中度癃闭，症见排尿不畅、尿流变细、小便频数，可伴尿急、尿痛或腰痛；前列腺炎和前列腺增生见上述证候者。

（3）连蒲双清片（胶囊）：功效清热解毒，燥湿止痢。主治湿热蕴结所致的肠炎、痢疾及乳腺炎、疖肿、外伤发炎、胆囊炎。

（4）乳癖消胶囊（颗粒、片）：功效软坚散结，活血消痈，清热解毒。主治痰热互结所致的乳癖、乳痈，症见乳房结节、数目不等、大小形态不一、质地柔软，或产后乳房结块、红热疼痛；乳腺增生、乳腺炎早期见上述证候者。

（5）蒲地蓝消炎口服液（片、颗粒、胶囊）：功效清热解毒，抗炎消肿。主治疖肿、腮腺炎、咽炎、扁桃体炎等。

（6）二丁颗粒（胶囊）：功效清热解毒。用于火热毒盛所致的热疖痈毒、咽喉肿痛、风热火眼。

【临床药学服务】

**1. 用药告知与监护**　使用时注意区别证候轻重选择药量。大剂量应用可见胃肠道不良反应，如恶心、呕吐、腹泻等，与其他寒凉药或食物同用时不宜超量。用药中注意顾护脾胃，宜食熟软易消化食物，少食辛辣、油腻之物。药后观察体温、大便及皮肤反应等。

**2. 药物警戒实践** 非热毒实证不宜用。慢性胃炎、慢性肠炎、慢性肝炎、肝硬化、慢性腹泻者禁单味药久服；心功能不全等心脏病患者不宜长期服用。儿童不宜大剂量使用。经期女性忌单味药大量内服。

## 野菊花

【处方常用名与给付】野菊花、北野菊。写野菊花、野黄菊、路边菊均付野菊花；写鲜野菊花付鲜野菊花。

【临床性效特征】野菊花味苦、辛，性寒，入肝、心经。①清热解毒，为外科治疗疔肿之要药，可用于痈疽疔疖、丹毒等。②利咽消肿，用于咽喉肿痛及风火相煽之目赤肿痛。③祛湿止痒，内服并煎汤外洗治湿疹等皮肤瘙痒。现代多用于单纯疱疹、急性扁桃体炎、上呼吸道感染、高血压等属热毒内盛者。

【临床治疗实施】

**1. 用法用量** 煎服9~15g。内服入汤剂。亦可入丸、散。入煎剂不宜长时间煎煮。宜饭后服用。外用鲜品适量，捣敷。

**2. 炮制品与临床** 本品一般生用。

**3. 方药经验**

（1）野菊花与蒲公英两药相须配伍，可增强泻火解毒、消肿行滞之功，用于热毒疮疡肿痛、湿疹、皮肤瘙痒、痈肿疔毒、丹毒、乳痈；肝经热毒风热之目赤肿痛、咽喉肿痛等。

（2）野菊花与紫花地丁相须配伍，可增强清热解毒、清热凉血、解毒清肝之功，用于痈肿疔毒、丹毒、目赤肿痛。

**4. 中成药应用**

（1）复方瓜子金颗粒：功效清热利咽，散结止痛，祛痰止咳。主治风热袭肺或痰热壅肺所致的咽部红肿、咽痛、发热、咳嗽；急性咽炎、慢性咽炎急性发作及上呼吸道感染见上述证候者。

（2）夏桑菊颗粒：功效清肝明目，疏风散热，除湿痹，解疮毒。主治风热感冒、目赤头痛、高血压、头晕耳鸣、咽喉肿痛、疔疮肿毒。

（3）野菊花栓：功效抗菌消炎。主治前列腺炎及慢性盆腔炎等疾病。

【临床药学服务】

**1. 用药告知与监护** 使用时注意区别证候轻重选择药量，不宜久服，与其他寒凉药物同用时注意剂量。少数患者可引起胃部不适、胃纳欠佳、肠鸣便溏等消化道反应，用药中注意顾护脾胃，宜食熟软易消化食物，用药期间少食辛辣油腻、生冷之品。用药期间注意观察所治症状变化等。

**2. 药物警戒实践** 体质虚寒者慎用。

## 鱼腥草

【处方常用名与给付】鱼腥草、鱼星草、蕺菜。写鱼腥草、蕺菜、腥草均付鱼腥草。

【临床性效特征】鱼腥草味辛，性寒，入肺经。①清热解毒，消痈排脓，为治疗痰热壅肺致肺痈、咳吐脓血之要药，也可用治肺热咳嗽。又能消痈排脓，单用鲜品捣烂外敷可治湿热郁结之疮痈肿毒。②利水通淋，用于湿热淋证、水湿泛溢之水肿。③清热止痢，可用治湿热泻痢。现代多用于肺脓肿、化脓性肺炎、支气管扩张、肺结核空洞伴化脓性感染属肺热壅盛者；尿路结石、泌尿系统感染、前列腺炎、前列腺增生等属下焦热盛者。

【临床治疗实施】

**1. 用法用量** 煎服15~25g，鲜品酌情加量。内服用生品，煎服或捣汁服。本品含挥发油，入汤剂不宜久煎。宜饭后服用。外用适量。鲜品捣敷或煎汤熏洗患处。

**2. 炮制品与临床** 本品一般生用。

**3. 方药经验**

（1）鱼腥草与桔梗、桑白皮三药配伍，均入肺经，既能清热排脓、解毒疗痈，又能宣肺祛痰，常用于热毒壅盛、肺失宣降或痰热蕴毒之肺痈成脓之症。

（2）鱼腥草与鸭跖草相使配伍，可增强清热解毒排脓之力，用于上焦热毒壅盛、发热、咳吐脓血及湿热下注之淋浊等。

（3）鱼腥草与山豆根相须配伍，均入肺经，可增强清热解毒、清肺利咽之功，用于风热感冒之咽喉肿痛、口舌生疮、腮肿、肺热咳嗽等症。

（4）鱼腥草与芦根相使配伍，可增强清热解毒、清肺排脓、利尿通淋之功，用于肺热或风热咳嗽、肺痈吐脓、热淋涩痛、小便短赤等。

（5）鱼腥草与金荞麦相须配伍，功善清热解毒，消痈散结，主治肺痈吐脓、肺热咳嗽、咽喉肿痛及疮痈。鱼腥草又能排脓利尿通淋，为治肺痈吐脓之要药，还能清热止痢，治热淋泻痢。金荞麦味辛、涩，性凉，归肺经。既可清热解毒，消痈散结，又可清肺化痰，常用于肺痈咳吐浓痰、瘰疬疮疖、毒蛇咬伤及痢疾；又有利咽喉之功，可治肺热咳嗽、咽喉肿痛；亦略具健脾消食之功，可用于脾失健运所致的腹胀食少及疳积消瘦。煎服15~45g；外用适量。

**4. 中成药应用**

（1）复方鱼腥草片：功效清热解毒。主治外感风热所致的急喉痹、急乳蛾，症见咽部红肿、咽痛；急性咽炎、急性扁桃体炎见上述证候者。

（2）急支糖浆：功效清热化痰，宣肺止咳。主治外感风热所致的咳嗽，症见发热、恶寒、胸膈满闷、咳嗽咽痛；急性支气管炎、慢性支气管炎急性发作见上述证候者。

【临床药学服务】

**1. 用药告知与监护** 用量过大时会出现恶心、呕吐，需区别证候轻重选择药量。

与其他寒凉药物同用时注意剂量，中病即止。用药中注意顾护脾胃，用药后宜清淡饮食，少食辛热油腻之物。注意观察体温、食欲、血常规、过敏反应及呼吸系统反应等情况。

**2. 药物警戒实践** 虚寒证及阴性疮疡忌服。

## 山豆根

【处方常用名与给付】山豆根、豆根、广豆根、南豆根、苦豆根。写山豆根、豆根、广豆根均付山豆根；写北豆根、蝙蝠葛根均付北豆根。

【临床性效特征】山豆根味大苦，性大寒；有毒，入肺、胃经。①清热解毒，利咽消肿，为治疗咽喉肿痛之要药，以及胃火上炎引起的牙龈肿痛、口舌生疮等。②利湿散结，用于湿热黄疸、肺热咳嗽、痈肿疮毒、喉癌、肺癌等。现代多用于急性扁桃腺炎、急性咽炎、支气管炎、支气管扩张、肺炎属肺热壅盛者；牙龈炎属胃火上炎者。

北豆根为北方地区习用，有小毒，归肺、胃、大肠经，功能清热解毒，祛风止痛。用于咽喉肿痛、热毒泻痢、风湿痹痛等病证的治疗。用法不当可引起恶心、胸闷、腹痛、腹泻等不良反应。

【临床治疗实施】

**1. 用法用量** 煎服3~6g。内服入汤剂或研末冲服。本品入汤剂不宜久煎。宜饭后服用。外用适量。外用含漱、磨汁涂或研末用。含漱治疗咽痛、口疮较好。

**2. 炮制品与临床** 本品一般生用。临床应用需注意药材的品种来源。

**3. 方药经验**

（1）山豆根与射干、桔梗三药配伍，可增强清热解毒、利咽祛痰、散结消肿之功，为治咽喉痹痛之要药，用于痰热郁结、壅滞咽喉而致的咽喉肿痛、喉中痰鸣、痰黏难出。

（2）山豆根与牛蒡子相须配伍，可增强清热、解毒、利咽之功，用于风热、热毒甚之咽喉肿痛。临床应用需注意用法用量及疗程。

**4. 中成药应用**

（1）参莲胶囊：功效清热解毒，活血化瘀，软坚散结，用于中晚期肺癌、胃癌气血瘀滞、热毒内阻证。

（2）口咽清丸（阮氏上清丸）：功效清热降火，生津止渴，用于火热伤津所致的咽部肿痛、口舌生疮、牙龈肿痛、口干舌燥。

（3）清咽润喉丸：功效清热利咽，消肿止痛，用于风热外袭、肺胃热盛所致的胸膈不利、口渴心烦、咳嗽痰多、咽部红肿、咽痛、失声音哑。

（4）清膈丸：功效清热利咽，消肿止痛，用于内蕴毒热引起的口渴咽干、咽喉肿痛、水浆难下、失声音哑、面赤腮肿、大便燥结。

【临床药学服务】

**1. 用药告知与监护** 本品有毒，大剂量和长期使用会引起不良反应，可见中枢神经系统症状，如头痛、呕吐或视物模糊、头晕、恶心、呕吐、四肢麻木、心律不齐或心率过缓、呼吸急促、血压升高、步态不稳、肌肉痉挛、全身抽搐、瞳孔扩大等中毒症状。与其他寒凉药或食物同用时注意减量。用药期间忌食油腻、生冷之品。严格控制煎煮时间，不宜久煎。注意监测食欲、血压、心率、咽喉部反应、过敏反应等。

**2. 药物警戒实践**　体虚、脾胃虚寒、食少便溏者忌服；孕妇禁用。老年人及儿童慎用。有报道，不宜与磺胺类、氨茶碱、硫酸亚铁、洋地黄、制酸药、左旋多巴合用；不宜与链霉素、新霉素、庆大霉素、巴龙霉素、多黏菌-B、紫霉素、消炎痛、吡喹酮、普鲁卡因、青霉素等合用。

## 射　干

【处方常用名与给付】射干、嫩射干、扁竹、寸干。写射干、寸干、嫩射干、乌扇均付生射干；写炒射干付炒射干。

【临床性效特征】射干味苦，性寒，归肺经。①清热利咽，为治喉痹咽痛之要药。②降气消痰，用治风热犯肺、痰涎壅盛之咳嗽咽痛，有清热利咽、消痰止咳之功。现代多用于急性咽炎、急性扁桃体炎、上呼吸道感染属风热表证者；支气管炎、支气管扩张、肺炎属痰热壅肺者。

【临床治疗实施】

**1. 用法用量**　煎服3~9g。入煎剂或入丸、散，或鲜品捣汁。外用适量。煎汤外洗或研末吹喉，或捣烂外敷。

**2. 炮制品与临床**　本品一般生用。炒制后寒凉之性减。

**3. 方药经验**

（1）射干麻黄汤中射干与麻黄两药相使配伍，一寒一温，清热利咽，宣肺平喘，降宣得宜，共奏开宣肺气、消痰、利咽平喘之功，用于痰热郁结、肺失宣降、咳逆上气、喉中痰声辘辘之症。

（2）射干与桔梗两药相使配伍，辛开苦泄，共奏宣肺利膈、化痰、清利咽喉之功，用于各种原因所致的咽喉肿痛。

**4. 中成药应用**

（1）射麻口服液：功效清肺化痰，止咳平喘。主治痰热壅肺所致的咳嗽、痰多黏稠、胸闷憋气、气促作喘、喉中痰鸣、发热或不发热。

（2）清咽利膈丸：功效清热利咽，消肿止痛。主治外感风邪、脏腑积热所致的咽部红肿、咽痛、面红腮红、痰涎壅盛、胸膈不利、口苦舌干、大便秘结、小便黄赤。

【临床药学服务】

**1. 用药告知与监护**　不可自行用药。需区别证候轻重选择药量，严格控制用量，与其他寒凉药物同用时注意减量。偶见食欲不振、恶心、腹泻、水样便，用药中注意顾护脾胃，不宜多食油腻、辛热之物。注意观察血常规、呼吸、声音、食欲、过敏反应等。

**2. 药物警戒实践**　凡脾胃虚弱、气血虚、无实热者禁用。慢性肠炎、慢性腹泻、肝硬化、慢性肝炎者忌用。孕妇慎用或忌用。老人及儿童慎用。

## 马 勃

【处方常用名与给付】马勃、马卜、轻马勃、马勃绒。写马勃、脱皮马勃、大马勃、紫马勃、柄马勃均付马勃。

【临床性效特征】马勃味辛，性平，入肺经。①宣散风热，疏散清泻肺经实火，长于解毒利咽，为治咽喉肿痛的常用药，用于外感风热、火郁热毒所致的咽喉肿痛、咳嗽失声。②凉血止血，用于火邪迫肺、血热妄行引起的吐血、衄血，外伤出血。现代多用于急性扁桃腺炎、上呼吸道感染、流行性感冒、支气管炎、支气管扩张、肺炎、上消化道出血、呼吸道出血、创伤出血等。

【临床治疗实施】

**1. 用法用量** 煎服 2~6g。内服用生品，入汤剂或入丸、散。本品入汤剂包煎，且不宜久煎。宜饭后服。外用适量，敷患处，亦可作吹药或研末调敷止血。

**2. 炮制品与临床** 本品一般生用。

**3. 方药经验**

（1）普济消毒饮中马勃与玄参相须配伍，可增强清宣肺热、清热解毒、利咽之功，用于风热壅阻、咽痛咽干。

（2）马勃与青黛相使配伍，共奏清热解毒、凉血消斑、消肿之功，用于上焦毒热、咽喉肿痛及肺受风热所致的咳嗽失声等。

（3）马勃与黄芩相须配伍，可增强泻火解毒、清热消痰、止血消肿、清利咽喉之功，用于热聚上焦之咽喉肿痛、咳嗽不已，热伤肺络之痰中带血甚则咯血等。

**4. 中成药应用** 金嗓散结丸（胶囊）：功效清热解毒，活血化瘀，利湿化痰。主治热毒蕴结、气滞血瘀所致的声音嘶哑、声带充血、肿胀；慢性喉炎、声带小结、声带息肉见上述证候者。

【临床药学服务】

**1. 用药告知与监护** 需区别证候轻重选择药量。用药期间注意有无过敏反应。注意观察声音、体温、食欲、二便、皮肤等变化。忌食辛辣刺激性食物。

**2. 药物警戒实践** 风寒劳嗽失声者忌用。孕妇慎用。

## 重 楼

【处方常用名与给付】重楼、蚤休、七叶一枝花、滇重楼、草河车。写重楼、蚤休、七叶一枝花、金线重楼、枝花头均付重楼。

【临床性效特征】重楼味苦，性寒；有小毒，归肝经。①清热解毒，用于痈肿疔毒、毒蛇咬伤、痄腮、喉痹、咽喉肿痛。②凉肝定惊，善治小儿惊风抽搐。③消肿止痛，用于跌打损伤之外伤出血等。现代多用于皮肤化脓性感染、急性扁桃体炎属热毒内盛者；脑炎、脑膜炎属肝风内动者；外伤、毒蛇咬伤属瘀血证者。

【临床治疗实施】

**1. 用法用量**　煎服3~9g。内服入汤剂、磨汁或入散剂。常规煎煮。宜饭后服。外用适量，捣敷或研末调敷。

**2. 炮制品与临床**　本品一般生用。

**3. 方药经验**

（1）重楼与钩藤相须配伍，可增强清热凉肝泻火、息风定惊之功，用于肝热内动之高热抽搐、小儿惊风抽搐。

（2）重楼与土茯苓相须配伍，可增强清热解毒、清利湿热、消痈之功，用于热毒痈肿疮疡诸症。

（3）重楼与夏枯草相须配伍，可增强散结消肿、清热解毒、清泻肝火之功，用于痰火郁结之瘿瘤瘰疬。

**4. 中成药应用**

（1）楼莲胶囊：功效行气化瘀，清热解毒。主治原发性肝癌Ⅱ期气滞血瘀证。

（2）云南红药胶囊：功效散瘀止血，祛风除湿，活血止痛。主治瘀血痹阻或风湿阻络所致的鼻衄、咯血、吐血、痔疮出血、月经过多、痹病、跌打损伤，以及胃溃疡吐血、支气管扩张咯血、功能性子宫出血、眼底出血、眼结膜出血、风湿性关节炎、风湿性腰腿痛、软组织挫伤等。

【临床药学服务】

**1. 用药告知与监护**　本品苦寒有毒，使用剂量过大时会引起中毒反应，如烦躁不安、恶心、呕吐、头昏、腹痛腹泻，严重的会出现痉挛抽搐、面色苍白、呼吸困难、发绀等不适症状。与其他寒凉药物同用时注意减量，不可自行延长疗程。用药中注意顾护脾胃，宜食熟软易消化食物。注意观察血常规、消化道反应、心律变化、皮肤过敏反应等情况。

**2. 药物警戒实践**　阴证疮疡者忌用。孕妇禁服。育龄男性慎用。

## 拳　参

【处方常用名与给付】拳参、紫参、草河车。写拳参、紫参均付拳参。

【临床性效特征】拳参味苦、涩，性凉，归肝、大肠、肺经。①清热解毒，凉血消痈，消肿散结，可治痈肿疮毒、瘰疬痰核、水火烫伤、毒蛇咬伤。②凉血止痢，能解毒止泻，用治血热出血、泻痢脓血、湿热泄泻。③镇惊息风，用于热病抽搐及破伤风。④利湿，用于小便不利等。现代多用于皮肤化脓性感染、颈部淋巴结、毒蛇咬伤、细菌性痢疾、阿米巴痢疾等属热毒内盛者；脑炎、脑膜炎等属肝风内动者；消化、泌尿系统疾病引起的出血属血热妄行者。

【临床治疗实施】

**1. 用法用量**　煎服5~10g。内服入汤剂或煎水含漱。常规煎煮。宜饭后服。外用适量。鲜品捣碎敷或以醋磨汁涂于患处。

**2. 炮制品与临床** 本品一般生用。

**3. 方药经验**

（1）拳参与白头翁两药相须配伍，均入大肠经，可增强清热凉血解毒、燥湿止痢之功，用于湿热泻痢、热毒血痢。

（2）拳参与重楼两药相须配伍，均入肝经，苦寒清热，可增强清热解毒、镇惊息风之功，用于热毒所致痈肿疮毒、瘰疬、毒蛇咬伤及热极抽搐等。

**4. 中成药应用**

（1）清血内消丸：功效清热祛湿，消肿败毒。主治脏腑积热、风湿热毒引起的疮疡痈毒、红肿坚硬、憎寒发热、二便不利。

（2）小儿肺热平胶囊：功效清热化痰，止咳平喘，镇惊开窍。主治小儿痰热壅肺所致的喘嗽，症见喘咳、吐痰黄稠、壮热烦渴、神昏抽搐。

【临床药学服务】

**1. 用药告知与监护** 使用时注意区别证候轻重选择药量，与其他寒凉药物同用时注意减量。大剂量使用时可见消化系统不良反应，如恶心、呕吐等，用药中注意顾护脾胃，少食辛辣之品。注意观察皮肤、食欲、二便、血常规等情况。

**2. 药物警戒实践** 无实火热毒者忌服；阴证疮疡者忌服。孕妇慎用。有报道，不宜与四环素类、β-内酰胺类、大环内酯类、氯霉素、克林霉素等多种抗生素同用；不宜与黄连素、阿托品等生物碱类药物同用；不宜与维生素 $B_6$、维生素 $B_1$ 合用；不宜与安痛定、氨基比林及含铜、铁、锌、钙等离子的药物同用。

## 土茯苓

【处方常用名与给付】土茯苓、土苓、土萆薢。写土茯苓、土苓、白土苓、红土苓均付土茯苓。

【临床性效特征】土茯苓味甘、淡，性平，入肝、脾、胃经。①清热除湿，用于湿热引起的热淋、阴痒带下、湿热疮毒，还可用治牛皮癣属湿热证者。②通利关节，解汞毒，对因梅毒服汞剂中毒而致的肢体拘挛者功效尤佳，为治梅毒之要药。③泻浊解毒，主治梅毒、淋浊、泄泻、筋骨挛痛、脚气、痈肿、疮癣。现代多用于梅毒、湿疹、阴道炎、泌尿系统感染、单纯疱疹、皮肤化脓性感染、钩端螺旋体病等属湿热证者。

【临床治疗实施】

**1. 用法用量** 煎服 15~60g。内服用生品，或入汤剂，入丸、散或煎汤代茶饮。常规煎煮。宜饭后服用。外用适量，水煎洗或醋调敷。

**2. 炮制品与临床** 本品一般生用。

**3. 方药经验**

（1）土茯苓与白鲜皮相须配伍，共奏清热解毒、利湿通痹、祛风止痒之功，用于湿热疮毒、疥癣之皮肤瘙痒及风湿热痛。

（2）土茯苓与萆薢两药相使配伍，可增强祛湿消肿、利关节、止痛之功，用于湿毒郁结之关节肿痛、小便浑浊不利等。

（3）土茯苓与薏苡仁相使配伍，药性较为平和共奏清热解毒、祛风湿止痛之功，用于湿热毒邪所致的关节疼痛、筋骨挛急。

**4. 中成药应用**

（1）克银丸：功效清热解毒，祛风止痒。主治银屑病属血热风燥证。

（2）消淋败毒散：功效清热解毒，祛湿通淋。主治下焦湿热证，症见尿频或急、尿道灼痛、尿黄赤、腰痛或小腹胀痛；急慢性非特异性尿路细菌感染见上述证候者。

【临床药学服务】

**1. 用药告知与监护** 根据证候轻重选择药量。大剂量会引起恶心、腹部不适等消化系统不良反应。用药中注意顾护脾胃，宜食熟软易消化食物，忌油腻食物。注意观察尿量、皮肤、血常规、过敏反应等情况。

**2. 药物警戒实践** 肝肾阴虚者慎服；孕妇慎服；慢性胃炎、慢性肝炎、慢性胃肠炎、慢性腹泻者不宜长期大量服用。慎与茶碱类药物同服。忌饮茶。

## 山慈菇

【处方常用名与给付】山慈姑、毛慈菇、杜娟兰、独蒜兰、云南独蒜兰、山茨菇。写山慈姑、毛慈菇、冰球子均付山慈菇。

【临床性效特征】山慈菇味甘、辛，性寒；有小毒，归肝、胃经。①清热解毒，消痈散结，用于痈疽发背、疔疮恶肿、瘰疬结核，内服、外用均可。近年来广泛用于癥瘕痞块和多种肿瘤。②化痰，用于因风痰所致的癫痫等。现代多用于单纯疱疹、颈部淋巴结、各种肿瘤等属湿热火毒蕴结者。

【临床治疗实施】

**1. 用法用量** 煎服3~9g。内服入汤剂或入丸、散。煎煮时间宜久。宜饭后服用。外用适量，捣碎外敷患处。

**2. 炮制品与临床** 本品一般生用。

**3. 方药经验**

（1）山慈菇与三棱相使配伍，可增强解毒散结祛瘀之功，用于热毒血瘀所致的癥瘕。

（2）山慈菇与重楼两药相须配伍，可增强清热解毒、散结消肿之功，用于痈肿疮毒、痄腮喉痹、瘰疬及毒蛇咬伤。

**4. 中成药应用**

（1）慈丹胶囊：功效化瘀解毒，消肿散结，益气养血。主治原发性肝癌属瘀毒蕴结证者。

（2）紫金锭：功效辟瘟解毒，消肿止痛。主治中暑、脘腹胀痛、恶心呕吐、痢疾泄泻、小儿痰厥；外治疗疮疖肿、痄腮、丹毒、喉风。

【临床药学服务】

**1. 用药告知与监护** 本品有小毒，根据证候轻重选择药量，用量不宜过大。需在医生指导下使用，与其他寒凉药物同用时注意减量。中毒可见胃肠反应、骨髓抑制及脱发等。用药中注意顾护脾胃，宜食熟软易消化食物，少食油腻食品。注意观察体温、胃肠道反应、血常规等情况。

**2. 药物警戒实践** 孕妇禁用。阴虚内热及脾胃虚弱者慎用；儿童慎用；肝肾功能不全者慎用。不宜与胃蛋白酶、乳酶生、多酶片、淀粉酶等酶制剂同用。

## 大血藤

【处方常用名与给付】大血藤、红藤、血藤、活血藤。写红藤、血藤、大血藤、活血藤、花血藤均付大血藤；写酒血藤付酒炙大血藤。

【临床性效特征】大血藤味苦，性平，入大肠、肝经。①清热解毒，消痈散结，为治肠痈之要药，也可用于热毒疮疡、乳痈。②祛瘀止痛，祛风湿，用于跌打损伤、瘀血肿痛、血瘀经闭、风湿痹痛。现代多用于急性阑尾炎、皮肤化脓性疾病属热毒内盛者；盆腔炎、子宫内膜异位症属瘀血阻滞者；类风湿关节炎、风湿性关节炎属风湿痹阻者。

【临床治疗实施】

**1. 用法用量** 煎服9~15g。内服入汤剂或浸酒或入丸、散剂。质地坚硬，浸泡及煎煮时间可以稍长。外用适量，研末调涂，或磨汁涂，或鲜品捣碎外敷。

**2. 炮制品与临床** 本品一般生用。酒制后加强祛风湿、通络止痛之功。

**3. 方药经验**

（1）大血藤与紫花地丁相须配伍，可增强清热解毒、活血消痈之功，适用于肠痈、痈肿疔毒。

（2）大血藤与白头翁两药相须配伍，均入大肠经，可增强清热解毒、化瘀散结、消痈止痢之功，用于血热壅结、化腐成脓之肠痈、肝痈、盆腔炎、急慢性痢疾、溃疡性结肠炎属于血热瘀滞者。

（3）大血藤与垂盆草相使配伍，可增强清热解毒、散结消痈之功，用于肠痈、肺痈、痈疽疮疡等。

**4. 中成药应用** 神农药酒：功效祛风散寒，活血化瘀，舒筋通络。主治风寒湿瘀阻所致的痹病，症见关节肌肉疼痛、酸楚、麻木、肿胀。

【临床药学服务】

**1. 用药告知与监护** 大剂量应用可引起腹泻，注意区别证候轻重选择药量。用药中注意顾护脾胃，饮食宜清淡，忌辛辣、油腻之品。用药后注意观察肝功能、食欲、大便、血常规等情况。

**2. 药物警戒实践** 有凝血功能障碍者慎用。慢性胃炎、慢性肝炎、慢性腹泻忌大剂量长期服用。孕妇、经期妇女慎用。

## 鸦胆子

【处方常用名与给付】鸦胆子、鸦蛋子、苦参子。写鸦胆子、鸦胆仁、老鸦胆、广鸦胆、鸦胆均付生鸦胆子。

【临床性效特征】鸦胆子味苦，性寒；有小毒，入肝、大肠经。①清热解毒，凉血止痢，用于热毒血痢、便下脓血、里急后重等。②杀虫截疟，用于各种类型的痢疾，尤以间日疟及三日疟疗效较好，对恶性疟疾也有效。③外用腐蚀赘疣，用于瘊疣、鸡眼。现代多用于细菌性痢疾、阿米巴痢疾、溃疡性结肠炎、急慢性肠炎、疟疾、传染性软疣等属热毒壅滞者。

【临床治疗实施】

**1. 用法用量** 煎服0.5~2g。本品味极苦，内服不入汤剂。饭后服用为佳。内服去壳取仁，用胶囊或龙眼肉包裹吞服，以减少鸦胆子苦寒败胃之弊；或去油，制成丸剂或片剂用。外用适量捣敷，或制成鸦胆子油局部涂敷。

**2. 炮制品与临床** 本品一般生用。

**3. 方药经验** 鸦胆子与白头翁相须配伍，可增强清热解毒、凉血止痢之功，用于热毒血痢、阿米巴痢疾、疟疾。

**4. 中成药应用** 慈丹胶囊：功效化瘀解毒，消肿散结，益气养血。主治原发性肝癌，胆管、胆囊等恶性肿瘤，可改善肝胆类肿瘤引起的黄疸、腹水、疼痛等症状。

【临床药学服务】

**1. 用药告知与监护** 本品有小毒，不宜久用，要严格控制剂量。本品对胃肠道有刺激作用，可引起恶心、呕吐、腹痛，注意正确的用药方法。用药中注意顾护脾胃，宜食熟软易消化食物，少食油腻之物。无论内服外敷均需在医师、药师指导下应用。注意观察血象、消化道反应、肝肾功能等情况。

**2. 药物警戒实践** 脾胃虚弱、呕吐、胃肠出血及肝病患者禁服。孕妇禁用，哺乳期妇女慎用。肝肾功能不全者忌用。儿童不宜使用。外用有皮肤黏膜刺激性，使用时需注意保护健康皮肤。

## 白花蛇舌草

【处方常用名与给付】白花蛇舌草、蛇舌草、舌管草。写白花蛇舌草、蛇舌草均付白花蛇舌草。

【临床性效特征】白花蛇舌草味甘、苦，性寒，入胃、大肠、小肠经。①清热解毒，能解毒消痈抗癌，用于肠痈腹痛、咽喉肿痛、毒蛇咬伤、癌症。②利湿通淋，用于热淋涩痛及湿热黄疸。现代多用于细菌性痢疾、阿米巴痢疾、溃疡性结肠炎、急性肠炎属大肠热毒者；泌尿系统感染、泌尿系肿瘤、前列腺炎属下焦湿热者。

【临床治疗实施】

**1. 用法用量** 煎服15~60g，煎汤内服，亦可入丸、散。治疗癌症时可酌情增加剂量。内服多入汤剂。常规煎煮。宜饭后服用。外用适量捣敷。

**2. 炮制品与临床** 本品一般生用。

**3. 方药经验**

（1）白花蛇舌草与车前子相使配伍，可增强清热解毒、利尿通淋之功，用于热淋、水肿、小便不利等症。

（2）白花蛇舌草与败酱草相使配伍，可增强清热解毒、消痈燥湿、止痛之功，用于痈肿、湿疹、蛇伤、疔疮、热淋、癌肿等治疗。

（3）白花蛇舌草与半边莲相须配伍，可增强清热、解毒、利湿之功，用于热毒痈肿疮毒、咽喉肿痛、毒蛇咬伤、湿热或水湿所致的水肿鼓胀、黄疸尿少诸疾。现代两药常用于肿瘤治疗。

**4. 中成药应用**

（1）金蒲胶囊：功效清热解毒，消肿止痛，益气化痰。主治晚期胃癌、食管癌患者痰湿瘀阻及气滞血瘀证。

（2）抗癌平丸：功效清热解毒，散瘀止痛。主治热毒瘀血壅滞肠胃所致的胃癌、食道癌、贲门癌、直肠癌等消化道肿瘤。

（3）肾舒颗粒：功效清热解毒，利尿通淋。主治下焦湿热所致的热淋，症见尿频、尿急、尿痛；尿道炎、膀胱炎、急慢性肾盂肾炎见上述证候者。

【临床药学服务】

**1. 用药告知与监护** 需区别证候轻重选择药量，与其他寒凉药同用时注意减量。个别患者长时间服用会出现口干现象，用药中注意顾护脾胃，宜食熟软易消化食物，少食辛辣油腻、生冷之品。注意观察食欲、二便、过敏反应、血常规变化等。

**2. 药物警戒实践** 阴疽及脾胃虚寒者忌服。孕妇慎服。

## 漏　芦

【处方常用名与给付】漏芦、榔头花。写漏芦、漏芦片均付生漏芦；写煨漏芦付煨漏芦。

【临床性效特征】漏芦味苦，性寒，入胃经。①清热解毒，消痈散结，为治乳痈之良药。用于痈肿疮毒、乳痈肿痛。②通经下乳，用于乳汁不通、湿痹拘挛。现代多用于急性乳腺炎、乳腺增生、乳房肿瘤、单纯疱疹、化脓性感染、颈部淋巴结核、类风湿关节炎、风湿性关节炎等属热毒蕴结者。

禹州漏芦为菊科植物蓝刺头或华东蓝刺头的干燥根，功能清热解毒，消痈下乳，舒筋通脉。主治乳痈肿痛、痈疽发背、瘰疬疮毒、乳汁不通、湿痹拘挛。用法用量同漏芦。注意不同品种的药效差异。

【临床治疗实施】

**1. 用法用量**　煎服5~9g，鲜品加量。入汤剂、煎膏或入丸、散。常规煎煮。宜饭后服用。外用适量，煎水洗。

**2. 炮制品与临床**　可用生品与制品，生品性寒清热力突出；煨制后寒性减。

**3. 方药经验**

（1）漏芦与十大功劳两药相须配伍，可增强清热解毒凉血之功，用于痈肿疮毒、瘰疬等。十大功劳又名土黄柏、刺黄柏。味苦，性寒，茎清热解毒，叶滋阴清热。治疗多种感染性疾病，外用治水火烫伤、痈疖、肿毒。煎服15~30g，外用适量。

（2）漏芦与蒲公英、王不留行三药配伍，可增强清热解毒、消痈散结、消肿、通乳之功，用于痈肿、乳痈、痈疮肿痛。

**4. 中成药应用**

（1）乳核散结片：功效疏肝活血，祛痰软坚。主治肝郁气滞、痰瘀互结所致的乳癖，症见乳房肿块或结节，大小不一、质软或中等硬，或乳房胀痛、经前疼痛加剧；乳腺增生病见上述证候者。

（2）乳癖消片（胶囊、颗粒）：功效软坚散结，活血消痈，清热解毒。主治痰热互结所致的乳癖、乳痈，症见乳房结节，数目不等、大小形态不一、质地柔软，或产后乳房结块、红热疼痛；乳腺增生、乳腺炎早期见上述证候者。

（3）脑栓通胶囊：功效活血通络，祛风化痰。主治风痰瘀血痹阻脉络引起的缺血性中风中经络急性期和恢复期。症见半身不遂、口舌㖞斜、语言不利或失语、偏身麻木、气短乏力或眩晕耳鸣；脑梗死见上述证候者。

【临床药学服务】

**1. 用药告知与监护**　使用时需区别证候轻重选择药量，与其他寒凉药物同用时注意减量。用药中注意顾护脾胃，宜食熟软易消化食物，忌油腻、生冷食物。注意观察体温、皮肤、二便、血压、心率、肝肾功能等情况。

**2. 药物警戒实践**　气血不足、体弱乳少者忌用。正虚体弱及疮痈平塌者忌用，孕妇慎用。

## 败酱草

【处方常用名与给付】败酱草、败酱。写败酱草、败酱、北败酱、黄花败酱、白花败酱、苦菜均付败酱草。

【临床性效特征】败酱草味辛、苦，性寒，入胃、大肠、肝经。①清热解毒，活血消痈，用治肠痈及肺痈之咳吐脓血者，捣烂外敷用治痈肿疮毒；治肝热之目赤肿痛及赤白痢疾。②祛瘀止痛，用于产后瘀阻腹痛，单用煎服即效。现代多用于急性阑尾炎、肺脓肿、化脓性肺炎、肺结核空洞伴化脓性感染、单纯疱疹、皮肤化脓性感染、慢性盆腔炎等属热毒壅盛、瘀血阻滞者。

【临床治疗实施】

**1. 用法用量** 煎服6~15g，鲜品加量。内服用生品多入汤剂。不宜久煎。宜饭前服用。外用适量，外用鲜品捣烂敷患处，或捣汁涂搽。

**2. 炮制品与临床** 本品一般生用。

**3. 方药经验**

（1）败酱草与秦皮相须配伍，均入大肠经，可增强清热解毒祛湿之功，用于湿热瘀滞大肠之痢疾、泄泻及带下病等。

（2）败酱草与大血藤相须配伍，为治疗肠痈腹痛的要药，可增强清热解毒、祛瘀止痛之功，用于肠痈腹痛、热毒痈疮及瘀血疼痛。

（3）败酱草与鱼腥草相须配伍，上下同清，可增强清热解毒、消痈排脓之功，提高疗效，用于热毒痈疮疖肿、肺痈吐脓等。

（4）败酱草与墓头回两药均苦，微寒，均可清热解毒，消痈排脓，祛瘀止痛，用于肠痈、肺痈、痈疡，又可治产后瘀阻腹痛。墓头回又可收敛止血止带，用于崩漏下血、赤白带下症。败酱草为败酱科植物黄花败酱或白花败酱的干燥全草。墓头回为败酱科败酱属植物异叶败酱及糙叶败酱（山败酱）的根或全草入药，味苦、酸、涩，性凉，入心、肝经。功能燥湿止带，收敛止血，清热解毒；用于赤白带下、崩漏、泄泻、痢疾、黄疸、疟疾、肠痈、疮疡肿毒、跌打损伤、子宫颈癌、胃癌。煎服9~15g，外用适量。

**4. 中成药应用**

（1）癃清片：功效清热解毒，凉血通淋。主治下焦湿热所致的热淋，症见尿频、尿急、尿痛、腰痛、小腹坠胀；亦治慢性前列腺炎湿热蕴结兼瘀血证，症见小便频急、尿后余沥不尽，尿道灼热，会阴、少腹、腰骶部疼痛或不适等。

（2）妇炎康复胶囊（颗粒、片）：功效清热利湿，化瘀止痛。主治湿热瘀阻所致的妇女带下，色黄质黏稠，或如豆渣状、气臭，少腹、腰骶疼痛；慢性盆腔炎见上述证候者。

【临床药学服务】

**1. 用药告知与监护** 需区别证候轻重选择药量。不可自行延长用药时间或加大剂量，与其他寒凉药同用时注意减量。偶见口干、食欲不振、胃部不适、恶心、呕吐等消化系统不良反应。用药中顾护脾胃，宜食熟软易消化食物，不宜多食辛辣、油腻之物。注意观察消化道反应、粪便、血常规等情况。

**2. 药物警戒实践** 脾胃虚寒者慎用；孕妇慎用。婴幼儿、老人忌长期大量服用。消化系统疾病及白细胞减少患者慎用。久病脾虚、泄泻不止、虚寒下脱之疾皆忌单味药久服。

## 白头翁

【处方常用名与给付】白头翁、白头公。写百头翁、白头翁、头翁均付生白头翁；写头翁炭付白头翁炭。

【临床性效特征】白头翁味苦，性寒，归胃、大肠经。①清热解毒，用于热毒壅滞之下痢脓血，里急后重，又用于瘰疬、痔疮、带下及疮疡肿毒等。②凉血止痢，用于血热出血及温疟之发热、烦躁，痢下赤白。现代多用于细菌性痢疾、阿米巴痢疾、溃疡性结肠炎、急慢性肠炎、化脓性皮肤病等属热毒壅滞者。

【临床治疗实施】

**1. 用法用量**　煎服9~15g，鲜品15~30g。内服生品，入汤剂或入丸、散。常规煎煮。宜饭后服用。外用适量，煎汤外洗，或鲜品捣烂敷患处。

**2. 炮制品与临床**　本品一般生用。白头翁凉血止痢，清热解毒力强，长于治疗热毒血痢、赤白痢疫。白头翁炭善凉血止痢，长于治疗便血、血痢。

**3. 方药经验**

（1）白头翁汤中白头翁与秦皮两药相使配伍，为治疗痢疾的要药，气血同治，可增强解毒清热、燥湿止痢之功，用于湿热壅滞于肠内、气分血分皆伤之赤白下痢、疫痢腹痛、里急后重等。

（2）白头翁与阿胶两药配伍，一清一补，共奏清热解毒、凉血止痢、补血止血之功，用于产后痢疾，或痢疾日久伤及阴血者。

（3）白头翁与白蔹均味苦，性寒，清热解毒，治疗热毒疮疡肿毒。白蔹又称山地瓜、白蔹根，味苦，性微寒，入心、胃经。功效清热解毒，消痈散结，生肌敛疮止痛。常用治痈肿疮毒瘰疬、水火烫伤及手足皲裂。煎服5~10g；外用适量。

（4）白头翁与马齿苋相须配伍，均治疗痢疾，可增强清热解毒止痢之功，用于热毒或湿热泻痢。

**4. 中成药应用**

（1）白头翁止痢片：功效清热解毒，凉血止痢。主治热毒血痢、久痢不止等。

（2）复方白头翁片（胶囊）：功效清热解毒，燥湿止痢。主治大肠湿热引起的泄泻、痢疾等。

（3）白蒲黄片：功效清热燥湿，解毒凉血。主治大肠湿热、热毒壅盛所致的痢疾、泄泻，症见里急后重、便下脓血；肠炎、痢疾见上述证候者。

【临床药学服务】

**1. 用药告知与监护**　使用时注意区别证候轻重选择药量，与其他寒凉药同用时注意减量。煎剂内服可引起口腔黏膜灼热肿胀、恶心呕吐、胃肠炎症等消化不良反应。用药中顾护脾胃，宜食熟软易消化食物，忌油腻、生冷之品。注意观察体温、食欲、大便、皮肤、肝肾功能、心律等情况。

**2. 药物警戒实践**　虚寒泻痢及血分无热者禁用；脾胃虚弱、消化不良、食少便溏者禁服。孕妇、哺乳期妇女慎用。婴幼儿、老年人不宜长期大量服用。

## 木蝴蝶

【处方常用名与给付】木蝴蝶、玉蝴蝶、千张纸。写木蝴蝶、千张纸、玉蝴蝶均付木蝴蝶。

【临床性效特征】木蝴蝶味微苦、甘，性寒，入肺、肝、胃经。①清肺利咽化痰，为治咽喉肿痛、声音嘶哑的常用药。②疏肝和胃，用于肝气郁结、肝胃气痛等。现代多用于上呼吸道感染、支气管炎、肺炎属肺热壅盛者；急性胃炎、幽门梗阻、肝炎、胆囊炎等属肝气郁结者。

【临床治疗实施】

**1. 用法用量** 煎服1～3g。内服入汤剂，泡服，研末调服。不宜久煎。宜饭后服用，或代茶饮。

**2. 炮制品与临床** 本品一般生用。

**3. 方药经验**

（1）木蝴蝶与百部、紫菀三药配伍，三药均入肺经，可增强清肺利咽化痰、润肺止咳之功，用于新久肺燥之咳嗽气逆、咳痰不爽及肺虚久咳、肺痨咳嗽、百日咳。

（2）木蝴蝶与香附相使配伍，可增强理气、疏肝、和胃之功，用于肝胃不和、脘腹胀闷牵及胁肋、乳房胀痛、食欲不振。

（3）木蝴蝶与金果榄相须配伍，可增强清肺利咽化痰之功，用治热毒咽喉肿痛。木蝴蝶又可疏肝和胃，治疗肝胃气痛；金果榄味苦，性寒，入肺、大肠经，具有清热解毒、消肿止痛、利咽之功，用于肺热之咽喉肿痛、白喉、咳嗽、热毒痈肿疔毒、胃脘灼痛及泻痢腹痛。现代常用于急性扁桃腺炎、上呼吸道感染、流行性感冒等属肺胃蕴热者；单纯疱疹、带状疱疹、化脓性感染等属热毒内盛者。煎服3～9g；外用适量。

**4. 中成药应用**

（1）金嗓开音丸：功效清热解毒，疏风利咽。主治风热邪毒所致的咽喉肿痛、声音嘶哑；急性咽炎、亚急性咽炎、喉炎见上述证候者。

（2）金嗓利咽丸（胶囊）：功效疏肝理气，利咽化痰。主治痰湿内阻、肝郁气滞所致的咽部异物感、咽部不适、声音嘶哑；声带肥厚见上述证候者。

【临床药学服务】

**1. 用药告知与监护** 需区别证候轻重选择药量，与其他寒凉药物同用时注意减量。偶见食欲下降、反酸、口泛清水等消化系统不良反应，用药中顾护脾胃，宜食熟软易消化食物。注意观察咳嗽、语音、二便等变化情况。

**2. 药物警戒实践** 脾胃虚弱者慎用。

## 穿心莲

【处方常用名与给付】穿心莲、一见喜。写穿心莲、榄核莲、一见喜均付穿心莲。

【临床性效特征】穿心莲味苦，性寒，入心、肺、大肠、膀胱经。①清热解毒，善清肺火，治疗肺热，外感风热或温病初起，热咳气喘，肺痈之咳吐浓痰、咽喉肿痛。②利湿止痢，治疗胃肠湿热之腹痛泄泻、下痢脓血者，膀胱湿热之淋沥涩痛、湿疹瘙痒、湿热黄疸、湿热带下等。③消痈，用于湿热火毒、痈肿疮毒及蛇虫咬伤。现代多用于上呼吸道感染、支气管炎、肺炎属肺热壅盛者；阿米巴痢疾、溃疡性结肠炎、急慢性肠炎属大肠湿热者；泌尿系统感染、前列腺炎属下焦热盛者；化脓性皮肤病属于热毒内蕴者。

【临床治疗实施】

**1. 用法用量** 煎服6~9g。内服入汤剂或入丸、散、片剂。常规煎煮。宜饭后服用。外用适量，煎浓汁搽，或制成软膏涂，或研细末撒于患处，或水煎熏洗。

**2. 炮制品与临床** 本品一般生用。

**3. 方药经验**

（1）穿心莲与薄荷相使配伍，表里同治，共奏疏散风热、清热解毒之功，外疏风温之邪，内清肺经之火，用于风温犯肺之证。

（2）穿心莲与茵陈相使配伍，可增强清热解毒、利湿退黄之功，用于湿热黄疸等。

（3）穿心莲与苦参相使配伍，可增强清热解毒、燥湿利尿之功，用于湿热泻痢、湿热黄疸、下痢脓血、热淋涩痛、带下色黄、湿疹瘙痒等。

（4）穿心莲与蒲公英相须配伍，可增强清热解毒、利湿通淋之功，用于内外热毒疮痈、乳痈诸症，湿热泻痢，下痢脓血，带下秽臭，淋证等。

**4. 中成药应用**

（1）穿心莲片（胶囊）：功效清热解毒，凉血消肿。主治邪毒内盛、感冒发热、咽喉肿痛、口舌生疮、顿咳劳嗽、泄泻痢疾、热淋涩痛、痈肿疮疡、毒蛇咬伤。

（2）千喜片（胶囊）：功效清热解毒，消炎止痛，止泻止痢。主治热毒蕴结所致的肠炎、结肠炎、细菌性痢疾和鼻窦炎。

（3）妇科千金片（胶囊）：功效清热除湿，益气化瘀。主治湿热瘀阻所致的带下病、腹痛，症见带下量多、色黄质稠、臭秽，小腹疼痛，腰骶部酸痛，神疲乏力；慢性盆腔炎、子宫内膜炎、慢性宫颈炎见上述证候者。

（4）穿心莲内酯滴丸：功效清热解毒，抗菌消炎。主治上呼吸道感染、细菌性痢疾。

（5）消炎利胆片：功效清热祛湿利胆。主治肝胆湿热所致的胁痛、口苦；急性胆囊炎、胆管炎见上述证候者。

（6）清火栀麦丸（片、胶囊）：功效清热解毒，凉血消肿。主治肺胃热盛所致的咽喉肿痛、发热、牙痛、目赤。

【临床药学服务】

**1. 用药告知与监护** 区别证候轻重选择药量，不可自行加大剂量或延长用药时间，与其他寒凉药同用时注意剂量。用量过大会出现胃脘不适、食欲下降、上腹部疼痛等消化系统症状，用药中顾护脾胃，宜食熟软易消化食物，忌生冷、刺激食物。注意观察胃肠道反应、二便、尿常规及肾功能等变化情况。

**2. 药物警戒实践** 脾胃虚寒者忌用。孕妇慎用。

## 半边莲

【处方常用名与给付】半边莲。写半边莲、半边花均付半边莲。

【临床性效特征】半边莲味辛、苦，性平，入心、小肠、肺经。①清热解毒，用于毒热所致的疮痈肿毒诸症，如疔疮肿毒、乳痈肿痛、毒蛇咬伤、蜂蝎螫伤等。②利水消肿，用治腹部水肿、黄疸、小便不利等；亦可用于皮肤湿疮、湿疹及疥癣等。现代多用于化脓性感染、单纯疱疹属热毒壅盛者；上呼吸道感染、急性扁桃腺炎属肺热壅盛者；急慢性肠炎属大肠湿热者；泌尿系统感染、泌尿系统肿瘤、前列腺炎、前列腺增生、蛇虫咬伤等属下焦热盛者。

【临床治疗实施】

**1. 用法用量** 煎服9~15g，鲜品加量。内服多入汤剂。常规煎煮。宜饭后服用。外用适量，捣烂外敷。

**2. 炮制品与临床** 本品一般生用。

**3. 方药经验**

（1）半边莲与金钱草相须配伍，可增强清热解毒、利水排石、利湿退黄之功，用于热淋、石淋、砂淋、湿热黄疸等。

（2）半边莲与半枝莲相须配伍，可增强苦寒清泄、清热解毒、利尿消肿之功，用于痈肿疔疮、虫蛇咬伤、腹水、小便不利。半边莲为桔梗科植物半边莲的干燥全草，善于清热解毒，利水消肿，多用于疮痈肿毒、蛇虫咬伤、腹胀水肿、湿疮湿疹。半枝莲为唇形科植物半枝莲的干燥或新鲜全草，味辛、苦，性寒，归肺、肝、肾经。既清解热毒，又散瘀凉血止血，还可清热利水，通淋消肿，用治跌打损伤；尤善治毒蛇咬伤、疮肿与癌肿。煎服15~30g，或入丸、散，外用适量，鲜品加倍。血虚者不宜，孕妇慎用。

**4. 中成药应用**

（1）京万红：功效清热解毒，凉血化瘀，消肿止痛，祛腐生肌。主治水、火、电灼烫伤，疮疡肿痛，皮肤损伤，创面溃烂。

（2）消石片：功效清热利尿，通淋排石。主治湿热下注所致的石淋，症见尿频、尿急、尿涩痛、腰痛；泌尿系结石见上述证候者。

【临床药学服务】

**1. 用药告知与监护** 使用时注意区别证候轻重选择药量。与其他寒凉药物同用时注意减量。剂量过大会引起滑肠便溏和食欲减退。用药中需顾护脾胃，宜食熟软易消化食物，忌生冷、油腻、辛辣、刺激性食物。注意观察食欲、二便、血常规、皮肤等变化情况。

**2. 药物警戒实践** 虚证水肿者忌用。孕妇慎用。

## 千里光

【处方常用名与给付】千里光、千里明、九里明。写千里光、千里明、九里光、九里明、一扫光均付千里光。

【临床性效特征】千里光味苦，性寒，入肺、肝、大肠经。①清热解毒燥湿，用于湿毒痈肿疮毒、肠痈。②清肝明目，用于肝火上炎所致的目赤肿痛。③燥湿止泻痢，用于湿热泻痢。④杀虫止痒，用治湿疮疥癣、阴囊湿痒、鹅掌风等。现代常用于单纯性疱疹、化脓性感染属热毒壅盛者；急性结膜炎、沙眼等属肝火上炎者；痢疾、急慢性肠炎等属大肠湿热者。

【临床治疗实施】

**1. 用法用量**　煎服15~30g，鲜品酌情加量。内服用生品，入汤剂。常规煎煮，宜饭后服。外用适量，煎汁浓缩成膏外涂，或煎汤外洗患处，或鲜草捣敷或取汁用。

**2. 炮制品与临床**　本品一般生用。

**3. 方药经验**

（1）千里光与苍耳子相使配伍，可增强解毒杀虫、祛风燥湿、通鼻窍之功，用于疮疖肿毒、风湿痹痛、肺窍不利、鼻塞多涕。

（2）千里光与白芷相使配伍，可增强解毒清热、通达鼻窍之功，用于风热、鼻涕黄稠或持续鼻塞，以及肺热之急慢性鼻炎、急慢性鼻窦炎。

**4. 中成药应用**

（1）千柏鼻炎片：功效清热解毒，活血祛风，宣肺通窍。主治风热犯肺、内郁化火、凝滞气血所致的鼻塞、流涕黄稠，或持续鼻塞、嗅觉迟钝；急慢性鼻炎、急慢性鼻窦炎见上述证候者。

（2）感冒消炎片：功效散风清热，解毒利咽。主治感冒热毒壅盛证，症见发热咳嗽、咽喉肿痛、乳蛾、目赤肿痛。

（3）清热散结片：功效清热解毒，散结止痛。主治急性结膜炎、急性咽喉炎、急性扁桃腺炎、急性肠炎、急性菌痢、上呼吸道炎、急性支气管炎、淋巴结炎、疮疖疼痛、中耳炎、皮炎、湿疹。

【临床药学服务】

**1. 用药告知与监护**　需区别证候轻重选择剂量。与其他寒凉药同用时注意减量。用药中顾护脾胃，宜食熟软易消化食物。有报道，可能引起药物性肝损伤、急性肾损伤，少数人服用千里光煎剂会出现恶心、呕吐、黄疸等消化道不良反应。注意观察血常规、肝肾功能、消化道反应等情况。

**2. 药物警戒实践**　脾胃虚寒及血虚、阴虚内热者忌用。孕妇忌服。

## 四季青

【处方常用名与给付】四季青。写四季青付生四季青。

【临床性效特征】四季青味苦、涩，性寒，归肺、心经。①清热解毒，用于上焦热毒所致的咽痛、咳嗽及热毒下注所致的淋沥涩痛、痢疾。②凉血止血敛疮，治疗烧伤、疮疡、下肢溃疡、皮肤湿疹及外伤出血等，常做外用。现代多用于烧烫伤、湿疹、单纯疱疹、化脓性感染等属热毒壅盛者；流行性感冒、支气管炎、肺炎、急性扁桃腺炎、上呼吸道感染等属肺热壅盛者；细菌性痢疾、阿米巴痢疾、溃疡性结肠炎、急慢性肠炎等属大肠湿热者；泌尿系统感染、泌尿系统肿瘤、前列腺炎、前列腺增生等属下焦热盛者。

【临床治疗实施】

**1. 用法用量** 煎服 15g~30g。内服入汤剂。常规煎煮。宜饭后服用。外用适量。外用制成乳剂或膏剂涂患处，治疗烫伤、痈疖、外伤。

**2. 炮制品与临床** 本品一般生用。

**3. 方药经验**

（1）四季青与地榆两药配伍外用，可增强清热解毒、止血敛疮之功，用于火毒所致出血及烫伤。

（2）四季青与苦豆子相使配伍，共奏清热燥湿止痢之功，可治疗湿热泻痢、里急后重。苦豆子味苦，性寒，有小毒；入胃、大肠经。还能清胃热，清热燥湿，杀虫，用治胃热之胃脘痛、吞酸、湿疹、顽癣、白带过多、疮疖、溃疡等。全草煎服 1.5~3g，入汤剂或入丸、散；种子炒黑研末服每日小于 2g。外用适量煎水洗；或用其干馏油制成软膏搽。风湿性心脏病或肾脏病者慎用，孕妇及哺乳期妇女慎用。

（3）四季青与白蔹相使配伍，可增强清热解毒敛疮之功，用于热毒疮疡、久溃不敛等。

**4. 中成药应用**

（1）四季青片（胶囊）：功效清热解毒，凉血止血。主治咽喉肿痛。

（2）急支糖浆：功效清热化痰，宣肺止咳。主治外感风热所致的咳嗽，症见发热、恶寒、胸膈满闷、咳嗽咽痛；急性支气管炎、慢性支气管炎急性发作见上述证候者。

【临床药学服务】

**1. 用药告知与监护** 需区别证候轻重选择药量，与其他寒凉药物同用时注意减量。内服可引起轻度恶心和食欲减退，用药中顾护脾胃，宜食熟软易消化食物，忌生冷、刺激性食物。长期用会对肝功能有一定影响，给药期间注意观察体温、血常规、肝肾功能等情况。

**2. 药物警戒实践** 肠胃虚寒、肠滑泄泻者慎服。孕妇慎用。

## 地锦草

【处方常用名与给付】地锦草。写地锦草、地锦均付生地锦草。

【临床性效特征】地锦草味苦、辛，性平、偏凉，入大肠、肝、胃经。①清热解毒，用于热毒泻痢、便下脓血、热毒疮肿及毒蛇咬伤。②凉血止血活血，具有止血而不留瘀的特点，用治血瘀便血、痔疮出血、尿血、血淋、崩漏及外伤肿痛出血。③利湿退黄，用于湿热黄疸、热淋、小便不利。现代常用于痢疾、急慢性肠炎属大肠湿热者；出血属血热妄行者；黄疸属肝胆湿热者；单纯性疱疹、带状疱疹、化脓性感染等属热毒内盛者。

【临床治疗实施】

**1. 用法用量** 煎服 9～20g，鲜品加量。内服入汤剂，亦可入丸、散。常规煎煮。宜饭后服用。外用适量。外用水煎洗或捣敷患处。

**2. 炮制品与临床** 本品一般生用。

**3. 方药应用**

（1）地锦草与仙鹤草两药相使配伍，可增强凉血止血、清热解毒之功，用于血热出血、血痢等。

（2）地锦草与白头翁两药相须配伍，可增强清热解毒、凉血止痢之功，用于热毒血痢、热毒痈肿、毒蛇咬伤、滴虫性阴道炎等。

**4. 中成药应用**

（1）小儿泻速停颗粒：功效清热利湿，健脾止泻，缓急止痛。主治小儿湿热壅遏大肠所致的泄泻，症见大便稀溏如水样、腹痛、纳差；小儿秋季腹泻及迁延性、慢性腹泻见上述证候者。

（2）季德胜蛇药片：功效清热解毒，消肿止痛。主治毒蛇、毒虫咬伤。

（3）肠炎宁片（糖浆）：功效清热利湿行气。主治大肠湿热所致的泄泻、痢疾，症见大便泄泻大便脓血、里急后重、腹痛腹胀；急慢性胃肠炎、腹泻、细菌性痢疾、小儿消化不良见上述证候者。

【临床药学服务】

**1. 用药告知与监护** 区别证候轻重选择药量，大剂量应用可引起恶心、呕吐，用药中顾护脾胃，宜食熟软易消化食物。注意观察食欲、大便、血象等变化情况。

**2. 药物警戒实践** 脾胃虚寒者慎服。

## 翻白草

【处方常用名与给付】翻白草。写翻白草付生翻白草。

【临床性效特征】翻白草味甘、苦，性平，入胃、肺、大肠经。①清热解毒，凉血止痢，用于热毒痢疾、疮疡肿毒、血热出血。②清肺止咳，用于肺热咳喘。现代临床常用于肠炎泄泻、痢疾及支气管炎等属热毒壅盛者。

【临床治疗实施】

**1. 用法用量** 煎服 9～15g，鲜品加量。内服入汤剂，亦可泡服。常规煎煮。宜饭后服用。外用适量，捣敷患处。

**2. 炮制品与临床** 本品一般生用。

**3. 方药经验**

（1）翻白草与鱼腥草相使配伍，可增强清热解毒、清肺消痈之功，用于肺热咳喘、肺痈吐脓血。

（2）翻白草与白头翁相使配伍，可增强清热解毒、凉血止痢之功，用于肺热咳嗽、热毒泻痢及血热出血。

（3）翻白草与委陵菜相须配伍，能清热解毒，凉血止痢，用于热毒泻痢及血热出血。两药均为蔷薇科植物，部分地区存在替代应用的情况。委陵菜味苦，性寒，入肝、大肠经。清热解毒止痢，用于热毒蕴结大肠之泻痢；凉血止血，用于血热妄行之尿血、便血等。此外，还可用于痈肿疮毒、风湿痹病等。煎服 9~15g，外用适量。脾胃虚弱者忌用。

**4. 中成药应用** 痢特敏片：功效清热解毒，凉血止痢。主治大肠湿热所致的泄泻、痢疾，症见发热、腹痛、大便泄泻，或大便脓血、里急后重；肠炎、急性痢疾见上述证候者。

【临床药学服务】

**1. 用药告知与监护** 大量应用有消化道不适症状。注意区别证候轻重选择药量，与其他寒凉药物同用时注意减量。用药中顾护脾胃，宜食熟软易消化食物。注意观察二便、血常规、呼吸等情况。

**2. 药物警戒实践** 脾胃虚弱者忌用。

## 熊 胆

【处方常用名与给付】熊胆、胆仁。写熊胆、黑熊胆均付熊胆，写熊胆粉付熊胆粉。

【临床性效特征】熊胆味苦，性寒，归肝、胆、心经。①清热解毒，用于火毒之疮疡肿痛、痔疮肿痛、咽喉肿痛、风虫牙痛等。②息风止痉，用于热盛惊痫、抽搐等症。③清肝明目，用于肝热之目赤肿痛、羞明、翳障，还可用于黄疸等。现代多用于脑炎、脑膜炎属肝风内动者；单纯疱疹、化脓性感染属热毒内盛者等。

【临床治疗实施】

**1. 用法用量** 内服 0.25~0.5g。本品不入汤剂。内服入丸、散剂。宜饭后服。外用适量，涂患处。

**2. 炮制品与临床** 本品一般生用。

**3. 方药经验**

（1）梅花点舌丹中熊胆与冰片相使配伍，可增强清热开窍、解毒利咽、消肿止痛之功，用于痈疮肿毒、咽痛口疮等。内服、外用均可。

（2）熊胆与羚羊角相须配伍，可增强清肝明目、清热解毒、息风止痉之功，用于热盛动风、抽搐惊厥、热毒疮痈、肝热目疾等。

**4. 中成药应用**

（1）消痔软膏：功效凉血止血，消肿止痛。主治炎性、血栓性外痔及Ⅰ期、Ⅱ期内痔属风热瘀阻或湿热壅滞证。

（2）熊胆丸：功效清热利湿，散风止痛。主治风热或肝经湿热引起的目赤肿痛、羞明多泪。

（3）熊胆胶囊：功效清热，平肝，明目。主治惊风抽搐、咽喉肿痛。

（4）龙泽熊胆胶囊：功效清热散风，止痛退翳。主治风热或肝经湿热引起的目赤肿痛、羞明多泪。

（5）复方熊胆薄荷含片：功效清热泻火，凉血止痛。主治咽喉肿痛、声音嘶哑等咽喉部不适。

【临床药学服务】

**1. 用药告知与监护** 有报道，大剂量使用可发生急性尿潴留、恶心、呕吐、厌食等。使用时注意区别证候轻重选择药量。用药中注意顾护脾胃，宜食熟软易消化食物。注意观察神志、血常规、血压等情况。

**2. 药物警戒实践** 脾胃虚弱者忌用。

## 青 果

【处方常用名与给付】青果、广青果、干青果、橄榄果。写青果、广青果、干青果、橄榄果均付青果。

【临床性效特征】青果味甘、酸，性平，归肺、胃经。善清热解毒，利咽生津，用于咽喉肿痛、咳嗽痰黏、烦热口渴、鱼蟹中毒等。现代多用于急性扁桃腺炎、急慢性咽炎、上呼吸道感染等属热毒蕴结者。

【临床治疗实施】

**1. 用法用量** 煎服5~10g，鲜品加量。内服入汤剂，鲜品榨汁或煎浓汤饮用疗鱼蟹中毒。常规水煎。宜饭后服用。

**2. 炮制品与临床** 本品一般生用。

**3. 方药经验**

（1）青果与瓜蒌相使配伍，共奏清热利咽、化痰止咳之功，用于痰热咳嗽、咽喉肿痛等。

（2）青果、西青果与锦灯笼三药配伍，共奏清热解毒、利咽生津之功，为治咽喉肿痛之常用药队。青果为橄榄科植物橄榄的干燥成熟果实，长于生津利咽，宜治咽干口燥、烦渴音哑。西青果为使君子科植物诃子的干燥幼果，性寒，味苦、微甘、涩，归肺、大肠经。清热生津，利咽解毒，用于白喉，扁桃体炎，菌痢，痢疾，肠炎。煎服3~6g或含服。锦灯笼味苦，性寒，入肺经，能清热解毒并长于利咽化痰，善治咽喉肿痛、声音嘶哑。其苦寒降泄，具有利尿通淋之功，可用于小便不利、热淋涩痛。煎服5~9g，外用适量。

**4. 中成药应用** 青果丸（胶囊）：功效清热利咽，消肿止痛。主治肺胃蕴热所致的眼部红肿、咽痛、失声音哑、口干舌燥、干燥少痰。

【临床药学服务】

**1. 用药告知与监护** 鲜品使用应注意剂量与疗程，不可自行延长使用时间。大量应用可见呕吐、腹泻等消化道症状。用药期间应注意观察二便、食欲等情况。忌生冷、辛辣、刺激性及油腻食物。

**2. 药物警戒实践** 外感风寒者忌用；脾虚便溏者慎用。不宜同时服用滋补性中药。

## 第四节　清热凉血药

### 生地黄

【处方常用名与给付】生地黄、大生地、生地、细生地、干地黄、怀地黄。写生地黄、干地黄、生干地、生地、大生地、细生地、小生地均付生地黄；写鲜生地、鲜地黄均付鲜地黄；写酒生地、酒炒生地均付酒炒生地黄；写炒生地付清炒生地黄；写生地炭付生地炭。

【临床性效特征】生地黄味苦、甘，性寒，归心、肝、肾经。①清热凉血，用治温热病热入营血、壮热神昏、口干舌绛；温病后期余热未尽、阴液已伤、夜热早凉。又可凉血止血，善治血热吐衄、便血崩漏、斑疹紫黑。②养阴生津而泄伏热，用于阴虚内热、骨蒸劳热，亦可用治热病阴液耗伤之口渴、内热消渴、肠燥便秘等。现代多用于肺结核、2 型糖尿病属气阴两虚者。

【临床治疗实施】

**1. 用法用量** 煎服 10~15g；鲜品 12~30g。内服入汤剂或入丸剂或熬膏；或以鲜品捣汁入药。常规煎煮。清热生津宜饭后服。外用适量，捣烂外敷。

**2. 炮制品与临床** 生地黄清热凉血，养阴生津，用于热入营血、热病伤阴证；酒制及炒制地黄寒凉之性减；鲜地黄性寒多汁，清热凉血生津，热甚伤津者多用；生地炭长于凉血止血，用于血热妄行出血证。

**3. 方药经验**

（1）清营汤中生地黄与玄参相须配伍，可增强清热凉血、养阴生津之功，既可用于血热实证，又可用于阴虚证，症见热入血分之吐血、衄血、发热谵语，热病阴伤之心烦口渴、大便秘结，虚火上炎之咽喉肿痛，也可用于消渴证。

（2）连梅汤中生地黄与乌梅两药配伍，酸甘化阴，共奏养阴生津、退虚火之功，用于阴虚内热之口渴多饮、烦热，温病后期之阴伤津耗或暑热伤阴之口渴、烦热等。

（3）生地黄与旱莲草相使配伍，可增强清热凉血、止血之功，且滋阴补肾，用于肺痨咯血及血热妄行之出血证。

（4）生地黄与熟地黄两药配伍，清补相宜，可增强滋肾阴、养精血、凉血止血之功，用于阴虚盗汗，产后津伤血亏之口渴、失眠、大便秘结，肝肾不足、精亏血少兼血热之月经过多、崩漏、心悸失眠、眩晕，热病伤阴及老年性便秘等。

（5）生地黄与知母相使配伍，气血同清，可增强清热养阴、生津止渴之功，用于热病烦渴、骨蒸潮热、阴虚消渴、肠燥便秘。

**4. 中成药应用**

（1）增液口服液：功效养阴生津，增液润燥。主治高热后阴津亏虚之便秘，兼见口渴咽干、口唇干燥、小便短赤。

（2）益肾蠲痹丸：功效温补肾阳，益肾壮督，搜风剔邪，蠲痹通络。主治顽痹，症见手指晨僵，关节疼痛、红肿、屈伸不利，肌肉疼痛、瘦削或僵硬畸形；类风湿关节炎见上述证候者。

（3）血美安胶囊：功效清热养阴，凉血活血。主治原发性血小板减少性紫癜血热伤阴夹瘀证，症见皮肤紫癜、齿衄、鼻衄、妇女月经过多、口渴、烦热盗汗。

【临床药学服务】

**1. 用药告知与监护**　不宜多服久用，与其他寒凉药合用时注意减量。用药中顾护脾胃，饮食宜清淡、熟软易消化食物。用药期间监测食欲、二便、血糖及血压等。

**2. 药物警戒实践**　脾虚湿滞、腹满便溏、胃寒食少、胸膈有痰者不宜使用。低血糖、低血压者不宜长期大量单用。婴幼儿、老年人不宜大量、单味药长期使用。忌冷饮、生冷、油腻食物。

## 玄　参

【处方常用名与给付】玄参、元参。写玄参、黑玄参、乌玄参、黑参、元参、大玄参均付生玄参；写蒸玄参付蒸玄参；写油蜜制玄参付油蜜制玄参。

【临床性效特征】玄参味甘、苦、咸，性微寒，归肺、胃、肾经。①清热凉血，常用治温病热入营分，见身热夜甚、心烦口渴；温病邪陷心包，见神昏谵语及温热病气血两燔之发斑发疹。②解毒散结，利咽消肿，用于外感瘟毒、热毒壅盛之咽喉肿痛；阴虚火旺之咽喉肿痛及痰火郁结之瘰疬痰核、疮疡肿毒、脱疽。③清热滋阴润燥，用于热病伤津、肠燥便秘、骨蒸劳嗽。现代多用于咽喉炎、扁桃体炎、血管闭塞性脉管炎等属热毒内盛或阴虚火旺者。

【临床治疗实施】

**1. 用法用量**　煎服9～15g。内服入汤剂或入丸、散。常规煎煮。宜饭后服。外用适量，捣烂外敷或碾粉调敷。

**2. 炮制品与临床**　生品泻火解毒力胜，多用于温毒发斑、目赤咽痛、痈疽肿毒等症。蒸后减缓其寒性，以凉血滋阴为好，多用于热病伤阴、舌绛烦渴、津伤便秘、骨蒸劳嗽等症。油蜜制增强润燥通便功能。

**3. 方药经验**

（1）普济消毒饮中玄参与板蓝根两药相须配伍，可增强清热解毒、利咽散结、滋阴降火之功，用于虚火或实火所致的咽喉肿痛、热毒疮肿、大头瘟毒。

（2）玄参与赤芍两药相须配伍，共奏清热解毒、凉血活血消斑之功，可用于温热病血中伏热，血热妄行之吐衄发斑等。

**4. 中成药应用**

（1）玄麦甘桔含片（颗粒）：功效清热滋阴，祛痰利咽。主治阴虚火旺、虚火上浮、口鼻干燥、咽喉肿痛。

（2）小儿清咽颗粒：功效清热解表，解毒利咽。主治小儿外感风热所致的感冒，症见发热头痛、咳嗽喑哑、咽喉肿痛。

【临床药学服务】

**1. 用药告知与监护** 根据病情及个体差异确定剂量，用药后可见滑肠现象。与其他寒凉药合用时注意减量。用药中顾护脾胃。监测食欲、二便、血压等变化。

**2. 药物警戒实践** 脾胃虚寒、食少便溏者不宜。血虚目昏、停饮寒热、胁肋胀满、血虚腹痛、脾虚泄泻者不宜。婴幼儿、老年人不宜大量、单味药长期使用。低血糖、低血压者不宜长期大量单用。忌生冷黏滑食物。不宜与藜芦同用。

## 牡丹皮

【处方常用名与给付】牡丹皮、粉丹皮、丹皮、牡丹根皮、炒丹皮、丹皮炭。写牡丹皮、丹皮、大丹皮、赤丹皮、刮丹皮、凤丹皮、粉丹皮均付生丹皮；写炒丹皮付清炒丹皮；写酒丹皮付酒炒丹皮；写丹皮炭付丹皮炭。

【临床性效特征】牡丹皮味苦、辛，性微寒，归心、肝、肾经。①清热凉血，常用治温病热入营血、迫血妄行之发斑发疹、吐血衄血，用治妇女月经先期、经前发热或倒经。②退虚热，清透阴分伏热，可用治温病后期邪伏阴分、津液已伤、夜热早凉、热退无汗。③活血散瘀，用治血滞经闭、痛经、癥瘕及跌打损伤、瘀肿疼痛；还可散瘀消痈，用治火毒炽盛、痈肿疮毒及肠痈初起。现代多用于感染性疾病、出血性疾病等证属血热、瘀滞者。

【临床治疗实施】

**1. 用法用量** 煎服6~12g。内服入汤剂或入丸、散。常规煎服。宜饭后服。外用适量，煎水洗患处，治疗瘀滞伤痛。

**2. 炮制品与临床** 生品以清热凉血、活血散瘀为主，可用于热入营血、跌打损伤、牙龈肿痛、肠痈腹痛、阴虚发热。清炒及酒炒丹皮寒凉之性减弱，长于活血散瘀，用于血滞经闭、痛经癥瘕、跌打损伤等。牡丹皮炭可缓其寒性，增强收涩止血作用，用于月经量多、吐血、衄血。

**3. 方药经验**

（1）大黄牡丹汤中牡丹皮与大黄相使配伍，可增强清热凉血、活血散瘀之功，具有较强的通降下行、泄热散瘀、荡涤肠中热毒瘀滞作用，用于肠痈初期瘀血有热之腹痛、胸胁疼痛、痛经、闭经等。

（2）青蒿鳖甲汤中牡丹皮与生地黄相使配伍，可增强清热凉血之功，用于温病热入营血之壮热神昏、舌绛口干，血热妄行之斑疹吐衄，温病后期余热未尽之夜热早凉、热退无汗。

（3）牡丹皮与赤芍相须配伍，可增强清热凉血、活血化瘀止痛之功，清血热且不留瘀，可用于温热病热入营血之吐血、衄血、发斑，妇女血热、血瘀之闭经、月经不调等。

（4）牡丹皮与丹参相使配伍，可增强清热凉血、活血止痛、祛瘀生新、清透邪热之功，用于瘀血与虚热相兼之证和血热瘀滞之月经不调、闭经、痛经、产后少腹疼痛等症。

**4. 中成药应用**

（1）安坤颗粒：功效滋阴清热，养血调经。主治阴虚血热所致的月经先期、月经量多、经期延长，症见月经期提前、经水量较多、行经天数延长、经色红质稀，腰膝酸软，五心烦热；放节育环后引起的出血。

（2）心痛舒喷雾剂：功效活血化瘀，凉血止痛。可改善心血瘀阻所致的冠心病心绞痛急性发作症状或心电图异常。

（3）消银颗粒（片）：功效清热凉血，养血润肤，祛风止痒。主治血热风燥型白疕和血虚风燥型白疕，症见皮疹为点滴状、基底鲜红色、表面覆有银白色鳞屑，或皮疹表面覆有较厚的银白色鳞屑、较干燥、基底淡红色、瘙痒较甚。

【临床药学服务】

**1. 用药告知与监护**　根据病情及个体差异确定剂量与疗程。少数患者服后有恶心、头晕等表现，用药中顾护脾胃。监测食欲、大便等。

**2. 药物警戒实践**　血虚有寒者忌用。低血压者不宜大量、单味长期使用。月经过多及孕妇不宜用。婴幼儿、老年人不宜大量、单味药长期使用。传统认为畏菟丝子、贝母，不宜与芫荽同用。不宜与抗凝药、巴比妥类药物合用。

## 赤　芍

【处方常用名与给付】赤芍、赤芍药、京赤芍、川赤芍、山赤芍、炒赤芍。写赤芍、赤芍药、京赤芍、川赤芍、山赤芍均付赤芍；写炒赤芍、炒赤芍药均付炒赤芍；写酒赤芍付酒赤芍。

【临床性效特征】赤芍味苦，性微寒，归肝经。①清热凉血，可用治温病热入营血、斑疹紫暗及血热吐衄。②散瘀消斑，活血通经，用治血热瘀滞之闭经痛经、血瘀癥瘕、跌打损伤、瘀滞疼痛，以及热毒壅盛之痈肿疮毒等。③清泻肝火，散瘀止痛，用治目赤肿痛、目生翳障等。现代多用于冠心病和心绞痛属瘀血痹阻者。

【临床治疗实施】

**1. 用法用量**　煎服6~12g。内服入汤剂或入丸、散。常规煎煮，宜饭后服。

**2. 炮制品与临床**　生赤芍清热凉血力胜，多用于温病热入血分之身热出血、目赤肿痛、痈肿疮毒。炒赤芍性偏缓和，活血止痛而不寒中，可用于瘀滞疼痛。酒赤芍借酒之温通，长于活血散瘀，但清热凉血之力减弱，多用于闭经或痛经、跌打损伤。

**3. 方药经验**

（1）少腹逐瘀汤中赤芍与川芎相使配伍，可增强活血化瘀、止痛之功，用于各种瘀血证，如瘀血闭经、痛经、月经不调、跌打损伤，也可用于血痹、痈肿疮毒。

（2）赤芍与白芍相使配伍，一敛一散，一补一泻，共奏清热凉血、养血活血、柔肝止痛之功，用于血虚兼瘀之月经不调、闭经、痛经，肝郁血滞之胸胁疼痛、腹痛等。

**4. 中成药应用**

（1）舒肝止痛丸：功效疏肝理气，和胃止痛。主治肝胃不和之呕吐酸水、肝气郁结之胸肋胀满、脘腹疼痛。

（2）和胃片：功效疏肝清热，凉血活血，和胃止痛。主治肝郁化火、肝胃不和、气滞血瘀所致的胃痛、腹胀、嗳气泛酸、恶心呕吐、烦热口苦；消化性溃疡见上述证候者。

【临床药学服务】

**1. 用药告知与监护** 出血性疾病者不宜单味、大量应用。与其他凉血化瘀药合用时注意剂量，用药中顾护脾胃，宜清淡饮食。监测血常规、出凝血时间、血压等。

**2. 药物警戒实践** 血虚证及泄泻、产后恶露不行、少腹痛已止、痈疽已溃者不宜服。孕妇慎用；经血过多或月经过期不净者慎用。婴幼儿、老年人不宜单味、大量、长期使用。低血压患者不宜大量、单味长期使用。不宜与藜芦同用。

## 紫 草

【处方常用名与给付】紫草、紫草根、老紫草、软紫草、内蒙古紫草。写紫草、紫草根、软紫草、硬紫草、老紫草均付生紫草；写炒紫草付清炒紫草；写紫草油则付紫草油。

【临床性效特征】紫草味甘、咸，性寒，归心、肝经。①清热凉血活血，用治温毒发斑、血热壅盛、咽喉肿痛、痈疽疮疡、湿疹阴痒、水火烫伤。②解毒透疹，用于斑疹紫黑，或斑疹紫暗、疹出不畅。现代常用于急慢性肝炎、肺结核、阴道炎、血小板减少性紫癜、湿疹、玫瑰糠疹、麻疹等属热毒入营血者。

【临床治疗实施】

**1. 用法用量** 煎服5~10g。内服入汤剂或入散剂。常规煎煮。宜饭后服。外用适量，熬膏或用植物油浸泡涂搽患处。

**2. 炮制品与临床** 本品一般生用。炒制后寒性减缓；紫草油为麻油煎炸炮制，功可凉血解毒、化腐生肌，治水火烫伤。还可治毒热炽盛斑疹紫黑。

**3. 方药经验**

（1）紫草与土茯苓相使配伍，可增强清热凉血、祛湿热、解瘀毒之功，可用于湿热瘀毒蕴结之疮疡肿毒、恶疮及肝经湿热瘀毒之证。

（2）紫草与赤芍相须配伍，可增强清热解毒、凉血散瘀消斑之功，用于温病热入营血、斑疹紫暗、热毒壅盛、痈肿疮毒等。

**4. 中成药应用**

（1）紫草膏：功效化腐生肌，解毒止痛。主治热毒蕴结所致的溃疡，症见疮面疼痛、鲜活、脓腐将尽。

（2）外伤如意膏：功效清热解毒，凉血散瘀，消肿止痛，止血生肌。主治跌打损伤、骨折脱臼、筋伤积瘀、皮肉损伤化脓、烫火伤。

（3）小儿紫草丸：功效透疹解毒。主治麻疹初起、疹毒内盛不透、发热咳嗽、小便黄少。

（4）复方紫草气雾剂：功效清热凉血，解毒止痛。主治轻度小面积水火烫伤。

【临床药学服务】

**1. 用药告知与监护** 本品过量可引起心房纤颤，应根据病证轻重选择剂量，不宜长期服用。偶见恶心呕吐，用药时顾护脾胃，饮食宜清淡，用药期间忌食寒凉、油腻食物。监测饮食、二便等。

**2. 药物警戒实践** 脾虚便溏者忌服。孕妇慎用。

## 水牛角

【处方常用名与给付】水牛角、水牛角粉。写水牛角粉付水牛角粉；写水牛角片付水牛角镑片。

【临床性效特征】水牛角味苦，性寒，归心、肝经。①清热凉血，解毒定惊，用于温病热入营血、身热烦躁、神昏谵语，或见斑疹及高热烦躁、惊厥抽搐者；以及血热妄行之吐血、衄血。②清热解毒，用于痈肿疮疡、咽喉肿痛。现代作为犀角的代用品，多用于感染性发热、高热惊厥、神昏谵语属热入心包者。

【临床治疗实施】

**1. 用法用量** 煎服 15～30g。内服入汤剂或入丸、散。入汤剂宜先煎 3 小时以上。宜饭后服，急症可随时服。外用适量，碾粉撒或调敷患处。

**2. 炮制品与临床** 本品一般生用。

**3. 方药经验**

（1）水牛角与羚羊角相使配伍，可增强清热镇惊之功，用于温热病邪入营血见高热神昏、谵语、惊痫等。水牛角与羚羊角皆有清热定惊、凉血解毒、息风安神作用，但水牛角主清心热和凉血镇惊；羚羊角主泻肝火，平肝风。由于羚羊角药源受限，临床上常以山羊角代替。

（2）水牛角与生地黄、栀子配伍，可增强清热解毒、凉血化斑之功，用于温热病之高热神昏、发斑，血热妄行之吐血衄血等。

**4. 中成药应用**

（1）镇脑宁胶囊：功效息风通络。主治风邪上扰所致的头痛头昏、恶心呕吐、视物不清、肢体麻木、耳鸣、血管神经性头痛、高血压、动脉硬化见上述证候者。

（2）紫雪散（颗粒、胶囊）：功效清热开窍，止痉安神。主治热入心包、热动肝风证，症见高热烦躁、神昏谵语、惊风抽搐、斑疹吐衄、尿赤便秘。

（3）五福化毒丸：功效清热解毒，凉血消肿。主治血热毒盛，症见小儿疮疖、痱毒、咽喉肿痛、口舌生疮、牙龈出血、痄腮。

（4）小儿热速清口服液（糖浆）：功效清热解毒，泻火利咽。主治小儿外感风热所致的感冒，症见高热、头痛、咽喉肿痛、鼻塞流涕、咳嗽、大便干结。

【临床药学服务】

**1. 用药告知与监护** 注意剂量和疗程，用量过大时少数患者可出现消化道不良反应。用药中顾护脾胃，宜食熟软易消化食物。观察食欲等消化系统反应及过敏反应等。

**2. 药物警戒实践** 虚证、脾胃虚寒者不宜用。孕妇慎用。忌生冷油腻食物。

## 第五节 清虚热药

### 青 蒿

【处方常用名与给付】青蒿、香青蒿、青蒿梗。写青蒿、青蒿草、青蒿叶、嫩青蒿、香青蒿均付生青蒿；写炒青蒿付清炒青蒿；写鳖血青蒿付鳖血炒青蒿。

【临床性效特征】青蒿味苦、辛，性寒，归肝、胆经。①清退虚热，凉血，长于清肝胆和血分之热，可使阴分伏热外透而出，使热邪由阴分透出阳分，为清虚热要药。可治温病后期余热未清、夜热早凉、热退无汗，或热病后低热不退及肝肾阴虚、虚火内扰、骨蒸潮热、盗汗遗精等。②解暑热，用于感受暑邪，症见发热无汗或汗出、头昏、口渴等。③截疟，用于疟疾寒热。现代多用于黄疸、疟疾等。

【临床治疗实施】

**1. 用法用量** 煎服6~12g，鲜品酌情加量；用于截疟可用至30~60g。内服入汤剂或入丸、散。不宜久煎。鲜用绞汁，在疟疾发生两小时前服用可截疟。

**2. 炮制品与临床** 生用清退虚热、解暑热；炒用则寒性减缓；鳖血炮制品则增强退虚热、除暑蒸、截疟功效。

**3. 方药经验**

（1）蒿芩清胆汤中青蒿与黄芩相使配伍，可增强清热解毒、凉血退蒸、清解少阳之功，用于胆热犯胃、湿浊中阻之口苦胸闷、吐酸苦水，或干呕呃逆、湿热黄疸、暑湿疟疾等。

（2）青蒿与知母相使配伍，可增强清热凉血、散郁除蒸之功，用于阴虚发热、骨蒸潮热、肺痨发热。

**4. 中成药应用**

（1）双氢青蒿素片：功效截疟。用于各种类型疟疾的症状控制，尤其对抗氯喹恶性及凶险型疟疾有较好疗效。

（2）青蒿鳖甲片：功效养阴清热。主治温病后期之夜热早凉、阴虚低热、热退无汗。

（3）同仁乌鸡白凤丸（口服液）：功效益气养血，滋阴清热。主治气血两虚、阴虚有热所致的月经失调、崩漏、带下病，症见经行错后或提前，经水量多、淋沥不净，带下量多、黄白相间，腰膝酸软，虚热盗汗。

（4）感冒止咳颗粒（糖浆）：功效清热解表，止咳化痰。主治外感风热所致的感冒，症见发热恶风、头痛鼻塞、咽喉肿痛、咳嗽、周身不适。

【临床药学服务】

**1. 用药告知与监护**　根据病情变化及个体差异确定剂量。长期使用者应在医生指导下用药。少数患者可出现消化道不良反应，用药中顾护脾胃，宜食熟软易消化食物。用药期间监测食欲、血压、心率、二便等。

**2. 药物警戒实践**　脾胃虚弱、肠滑泄泻者忌服。产后血虚、内寒作泄及饮食停滞泄泻者不宜用。低血压者不宜长期、大量单用。心功能不全者不宜用。婴幼儿、老年人不宜大量、单味、长期使用。

## 白　薇

【处方常用名与给付】白薇、香白薇、嫩白薇。写白薇、白薇根、硬白薇、香白薇、嫩白薇均付生白薇；写鲜白薇付鲜白薇；写蜜白薇、炙白薇均付蜜炙白薇；写炒白薇付清炒白薇。

【临床性效特征】白薇味苦、咸，性寒，归胃、肝、肾经。①清热凉血，益阴除热，既能清实热又能退虚热，用于温邪入营之高热烦渴、神昏舌绛；余邪未尽之阴虚发热、骨蒸潮热；产后血虚发热之夜热早凉、低热不退及昏厥等。②利尿通淋，用于膀胱湿热、血淋涩痛等。③解毒疗疮，用于血热毒盛之疮痈肿毒、咽喉肿痛及毒蛇咬伤等，内服、外用均可。④清透肺热，用于肺热咳嗽、阴虚外感发热、咽干、口渴心烦。现代多用于慢性支气管炎、泌尿系统感染等属热证及热毒炽盛者。

【临床治疗实施】

**1. 用法用量**　煎服5～10g。内服入汤剂或入丸、散。常规水煎。宜饭后服。外用适量，碾粉贴，或鲜品捣烂外敷患处疗疮毒。

**2. 炮制品与临床**　生品以凉血、利尿通淋、解毒疗疮为主，可用于热淋、血淋、痈毒疮疡、热入血室。炒白薇寒凉之性减。蜜炙白薇其性偏润，以退虚热为主，用于阴虚咯血、产后虚热。鲜白薇清热凉血力强。

**3. 方药经验**

（1）白薇汤中白薇与人参、当归三药配伍，共奏养血益阴、气阴同补、清热除蒸之功，用于产后血虚有热、低热昏厥等。

（2）白薇与青蒿相须配伍，可增强凉血透散、除蒸退热之功，用于阴虚发热、骨蒸潮热、热病后期阴伤发热，以及虚热复感风邪而兼表证者；又兼治血热疹痒及吐衄。

**4. 中成药应用**

（1）坤宝丸：功效滋补肝肾，养血安神。主治肝肾阴虚所致的绝经前后诸证，症见烘热汗出、心烦易怒、少寐健忘、头晕耳鸣、口渴咽干、四肢酸楚；更年期综合征见上述证候者。

（2）小儿退热合剂（口服液、颗粒）：功效疏风解表，解毒利咽。主治小儿外感风热所致的感冒，症见发热恶风、头痛目赤、咽喉肿痛；上呼吸道感染见上述证候者。

【临床药学服务】

**1. 用药告知与监护**　注意剂量和疗程，不宜大量久服，用药中顾护脾胃，宜食熟软易消化食物。注意尿量、电解质及心电图变化。

**2. 药物警戒实践**　脾胃虚寒、食少便溏、血分无热、阳气外越者慎服。遗尿者不宜大量长期服用；现代研究发现白薇内服过量可引起强心苷样中毒反应，传导阻滞、急性心内膜炎、低钾血症、高钙血症、急性心肌梗死者禁用。不宜与钙盐、保钠排钾药物合用。

## 地骨皮

【处方常用名与给付】地骨皮。写地骨皮、地骨、枸杞根白皮、地骨白皮均付生地骨皮；写地骨皮炭付地骨皮炭。

【临床性效特征】地骨皮味甘，性寒，归肺、肝、肾经。①清虚热，除骨蒸，用治阴虚发热、骨蒸潮热有汗、形瘦盗汗、五心烦热、颧红面赤。②除疳热，用于小儿疳疾。③清肺热，除伏火，用于肺火郁结、气逆不降、咳嗽气喘、皮肤蒸热。④凉血止血，用于血热妄行之出血证。⑤兼生津止渴，用于内热消渴证。现代多用于伤寒、副伤寒、肺结核等病属血热、肺火者。

【临床治疗实施】

**1. 用法用量**　煎服9~15g。内服入汤剂或入丸、散。常规煎煮。宜饭后服用。

**2. 炮制品与临床**　本品一般生用。炒炭用于肺热咳血、咯血等出血症。

**3. 方药经验**　地骨皮与知母相使配伍，可增强清热凉血、退虚热之功，用于阴虚发热、骨蒸劳热、小儿疳热等；亦可用于肺热咳嗽、热病烦渴、阴虚骨蒸盗汗等。

**4. 中成药应用**

（1）消渴安胶囊：功效清热生津，益气养阴，活血化瘀。主治阴虚燥热兼气虚血瘀所致的消渴病，症见口渴多饮、多食易饥、五心烦热。

（2）小儿感冒口服液（茶）：功效清热解表。主治小儿外感风热所致的发热重、微恶风寒、头痛、有汗或少汗、咽红肿痛、口渴。

（3）补益地黄丸：功效滋阴补气，益肾填精。主治脾肾两虚、腰痛脚重、四肢浮肿、行步艰难、疲乏无力。

【临床药学服务】

**1. 用药告知与监护**　地骨皮大剂量口服可出现恶心呕吐、四肢无力等反应。须掌握适应证，根据病证轻重选择剂量和疗程，用药中顾护脾胃，宜食熟软易消化食物。地骨皮有降压作用，并伴有心率减慢和呼吸加快。用药期间监测消化系统不良反应、心率及血压等。

**2. 药物警戒实践**　外感风寒发热、脾虚便溏者不宜用。低血糖、低血压及心功能不全者慎用。孕妇忌大量服用。不宜与藜芦合用；不宜与铁剂合用。

## 银柴胡

【处方常用名与给付】银柴胡。写银柴胡、银胡、东银胡均付银柴胡。

【临床性效特征】银柴胡味甘，性微寒，归肝、胃经。①清退虚热，除骨蒸，用治阴虚发热、骨蒸潮热及盗汗等。②消疳热，用治小儿食滞或虫积所致的疳积发热、口渴消瘦等。现代多用于肺结核、疳积等属阴虚内热者。

【临床治疗实施】

**1. 用法用量**　煎服 3~10g。内服入汤剂或入丸、散。常规煎煮。宜饭后服。

**2. 炮制品与临床**　本品一般生用。

**3. 方药经验**

（1）清骨散中银柴胡与鳖甲、知母、地骨皮配伍，可增强退热除蒸、清热凉血、清虚热之功，用于阴虚血热、骨蒸潮热；小儿疳积发热；血热妄行之吐血、衄血；热病后期，余热未清；慢性消耗性疾病如肺结核、肾结核、慢性肝炎、肺痨身体羸瘦等低热日久不退等。

（2）银柴胡与胡黄连相须配伍，可增强清热凉血、退蒸消疳之功，用于虚劳、阴虚火旺、骨蒸潮热。

**4. 中成药应用**

（1）乌鸡白凤丸（片）：功效补气养血，调经止带。主治气血两虚、身体瘦弱、腰膝酸软、月经不调、崩漏带下。

（2）利儿康合剂（口服液）：功效健脾消食开胃。主治脾虚食滞所致的小儿疳积，症见体弱、厌食、多汗、性情急躁、大便异常。

【临床药学服务】

**1. 用药告知与监护**　根据病情变化及个体差异确定剂量。长期使用应在医生指导下用药。用药中注意顾护脾胃，宜食熟软易消化食物。监测食欲及二便等变化。

**2. 药物警戒实践**　偶可引起恶心欲吐等胃肠道反应，但症状轻微，停药后可自行缓解。脾胃虚寒者慎用，外感风寒、血虚无热者忌用。

## 胡黄连

【处方常用名与给付】胡黄连。写胡黄连、胡连、生胡连均付生胡黄连。

【临床性效特征】胡黄连味苦，性寒，归肝、胃、大肠经。①退虚热，除骨蒸，用于阴虚发热、骨蒸潮热、盗汗等。②除疳热，用于小儿疳积发热、消化不良、腹胀体瘦、低热不退。③清热燥湿，为治痢疾之良药，用治湿热泻痢及痔疮肿痛、痔瘘。现代多用于肺结核、疳积、感染性疾病等。

【临床治疗实施】

**1. 用法用量** 煎服3~10g。内服入汤剂或入丸、散，研末调服或浸汁服。常规煎煮。宜饭后服用。外用适量。

**2. 炮制品与临床** 本品一般生用。

**3. 方药经验** 胡黄连与神曲相使配伍，共奏消食化积、健脾益气、清热除疳之功，可用于小儿疳证、腹胀、体瘦、低热不退。

**4. 中成药应用**

（1）肥儿丸：功效健胃消积，驱虫。主治小儿消化不良、虫积腹痛、面黄肌瘦、食少、腹胀、泄泻。

（2）万应胶囊（锭）：功效清热解毒镇惊。主治邪毒内蕴所致的口舌生疮，牙龈、咽喉肿痛，小儿高热，烦躁易惊。

【临床药学服务】

**1. 用药告知与监护** 根据病情变化及个体差异确定剂量。长期使用，应在医生指导下用药。用药中顾护脾胃，宜食熟软易消化食物。用药期间监测胃肠道反应等。

**2. 药物警戒实践** 个别患者可出现恶心、呕吐、胃部不适等消化道反应，脾胃虚寒者慎用。

# 第七章
# 泻下药

泻下药是能引起腹泻或润滑大肠、促进排便的药物。本类药物包括草木类与矿石类药。药性多寒凉，主归大肠经，其性沉降下行，通过泻下通便、清热泻火、逐水退肿等不同作用，可使胃肠宿食积滞、热毒、水湿停饮得以清除。主治大便秘结、胃肠积滞、实热内结及水肿停饮等里实证。泻下药的使用方法属《黄帝内经》中的“其下者引而竭之，中满者泻之于内”治则，属八法中“下法”范畴。根据泻下药的功效及其主治可分为三类。

**1. 攻下药** 凡以攻下通便、荡涤积滞、治疗便秘及胃肠积滞证为主的药物，称为攻下药。性味多苦寒，主归胃、大肠经，功能泄热通便，主治实热积滞证、热结便秘等。

**2. 润下药** 凡泻下作用缓和，或能润滑大肠、促进排便，以治疗肠燥便秘为主的药物称为润下药。性偏甘润，主归脾、大肠经，功能润肠通便，主治肠燥便秘证。适用于年老津枯、产后血虚、热病伤津及失血等所致的肠燥津枯便秘。

**3. 峻下逐水药** 凡泻下作用峻猛，能引起剧烈腹泻，以排除体内水湿，用于水肿、鼓胀、停饮证等形证俱实为主的药物，称为峻下逐水药。性味多苦寒，亦有辛温之品，大多有毒，主归大肠、肺、肾经，功能峻下逐水，主治水肿、鼓胀、饮证等形证俱实者。本类药物攻伐力强，易伤正气，临床应用当“中病即止”，不可久服。

使用泻下药，尤其是攻下药与峻下逐水药，以“得泻”为原则，中病即止。不可过剂，免伤正气，甚则造成虚脱。其中，攻下药与峻下逐水药作用较强，易伤正气及脾胃，故小儿、老人、体虚或脾胃虚弱者慎用；妇女妊娠期忌用，月经期、哺乳期慎用。有兼杂症时需根据里实证的兼症及患者的体质进行适当配伍。里实兼表邪者，当先解表后攻里，必要时可与解表药同用，表里双解，以免表邪内陷；里实而正虚者，应与补益药同用，攻补兼施，使攻邪而不伤正。本类药亦常配伍行气药，以加强泻下导滞作用。若属热积者还应配伍清热药，属寒积者应与温里药同用。泻下药应用时要注意顾护正气，尤其要注意照顾脾胃。此外还要注意合理的炮制、剂量、用法等，以确保用药安全、有效。

## 第一节 攻下药

### 大 黄

【处方常用名与给付】大黄、生大黄、将军、川军、锦纹、制大黄、制军、酒军、酒大黄、熟军、熟大黄、大黄炭。写大黄、将军、生军、川大黄、南大黄、川军、川锦纹、西大黄、锦纹大黄、西锦纹、锦纹、西军均付生大黄；写熟大黄、熟军均付熟大黄；写制酒大黄、酒军均付酒炙大黄；写醋大黄、醋军均付醋炙大黄；写大黄炭付大黄炭。

【临床性效特征】大黄味苦，性寒，归脾、胃、大肠、肝、心经。①泻下实热，为荡涤肠胃、治积滞便秘的要药。用于实热积滞停留于肠、大便燥实不通、脘腹胀满、腹痛拒按等阳明腑实证，亦可用于肠道湿热积滞不化、泻而不畅，或里急后重之痢疾初起。②泻火解毒，用于多种里热病证，无论有无便秘均可运用，如温热病邪热亢盛、高热神昏、烦躁；火邪上炎所致之目赤、咽喉肿痛、牙龈肿痛等，热毒疮痈无论外痈、内痈及烧烫伤。③祛瘀生新，能下瘀血，清瘀热，为治疗瘀血证的常用药物，用于妇女产后瘀阻腹痛、恶露不尽、瘀血经闭及跌打损伤、瘀血肿痛等。④利湿退黄，用于湿热黄疸及湿热淋证。⑤凉血止血，炒炭用于血热妄行之吐血、衄血、咯血等上部出血证。现代多用于急腹症属瘀热互结者；急性咽炎、扁桃体炎、急性牙周炎、结膜炎等证属火热壅盛者；子宫肌瘤、闭经等属瘀血内停者；急慢性肝炎、急慢性胆囊炎等属肝胆湿热者；胆囊炎、胆结石等属肝郁气滞、湿热蕴结者；外用治疗急性蜂窝织炎、急性化脓性淋巴结炎等属热毒瘀滞者。

【临床治疗实施】

**1. 用法用量** 煎服3~15g；热结重症可酌情加量。内服用生品、酒制品或炒炭品，入汤剂或入丸、散。常规煎煮则活血化瘀。泻下攻积宜后下，不宜久煎，或用开水泡服。外用适量。外用多以生品研粉调水敷用，用治烧烫伤等。

**2. 炮制品与临床** 生品长于泻下攻积，用于大便燥实不通之实热积滞，温热病之邪热亢盛、火邪上炎等多种里热病证，以及热毒疮痈、烧烫伤。酒炙后苦寒之性减弱，长于活血祛瘀，用于血瘀所致的妇女产后瘀阻腹痛、恶露不尽、瘀血经闭及跌打损伤、瘀血肿痛等。炒炭后长于凉血止血，用于血热出血证。醋大黄泻下作用缓，以消积化瘀为主，用于产后瘀阻，癥瘕痞积。

**3. 方药经验**

（1）大黄附子汤中大黄与附子两药配伍，相畏相杀，寒热并用，共奏温散寒结、通下积滞之功，用于寒积里实内结的腹痛便秘。

（2）三物备急丸、温脾汤中大黄与干姜两药配伍，相畏相杀，寒热相制，共奏温脾清胃之功，用于寒实冷积内停、心腹胀痛、气急口噤、大便不通，或脾阳不足之冷积便秘。

（3）双解贵金丸中大黄与白芷相使配伍，可增强清热解毒、消肿止痛之功，用于背痈初起、红肿疼痛、大便秘结者。

（4）黄龙汤中大黄与当归相使配伍，共奏泻下攻积、补血润燥之功，用于阳明腑实证兼血虚者。

（5）茵陈汤中大黄与茵陈相使配伍，可增强利湿泄热、清肝胆湿热、退黄之功，用于湿热黄疸。

（6）凉膈散、栀子大黄汤中大黄与栀子相须配伍，可增强泻火通便、凉血解毒、清上泄下之功，用于脏腑积热、烦躁口渴、胸膈烦热、口舌生疮、睡卧不宁、谵语狂妄或咽痛吐衄、便秘溲赤等。

（7）大黄与荆芥两药配伍，一表一里，共奏疏散风邪、清热泻下之功，用于风热上壅之脏腑实热、咽喉肿痛、大便秘结、疥痒、风燥起屑等。

（8）大黄与黄芩相须配伍，可增强苦寒清热、泻火解毒之功，用于热毒疮疡及血热出血。

**4. 中成药应用**

（1）通幽润燥丸：功效清热导滞，润肠通便。主治胃肠积热所致的便秘，症见大便不通、脘腹胀满、口苦尿黄。

（2）三黄片：功效清热解毒，泻火通便。主治三焦热盛所致的目赤肿痛、口鼻生疮、咽喉肿痛、牙龈肿痛、心烦口渴、尿黄便秘。

（3）尿毒清颗粒：功效通腑降浊，健脾利湿，活血化瘀。主治脾肾亏虚，湿浊内停，瘀血阻滞所致的少气乏力、腰膝酸软、恶心呕吐、肢体浮肿、面色萎黄；慢性肾功能衰竭（氮质血症期或尿毒症早期）见上述证候者。

（4）一清颗粒：功效清热泻火，解毒化瘀，凉血止血。主治火毒血热所致的身热烦躁、目赤口疮、咽喉及牙龈肿痛、大便秘结、吐血咯血、衄血、痔血；咽炎、扁桃体炎、牙龈炎见上述证候者。

（5）大黄清胃丸：功效清热通便。主治胃火炽盛所致的口燥舌干、头痛目眩、大便燥结。

（6）大黄通便颗粒（胶囊）：功效清热通便。主治实热食滞、便秘及湿热型食欲不振。

【临床药学服务】

**1. 用药告知与监护** 使用时注意区别制品药性特点，根据证候轻重选择药量，注意用药疗程不宜过长。与其他寒凉药物同用时注意减量。用药中顾护脾胃，宜食熟软易消化食物，忌食寒凉、油腻、不易消化食物。监测食欲、大便、精神、心率、电解质及妇女月经量等。

**2. 药物警戒实践** 脾胃虚寒、气血虚弱、无瘀滞者，阴疽或痈肿溃后脓清、正气不足者忌用。孕妇慎用；月经期或哺乳期忌用或慎用。不宜与异烟肼、利福平、维生素 B 族、四环素、氯霉素、咖啡因、茶碱、苯巴比妥合用。

## 芒　硝

【处方常用名与给付】芒硝、皮硝、朴硝、马牙硝、玄明粉、元明粉。写芒硝、朴硝、皮硝、川芒硝、川朴硝均付芒硝；写玄明粉、元明粉均付玄明粉；写风化硝付风化硝。

【临床性效特征】芒硝味咸、苦，性寒，入胃、大肠经。①软坚泄热通便，能荡涤肠胃，去除燥屎，对实热积滞、大便燥结者尤为适宜。②清火消肿，用于痈肿疮毒、痔疮肿痛、乳痈初起、肠痈、丹毒等。③精制品玄明粉多配制眼药水及口腔外用药，用治目赤肿痛、口舌生疮，为五官科常用药。现代多用于胆石症及胆囊炎证属湿热蕴毒、腑气不通者；复发性口疮、急性牙周炎等证属胃火上攻者。

【临床治疗实施】

**1. 用法用量** 内服6~12g。内服用生品，溶入汤液中或入丸、散。一般不入煎剂，待汤剂煎成后，溶入汤液中服用。外用适量。用芒硝或玄明粉直接外敷，或以纱布包裹外敷。

**2. 炮制品与临床** 朴硝为粗制品，质地不纯，只宜作外敷之用，用于疮疡肿毒。芒硝质地较纯，可内服。用于实热积滞、腹满胀痛、大便秘结、肠痈肿痛；外用治乳痈、痔疮肿痛。玄明粉质地纯净，除内服外，便于制成散剂，常作为咽喉肿痛、口舌生疮、牙龈肿痛、目赤、痈肿、丹毒等病证的外用药。

**3. 方药经验**

（1）茯苓丸中芒硝与半夏两药相使配伍，共奏开散痰饮水湿之功，使邪有去路，用于痰热阻络、水肿浮肿者。

（2）大陷胸汤中芒硝与甘遂相使配伍，可增强破结通利、攻逐水饮之功，用于水热互结所致的从心下至少腹满痛拒按、大便秘结等。

（3）冰硼散中芒硝与冰片相使配伍，可增强清热解毒、消肿止痛之功，用于咽喉肿痛、口舌生疮。

（4）芒硝与瓜蒌相使配伍，共奏清热润燥、通便泻下之功，用于大便硬结、习惯性便秘。

**4. 中成药应用**

（1）桂林西瓜霜：功效清热解毒，消肿止痛，用于风热上攻、脾胃热盛所致的乳蛾、喉痹、口糜，症见咽喉肿痛、喉核肿大、口舌生疮、牙龈肿痛或出血；急慢性咽炎、扁桃体炎、口腔炎、口腔溃疡、牙龈炎见上述证候者及轻度烫伤（表皮未破）者。

（2）西瓜霜清咽含片：功效清热解毒，消肿利咽，用于缓解咽痛、咽干、灼热，声音不扬或西医诊断的急性咽炎有上述表现者。

（3）牛黄至宝丸：功效清热解毒，泻火通便，主治胃肠积热所致的头痛眩晕、目赤耳鸣、口燥咽干、大便燥结。

【临床药学服务】

**1. 用药告知与监护** 区别证候轻重选择药量，注意用药疗程不宜过长，与其他寒凉药物同用时注意减量。用药中注意顾护脾胃，宜食熟软易消化食物，忌食寒凉、油腻、不易消化食物。监测食欲、大便、精神、心率等；哺乳期妇女还应观察乳汁的分泌量是否减少。

**2. 药物警戒实践** 脾胃虚寒及血虚、阴虚内热者忌用。孕妇忌用，哺乳期妇女慎用。肝肾功能不全者慎用。不宜与硫黄、三棱同用。不宜与阿托品等抗胆碱药同用。

## 番泻叶

【处方常用名与给付】番泻叶、泻叶。写番泻叶、泻叶、番泄叶均付番泻叶。

【临床性效特征】番泻叶味苦，性寒，入大肠经。①清泻导滞，用于热结便秘、腹满胀痛。亦适用于习惯性便秘或老人便秘，小剂量单用泡服，以缓泻通便。②行水消胀，用于腹水肿胀、二便不利、消化不良及脘闷腹胀。现代多用于急腹症属实热积滞者；老年习惯性便秘属气血不足、胃肠蕴热者；尚可用于结肠镜检查及结肠手术前肠道准备。

【临床治疗实施】

**1. 用法用量**　煎服 2~6g，泡茶饮 1~3g。内服用生品，多以开水泡服。入汤剂宜后下，或开水泡服。泻肠道积滞可饭前服、空腹服，行水消肿宜饭后服。

**2. 炮制品与临床**　本品一般生用。

**3. 方药经验**

（1）番泻叶与陈皮两药相使配伍，共奏消导积滞、理气健脾和胃之功，用于食积气滞、腹胀便秘症。

（2）番泻叶与莱菔子相使配伍，一泻一行，共奏消积导滞、疏导气滞之功，用于食积腹胀、不思饮食及肺有痰饮、腹胀喘满、大便不通等。

（3）番泻叶与枳实相使配伍，可增强消积下气、泄积热、通大便之功，用于热结胃肠之便秘、腹胀。

（4）番泻叶与大腹皮相使配伍，可增强逐水消肿、行气通腑、消胀之功，用于水肿鼓胀、大小便不利、腹部胀满等。

**4. 中成药应用**

（1）通便宁片：功效宽中理气，泻下通便。主治肠胃实热积滞所致的便秘，症见大便秘结、腹痛拒按、腹痛纳呆、口干苦、小便短赤。

（2）番泻叶颗粒：功能泄热行滞，通便。主治便秘。

【临床药学服务】

**1. 用药告知与监护**　使用时注意区别证候轻重选择药量，缓下宜减量。入药宜从小剂量开始，如不显效再增大剂量，不可超剂量服用。与其他寒凉药物同用时注意减量。注意用药疗程不宜过长。顾护脾胃，宜食熟软易消化食物，禁食寒凉、油腻、不易消化食物。监测食欲、二便、血压等。

**2. 药物警戒实践**　脾胃虚寒及血虚、阴虚内热者忌用。孕妇、哺乳期、月经期妇女忌用。长期服用停用时会出现戒断症状，表现为心烦失眠、焦虑不安、全身不适，甚至感到疼痛或有蚁行感、瞳孔散大、面热潮红等。番泻叶不宜与阿司匹林等消炎镇痛药同服。

## 芦　荟

【处方常用名与给付】芦荟、真芦荟、象胆。写芦荟、真芦荟、象胆均付芦荟。

【临床性效特征】芦荟味苦，性寒，入肝、胃、大肠经。①清胃肠之热而泄热通便，药性峻猛。②泻肝火，除烦热，尤宜于胃肠积热、热结便秘及心肝火旺之烦躁失眠，肝经实火之便秘尿赤、头晕头痛、烦躁易怒、惊风癫痫等。③杀虫疗疳，用于虫积腹痛及面色萎黄、形瘦体弱的小儿疳积证。④杀虫止痒，治疗癣疮。现代多用于皮炎、痤疮、黄褐斑、慢性肾炎、支气管炎等感染性疾病证属胃肠积热兼肝经实火者。

【临床治疗实施】

**1. 用法用量**　内服2~5g。有效成分不易溶水，故不入煎剂。泻肝火、疗痤疮宜饭后服用，通便泻下可空腹服。内服入丸、散，用治热结便秘、惊痫抽搐、小儿疳积。外用适量，研末敷患处，用治癣疮；鲜品捣敷，用于皮肤痈疡疥疮。

**2. 炮制品与临床**　本品一般生用。

**3. 方药经验**

（1）更衣丸中芦荟与朱砂两药配伍，共奏泻火通便、重镇清心之功，用于肠胃燥结，兼见心烦易怒、睡眠不安等。

（2）芦荟消疳饮中芦荟与胡黄连两药相使配伍，共奏消积滞、退疳热之功，用于小儿疳积潮热、腹胀便秘、形体消瘦等症。

（3）芦荟与人参两药配伍，共奏补中益气、消疳除热之功，驱邪而不伤正，扶正而不恋邪，用于小儿疳积发热、形瘦嗜卧、腹胀便秘等。

（4）芦荟与龙胆两药相须配伍，共奏泻下通便、清肝泻火之功，用于肝胆实火证，症见心烦不宁、头晕目眩、耳鸣耳聋、胁肋疼痛、脘腹胀痛、大便秘结等。

**4. 中成药应用**

（1）当归龙荟丸：功效泻火通便。主治肝胆火旺、心烦不宁、头晕目眩、耳鸣耳聋、胁肋疼痛、脘腹胀痛、大便秘结。

（2）新复方芦荟胶囊：功效清肝泄热，润肠通便，宁心安神。主治心肝火盛、大便秘结、腹胀腹痛、烦躁失眠。

（3）通便片（胶囊）：功效健脾益肾，润肠通便。主治脾肾不足，肠腑气滞所致的便秘。症见大便秘结或排便乏力、神疲气短、头晕目眩、腰膝酸软；习惯性便秘、肛周疾病见上述证候者。

【临床药学服务】

**1. 用药告知与监护**　使用时注意区别证候轻重选择药量，不可自行加大药量，注意用药疗程不宜过长。与其他寒凉药物同用时注意减量。过量长期服用可出现恶心、呕吐、腹痛、腹泻、结肠黑变病等毒性反应。用药中顾护脾胃，宜食熟软易消化食物，禁食寒凉、油腻、辛辣、不易消化食物。监测食欲、二便等。

**2. 药物警戒实践**　脾胃虚弱、食少便溏者及有出血倾向者忌用，孕妇忌用。不宜与碱性药物（如碳酸氢钠）同服。

## 第二节　润下药

### 火麻仁

【处方常用名与给付】火麻仁、大麻仁、麻子仁、大麻子。写火麻仁、火麻子、大麻子、麻子、大麻仁、麻子仁、麻仁、冬麻子均付火麻仁；写炒麻子、炒麻仁均付炒麻仁。

【临床性效特征】火麻仁味甘，性平，归脾、胃、大肠经。①润肠通便。②滋养补虚，用于老人、产妇及体弱津血不足的肠燥便秘之症。现代多用于习惯性便秘、老年便秘、痔疮便秘等证属血虚津亏者。

【临床治疗实施】

**1. 用法用量**　煎服 10~15g。内服用生品或炒制品，入汤剂或入丸、散，或捣取汁煮粥。入汤剂宜打碎，常规煎服。

**2. 炮制品与临床**　生品与炒制品功用一致，具有润肠通便作用，但炒后可提高煎出效果。

**3. 方药经验**

（1）麻子仁丸中火麻仁与苦杏仁、大黄三药配伍，共奏下气通腑、润肠通便之功，用于胃肠燥热，脾津不足之脾约病，症见大便干结、小便频数。

（2）麦冬麻仁汤中火麻仁与麦冬两药配伍，可增强养阴、生津润燥之功，用于热病伤津、胃阴不足所致的不饥不饱、潮热不食、大便不通等。

（3）火麻仁与白术两药配伍，可增强益气健脾、润肠通便之功，用于老年人、产妇及一切气虚之便秘。

（4）麻子仁与柏子仁、松子仁三药配伍，可增强润肠通便之功，用于老人津液不足、产后血虚、大便秘结。

（5）火麻仁与紫苏子两药配伍，共奏养血润燥、降气通便之功，用于产后、病后体弱及老年血虚之肠燥便秘。

**4. 中成药应用**

（1）麻仁润肠丸：功效润肠通便。主治肠胃积热、胸腹胀满、大便秘结。

（2）麻仁丸：功效润肠通便。主治肠热津亏所致的便秘，症见大便干结难下、腹部胀满不舒；习惯性便秘见上述证候者。

（3）麻仁滋脾丸：功效润肠通便，消食导滞。主治胃肠积热、肠燥津伤所致的大便秘结、胸腹胀满、饮食无味、烦躁不宁。

（4）痔炎消颗粒：功效清热解毒，润肠通便，止血止痛，消肿。主治血热毒盛所致的漆疮肿痛、肛裂疼痛及痔疮手术后大便困难、便血及老年人便秘。

【临床药学服务】

**1. 用药告知与监护** 火麻仁用药量不可过大，疗程不宜过长。用药中顾护脾胃，宜食熟软易消化食物，禁食辛辣、酸涩、油腻、不易消化食物。据报道大量食用可导致神经系统中毒等症状，轻者头晕、口干、乏力、四肢麻木、结膜充血、心率加快等；重者可见精神错乱、手舞足蹈、哭闹、谵妄、抽搐等。中毒程度与进食量呈正比。监测食欲、二便、心率、血压、精神状态等。

**2. 药物警戒实践** 脾胃虚弱便溏者忌用。孕妇、哺乳期妇女慎用；儿童忌用。火麻仁不宜与阿托品等抗胆碱药同服。

## 郁李仁

【处方常用名与给付】郁李仁、小李仁、大李仁、郁李肉、李仁肉、生郁李仁、炒郁李仁、蜜郁李仁。写郁李仁、李仁、生李仁均付郁李仁。

【临床性效特征】郁李仁味辛、苦、甘，性平，归脾、大肠、小肠经。①润肠通便，用于肠燥便秘而有大肠气滞之证。②利水消肿，用于小便不利、脚气水肿，或癃闭便秘、二便不通等。现代多用于习惯性便秘证属肠燥津亏者。

【临床治疗实施】

**1. 用法用量** 煎服6~10g。内服用生品，入汤剂或入丸、散。入汤剂宜打碎，常规煎煮。饭后服用。

**2. 炮制品与临床** 本品一般生用。蜜制及炒制药性和缓，虚人及老人便秘为宜。

**3. 方药经验**

（1）郁李仁汤中郁李仁与桑白皮两药配伍，可增强泻肺润肠之功，用于水湿内盛所致的水肿、身面肿满、气急喘嗽、小便不利、大便秘结、胸满喘急等。

（2）郁李仁与槟榔、桔梗三药配伍，既能行气润肠通便，又能降气利水消肿，起到提壶揭盖之功，用于饮癖、腹胁胀满、心胸不利、少思饮食、水气浮肿及脚气肿胀等。

（3）郁李仁与苦杏仁相使配伍，可增强降气、润肠通便之功，用于血虚津枯肠燥便秘；亦对肺热肠燥咳嗽有较好的疗效。

（4）郁李仁与松子仁两药配伍，能润肠通便，用于肠燥便秘。郁李仁又利水消肿，用治水肿胀满及脚气浮肿。松子仁味甘，性温，入肝、肺、大肠经。功效润肠通便，润肺止咳，用于津枯肠燥之便秘、肺燥咳嗽；煎服5~10g。脾胃虚弱便溏者及痰湿内停者忌用。

**4. 中成药应用**

（1）润通丸：功效润肠通便，和血疏风。主治津枯气滞证，症见大便秘结，小便短赤，或有身热，口干，腹胀或痛。

（2）润畅胶囊：功效滋阴润肠，导滞通便。主治阴津不足或兼有气滞的便秘患者。

【临床药学服务】

**1. 用药告知与监护**　过量内服可出现流涎、恶心、呕吐、头痛、眩晕、乏力、心悸等不适，用量不宜过大，用药疗程不宜过长。用药中顾护脾胃，宜食熟软易消化食物，忌食油腻、不易消化食物。监测食欲、二便等。

**2. 药物警戒实践**　脾胃虚弱之便溏者忌用。孕妇不宜长期大量使用。不宜与安定类镇静催眠药及麻醉药同服。

## 第三节　峻下逐水药

### 甘　遂

【处方常用名与给付】甘遂、生甘遂、醋甘遂、煮甘遂、煨甘遂、制甘遂。写生甘遂付生甘遂；写甘遂、醋甘遂、醋炙甘遂、煮甘遂、肥甘遂均付醋炙甘遂；写土炒甘遂付土炒甘遂。

【临床性效特征】甘遂味苦，性寒，有毒，入肺、肾、大肠经。①泻水逐饮，凡是身面水肿、大腹鼓胀、胸胁停饮而正气未衰者可酌情用之。②清热逐痰，用于痰热上扰、蒙蔽清窍之癫痫发狂者。③解毒消肿散结，可外用治湿热毒火引起的各种痈肿疮毒。现代可用于腹水、胸水等证属水饮停蓄而正气未衰者。

【临床治疗实施】

**1. 用法用量**　内服0.5~1.5g。内服多用醋炙品，入丸、散或研末冲服。本品有效成分难溶于水，故内服需研末，或入丸剂，饭后服用。外用适量，研末调敷。

**2. 炮制品与临床**　生品长于泻水逐饮，消肿散结，其毒性及刺激性均强，临床一般不用。甘遂经面炒、土炒、醋炙后，毒性和刺激性均比生品降低，临床上炮制品以醋炙较多用。醋甘遂泻下作用缓和，具有逐水泻下、散结破积之功，可用于腹水胀满、腹痛便秘、宿食不消。

**3. 方药经验**

（1）大陷胸汤中甘遂与大黄相须配伍，可增强逐水、泻下、清热之功，用于水饮与热邪结聚所致的少腹硬满疼痛拒按、便秘、项强等。甘遂与大黄共捣外敷患处，可增强清热解毒、消肿散结之功，用于疮肿、痄腮。

（2）甘遂半夏汤中甘遂与半夏两药配伍，共奏攻破消散、化痰除饮之功，用于痰饮水湿结聚于胸所致的心下坚满等。

**4. 中成药应用**

（1）舟车丸：功效行气利水。主治水停气滞所致的水肿，症见蓄水腹胀、四肢浮肿、胸腹胀满、停饮喘急、大便秘结、小便短少。

（2）臌症丸：功效利水消肿，除湿健脾。主治臌证，症见胸腹胀满、四肢浮肿、大便秘结、小便短赤。

【临床药学服务】

**1. 用药告知与监护** 甘遂毒性大，黏膜刺激性强，安全范围窄，应使用制品。要严格控制用量，与其他寒凉药物同用时注意减量。过量内服可出现消化道黏膜充血、水肿、糜烂等炎症反应，并能促进肠蠕动而引起腹泻、腹痛、吐血、便血。用药中顾护脾胃，宜食熟软易消化食物。监测食欲、二便、精神、电解质等。

**2. 药物警戒实践** 肝肾功能不全者慎用。正气亏虚、脾胃虚寒、有出血倾向者忌用；孕妇、哺乳期妇女忌用；老人与儿童忌用。忌与甘草同用。禁食寒凉、油腻、不易消化食物。

## 京大戟

【处方常用名与给付】京大戟、大戟、醋大戟。写生京大戟、生大戟均付生京大戟；写炙大戟、制大戟、醋大戟、醋炙大戟、京大戟、草大戟、大戟均付醋炙京大戟；写红大戟、紫大戟、广大戟均付红大戟。

【临床性效特征】京大戟味苦，性寒；有毒，入肺、脾、肾、大肠经。①泻水逐饮，适用于水肿、鼓胀、二便不利且正气未衰者；或用治痰湿水饮停滞胸膈而致的胁肋隐痛、痰唾黏稠。②消肿散结，内服、外用均可，但以外用为主，可治热毒壅滞之痈肿疮毒及痰火凝结的瘰疬、痰核。现代多用于急慢性肾炎水肿等证属正气未衰者。

【临床治疗实施】

**1. 用法用量** 内服1.5~3g，入丸、散服1g。内服多入丸、散；饭后服用。外用适量，研末调敷患处。

**2. 炮制品与临床** 生品泻下力猛，毒性大，临床多外用，具有解毒疗伤散结之功，用于虫蛇咬伤、热毒肿结。醋炙品稍缓，具有逐水退肿、逐痰止咳之用，可用于水肿、痰涎伏留上焦、咳唾稠黏、喘急背冷及痰迷心窍等。

**3. 方药经验**

（1）控涎丹中大戟与甘遂、芥子三药配伍，可增强祛痰逐饮散结之功，用于痰饮停滞膈下之咳嗽、胸痛、胁痛、喉中痰鸣，或胸背颈项隐痛不忍等。

（2）十枣汤中大戟与大枣相制配伍，大枣味甘既能缓和泻水逐饮的峻烈之性，又能益气护胃，健脾，防止京大戟泻下逐饮之力强，泻水而不伤正气，用于水肿胀满及悬饮胁痛等。

（3）舟车丸中大戟与木香两药配伍，共奏逐水行气、消胀除满之功，用于水湿停滞、气机阻滞引起的喘息、全身肿满、大小便不利等。

（4）大戟散中大戟与葶苈子相使配伍，可增强峻下逐水之功，用于湿热所致的水肿、喘满胸闷。两药均能逐饮利水，且都有一定的毒性。

（5）苍戟丸中大戟与苍术两药配伍，共奏行水健脾之功，用于湿盛困脾之水肿胀满。

(6) 京大戟与红大戟二者均能泻水逐饮，消肿散结，用于水肿、鼓胀、胸胁停饮、痈肿疮毒、瘰疬瘿瘤。京大戟为大戟科植物大戟的干燥根，红大戟为茜草科植物红大戟的干燥块根，味苦，性寒，有小毒；归肺、脾、肾经，煎服 1.5～3g，入丸散服每次 1g，内服醋制用。京大戟泻下逐水力强，红大戟消肿散结力胜。二药用法用量和使用注意相似。

**4. 中成药应用**　控涎丸：功效涤痰逐饮。主治痰涎水饮停于胸膈、胸胁隐痛、咳喘痛甚、痰不易出及瘰疬痰核。

【临床药学服务】

**1. 用药告知与监护**　使用制品。区别证候轻重选择药量，用量不宜过大。注意用药疗程不宜过长。与其他寒凉药同用时注意减量。中毒后可出现心悸、呕吐、便血、血压下降；严重中毒可导致脱水、电解质紊乱、眩晕、昏迷痉挛、瞳孔散大、呼吸麻痹等。过量内服对口腔黏膜、咽喉部和胃肠黏膜有刺激，能引起肿胀、充血、腹痛、腹泻等，用药中顾护脾胃，宜食熟软易消化食物，禁食寒凉、油腻、不易消化食物。监测食欲、二便、电解质等。

**2. 药物警戒实践**　正气亏虚、脾胃虚寒者忌用。孕妇、哺乳期妇女、老人及儿童忌用。肝肾功能不全者慎用。不宜与甘草同用。

## 芫　花

【处方常用名与给付】芫花、陈芫花、醋芫花。写生芫花付生芫花；写陈芫花付陈芫花；写醋芫花、炙芫花、制芫花、芫花均付醋炙芫花。

【临床性效特征】芫花味辛、苦，性温，有毒，归肺、脾、大肠、肾经。①泻水逐饮，以泻胸胁水饮为主，用于水肿、鼓胀、二便不利且正气未衰者。②祛痰止咳，用于胸胁停饮所致的喘咳、胸胁引痛、心下痞硬。③杀虫，治虫积鼓胀。④外用解毒疗疮止痒，用于疥癣秃疮、痈肿、冻疮。现代多用于胸水等证属水饮停蓄而正气未衰者。

【临床治疗实施】

**1. 用法用量**　煎服 1.5～3g；醋芫花研末入丸、散 0.6～0.9g。内服多用醋炙，入丸、散。入汤剂，常规煎服，宜饭后服用。研末吞服宜饭后。外用适量。生品多外用。

**2. 炮制品与临床**　生品峻泻逐水力较猛，毒性大，具有杀虫疗疮之功。较少内服，多外用于寒毒痈肿、疥癣、秃疮、冻疮。醋炙品泻下作用稍缓，具有逐水退肿、祛痰止咳之功，多用于胸腹水肿、咳嗽气喘等。陈芫花为贮放较久的芫花，传统认为其作用更为突出。

**3. 方药经验**

(1) 十枣汤中芫花与甘遂、京大戟三药均峻烈有毒，皆为峻下逐水之品，功能降泄下行，可治水肿胀满、痰饮积聚且形气俱实者，以及水停胁下之胸腹满痛、呼吸困难等症。甘遂逐水之力最强，京大戟次之，芫花又次之。关于毒性，芫花毒性最剧，甘遂、京大戟稍缓。甘遂、京大戟均性寒泄热，同可攻毒消肿，而以京大戟之力为胜，治热毒痈肿。芫花外用又可杀虫疗癣，用于头疮、顽癣。三者均不宜与甘草同用；内服时多醋制，可降低其毒性。

（2）芫花与干姜相使配伍，共奏温里散寒、祛痰逐饮之功，治疗肺气壅实、寒饮久咳、上气不得卧、喉中如有物等。

（3）芫花与枳壳两药配伍，共奏逐水行气、破积除胀之功，用于鼓胀腹满及水肿痰饮等症。

**4. 中成药应用** 祛痰止咳颗粒：功效健脾燥湿，祛痰止咳。主治脾胃虚弱、水饮内停所致的痰多、咳嗽、喘息；慢性支气管炎、肺气肿、肺心病见上述证候者。

【临床药学服务】

**1. 用药告知与监护** 本品有毒，生品一般不内服，醋制品内服需注意剂量，区别证候轻重选择药量。过量内服可出现恶心、呕吐、腹泻，甚至因剧烈吐泻而致脱水、休克；亦有引起尿少、血尿、蛋白尿、头痛头晕、耳鸣眼花、四肢疼痛等报道；严重者可引起痉挛、抽搐，甚至昏迷及呼吸衰竭。芫花合用其他峻下逐水药时，注意用药疗程不宜过长，用量不宜过大。用药中顾护脾胃，宜食熟软易消化食物。外用可引起用药部位不同程度的刺激现象，除监测食欲、二便、电解质外，还应监测外用是否有皮肤刺损伤。忌食油腻、生冷、冰凉甜饮、不易消化食物。

**2. 药物警戒实践** 正气亏虚者忌用；孕妇及哺乳期妇女忌用；肝肾功能不全者忌用；老人与儿童慎用。不宜与甘草同用。不宜与硫酸亚铁、磺胺类、氨茶碱、制酸药、洋地黄类、左旋多巴及四环素同服。

## 商　陆

【处方常用名与给付】商陆、花商陆、醋商陆。写生商陆付生商陆；写商陆、炙商陆、制商陆、醋商陆、醋炙商陆、花商陆均付醋炙商陆。

【临床性效特征】商陆味苦，性寒，有毒，入肺、脾、肾、大肠经。①泻下逐饮，消肿，用于水肿鼓胀、大便秘结、小便不利之水湿肿满实证。②外用消肿散结解毒，可治疮疡肿毒。现代多用于慢性气管炎等证属水湿肿满实证。

【临床治疗实施】

**1. 用法用量** 煎服3~9g。内服宜用醋制品。入汤剂常规煎煮。宜饭后服用。外用适量。生商陆仅供外用，煎汤熏洗。

**2. 炮制品与临床** 生品泻下力峻猛，具有消痈解毒、利尿消肿之功，但易伤脾胃，临床少用。主要外用于疮疡肿毒、水肿尿少。醋制品泻下作用缓和，具有逐水消肿之功，用于水肿鼓胀、大便秘结、小便不利之水湿肿满实证。

**3. 方药经验**

（1）疏凿饮子中商陆与赤小豆两药相须配伍，可增强清热利湿、逐水消肿之功，用于水湿壅盛之遍身水肿、喘急、小便不利、大便秘结等。

（2）商陆与葶苈子两药相使配伍，可增强消痰行水、泻脏腑之水、通利二便、泻水导滞之功，用于湿热内蕴所致的腰以下水肿、二便不利。

**4. 中成药应用**

（1）痰净片：功效祛痰止咳。主治慢性支气管炎，尤其老年性气管炎。

（2）达肺草：功效止血化痰，顺气定喘，止汗退热。主治吐血、咯血、痰中带血、咳嗽、痰喘、气急、劳伤肺痿等。

【临床药学服务】

**1. 用药告知与监护**　过量内服可引起中毒，出现恶心呕吐，或呕血、腹痛腹泻、头痛头晕、言语不清、躁动抽搐、神志恍惚等症状；甚至可致中枢神经麻痹、呼吸运动障碍、血压下降、心肌麻痹。根据证候轻重确定药量，注意用药疗程不宜过长，用量不宜过大，与其他寒凉药同用时注意减量。用药中顾护脾胃，宜食熟软易消化食物，禁食寒凉、油腻、不易消化食物。用药期间监测食欲、二便、血压、电解质等。

**2. 药物警戒实践**　体虚水肿及脾胃虚弱者慎用；孕妇及哺乳期妇女禁用；老人、儿童及肝肾功能不全者慎用。

## 牵牛子

【处方常用名与给付】牵牛子、炒牵牛子、二丑、黑丑、白丑、黑白丑。写牵牛子、牵牛仁、丑牛子、牵牛、二丑、黑白丑、丑牛均付生牵牛子；写黑牵牛、黑丑牛、黑丑均付黑牵牛；写白牵牛、白丑牛、白丑均付白牵牛；写炒牵牛子付炒牵牛子。

【临床性效特征】牵牛子味苦，性寒，有毒，归肺、肾、大肠经。①泻下逐水，泄肺祛痰，用于水肿鼓胀、二便不利等正气未衰之水湿实证，以及肺气壅滞、痰饮咳喘、面目浮肿者。②泻火通便，用于实热积滞之大便不通、痢疾里急后重。③杀虫去积，泻下，以排出虫体，用治蛔虫、绦虫及虫积腹痛。现代多用于水肿、癫痫属实证者。

【临床治疗实施】

**1. 用法用量**　煎服 3～6g，入丸、散 1.5～3g。内服用生品，入汤剂或入丸、散。捣碎入汤剂，常规煎煮。宜饭后服用。

**2. 炮制品与临床**　生品有毒，长于泻水通便，消痰涤饮，杀虫攻积，用于水肿胀满、二便不通、虫积腹痛。炒制后可降低毒性，缓和药性，免伤正气，且易于粉碎和煎出，以消食导滞见长，多用于食积不化、气逆痰壅。

**3. 方药经验**

（1）大黄牵牛丸、牛黄夺命散中牵牛子与大黄相使配伍，可增强泻下通积之功，用于肠胃积滞属实证者；亦可用于肺气壅滞、痰饮咳喘、面目浮肿。

（2）禹功散中牵牛子与小茴香两药相配，寒热相制，共奏温阳行气、利水消肿之功，用于水肿胀满、寒湿水疝、阴囊肿胀、大小便不利等。

（3）舟车丸中牵牛子与大戟相须配伍，可增强泻水逐饮、消壅导滞之功，用于鼓胀腹满、水肿喘满等。

（4）牵牛子与甘遂相须配伍，可增强泻下逐饮、利尿通便、下气消肿之功，用于水肿、腹满等。两药均有毒，药性峻猛，临床需严格控制用量。

（5）牵牛子与葶苈子相使配伍，可增强泻湿热、逐痰饮、泻肺之功，用于痰饮犯肺所致的气喘胸满、水肿腹胀等。

**4. 中成药应用**

（1）烂积丸：功效消积化滞驱虫。主治脾胃不和所致的食滞积聚、胸满痞闷、腹胀坚硬、嘈杂吐酸、虫积腹痛、大便秘结。

（2）一捻金（胶囊）：功效消食导滞，祛痰通便。主治脾胃不和、痰食阻滞所致的积滞，症见停食停乳、腹胀便秘、痰盛喘咳。

【临床药学服务】

**1. 用药告知与监护** 根据证候轻重确定药量。注意用药疗程不宜过长，用量不宜过大，与其他寒凉药物同用时注意减量。牵牛子对原有肾脏疾病及肾功能不全者可诱发或加重肾脏损害。用药期间顾护脾胃，宜食熟软易消化食物，禁食寒凉、油腻、不易消化食物。监测消化系统反应及水、电解质等情况。

**2. 药物警戒实践** 孕妇及哺乳期妇女禁用；老人、儿童及肝肾功能不全者慎用；脾胃虚寒及血虚、阴虚内热者忌用。不宜与巴豆、巴豆霜同用。

## 巴 豆

【处方常用名与给付】巴豆、巴豆霜、巴霜、江子、刚子、焦巴豆。写巴豆、巴豆仁、巴豆肉、大巴豆、肥巴豆、刚子、江子、川巴豆、沉江子、炒巴豆、炒巴豆仁均付炒巴豆仁；写生巴豆付生巴豆；写巴豆油付巴豆油；写巴豆霜付巴豆霜。

【临床性效特征】巴豆味辛，性热；有大毒，入肺、胃、大肠经。①峻下寒积，荡涤胃肠沉寒痼冷，药力刚猛，用于寒滞食积阻结肠道导致的大便不通、心腹冷痛，以及起病急骤、气急口噤、暴厥者。②逐水退肿，用于腹水鼓胀、二便不通之实证。③祛痰利咽，用于痰涎壅塞、胸膈窒闷、寒实结胸、喉痹痰阻证，小儿气逆喘促、乳食停积甚则惊痫，以及喉痹痰涎壅塞气道致呼吸困难，甚则窒息欲死。④外用有蚀腐肉、疗疮毒作用，可促进破溃排脓，用治痈肿脓成不溃、疥癣恶疮、疣痣。现代用于支气管哮喘、哮喘性支气管炎、急慢性肠炎、肠梗阻等证属寒实积滞正气未虚者；神经性皮炎。

【临床治疗实施】

**1. 用法用量** 巴豆霜内服0.1~0.3g。内服用巴豆霜，多入丸、散。宜饭后服用。外用适量。生巴豆仅限外用，研末涂患处，或捣烂以纱布包搽患处。

**2. 炮制品与临床** 生品有大毒，泻下猛烈，具有拔毒疗疮之功，不可内服，外用治疗痈肿脓成不溃、疥癣恶疮、疣痣。制霜后虽仍有大毒但毒性降低，泻下作用稍缓和，具有峻下冷积、逐水退肿、豁痰利咽之功，用于寒积便秘、乳食停滞、腹水鼓胀、二便不通、喉风喉痹等。巴豆油为峻烈泻剂，对胃肠黏膜有刺激性及腐蚀性，对肾及皮肤亦有刺激性。产生毒性的主要成分为巴豆油，故临床多将本品压去油制成巴豆霜使用。炒制后毒性降低，炒焦后毒性进一步降低，可用于疮痈肿毒、腹水膨胀。

**3. 方药经验**

（1）三物备急丸中巴豆霜与大黄相使相佐配伍，寒热相制为用，可增强峻下、攻下积滞之功，用于寒实积滞，大便不通，猝然腹痛反复发作者。

（2）万应保赤散中巴豆霜与胆南星两药配伍，寒热并用，共奏攻下逐水、导痰定惊之功，用于食积痰壅、腹痛便秘、惊悸不安等。

（3）三物白散中巴豆霜与桔梗、川贝母三药配伍，共奏泻下寒实、宣降肺气、祛痰散结之功，用于水寒郁热证及寒实结胸所致的胸胁满痛、大便不通诸症。

（4）巴豆霜与苦杏仁两药相使配伍，共奏宣肺降气、泻水通便之功，用于水肿、鼓胀等症。

**4. 中成药应用**

（1）保赤散：功效消食导滞，化痰镇惊。主治小儿冷积、停乳停食、大便秘结、腹部胀满、痰多。

（2）妇科通经丸：功效破瘀通经，软坚散结。主治气血瘀滞所致的闭经、痛经、癥瘕，症见经水日久不行、小腹疼痛、拒按、腹有癥块、胸闷、善叹息。

【临床药学服务】

**1. 用药告知与监护**　慎重选用。根据证候轻重确定药量，与其他峻下药同用时注意减量，同时注意用药疗程不宜过长，用量不宜过大。服巴豆后若泻下不止及口腔灼热疼痛、食道灼烧感，应及时就医。外用可见接触性皮炎，不宜直接接触黏膜。用药过程需监测消化道反应、血压、电解质等。外用观察局部皮肤是否有刺激、是否起水泡等。

**2. 药物警戒实践**　体弱者、脾胃虚弱者忌用。孕妇、哺乳期妇女、老人及儿童忌用。肝肾功能不全者忌用。禁食热粥、饮开水等热物或饮酒。不宜与牵牛子同用。

## 千金子

【处方常用名与给付】千金子、续随子、千金子霜。写生千金子、生续随子、生续随、生千金均付生千金子；写续随子霜、千金子霜均付千金子霜。

【临床性效特征】千金子味辛，性温；有毒，归肝、肾、大肠经。①泻下逐水消肿，功似甘遂、京大戟。用于二便不利之水肿、鼓胀实证。②破瘀血，消癥瘕，用于癥瘕痞块、血瘀经闭。③疗癣蚀疣，用治顽癣、赘疣等。现代用于抗肿瘤，对急性淋巴细胞型、慢性粒细胞型、急性单核细胞型白血病均有抑制作用。

【临床治疗实施】

**1. 用法用量**　内服1~2g。去壳、去油制霜用。内服用千金子霜，多入丸、散，一般不入煎剂。宜饭后服用。外用适量。生品仅限外用，捣烂敷患处。

**2. 炮制品与临床** 生品泻下峻烈，有毒，多外用于顽癣、疣赘及毒蛇咬伤，现已少用；制霜后泻下作用缓和，毒性降低，有泻下逐水、破血通经之功，用于水肿、痰饮、二便不利、积滞胀满、血瘀经闭。

**3. 方药经验**

（1）千金子霜与葶苈子相使配伍，可增强峻下逐水之功，用于水肿、腹水之实证者。

（2）千金子霜与大黄相须配伍，一温一寒，共奏泄热通便、逐水消肿之功，用于阳水肿胀、二便不利。

**4. 中成药应用**

（1）紫金锭（散）：功效化腐生肌，解毒止痛。主治热毒蕴结所致的溃疡，症见疮面疼痛、疮色鲜活、脓腐将尽。

（2）周氏回生丸：功效祛暑散寒，解毒辟秽，化湿止痛。主治霍乱吐泻、痧胀腹痛。

【临床药学服务】

**1. 用药告知与监护** 慎重选用。根据证候轻重确定药量。注意用药疗程不宜过长，用量不宜过大。过量内服可出现口腔黏膜红肿疼痛，糜烂，口角流涎，咽喉红肿疼痛，恶心，呕吐，肠鸣，腹痛，腹泻等不适，严重者可见呕血、便血，或因严重吐泻而脱水。与其他寒凉药同用时注意减量。用药中顾护脾胃，宜食熟软易消化食物，禁食寒凉、油腻、不易消化食物。外用可见接触性皮炎，及时停药。用药期间应监测食欲、二便、电解质、皮肤局部症状等。

**2. 药物警戒实践** 体质虚弱、脾胃虚弱者忌用；孕妇、老人及儿童忌用；肝肾功能不全者忌用。

# 第八章
# 祛风湿药

祛风湿药是以祛风除湿、治疗风湿痹病为主的药物。痹病是因风、寒、湿、热等外邪侵袭人体，闭阻经络而导致气血运行不畅而发生的关节筋脉部位的病证。根据风寒湿热诸邪的偏胜，可将痹病分为行痹、痛痹、着痹、热痹。

本类药物味多辛、苦，能祛除留着于肌肉、经络、筋骨的风湿之邪，性温者能祛寒，性凉者能清热，有的还兼有舒筋通络、止痛活血或补肝肾、强筋骨等作用。主要用于风湿痹病之肢体疼痛，关节不利、肿胀，筋脉拘挛或用于肝肾不足之腰膝酸软、下肢痿弱，中风后遗症之麻木偏瘫、口眼㖞斜等。某些药物尚能利水、止痒，可用于水肿、黄疸、淋证、湿疹及皮肤瘙痒。祛风湿药的应用，根据不同的临床需要，分别涉及“八法”中的温法、清法、消法和补法等。根据祛风湿药的功效及其主治证可分为以下三类。

**1. 祛风湿散寒药** 以祛散风寒湿邪为主要功效，长于止痛，主治风寒湿痹的药物称为祛风湿散寒药。药性多辛、苦，温，多入肝、脾、肾经，用于风寒湿痹之肢体疼痛、关节不利、筋脉拘挛、痛有定处、遇寒加重等。经配伍亦可用于风湿热痹。本类药辛温性燥，易伤阴耗血，阴虚有热者慎用。少数药物有毒，不宜过量或久服。

**2. 祛风湿清热药** 以祛风湿、清热止痛为主要功效，还有通络、止痛作用，主治风湿热痹的药物称为祛风湿清热药。药性多辛、苦而寒凉，多入肝、脾、肾经，用于风湿热痹之关节红肿热痛，或肢体疼痛、关节不利而有热象者。本类药具燥散之性，有耗损阴血之弊，阴血不足者不宜使用。风湿而兼有阴血不足者，宜配伍补血、养阴之品。若用本品治疗风寒湿痹需与温通散寒之品配伍。

**3. 祛风湿强筋骨药** 以祛风湿、补肝肾、强筋骨为主，主治风湿与肝肾虚损兼见的药物称为祛风湿强筋骨药。药性多甘、苦，温，多入肝、肾经，用于痹病日久，兼有肝肾不足，肾虚腰痛、骨痿、软弱无力者。本类药物性偏温补燥散，阴血不足者慎用。

本类药物内风患者忌用；因其辛温性燥，易伤阴耗血，阴血亏虚、筋脉失养之肢体疼痛者慎用。痹病多属慢性病，为服用方便可制成丸剂、片剂、酒剂。又因痹病疗程长，患者用药期间需定期检查肝肾功能，且尤需顾护脾胃。注意配伍养血、养阴、活血之品。

## 第一节　祛风湿散寒药

### 独　活

【处方常用名与给付】独活、川独活、大活、香独活。写独活、川独活、香独活、肉独活均付独活。

【临床性效特征】独活味辛、苦，性微温，入膀胱、肝、肾经。①祛风除湿，用于风寒湿痹，无论新久均可应用，为治风湿痹痛之要药。尤以风寒湿邪所致的腰痛，或腰腿疼痛、两足痿痹、难以行走者为宜。②解表散寒止痛，用于外感风寒夹湿所致的头痛身重。止痛作用突出，还可用治少阴头痛、牙痛及胁痛等。③祛风止痒，可治皮肤瘙痒。现代临床多用于风湿性关节炎、类风湿关节炎、强直性脊柱炎、坐骨神经痛、肩周炎、腰肌劳损等属风寒湿痹阻者。

【临床治疗实施】

**1. 用法用量**　煎服3~10g。内服用生品，入汤剂或入丸、散或制酒剂。常规煎煮。外用适量，研末或制酒剂外敷或涂搽。

**2. 炮制品与临床**　本品一般生用。

**3. 方药经验**

（1）独活细辛汤中独活与细辛相使配伍，可增强散风寒、祛风湿、止痛之功，用于风寒感冒之头身疼痛，风寒湿痹之肢体疼痛、少阴头痛及牙痛。

（2）独活寄生汤中独活与桑寄生相使配伍，共奏补肝肾、祛风除湿、养血和营、活络通痹之功，用于肝肾两亏、气血不足、风寒湿邪外侵之腰膝酸痛、屈伸不利，或麻木偏枯、冷痹日久不愈。

（3）独活与羌活相使配伍，可增强发散风寒、祛风湿、止痹痛之功，达到太阳少阴同治，可除风寒湿痹上下一身尽痛，用于风寒湿痹、风寒夹湿表证、头痛。

**4. 中成药应用**

（1）国公酒：功效散风祛湿，舒筋活络。主治风寒湿闭阻所致的痹病，症见关节疼痛、沉重、屈伸不利、手足麻木、腰腿疼痛，以及经络不和所致的半身不遂、口眼㖞斜、下肢痿软、行走无力。

（2）独活寄生丸（合剂）：功效养血舒筋，祛风除湿，补益肝肾。主治风寒湿闭阻、肝肾两亏、气血不足所致的痹病，症见腰膝冷痛、屈伸不利。

（3）祛风止痛丸（片、胶囊）：功效祛风寒，补肝肾，壮筋骨。主治风寒湿邪闭阻、肝肾亏虚所致的痹病，症见关节肿胀、腰膝酸软、四肢麻木。

【临床药学服务】

**1. 用药告知与监护**　根据证候轻重选择药量，与其他祛风湿药同用时注意减量。本品有伤阴耗气之弊，不宜单独、大量长期服用。用药中顾护脾胃，宜食熟软易消化食物，用药期间偶见舌麻、恶心、呕吐、胃部不适、失声等不良反应。长期使用有气短、口干等不良反应。用药期间注意观察疼痛、体温、胃肠道等症状变化。

**2. 药物警戒实践**　素体阴虚及血燥者慎用。气血虚弱，无风湿、风寒者忌用。内风者忌服。不宜与阿托品类药物同用。忌食辛辣刺激、生冷油腻食物。

## 威灵仙

【处方常用名与给付】威灵仙、灵仙、灵仙根、铁脚威灵仙。写威灵仙、灵仙、铁脚灵仙、铁杆灵仙、灵仙根均付威灵仙；写酒灵仙付酒炒威灵仙；写醋灵仙付醋制威灵仙。

【临床性效特征】威灵仙味辛、咸，性温，归膀胱经。①祛风除湿，用于风湿痹痛、肢体麻木、筋脉拘挛、屈伸不利，无论上下皆可应用。②通络止痛，用于痛无定处、肢体拘挛，以及跌打伤痛、头痛、牙痛、胃脘痛等。③消痰饮，软骨鲠，用于痰饮、噎膈、痞积。现代临床多用于风湿性关节炎、类风湿关节炎、强直性脊柱炎、肩周炎、腰肌劳损、骨质增生、神经痛、骨鲠、食道癌等。

【临床治疗实施】

**1. 用法用量**　煎服6~10g；消骨鲠用量宜大。内服多用生品，入汤剂或入丸、散或制酒剂；常规煎煮。煎汤趁温热服有利于发挥药效。外用适量，研末或制酒剂外敷或涂搽患处。

**2. 炮制品与临床**　本品一般生用。生品以利湿祛痰、消除骨鲠为主；酒制后增加祛风除痹、通经止痛之功。醋制后增强消积散瘀与止疼作用。

**3. 方药经验**

（1）威灵仙与羌活相须配伍，可增强祛风散寒除湿、通络止痛除痹之功，用于风寒湿痹，尤以上半身痹痛为宜。

（2）威灵仙与川芎相使配伍，可增强祛风散寒、活血行气、止痛之功，用于风湿痹证，周身尽痛。

**4. 中成药应用**

（1）壮骨木瓜丸：功效活血散风，舒筋止痛。主治风寒湿痹，症见四肢疼痛、手足麻木、筋脉拘挛、腰膝无力、步履艰难。

（2）祛伤消肿酊：功效活血化瘀，消肿止痛。主治跌打损伤、皮肤青紫瘀斑、肿胀疼痛、关节屈伸不利；急性扭挫伤见上述证候者。

【临床药学服务】

**1. 用药告知与监护**　根据证候轻重选择药量。不可随意加大用量及延长疗程。误食过量可引起呕吐、腹痛、剧烈腹泻等。用药中顾护脾胃，宜食熟软易消化食物。注意观察肢体疼痛、活动度等有关症状，观察是否有体倦乏力等不良反应。

**2. 药物警戒实践**　血虚所致肢体麻木、拘挛者忌服。气血虚弱者慎服；孕妇慎服。不宜与茶同用。

## 川 乌

【处方常用名与给付】川乌、川乌头、制川乌。写生川乌、生乌头均付生川乌；写川乌、乌头、制乌头、炙乌头、川乌头均付炙川乌。

【临床性效特征】川乌味辛、苦，性热；有大毒，归心、肝、脾、肾经。①祛风除湿，为治风寒湿痹之佳品，用于风寒湿痹痛。②散寒止痛，用于阴寒内盛之心腹冷痛、寒疝疼痛及跌打损伤疼痛，亦可用于麻醉止痛药。现代临床多用于风湿及类风湿关节炎、强直性脊柱炎、坐骨神经痛、肩周炎、腰肌劳损、骨折肿痛等。

【临床治疗实施】

**1. 用法用量**　煎服 1.5~3g。内服用炮制品，入汤剂或入丸、散。宜先煎、久煎以降低毒性。宜饭后服用。不宜制酒剂。外用适量。生品一般只外用，研末调敷患处。

**2. 炮制品与临床**　临床用炮制品。炮制后毒性降低，可内服。生品毒性大，仅作外用止痛。酒浸、酒煎服易致中毒，应慎用。

**3. 方药经验**

（1）大乌头煎中川乌与蜂蜜两药配伍，川乌性热峻烈，蜂蜜甘润和缓，可增强止痛之功，缓解乌头毒烈之性，用于阴寒内盛之心腹冷痛。

（2）小活络丸中川乌与草乌相须配伍，热性大增，可增强祛风散寒、除湿止痛之功，用于沉寒痼冷、寒痹顽痹等。两药均为乌头属植物，川乌为乌头的母根；草乌为北乌头的母根，草乌的毒性较川乌强，煎服 1.5~3g，外用适量。二者配伍毒性叠加，使用应遵医嘱，严格控制剂量和疗程。

**4. 中成药应用**

（1）特制狗皮膏：功效祛风散寒，舒筋活血，和络止痛。主治风寒湿痹、肩背腰腿疼痛、肢体麻木、跌打损伤。

（2）舒乐热熨剂：功效祛风散寒，活血止疼。主治风寒凝滞引起的筋骨肌肉疼痛、腰肌劳损、肩关节周围炎、风湿性关节炎。

【临床药学服务】

**1. 用药告知与监护**　使用制品，并根据证候轻重严格掌握剂量与疗程。用量过大、煎煮不当易引起中毒，应谨遵医嘱，不可随意增加剂量或减少煎煮时间。用药期间密切观察自身感觉，如有不适应及时告知医护人员。乌头服用不当可引起中毒，其症状为口舌、四肢及全身麻木，流涎，恶心呕吐，腹泻，头昏眼花，口干，脉搏减缓，呼吸困难，手足搐搦，神志不清，大小便失禁，血压及体温下降，心律失常。

**2. 药物警戒实践**　外感风热、实热内盛、阴虚火旺、血虚血热等热证不宜内服。孕妇忌服。哺乳期妇女、儿童及老人慎用。反贝母类、半夏、白及、白蔹、瓜蒌类；恶藜芦；有报道麻黄可加重乌头的毒性反应，不宜配伍同用。不宜与碱性较强药物如阿托品、氨茶碱、咖啡因等同用。忌辛辣、油腻食物及生冷之品。

## 蕲　蛇

【处方常用名与给付】蕲蛇、白花蛇、大白花蛇、蕲蛇肉。写蕲蛇、酒炙蕲蛇、白花蛇、五步蛇、棋盘蛇均付酒炙蕲蛇；写蕲蛇肉、酒炙蕲蛇肉均付酒炙蕲蛇肉。

【临床性效特征】蕲蛇味甘、咸，性温；有毒，入肝经。①搜风通络疗顽痹，内走脏腑、外达肌表而透骨搜风，尤善治风湿顽痹，为祛风湿要药。又用于经络不通、麻木拘挛，及中风口眼㖞斜、半身不遂等。②祛风止痒，主治皮肤瘙痒、麻风顽癣。③息风止痉，为治抽搐痉挛常用药，主治小儿急慢惊风、破伤风之抽搐痉挛。④散结止痛，用于头风疼痛，治瘰疬、梅毒、恶疮。现代临床多用于风湿性关节炎、类风湿关节炎、强直性脊柱炎、淋巴结核、惊痫、梅毒、皮癣等疾病。

【临床治疗实施】

**1. 用法用量**　煎服3~9g，研末服1~1.5g。外用适量。内服入汤剂或研末服，或酒浸、熬膏，入丸、散服。常规煎煮。宜饭后服。

**2. 炮制品与临床**　生品气腥，临床较少用；酒炙品可祛腥味，增强祛风通络止痉。

**3. 方药经验**

(1) 白花蛇酒中蕲蛇与防风相使配伍，可增强祛风胜湿通络、疗痹止痒之功，用于风痹肢体疼痛、麻木拘挛及风疹瘙痒。

(2) 驱风膏中蕲蛇与天麻相使配伍，可增强祛风通络、止痉息风之功，治疗疠风疥痒，肝风内动之痉挛抽搐诸症。

(3) 定命散中蕲蛇与蜈蚣两药相须配伍，能内走脏腑，外达肌表，可增强息风止痉、走窜通络、止痛止痒之功，用于破伤风之痉挛抽搐、小儿急慢惊风、风疹瘙痒、风湿痹痛。

(4) 蕲蛇与金钱白花蛇、乌梢蛇三药配伍，可增强祛风通络、息风定惊、疏风止痒之功，治疗风湿痹病、顽痹、小儿急慢惊风、破伤风、中风半身不遂或头风痛、皮肤瘙痒等。金钱白花蛇为眼镜蛇科动物银环蛇幼蛇的干燥体，有毒，性能、功效、应用与蕲蛇相似而力较强，煎煮2~5g，研末吞服1~1.5g。乌梢蛇为游蛇科动物乌梢蛇的干燥体，味甘，性平，性走窜祛风，入肝经，无毒，力较缓，祛风通络，能透关节，功用与蕲蛇相似而力较缓，常用于风湿痹病及中风半身不遂或头风痛，尤宜于风湿顽痹、小儿惊风、皮肤瘙痒、干湿癣证。煎服6~12g。三药常配伍应用，泡酒或入丸、散。

**4. 中成药应用**

(1) 再造丸：功效祛风化痰，活血通络。主治风痰阻络所致的中风，症见半身不遂、口舌㖞斜、手足麻木、疼痛痉挛、语言謇涩。

(2) 大活络丸：功效祛风散寒，除湿化痰，活络止痛。主治风痰瘀阻所致的中风，症见半身不遂、肢体麻木、足痿无力；或寒湿瘀阻之痹病、筋脉拘挛、腰腿疼痛；亦治跌打损伤、行走不利及胸痹心痛。

【临床药学服务】

**1. 用药告知与监护** 注意使用剂量及疗程。中病即止，不可长时间使用。与其他温燥祛风湿药同用时注意减量。观察肢体疼痛、麻木、抽搐、瘙痒等相关症状和体征；观察有无过敏、出血等不良反应。

**2. 药物警戒实践** 阴血亏虚、因热动风者忌服。有出血倾向者慎用。孕妇忌用。老人及婴幼儿慎用。心肾功能不全者忌用。忌与吗啡、巴比妥类药物、氯丙嗪等中枢抑制药合用。忌生冷、油腻、辛辣食物。

## 木 瓜

【处方常用名与给付】木瓜、宣木瓜、川木瓜、陈木瓜。写木瓜、熟木瓜、干木瓜、木瓜干、陈木瓜、宣州木瓜、皱皮木瓜、酸木瓜、宣木瓜均付木瓜。

【临床性效特征】木瓜味酸，性温，归肝、脾经。①祛风湿，舒筋络，用于腰膝关节酸重疼痛、脚气水肿，尤善治湿痹之筋脉拘挛。②化湿和胃，消食，用于湿阻中焦之腹痛、吐泻转筋及消化不良。③生津止渴，用于津伤口渴。现代多用于关节炎、腓肠肌痉挛、肠炎、消化不良等证属风湿痹病及中焦湿浊者。

【临床治疗实施】

**1. 用法用量** 煎服6~9g。外用适量。内服入汤剂或入丸、散。常规煎煮。忌用铝器及铁器。汤剂趁温热服有利于药效发挥。

**2. 炮制品与临床** 本品一般生用。

**3. 方药经验**

（1）木瓜与吴茱萸配伍，共奏祛风除湿散、舒筋活络之功，用于风湿痹病、湿浊阻滞中焦而致的吐泻转筋、寒湿头痛。

（2）木瓜与薏苡仁相使配伍，共奏祛湿、舒筋之功，用于湿痹重着之手足拘挛、屈伸不利。

（3）木瓜与蚕沙二药均能祛风湿，和胃化湿，用治湿痹拘挛及湿阻中焦之吐泻转筋。木瓜善舒筋活络，长于治筋脉拘挛，除用于湿阻中焦吐泻转筋外，还可用于血虚肝旺、筋脉失养、挛急疼痛等。蚕沙味甘、辛，性温，入肝、胃、脾经，作用较缓，善祛风除湿舒筋，可用于各种痹病。又能和胃化湿，用于湿浊中阻而致的腹痛、吐泻转筋；善祛风湿，止痒，可用于风疹、湿疹瘙痒；亦能治湿浊头痛。煎服5~15g，包煎。外用适量煎汤洗，或炒热敷患处。血虚所致麻木不遂者忌服。脾胃虚寒及血虚、阴虚内热者忌用。用药期间忌食生冷、油腻及辛辣刺激性食物。

**4. 中成药应用**

（1）疏风定痛丸：功效祛风散寒，活血止痛。主治风寒湿邪闭阻所致的痹病，症见关节疼痛、冷痛、刺痛或疼痛夜甚、屈伸不利、局部恶寒，腰腿疼痛、四肢麻木及跌打损伤所致的局部肿痛。

（2）野苏颗粒：功效理气调中，和胃止痛。主治气滞寒凝所致的胃脘疼痛、腹胀、嗳气。

（3）木瓜丸：祛风散寒，活络止痛。主治风寒湿痹、四肢麻木、周身疼痛、腰膝无力、步履艰难。

【临床药学服务】

**1. 用药告知与监护**　用药中顾护脾胃。服用期间忌食生冷、辛辣、黏腻之品。注意观察肢体疼痛、拘挛等有关症状，注意观察尿量的变化。

**2. 药物警戒实践**　内有郁热、脾胃伤食积滞者忌服；小便不利、癃闭忌服。精血亏虚、真阴不足者忌用。孕妇慎用。不宜与磺胺类同用；不宜与氨基糖苷类、氢氧化铝、氨茶碱、呋喃妥因、利福平、阿司匹林、吲哚美辛同用。

## 伸筋草

【处方常用名与给付】伸筋草、筋骨草。写伸筋草、石伸筋、小伸筋、伸筋片均付伸筋草。

【临床性效特征】伸筋草味辛、微苦，性温，入肝、脾、肾经。①祛风湿，通经络，用于风寒湿痹、关节酸痛、屈伸不利。②消肿止痛，用于跌打损伤、瘀肿疼痛。现代多用于关节炎、肩周炎、腰肌劳损、外伤肿痛等。

【临床治疗实施】

**1. 用法用量**　煎服 3～12g。内服煎汤或入丸、散。常规煎煮，宜饭后趁温热服。外用适量。煎汤外洗患处。

**2. 炮制品与临床**　本品一般生用。

**3. 方药经验**

（1）伸筋草与桂枝相使配伍，可增强祛风湿、通经络之功，用于风寒湿痹、关节疼痛、屈伸不利。

（2）伸筋草与木瓜相须配伍，可增强祛风除湿、舒筋活络之功，用于风湿痹痛、筋脉拘挛、肢麻酸痛。

（3）伸筋草与松节两药配伍，可增强祛风湿止痛、利关节之功，用于治疗风寒湿痹、肢体疼痛、筋脉拘挛、跌打损伤等。松节味苦，性温，归肝、肾经。能祛风湿，疏通筋脉，活血化瘀止痛，尤善祛筋骨间风湿，适宜寒湿偏盛之风湿痹病，并治跌打损伤、瘀肿疼痛，煎服 10～15g，外用适量，浸酒搽涂患处。松节油外用通经络止痛，可致接触性皮炎或过敏导致支气管哮喘等。

**4. 中成药应用**　疏痛安涂膜剂：功效舒筋活血，消肿止痛。主治风中经络、脉络瘀滞所致的头面疼痛、口眼㖞斜，或跌打损伤所致的局部肿痛；头面部神经痛、面神经麻痹、急慢性软组织损伤见上述证候者。

【临床药学服务】

**1. 用药告知与监护**　根据证候轻重选择药量。与其他祛风湿药同用时注意减量。用药中顾护脾胃，忌食辛辣、刺激性食物。用药期间注意防寒保暖。有致接触性皮炎的病例。个别患者有头晕，停药后可消失。注意观察体征与症状等变化。

**2. 药物警戒实践** 肢体不遂、麻木拘挛由于血虚、阴虚者忌用。孕妇、月经过多者慎用。风湿兼有阴血不足者不宜单独使用。

## 海风藤

【处方常用名与给付】海风藤、风藤。写海风藤、海风、海风藤片均付海风藤片。

【临床性效特征】海风藤味辛、苦，性微温，入肝经。①祛风除痹，用治风寒湿痹、肢节疼痛、筋脉拘挛、屈伸不利。②通络止痛，用于跌打损伤、瘀肿疼痛。现代多用于关节炎、坐骨神经痛、肩周炎、腰肌劳损及外伤肿痛等。

【临床治疗实施】

**1. 用法用量** 煎服6~12g。内服入汤剂或入丸、散。常规煎煮，宜饭后服。外用适量，煎汤熏洗，或熬膏外敷，或浸酒外搽患处。

**2. 炮制品与临床** 本品一般生用。

**3. 方药经验** 海风藤与忍冬藤两药相须配伍，寒热并用，共奏祛风除湿、通经活络之功，用于风湿痹痛、关节酸痛、筋脉拘挛等，无论寒热皆可。

**4. 中成药应用**

（1）祛风舒筋丸：功效祛风散寒，除湿活络。主治风寒湿邪闭阻所致的痹病，症见关节疼痛、局部畏恶风寒、屈伸不利、四肢麻木、腰腿疼痛。

（2）正骨水：功效活血祛瘀，舒筋活络，消肿止痛。主治跌打扭伤、骨折脱位及体育运动前后消除疲劳。

【临床药学服务】

**1. 用药告知与监护** 根据证候轻重选择药量。有报道服用含有海风藤的方药可出现皮肤过敏反应及恶心、呕吐等症。用药中顾护脾胃，宜食熟软易消化食物。用药期间注意防寒保暖。观察肢体疼痛、屈伸不利等症状变化。观察有无皮肤过敏、呕吐、恶心等不良反应。

**2. 药物警戒实践** 风湿有热者不宜单用。内有实热、阴虚内热者慎用；孕妇慎用。

## 青风藤

【处方常用名与给付】青风藤、清风藤、青藤。写青风藤、大风藤、排风藤均付青风藤片。

【临床性效特征】青风藤味辛、苦，性平，入肝、脾经。①祛风湿，通络止痛，用于风湿痹痛、关节肿胀或风湿麻木。②利水止痒，用于水肿、湿脚气、皮肤瘙痒。现代临床多用于风湿性关节炎、类风湿关节炎、跌打损伤等。

【临床治疗实施】

**1. 用法用量** 煎服6~12g。内服入汤剂或入丸、散。常规煎煮。宜饭后服用。外用适量，煎汤熏洗患处。

**2. 炮制品与临床**　本品一般生用。

**3. 方药经验**　青风藤与海风藤两药相须配伍，可增强祛风湿、通络、止痛之功，用于风湿关节疼痛、筋脉拘挛、屈伸不利、疼痛游走不定及中风半身不遂等。

**4. 中成药应用**　风湿痹康胶囊：功效祛风除湿，温经散寒，通络止痛。主治风湿性关节炎寒湿阻络证，症见关节冷痛沉重、屈伸不利、局部畏寒、皮色不红。

【临床药学服务】

**1. 用药告知与监护**　不可长期大量使用。与其他祛风湿药同用时注意减量。用药期间注意防寒保暖。注意观察有无恶心、呕吐、过敏等不良反应。青风藤可引起瘙痒、颜面充血、关节灼热感。部分患者有眩晕、恶心、心慌症状，可自行消退。偶见白细胞及血小板减少，定期检查血常规。

**2. 药物警戒实践**　实热、阴虚内热、风湿有热者慎用；老人、儿童、孕妇慎用；肝肾功能不全者慎用。不宜与去甲肾上腺素类药物合用。

## 雪上一枝蒿

【处方常用名与给付】雪上一枝蒿。写雪上一枝蒿、短柄乌头均付制雪上一枝蒿。

【临床性效特征】雪上一枝蒿味苦、辛，性温，有大毒，入肝经。①祛风湿，活血止痛，为治疗多种疼痛的良药。用于风湿痹痛、神经痛、牙痛、跌打伤痛、术后疼痛及癌肿疼痛等。②散结消肿，以毒攻毒，单用治疮疡肿毒、毒虫及毒蛇咬伤、蜂叮等。现代多用于风湿及类风湿关节炎、强直性脊柱炎、神经痛、外伤肿痛及癌肿疼痛等。

【临床治疗实施】

**1. 用法用量**　煎服0.02～0.04g。内服入丸、散，避免使用酒剂。临床多研末服。外用适量，涂搽患处。

**2. 炮制品与临床**　临床用炮制品，以减缓毒性及峻烈之性。

**3. 方药经验**　雪上一枝蒿与川乌相须配伍，均为有大毒之品，力猛善走，祛风湿、止痛力强，善治风寒湿顽痹及各种疼痛。

**4. 中成药应用**

（1）骨痛灵酊：功效温经散寒，祛风活血，通络止痛。主治腰、颈椎骨质增生，骨性关节炎，肩周炎，风湿性关节炎。

（2）三七伤药片（胶囊、颗粒）：功效舒筋活血，散瘀止痛。主治跌打损伤、风湿瘀阻、关节痹痛；急慢性扭挫伤、神经痛见上述证候者。

【临床药学服务】

**1. 用药告知与监护**　本品有大毒，内服严格控制剂量与疗程，务必严格遵医嘱，不可自行增加剂量。用量过大、生品内服、与酒同服等均易导致中毒。服药期间，密切注意自身出现的不适，并及时告知医护人员。观察肢体疼痛等症状变化，观察有无心血管、交感神经、消化系统等不良反应。用药期间忌食辛辣、刺激性食物，忌酒、油腻食物。

**2. 药物警戒实践** 实热、湿热、阴虚有热者忌服。心脏病、溃疡病患者忌用。孕妇、哺乳期妇女、老人及儿童禁服。肝肾功能不全者慎服。不宜与碳酸氢钠等碱性较强的药物合用；不宜与生物碱类药合用。

### 路路通

【处方常用名与给付】路路通、枫果。写路路通、枫实、枫果、枫树球均付生路路通。

【临床性效特征】路路通味苦，性平，入肝、肾经。①祛风活络，用于风湿痹痛、手足麻木拘挛。②散瘀止痛，用于跌打损伤、瘀肿疼痛。③通经下乳利水，用于水肿胀满、乳汁不通、乳房胀痛或乳少。④祛风止痒，用于风疹瘙痒。现代多用于关节炎、腰肌劳损、骨质增生、乳汁不下等。

【临床治疗实施】

**1. 用法用量** 煎服 5～10g。内服入汤剂或入丸、散。煎汤趁温热服。外用适量，煎水外洗，常规煎煮。

**2. 炮制品与临床** 本品一般生用。

**3. 方药经验**

（1）路路通与木通相须配伍，可增强通经、下乳、利水之功，用于经闭、痛经、乳汁不通、水肿。

（2）路路通与王不留行相使配伍，可增强通络祛湿、下乳汁、止痹痛之功，用于乳汁不通、风湿痹痛。

（3）路路通与穿山龙相须配伍，可增强祛风活络、通经下乳、止痛之功，用于风湿痹痛、肢体拘挛麻木，无论寒热均宜；又可治外伤跌打、经闭及乳汁不下。

**4. 中成药应用** 通乳颗粒：功效益气养血，通络下乳。主治产后气血亏损，症见乳少、无乳、乳汁不通。

【临床药学服务】

**1. 用药告知与监护** 不可过量使用。与其他祛风湿药同用时注意减量。用药中顾护脾胃，宜食熟软易消化食物。注意观察肢体疼痛、小便量、乳汁分泌量、月经量等变化。

**2. 药物警戒实践** 阴虚内热者不宜服用。偶可引起经期妇女经量增加及皮肤过敏反应。孕妇、月经期妇女忌服。

## 第二节 祛风湿清热药

### 秦 艽

【处方常用名与给付】秦艽、西秦艽、川秦艽、左秦艽。写秦艽、纹秦艽、左秦艽、西秦艽、北秦艽、山秦艽、川秦艽均付生秦艽；写炒秦艽、制秦艽均付制秦艽。

【临床性效特征】秦艽味辛、苦，性微寒，入肝、胆、胃经。①祛风湿，止痹痛，风湿痹痛之筋脉拘挛、骨节酸痛，无论寒热新久均可配伍应用，但对热痹尤为适宜。②舒筋活络，用于中风半身不遂、口眼㖞斜、四肢拘急、舌强不语等。③退虚热，除骨蒸，为治虚热要药，用于骨蒸潮热、小儿疳积发热。④清热退黄，用于肝胆湿热之黄疸、痔疮、肿毒等。现代多用于关节炎、肩周炎、腰肌劳损、中风后遗症、低烧、黄疸等。

【临床治疗实施】

**1. 用法用量** 煎服 3～10g。内服入汤剂或入丸、散。常规煎煮，宜在饭后趁温热服。

**2. 炮制品与临床** 本品一般生用。制品苦味减弱，便于服用。

**3. 方药经验**

（1）大秦艽汤中秦艽与防风、独活三药配伍，可增强祛风解表、胜湿止痛之功，发散肌表及筋骨风湿而通经络止痛，用于风中经络、手足不遂等风湿痹病，风邪偏盛、肢体游走性疼痛。

（2）秦艽与胡黄连相使配伍，可增强退虚热、清湿热之功，用于虚热证和湿热证。

（3）秦艽与茵陈相须配伍，可增强清肝胆湿热、退黄疸之功，用于湿热黄疸。

**4. 中成药应用**

（1）筋骨痛消丸：功效活血行气，温经通络，消肿止痛。主治血瘀寒凝所致的骨性关节炎，症见膝关节疼痛、肿痛、活动受限。

（2）郁金银屑片：功效疏通气血，软坚消积，清热解毒，燥湿杀虫。主治银屑病（牛皮癣）。

（3）骨刺丸：功效祛风止痛。主治骨质增生、风湿性关节炎、风湿痛。

【临床药学服务】

**1. 用药告知与监护** 根据证候轻重选择药量。对胃有刺激性，注意服药时间。大剂量用药可引起恶心、呕吐等反应，停药后可消失。用药中顾护脾胃。注意有无消化道不良反应，服药期间定期检查肾功能。服用期间注意防寒保暖。

**2. 药物警戒实践** 下焦虚寒，小便多、遗尿者不宜服用。久病体虚、泄泻、高血糖者忌用。不宜与奎宁、强心苷、阿托品、降血糖药同用。不宜与牛乳同用。忌辛辣食物。

## 防 己

【处方常用名与给付】防己、粉防己、汉防己。写防己、粉防己、汉防己、防己片、粉己均付生防己。

【临床性效特征】防己味辛、苦，性寒，归膀胱、肺经。①祛风湿，止痹痛，用治风湿热痹之肢体酸重、关节红肿疼痛及湿热身痛。②清热利水消肿，尤宜于湿热壅盛所致的水肿、小便不利，也可用于湿脚气、足胫肿痛、湿疹疮毒。现代临床多用于风湿性关节炎、类风湿关节炎、强直性脊柱炎、坐骨神经痛、纤维组织炎、肩周炎、腰肌劳损、骨质增生、水肿等。

【临床治疗实施】

**1. 用法用量** 煎服 5~10g。内服入汤剂或入丸、散。常规煎煮，宜饭后服。

**2. 炮制品与临床** 本品一般生用。

**3. 方药经验** 己椒苈黄丸中防己与葶苈子相使配伍，可增强利水、清热之功，用于湿热水肿、腹水、小便不利。

**4. 中成药应用**

（1）风痛安胶囊：功效清热利湿，活血通络。主治湿热阻络所致的痹病，症见关节红肿热痛、肌肉酸楚；风湿性关节炎见上述证候者。

（2）肾炎舒颗粒（片、胶囊）：功效益肾健脾，利水消肿。主治脾肾阳虚、水湿内停所致的水肿，症见浮肿、腰痛、乏力、怕冷、夜尿多；慢性肾炎见上述证候者。

【临床药学服务】

**1. 用药告知与监护** 根据证候轻重选择药量，中病即止，不可过用。与其他苦寒祛风湿药同用时注意减量。本品易伤胃气，口服防己可有消化系统反应，如恶心、呕吐、腹泻、上腹部不适等，不宜空腹服用。注意观察肢体疼痛、尿量等变化，用药期间注意观察有无消化、泌尿等系统不良反应。定期检查肝肾功能。

**2. 药物警戒实践** 脾胃虚寒、食欲不振、阴虚及无湿热者忌服。孕妇及哺乳期妇女慎用。肝肾功能不全者忌用。不宜与异丙嗪、去甲肾上腺素、士的宁等同用。用药期间忌食各种腌制品及过咸之物，忌食生冷、油腻食物。2004 年国家药品食品监督管理局取消了马兜铃科广防己的药用标准，凡国家药品标准处方中含有广防己的中成药应将广防己替换为防己。注意区别两药名称。

## 豨莶草

【处方常用名与给付】豨莶草、豨莶、绿莶草、酒豨莶。写豨莶草、豨莶、绿莶草均付生豨莶草；写酒豨莶草付酒制豨莶草。

【临床性效特征】豨莶草味辛、苦，性寒，归肝、肾经。①祛风湿，通经络，利关节，用于风湿热痹、肢体拘挛、四肢麻木，亦可用于风湿痹痛日久见筋骨无力、腰膝酸软或中风半身不遂。②清热解毒，化湿热，用治风疹、黄疸、湿疮、疮痈肿毒之红肿热痛。③降血压，用治高血压。现代多用于关节炎、肩周炎、骨质增生、黄疸、高血压等。

【临床治疗实施】

**1. 用法用量** 煎服 9~12g。内服入汤剂或入丸、散。常规煎煮，宜饭后趁温热服。外用适量，煎汤洗或研末外敷。

**2. 炮制品与临床** 生用性寒，善清热解毒，化湿热，除风痒，适用于风湿热痹、关节红肿热痛、湿热疮疡、风疹、湿毒瘙痒等。酒蒸制后转为甘温，可用于风湿四肢麻痹、筋骨疼痛、腰膝酸软及中风半身不遂等。

**3. 方药经验**

（1）豨莶草与白鲜皮两药相使配伍，可增强祛风湿、止痒之功，用治风湿热痹，皮肤湿疹、湿疮。

（2）豨莶草与土茯苓相使配伍，可增强祛风湿、解湿毒、利关节之功，用于湿疹瘙痒、痈肿疮毒、关节疼痛、屈伸不利。

（3）豨莶草与臭梧桐两药配伍，可增强祛风湿、利关节之功，用于风湿痹痛、四肢麻木、中风半身不遂；又能祛肌肤风邪、湿邪，治风疹皮肤瘙痒、湿疮等。两药配伍，还能增强平肝降压作用，用治高血压。臭梧桐味苦、甘，性平，长于凉肝平肝，具有一定的降压作用，治肝阳偏亢之头痛眩晕。煎服 10~15g。用于高血压时，不宜久煎。

**4. 中成药应用**

（1）豨莶风湿丸：功效祛风湿，利关节，解毒，用于风湿痹痛、筋骨无力、腰膝酸软、四肢麻痹、半身不遂、风疹湿疮。

（2）豨莶风湿胶囊（片）：功效祛风除湿，通络止痛，用于四肢麻痹、腰膝无力、骨节疼痛、风湿性关节炎。

（3）豨莶丸：功效清热祛湿，散风止痛。主治风湿热邪阻络所致的痹病，症见肢体麻木、腰膝酸软、筋骨无力、关节疼痛，亦可用于半身不遂、风疹湿疮。

（4）豨莶通栓丸：功效活血化瘀，祛风化痰，醒脑开窍，用于脑血栓引起的半身不遂、肢体麻木、口眼㖞斜、左瘫右痪、语言障碍等。

【临床药学服务】

**1. 用药告知与监护**　根据证候轻重选择药量。与其他苦寒祛风湿药同用时注意减量。不可自行延长用药时间及增加剂量。偶见消化道轻微不适，用药中顾护脾胃，宜食熟软易消化食物。忌食辛辣、刺激性食物。观察肢体疼痛、活动度，小便，血压等变化，观察有无恶心、血压下降等不良反应。

**2. 药物警戒实践**　阴虚血亏者忌服。脾胃虚寒者慎用；阴虚内热者慎用；孕妇、小儿、老年人慎用。

## 海桐皮

【处方常用名与给付】海桐皮、刺桐皮。写海桐皮、刺桐皮、钉桐皮、海桐均付海桐皮。

【临床性效特征】海桐皮味苦、辛，性平，入肝经。①祛风湿，通络止痛，用治风湿痹病之疼痛，尤善治下肢关节痹痛。②杀虫止痒，可治疥癣、湿疹瘙痒。现代临床多用于关节炎、腰腿痛、体癣、皮肤过敏等疾病。

【临床治疗实施】

**1. 用法用量**　煎服 5~12g。煎汤或酒浸服，亦可入丸、散。常规煎煮。煎剂或酒浸宜饭后服。外用适量，可酒浸外搽，或研末调敷患处。

**2. 炮制品与临床** 本品一般生用。

**3. 方药经验**

（1）海桐皮与革薢相须配伍，可增强祛风湿、利关节之功，既可用于风湿热痹，也可用于湿热下注、踝膝肿痛者。

（2）海桐皮与白鲜皮相使配伍，可增强祛风除湿、杀虫止痒之功，用于湿疹瘙痒、湿热疮毒、风疹、疥癣，亦可治风湿热痹。

**4. 中成药应用** 风痛安胶囊：功效清热利湿，活血通络。主治湿热阻络所致的痹病，症见关节红肿热痛、肌肉酸楚；风湿性关节炎见上述证候者。

【临床药学服务】

**1. 用药告知与监护** 根据证候轻重选择药量，不宜长期使用。用药中顾护脾胃，宜食熟软易消化食物。用药期间注意防寒保暖。观察肢体疼痛、皮肤瘙痒等变化。

**2. 药物警戒实践** 风湿兼血虚者不宜。

## 络石藤

【处方常用名与给付】络石藤、络石、爬山虎、爬墙虎。写络石藤、络石、络石片均付生络石藤。

【临床性效特征】络石藤味苦，性微寒，归心、肝、肾经。①祛风除湿，通络止痛，用于风湿热痹、筋脉拘挛、跌打损伤、瘀滞肿痛。②清热凉血，利咽消肿，用于热毒壅盛之喉痹、痈肿。现代临床多用于关节炎、跌打损伤、疮疡等。

【临床治疗实施】

**1. 用法用量** 煎服6~12g。煎汤或入丸、散或酒浸服。常规煎煮。宜饭后服。外用适量，鲜品煎洗患处或捣敷。

**2. 炮制品与临床** 本品一般生用。

**3. 方药经验**

（1）络石藤与秦艽两药相须配伍，可增强祛风湿通络、止痛清热之功，用于风湿热痹之关节疼痛、四肢拘急、肢体麻木。

（2）络石藤与老鹳草可单用或相须配伍，能祛风除湿热，通经络，用于风湿痹痛、关节拘急运动不灵。老鹳草味苦、辛，性平，归肝、肾、脾经。可祛风湿、通经络，用治风湿痹痛；又能清热解毒而止泻痢，消肿，用于湿热、热毒所致的泄泻、痢疾及热毒疮疡。煎服9~15g，内服煎汤或熬膏、酒浸服；外用适量，研末或制成软膏外敷用于局部感染。

**4. 中成药应用** 盘龙七片：功效活血化瘀，祛风除湿，消肿止痛，滋养肝肾。主治风湿瘀阻所致的痹病，症见关节疼痛、刺痛或疼痛夜甚、屈伸不利，或腰痛、劳累加重；或跌打损伤及瘀血阻络所致的局部肿痛；风湿性关节炎、腰肌劳损、骨折及软组织损伤见上述证候者。

【临床药学服务】

**1. 用药告知与监护**　与其他寒凉祛风湿药同用时注意剂量。过量服用后可出现头晕、头痛、腹痛、腹泻、烦躁不安、四肢湿冷、面色苍白、心律不齐等。用药中顾护脾胃，不宜过食生冷、不宜服寒凉、油腻之品。注意防寒保暖。用药期间观察肢体疼痛、血压等变化。

**2. 药物警戒实践**　风寒湿痹不宜单味用。外感风寒、脾胃虚寒、肾阳虚等不宜。孕妇慎用。不宜与降压药、扩张血管药合用。

## 雷公藤

【处方常用名与给付】雷公藤、断肠草。写雷公藤付雷公藤。

【临床性效特征】雷公藤味辛、苦，性寒；有大毒，归肝、肾经。①祛风通络活血，为治风湿顽痹之要药，尤宜治风湿顽痹有热者。②清热解毒，并以毒攻毒，消肿止痛，主治热毒痈肿疔疮。③杀虫止痒，对顽癣、湿疹、皮炎、皮疹等多种皮肤病皆有良效，且可用于灭蛆、毒鼠雀及蛇虫等。现代临床多用于风湿性关节炎、类风湿关节炎、强直性脊柱炎、坐骨神经痛等疾病。

【临床治疗实施】

**1. 用法用量**　除去皮部的木质入药 10~25g，带皮用 10~12g；研末 0.5~1.5g，分次服。内服煎汤或入丸、散服。煎汤宜文火煎 1~2 小时以减低毒性。宜饭后服，或同时服保护胃黏膜的药物。外用适量，研粉外敷。

**2. 炮制品与临床**　临床常去皮用以减缓毒烈之性。

**3. 方药经验**

（1）雷公藤与威灵仙相使配伍，可增强祛风湿、活血通络、止痛之功，用于风湿顽痹、关节疼痛、周身痹痛。

（2）雷公藤与丁公藤、昆明山海棠三药均有毒，具有祛风除湿、止痛之功，用于治风寒湿痹、半身不遂。丁公藤为旋花科植物丁公藤或光叶丁公藤的干燥藤茎，味辛，性温，有小毒，归肝、脾、胃经。长于治疗寒湿痹痛，常用治风寒湿痹、半身不遂，且有良好的消肿止痛之功，用于跌打损伤、瘀肿疼痛。内服或研末外敷，3~6g。雷公藤为卫矛科植物雷公藤的根、根的木质部或全草，有祛风湿、活血通络之功，止痛力强，治风湿顽痹、关节肿痛僵硬。昆明山海棠为卫矛科植物昆明山海棠的根或全株，味辛、苦，性微温，有大毒。归肝、脾、肾经。功能祛风除湿，祛瘀通络，舒筋续骨，解毒杀虫，临床应用、毒性、剂量与雷公藤相似。煎服，根 6~15g，茎枝 20~30g；宜先煎。或酒浸服。外用适量。雷公藤与昆明山海棠临床亦有替代使用的情况。

**4. 中成药应用**

（1）雷公藤片：功效抗炎，有免疫抑制作用。主治类风湿关节炎。

（2）雷公藤双层片：功效祛风除湿，活血通络，消肿止痛。主治寒热错杂型、瘀血阻络型痹病，症见关节肿痛、屈伸不利、晨僵，关节变形、活动受限。适用于类风湿关节炎见上述证候者。

（3）雷公藤多苷片：功效祛风解毒，除湿消肿，舒筋通络，有抗炎及抑制细胞免疫和体液免疫等作用。主治风湿热瘀毒邪阻滞所致的类风湿关节炎、肾病综合征、白塞综合征、麻风反应、自身免疫性肝炎等。

【临床药学服务】

**1. 用药告知与监护** 本品有大毒，常规剂量下部分患者可见副作用发生。严格掌握剂量及疗程，严格遵医嘱。不宜空腹用药。用药期间不能饮酒，不宜过食生冷，注意防寒保暖。服药期间出现不适应及时告知医护人员。观察用药期间的症状和体征的变化。观察有无恶心、呕吐、胸闷、气短、尿少、头昏、月经异常等不良反应。定期进行肝肾功能和血液系统常规检查。

**2. 药物警戒实践** 风寒湿痹不宜单用。脾胃虚寒者忌用；儿童、老年人忌用；孕妇、哺乳期妇女禁用；消化道溃疡、肺结核患者忌用。白细胞减少者慎用；育龄期患者慎用；肝肾功能不全者慎用。忌辛辣、生冷损伤脾胃之食物。

## 穿山龙

【处方常用名与给付】穿山龙、穿地龙。写穿山龙、穿地龙均付穿山龙。

【临床性效特征】穿山龙味甘、苦，药性属寒或温均有文献记载，入肝、肺、肾经。我们根据临床经验提出如下性效特征。①祛风通络，用于风湿痹痛、胸痹心痛、腰腿疼痛、肢体麻木，关节肿胀，治热痹多用。②清肺化痰，止咳平喘，用于肺热咳喘痰多。③散瘀止痛，用于跌打损伤、痈肿疮毒等。现代临床多用于风湿性关节炎、类风湿关节炎、强直性脊柱炎、坐骨神经痛、骨质增生、肺部感染等。

【临床治疗实施】

**1. 用法用量** 煎服9~15g。内服煎汤或熬膏，或入丸、散。或酒浸服。常规煎煮，饭后服用。外用适量，研末外敷患处止痛。

**2. 炮制品与临床** 本品一般生用。

**3. 方药经验**

（1）穿山龙与老鹳草相须配伍，可增强祛风湿、通经活络之功，用于风湿痹病、关节疼痛、屈伸不利。

（2）穿山龙与丝瓜络相须配伍，可增强祛风湿、舒筋活血通络之功，用于风湿痹病、关节肿胀疼痛、筋脉拘急、屈伸不利。

（3）穿山龙与穿山甲相使配伍，可增强活血通络、散结消肿之功，用于风湿痹证、经脉闭阻、关节肢体疼痛。

**4. 中成药应用**

（1）穿龙骨刺片：功效补肾健骨，活血止痛。主治肾虚血瘀所致的骨性关节炎，症见关节疼痛。

（2）骨龙胶囊：功效散寒止痛，活血祛风，强筋壮骨。主治肝肾两虚、寒湿瘀阻所致的痹病，症见筋骨痿软无力、肢体腰膝冷痛；风湿性关节炎、类风湿关节炎见上述证候者。

【临床药学服务】

**1. 用药告知与监护**　根据证候轻重选择药量。酒制剂服用严格掌握剂量。服穿山龙酒剂部分患者有不同程度的牙齿酸麻、感觉迟钝，个别人可见牙龈苍白。用药时应注意观察腹泻、便秘、胃部不适、恶心呕吐，观察有无腹泻、便秘、出血等不良反应。忌生冷、油腻食物。

**2. 药物警戒实践**　脾胃虚寒者忌用；孕妇忌用。

## 第三节　祛风湿强筋骨药

### 五加皮

【处方常用名与给付】五加皮、南五加皮、南五加。写五加皮、五加、南五加、真五加皮均付南五加皮。

【临床性效特征】五加皮味辛、苦，性温，归肝、肾经。①祛风湿兼补益，为强壮性祛风湿药，尤宜用于老人及久病体虚者。②补肝肾，强筋骨，用于肝肾不足、筋骨痿软、腰痛脚弱、小儿行迟、体虚乏力等。③利水消肿，用于水肿、湿脚气等。现代临床多用于关节炎、心律失常、小儿发育不良、水肿等属肝肾不足者。

【临床治疗实施】

**1. 用法用量**　煎服 5～10g。内服煎汤，或酒浸，入丸、散服。常规煎煮，宜饭后服。可适量泡酒内服或外用。

**2. 炮制品与临床**　本品一般生用。

**3. 方药经验**

（1）五皮散中五加皮与茯苓皮、大腹皮三药配伍，共奏祛风除湿、利水消肿之功，用于水肿、小便不利、皮水证。

（2）五加皮与牛膝两药相须配伍，可增强祛风湿、通经络和补益肝肾之功，用于风湿痹证兼肝肾不足之腰膝酸软、下肢无力。

（3）五加皮与杜仲两药相使配伍，可增强祛风湿、益肝肾、强筋骨之功，用于肝肾亏虚、筋骨痿软、小儿行迟，以及风湿痹证兼肝肾不足之腰膝酸软、下肢无力。

（4）五加皮、刺五加与香加皮药名相似。五加皮为五加科植物细柱五加的根皮，习称“南五加皮”；刺五加为五加科植物刺五加干燥根和根茎或茎，味辛、微苦，性温，功效益气健脾，补肾安神；香加皮为萝藦科植物杠柳的根皮，习称“北五加皮”。南北五加皮均能祛风湿，强筋骨，南五加皮和刺五加皮无毒，南五加皮有较好的祛风湿、补肝肾、强筋骨作用。刺五加补益、安神作用突出；北五加皮有强心利尿作用，有毒，煎服3~6g。应区别三药的临床特点。

**4. 中成药应用**

（1）消肿止痛酊：功效舒筋活络，消肿止痛。主治跌打扭伤、风湿骨痛、无名肿毒及腮腺炎肿痛。

（2）精制五加皮酒：强筋壮骨，活血祛风，健脾除湿。用于肝肾不足、筋骨痿软、风湿痹痛、筋骨拘挛、四肢麻木、腰腿酸痛、胸膈痞闷。

【临床药学服务】

**1. 用药告知与监护** 根据证候轻重确定药量。内服应控制剂量，不宜过量服用。与其他祛风湿药同用时注意减量。用药中顾护脾胃，忌食辛辣、刺激性食物，以免生热。观察肢体疼痛、痿软无力、水肿等变化。观察有无不良反应。

**2. 药物警戒实践** 风湿热痹不宜用。阴虚火旺者慎用。

## 桑寄生

【处方常用名与给付】桑寄生、寄生、桑上寄生、广寄生。写桑寄生、桑上寄生、真桑寄生、正桑寄生均付桑寄生。

【临床性效特征】桑寄生味苦、甘，性平，入肝、肾经。①祛风湿，补肝肾，强筋骨，对痹病日久伤及肝肾之腰膝酸软、筋骨无力者尤宜。②固冲任，安胎，主治肝肾亏虚、月经过多、崩漏、妊娠下血、胎动不安。③降血压，用于高血压。现代临床多用于关节炎、腰肌劳损、骨质增生、高血压等属肝肾不足者。

【临床治疗实施】

**1. 用法用量** 煎服9~15g。内服煎汤或入丸、散，或酒浸。常规煎煮，宜趁温热服。

**2. 炮制品与临床** 本品一般生用。

**3. 方药经验**

（1）桑寄生散中桑寄生与续断相须配伍，可增强补益肝肾、强筋骨、养血安胎、祛风湿之功，用于肝肾不足、胎动不安，甚或胎漏下血或习惯性流产、风湿筋骨酸痛。

（2）独活寄生汤中桑寄生与杜仲两药相使配伍，共奏祛风寒湿、强腰膝之功，用治风寒湿痹痛及风湿兼肝肾不足、腰膝酸软者。

（3）桑寄生与威灵仙两药相须配伍，可增强祛风湿、补益肝肾、强腰膝、止痛之功，用于风湿痹痛兼肝肾不足者。

（4）桑寄生与桑枝两药配伍，功能补肝肾，强筋骨，祛风湿，通经络，痹病无论新久、寒热均可用，如风湿热痹，肩臂、关节酸痛麻木。

**4. 中成药应用**

（1）独活寄生合剂：功效养血舒筋，祛风除湿，补益肝肾。主治风寒湿邪闭阻、肝肾两亏、气血不足所致痹病，症见腰膝冷痛、屈伸不利。

（2）滋肾育胎丸：功效补肾健脾，养血安胎。主治脾肾两虚、冲任不固所致胎漏、胎动不安、滑胎，症见妊娠少量下血、小腹坠痛或屡次流产、神疲乏力、腰膝酸软；先兆流产、习惯性流产见上述证者。

（3）壮骨关节丸：功效补益肝肾，养血活血，舒筋活络，理气止痛。主治肝肾不足、血瘀气滞、脉络痹阻所致的骨性关节炎、腰肌劳损，症见关节肿胀、疼痛、麻木、活动受限。

（4）腰椎痹痛丸：功效壮筋骨，益气血，祛风除湿，通痹止痛。主治肝肾不足、寒湿阻络所致的腰椎痹痛，症见腰膝酸软、筋骨无力。

【临床药学服务】

**1. 用药告知与监护**　根据证候轻重确定药量。酒剂应控制剂量，不可过量。偶有患者出现头晕、口干、食欲减退、腹胀、腹泻、腹痛、皮肤过敏等不良反应。用药中顾护脾胃，忌食辛辣、生冷食物。局部注意防寒保暖。

**2. 药物警戒实践**　表邪未解、体内火热炽盛者不宜单味使用。肝气郁滞、纳呆腹胀者忌用。婴幼儿忌用。严重的低血压患者不宜用。不宜与含金属离子的西药，如氢氧化铝制剂、钙制剂、亚铁制剂等合用，以免影响吸收。

## 狗　脊

【处方常用名与给付】狗脊、金毛狗脊。写狗脊、金毛狗脊、金毛狗、生狗脊、犬片均付狗脊片；写制狗脊付酒蒸狗脊片；写烫狗脊付砂烫狗脊片。

【临床性效特征】狗脊味苦、甘，性温，入肝、肾经。①祛风寒湿，补肝肾，强筋骨，壮腰膝，对肝肾不足兼风寒湿邪之腰膝酸软、不能俯仰者最为适宜。②固精缩尿，用治肾虚不固之尿频、遗尿或遗精及冲任虚寒之带下清稀量多。③狗脊的绒毛有止血作用，外敷可用于金疮出血。现代临床多用于关节炎、外伤出血、小便失禁等。

【临床治疗实施】

**1. 用法用量**　煎服6～12g。内服煎汤或入丸、散，或酒浸。常规煎煮。宜饭后温热服。

**2. 炮制品与临床**　临床用生品或砂烫制品。生用以祛风湿为主，用于风寒湿痹之肢体疼痛、关节屈伸不利；砂烫去毛利于煎煮和粉碎，以补肝肾、强腰膝为主，用于肝肾不足或冲任虚寒腰痛、下肢无力、遗尿滑精、带下量多等。酒制后增强祛风湿通络之功。

**3. 方药经验**

（1）狗脊与补骨脂两药相须配伍，可增强补肾阳、祛风湿、强腰脊之力，用于肾阳不足、寒湿痹阻之腰膝冷痛、下肢痿软无力。

（2）狗脊与杜仲两药相须配伍，能增强补肝肾、祛风湿之功，用于风湿痹痛、腰膝强痛或肝肾不足之腰膝酸痛无力。

（3）狗脊与鹿茸两药相使配伍，可增强温补肝肾、固摄冲任之力，用于肾阳不足所致的遗尿、尿频及冲任虚寒之带下清稀量多。

**4. 中成药应用**

（1）腰痹通胶囊：功效活血祛瘀，祛风除湿，行气止痛。主治血瘀气滞、脉络闭阻所致疼痛，症见腰腿疼痛、痛有定处、痛处拒按、轻者俯仰不便、重者则因痛剧而不能转侧；腰椎间盘突出症见上述症状者。

（2）木瓜丸：功效祛风散寒，除湿通络。主治风寒湿邪闭阻所致的痹病，症见关节疼痛、肿胀、屈伸不利、局部畏恶风寒，肢体麻木，腰膝酸软。

（3）巴戟口服液：功效补肾壮腰，固精止遗，调经。主治肾阳虚所致的神疲乏力、阳痿、早泄、滑泄、夜尿频、腰膝酸软、月经不调、闭经。

【临床药学服务】

**1. 用药告知与监护** 根据证候轻重确定用药量及疗程。可见消化道不良反应，如恶心、上腹部不适。个别患者服药后可出现肌肉疼痛。应注意观察有无相关不良反应。用药期间忌食辛辣、刺激性食物。

**2. 药物警戒实践** 风湿有热者不宜用。肾虚有热、小便不利或短涩黄赤者忌服；习惯性便秘者忌用。肾功能不全者不宜长期使用。

## 千年健

【处方常用名与给付】千年健、千年见、年健。写千年健、年健片、千年见均付生年健片；写酒年健付酒炙年健片。

【临床性效特征】千年健味辛、苦，性温，入肝、肾经。①祛风湿，用于风寒湿痹、腰膝冷痛、下肢拘挛麻木。②强筋骨，益肝肾，用于风湿兼肝肾不足，颇宜于老年人。现代多用于关节炎、腰肌劳损等。

【临床治疗实施】

**1. 用法用量** 煎服5~10g。内服煎汤或入丸、散，或酒浸服。常规煎煮，汤剂宜趁温热服。外用适量，研末外敷。

**2. 炮制品与临床** 本品一般生用，酒制品增强通络化瘀之功。

**3. 方药经验**

（1）千年健与桑寄生两药相须配伍，可增强祛风湿、补肝肾、强筋骨之功，用于风湿痹证兼肝肾不足，尤适于老年人腰膝酸软无力者。

（2）千年健与钻地风两药相须配伍，可增强祛风除痹、除湿活络之功，用于风寒湿痹、四肢关节酸痛、下肢麻木等。千年健长于补肝肾，强筋骨；钻地风味淡，性凉，归脾经。长于祛风除痹。煎服9~15g，或浸酒；外用适量，煎水洗。

（3）千年健与狗脊两药相须配伍，可增强补肝肾、强筋骨之功，用于风湿痹证兼肝肾不足之腰膝酸软。

**4. 中成药应用** 玄七通痹胶囊：功效滋补肝肾，祛风除湿，活血止痛。主治肝肾不足、风湿痹阻引起的关节疼痛、肿胀，屈伸不利，手足不温，四肢麻木；类风湿关节炎见上述证候者。

【临床药学服务】

**1. 用药告知与监护**　根据证候轻重确定用药量。酒剂应控制剂量，不可过量。大剂量服用可引起恶心、呕吐、眩晕等。用药期间宜清淡饮食，忌食辛辣、刺激性食物。注意防寒保暖。观察肢体疼痛等症状变化。观察有无恶心、呕吐、抽搐等不良反应。

**2. 药物警戒实践**　风湿热痹者慎用，阴虚内热者慎用。

## 雪莲花

【处方常用名与给付】雪莲花。写雪莲花付生雪莲花。

【临床性效特征】雪莲花味甘、微苦，性温，入肝、肾经。①祛风寒湿，强筋骨，尤宜于风湿日久、肝肾亏损、腰膝软弱及风湿痹病而寒湿偏盛者。②补肝肾，调冲任，用于肾虚阳痿、月经不调、腰膝酸软、筋骨无力。③活血通脉，用于寒凝血脉之月经不调、经闭痛经、崩漏带下。现代临床多用于风湿性关节炎、类风湿关节炎、强直性脊柱炎、腰肌劳损、骨质增生、月经病等。

【临床治疗实施】

**1. 用法用量**　煎服 6～12g。内服煎汤，或酒浸服。常规煎煮，煎汤宜趁温热服。外用适量，研末外敷。

**2. 炮制品与临床**　本品一般生用。

**3. 方药经验**

（1）雪莲花与五加皮两药相须配伍，可增强祛风湿、强筋骨之功，用于风寒湿痹日久兼肝肾不足、腰膝冷痛无力。

（2）雪莲花与天山雪莲花药名相似，效用相似，用治风湿痹痛。但两药来源不同，其中雪莲花来源于菊科植物绵头雪莲花、鼠曲雪莲花、水母雪莲花等的带花全株。天山雪莲花为菊科植物大苞雪莲花的带花全株，味苦、辛，性热，有毒，温肾助阳，祛风胜湿，通经活络。治疗风寒湿痹痛、月经不调，关节疼痛。煎服 3～6g，或酒浸服；外用适量。孕妇忌服。过量服用可致中毒。

**4. 中成药应用**　塞雪风湿胶囊：功效祛风除湿，散寒止痛，主治风寒湿邪痹阻经络所致的关节肿痛，肢体麻木。

【临床药学服务】

**1. 用药告知与监护**　根据证候轻重确定用药量。酒剂应控制剂量，不可过量。与其他温燥祛风湿药同用时注意减量。注意局部防寒保暖。观察肢体疼痛、月经等变化。过量可致大汗淋漓，用药时应观察有无上火、汗出等不良反应。用药期间忌食辛辣刺激性食物。

**2. 药物警戒实践**　风湿热痹、阴虚津伤者慎用。孕妇忌服。

## 鹿衔草

【处方常用名与给付】鹿衔草、鹿蹄草、鹿含草。写鹿衔草、鹿蹄草均付鹿衔草。

【临床性效特征】鹿衔草味苦、甘，性温，入肝、肾经。①祛风湿，强筋骨，用于风湿日久、痹痛而腰膝无力。②止血，用于月经过多、崩漏下血、肺痨咯血、外伤出血等。③补肾益肺，用治肺虚久咳或肾不纳气之虚喘，亦可用于泻痢日久。现代临床多用于关节炎、腰肌劳损、功能性子宫出血、肺结核咯血、外伤出血。

【临床治疗实施】

**1. 用法用量**　煎服 9~15g。内服煎汤或入丸、散。常规煎煮。宜饭后服。外用适量，鲜品捣敷或研末外敷。

**2. 炮制品与临床**　本品一般生用。

**3. 方药经验**

（1）鹿衔草与骨碎补两药相使配伍，可增强祛风湿、补肝肾、强筋骨之功，用治骨痹、筋骨疼痛、腰膝酸软。

（2）鹿衔草与雪莲花两药相须配伍，可增强祛风湿、强筋骨之功，用于风湿兼肝肾亏虚之肢体痹痛，又可治肾虚带下，止血，疗外伤出血。

**4. 中成药应用**

（1）壮骨伸筋胶囊：功效补益肝肾，强筋壮骨，活络止痛。主治肝肾两虚、寒湿阻络所致的神经根型颈椎病，症见肩臂疼痛、麻木、活动障碍。

（2）男康片：功效益肾活血，清热解毒。主治肾虚血瘀、湿热蕴结所致的淋证，症见尿频、尿急、小腹胀满；慢性前列腺炎见上述证候者。

【临床药学服务】

**1. 用药告知与监护**　根据证候轻重确定用药量，不宜久服。用药期间宜清淡饮食，忌食辛辣刺激性食物。偶见头晕、乏力、恶心、食欲缺乏、皮疹等，观察肢体疼痛、出血、咳嗽及消化道等变化。

**2. 药物警戒实践**　风湿热痹、阴虚津伤者慎用。

## 石楠叶

【处方常用名与给付】石楠叶、石南。写石楠叶付生石楠叶。

【临床性效特征】石楠叶味辛、苦，性平；有小毒，入肝、肾经。①祛风湿，通经络，益肾气，用于风湿日久兼肾虚腰酸脚弱。②祛风止痛，止痒，用于头风头痛、风疹瘙痒。现代临床多用于风湿性关节炎、类风湿关节炎、腰肌劳损、头痛、皮肤病等。

【临床治疗实施】

**1. 用法用量**　煎服 6~9g。内服煎汤，或入丸、散，或酒浸服。常规煎煮，宜饭后服用。外用适量，研末外敷。或单用水煎外洗治疗风疹瘙痒，单用研末煮酒治疗瘾疹日久。

**2. 炮制品与临床**　本品一般生用。

**3. 方药经验**

（1）石楠叶与鹿茸相使配伍，可增强祛风湿，补肝肾，通经络之功，用于肾阳虚精亏之风湿痹病。

（2）石楠叶与白芷、川芎三药配伍，可增强温通活血之功，能祛风止痛，用于头风头痛。

（3）石楠叶与荆芥两药相使配伍，一表一里，可增强祛风湿、止痛止痒之功，用于风湿痹痛兼头风头痛、风疹瘙痒等。

**4. 中成药应用**　益视颗粒：功效滋肾养肝，健脾益气，调节视力。主治肝肾不足、气血亏虚引起的青少年假性近视及视力疲劳者。

【临床药学服务】

**1. 用药告知与监护**　本品有毒，服用过量易产生中毒症状，表现为头晕头痛、恶心呕吐、烦躁、心悸、心率加快、四肢无力等，应根据证候轻重严格控制剂量，不宜长期大量使用，与其他祛风湿药同用时注意减量。用药期间注意观察身体出现的各种情况，及时告知医护人员。观察肢体疼痛、软弱无力，头痛，瘙痒，以及食欲、二便等变化。用药期间忌食生冷、油腻及辛辣刺激性食物。使用酒剂时，严格控制剂量，以免过量。

**2. 药物警戒实践**　脾胃虚寒及血虚者忌用。妊娠及哺乳期妇女忌用。

第九章
# 化湿药

化湿药是指气味芳香、具有化湿醒脾作用的药物。化湿药有醒脾和胃、燥湿化浊的作用。部分化湿药以其辛香温燥之性，兼除四时不正之气，具有芳香解暑、避秽、截疟等作用。主要适用于湿阻中焦、运化失常所致的脘腹痞满、呕吐泛酸、大便溏薄、食少体倦、口甘多涎、舌苔白腻等症。此外，湿温、暑湿初起，湿热内蕴，身热不扬，胸脘痞闷等症亦可用之。部分药物还可用治瘟疫、瘴疟等。化湿药的使用方法属于八法中“消法”范畴。

本类药物多辛温香燥、辛烈，易耗气伤阴，阴虚津亏血燥及气虚者慎用。药物多含挥发油，故不宜久煎，以免有效成分挥发。

## 广藿香

【处方常用名与给付】藿香、广藿香。写藿香、全藿香、藿香片、苏藿香、广藿香、南藿香均付全藿香；写藿香梗、藿梗均付藿香梗；写藿香叶、藿叶均付藿香叶。

【临床性效特征】藿香味辛，性微温，归脾、胃、肺经。①化湿醒脾，能运脾胃，调中焦，化湿浊，为治疗湿阻中焦、中气不运的常用药。②发表解暑，能散表寒又可化湿浊，解暑邪，治暑月外感风寒、内伤生冷而致脾失运化，症见恶寒发热、头痛脘痞、呕恶泄泻。③避秽和中止呕，可用于多种呕吐，以脾胃湿浊引起的呕吐尤宜。现代多用于慢性胃肠炎属湿阻中焦者；胃肠神经官能症及胃肠型感冒、急性胃肠炎属暑湿表证者。

藿香梗性效用法同藿香，能宽中畅膈，理气行滞，长于和中止呕。藿香叶性效用法同藿香，以清暑发表见长。

【临床治疗实施】

**1. 用法用量** 煎服 3~10g，鲜品适当加量。内服用生品，入汤剂或入丸、散。入汤剂不宜久煎。外用适量，鲜品捣敷或干品煎水外洗患处疗皮癣。

**2. 炮制品与临床** 临床常用生品。鲜藿香燥性微弱，善于清化暑湿之邪而不伤阴津，暑月用之尤为适宜。干藿香辛香疏散，行气化湿，使脾胃和则呕逆自止。

**3. 方药经验**

(1) 藿香正气水中藿香与紫苏、苍术三药配伍，可增强发散表邪、燥湿和胃、行气止呕之功，用于风寒表证、脾胃气滞所致的胸闷呕吐及外感暑温、内伤湿滞、脾胃不和所致的脘痞纳呆、呕吐泄泻，甚或心腹疼痛等症。

（2）藿香半夏汤中藿香与半夏两药相使配伍，可增强理脾胃、除寒湿、止呕吐之功，用于寒湿内阻、停食气滞、脘腹胀满、呕吐。

（3）藿香与滑石两药相使配伍，可增强化湿止泻之功，用于中焦湿困，暑湿、湿温时疫之身热困重、脘闷、呕吐泄泻。

（4）藿香与香薷两药相须配伍，可增强化湿和中发表之功，用治湿浊困脾或夏月乘凉饮冷、外感风寒、内伤暑湿、脘痞吐泻等。

**4. 中成药应用**　藿香正气水（颗粒、片、合剂、口服液、滴丸、胶囊、软胶囊）：功效解表化湿，理气和中。主治外感风寒、内伤湿滞或夏伤暑湿所致的感冒，症见头痛昏重、胸膈痞满、脘腹胀痛、呕吐泄泻；胃肠型感冒见上述证候者。

【临床药学服务】

**1. 用药告知与监护**　根据证候轻重选择药量。用药中顾护脾胃，宜食熟软易消化食物，忌食生冷、油腻之物。观察有无心悸、胸闷、恶心、眩晕出现，关注有无过敏反应。

**2. 药物警戒实践**　久病气虚及阴虚血燥者慎用。

## 佩　兰

【处方常用名与给付】佩兰、兰草。写佩兰、佩兰片、香佩兰均付生佩兰；写佩兰叶付佩兰叶；写佩兰梗付佩兰梗；写鲜佩兰付鲜佩兰。

【临床性效特征】佩兰味辛，性平，归脾、胃、肺经。①芳香化湿，醒脾调中，常用于湿阻中焦、脾不健运所致的脘腹痞满、时发呕恶等症。②化湿解暑，用于外感暑湿、湿温初起，症见发热恶寒、头痛无汗、肢体酸重疼痛、头昏重胀痛、胸闷脘痞、时发呕恶。③芳化避秽，祛中焦秽浊陈腐之气，又善治湿阻中焦、秽浊上犯所致的脾瘅证，症见胸闷脘痞、呕恶厌食、口中甜腻、多涎、口臭等。现代多用于急性胃肠炎属暑温夹湿者；夏季感冒属暑湿者。

佩兰梗、叶性效及用法用量同佩兰，宽中调中常用佩兰梗。

【临床治疗实施】

**1. 用法用量**　煎服3~10g，鲜品适当加量。内服入汤剂或入丸、散。入煎剂不宜久煎。宜饭后服。外用适量。煎汤含漱或外洗患处。含漱适时用。

**2. 炮制品与临床**　本品一般生用。鲜品气味芳香，长于化浊解暑。

**3. 方药经验**

（1）佩兰散中佩兰与荷叶、白蔻仁三药配伍，可增强轻清宣透、清热解暑、化湿和中之功，用于暑湿内蕴之发热头胀、脘闷不饥、恶呕等症。

（2）佩兰与砂仁两药相须配伍，可增强芳香化湿、醒脾开胃、降逆止呕之功，用于湿阻气滞、呕恶不食、脘闷苔腻等症。

（3）佩兰与香薷两药相须配伍，均入脾、胃经，可增强芳香化湿、解暑发表、开胃和中之功，用于暑月贪凉饮冷、脘腹痞满、呕吐泻痢等。

**4. 中成药应用** 暑湿感冒颗粒：功效清暑祛湿，芳香化浊。主治暑湿感冒，症见胸闷呕吐、腹泻便溏、发热、汗出不畅。

【临床药学服务】

**1. 用药告知与监护** 区别证候轻重选择药量。用药中顾护脾胃，宜食熟软易消化食物，忌食油腻、生冷及不易消化食物。注意食欲、二便变化。监测是否有过敏反应。

**2. 药物警戒实践** 津液耗损、气阴两伤者忌用；温病、实热者忌用。产妇、孕妇忌单味药大量使用。

## 苍术

【处方常用名与给付】苍术、茅苍术、北苍术、麸苍术。写苍术、苍术片、大苍术、赤苍术、霜苍术、茅苍术、京苍术、京茅术、茅术、赤术均付生苍术；写炒苍术付清炒苍术；写土炒苍术、焦苍术均付土炒苍术；写麸炒苍术付麸炒苍术。

【临床性效特征】苍术味辛、苦，性温，归脾、胃、肝经。①燥湿健脾，为治疗湿阻中焦、脾失健运而致的脘腹胀闷、呕恶食少、吐泻乏力、舌苔白腻等症的要药。②祛湿除痹，治疗风湿痹痛，湿重者效果尤佳。③散寒解表发汗，可用治风寒湿邪侵袭肌表恶寒发热、头痛身痛、无汗鼻塞等风寒夹湿表证。④用于夜盲症及两目干涩症的治疗。现代临床多用于慢性胃肠炎属于湿阻中焦者；胃肠神经官能症、胃肠型感冒、急性胃肠炎属于暑湿表证者；肠伤寒属于湿温初起者；维生素A缺乏引起的夜盲症及角膜软化症者。

【临床治疗实施】

**1. 用法用量** 煎服3~9g。内服用生品或炒制品，入汤剂或入丸、散。不宜久煎，宜饭后服用。

**2. 炮制品与临床** 生品温燥而辛烈，燥湿、祛风散寒力强，多用于风湿痹痛之肌肤麻木不仁，风寒感冒之肢体疼痛、湿温发热、肢节酸痛等。土炒及麸炒燥性缓和，气变芳香，可增强健脾和胃的作用，用于脾胃不和、痰饮停滞、脘腹痞满、青盲、雀目等。炒焦辛燥之性大减，功以健脾止泻为主，用于脾虚泄泻、久痢，或妇女的淋带白浊等。

**3. 方药经验**

（1）神术散中苍术与羌活两药相使配伍，均温燥祛湿，增强发散风寒、解表胜湿之功，用于风寒表证夹湿、头痛身重。

（2）平胃散中苍术与厚朴两药相须配伍，可增强健脾燥湿、下气除满之效，用于治疗湿阻中焦、脘腹胀满等症。

（3）二妙丸中苍术与黄柏两药相使配伍，可增强清热燥湿之功，用于湿热下注，足膝红肿热痛，下肢丹毒，白带，阴囊湿痒。

（4）胃苓汤中苍术与茯苓两药相使配伍，可增强健脾燥湿、利水渗湿之功，用于脾虚湿聚、水湿内停的痰饮、水肿。

**4. 中成药应用**

（1）二妙丸：功效燥湿清热。主治湿热下注，足膝红肿热痛，下肢丹毒，白带，阴囊湿痒。

（2）小儿香橘丸：功效健脾和胃，消食止泻。主治脾虚食滞所致的呕吐便泻、脾胃不和、身热腹胀、面黄肌瘦、不思饮食。

【临床药学服务】

**1. 用药告知与监护** 区别生品与制品的药效差异。区别证候轻重选择药量。用药中顾护脾胃，宜食熟软易消化食物，忌辛辣、刺激性食品。注意体温、食欲、汗量、血糖变化及有无便秘等。

**2. 药物警戒实践** 血虚气弱、津亏液耗、表虚自汗者忌服。哮喘及呼吸窘迫者慎用。

## 厚 朴

【处方常用名与给付】厚朴、川朴、烈朴、赤朴、姜厚朴。写厚朴、厚朴片、鸡肠朴、川厚朴、川贡朴、川朴、贡朴均付生厚朴；写姜厚朴、炒厚朴、炙厚朴、制厚朴均付姜汁炙厚朴。

【临床性效特征】厚朴味辛、苦，性温，归脾、胃、肺、大肠经。①燥湿除痞，下气除满，为行气除胀之要药。可治疗脾胃气滞之脘腹胀满及湿阻中焦之食积气滞、腹胀便秘等。②消痰平喘，燥湿痰，降肺气，平喘咳，常用于痰多壅肺、胸闷气逆而致咳喘。③坚厚肠胃、泌别清浊，可用于因湿浊不分引起的霍乱泄泻。④下气宽中，用于七情郁结、痰气互阻、咽中如有物阻的梅核气。现代临床多用于急性肠炎、细菌性或阿米巴痢疾、胃痛、消化性溃疡、慢性胃炎属于湿阻中焦证；支气管哮喘、慢性便秘属于食积气滞证；慢性咽炎属于痰气互阻证者。

【临床治疗实施】

**1. 用法用量** 煎服3~10g。内服用生品或姜制品，入汤剂或入丸、散。不宜久煎。宜饭后服用。

**2. 炮制品与临床** 生厚朴燥湿消痰，下气除满，药力较为峻烈。姜制后称为姜厚朴，功能宽中，和胃，止呕。多用于湿滞伤中、脘痞吐泻、腹胀便秘、痰饮喘咳。

**3. 方药经验**

（1）厚朴麻黄汤中厚朴与麻黄两药配伍，一宣一降，使肺气得以宣肃，用于痰饮喘咳，咳喘痰多，胸满烦躁，咽喉不利，痰声辘辘。

（2）大承气汤中厚朴与大黄两药相使配伍，可增强泻下、消积之功，用于腹胀便秘者。

（3）厚朴三物汤中厚朴与枳实两药相须配伍，能行气除胀，增强下气散满之功。用于气滞食积、脘腹胀满。

（4）半夏厚朴汤中厚朴与半夏两药相使配伍，增强燥湿，下气之功，共奏行气解郁、化痰散结之效，用于痰气互阻之梅核气。

（5）厚朴与苏子两药相须配伍，均能降气行气，共奏消痰涎、平喘咳、除痞满之功，用于痰饮阻肺、肺气不降、咳喘胸闷者。

**4. 中成药应用**

（1）厚朴排气合剂：功效行气消胀，宽中除满。主治腹部非胃肠吻合术后早期肠麻痹，症见腹部胀满，胀痛不适，腹部膨隆，无排气、排便。

（2）胃肠安丸：功效芳香化浊，理气止痛，健脾导滞。主治湿浊中阻、食滞不化所致的腹泻、纳差、恶心、呕吐、腹胀、腹痛；消化不良、肠炎、痢疾见上述证候者。

（3）开胸顺气丸：功效消积化滞，行气止痛。主治饮食内停、气郁不舒所致的胸胁胀满、胃脘疼痛。

【临床药学服务】

**1. 用药告知与监护**　根据证候轻重选择药量。个别患者服用后出现恶心呕吐不良反应。用药中顾护脾胃，宜食熟软易消化食物，忌食生冷、黏腻食物。不可大剂量久服。注意食欲、尿量、血压变化。

**2. 药物警戒实践**　气虚津亏者慎用；孕妇慎用。体虚乏力、脏器下垂者忌用；阴虚咳喘、肾虚者忌用。肾功能不全者忌大剂量内服或久服。忌与有肾毒性的药物合用。

## 砂　仁

【处方常用名与给付】砂仁、春砂仁、阳春砂、缩砂仁。写砂仁、砂米、广砂仁、西砂仁、西砂均付砂仁；写阳春砂仁、春砂仁、阳春砂、春砂均付阳春砂仁；写壳砂、正壳砂、壳砂仁均付带壳砂仁；写砂仁壳、春砂壳、缩砂壳、西砂壳均付砂壳；写盐砂仁付盐砂仁。

【临床性效特征】砂仁味辛，性温，归脾、胃、肾经。①醒脾和胃，止呕止泻。用于脾胃湿阻及气滞所致的脘腹胀痛，尤宜于寒湿气滞诸症。②行气和中，安胎，常用于胃失和降而致的妊娠恶阻。现代临床多用于急慢性胃肠炎、胃肠功能紊乱综合征等属脾胃寒湿气滞者。

【临床治疗实施】

**1. 用法用量**　煎服3~6g。入汤剂或入丸、散，亦可研末吞服。入煎剂宜后下。饭后服用于湿滞内阻、脘腹胀满；饭前服用于脾胃虚寒证。

**2. 炮制品与临床**　生品辛香，化湿开胃、温脾止泻之力较强，用于湿浊中阻、脘痞不饥、呕吐泄泻、妊娠恶阻。盐制品辛燥之性略减，温而不燥，并能引药下行，增强温中暖胃、理气安胎作用，用于霍乱转筋、胎动不安。

**3. 方药经验**

（1）厚朴豆蔻散中砂仁与厚朴两药相须配伍，均能燥湿除满，增强行气宽中、消满止痛之功，用于气滞或湿阻的腹痛胀满。

（2）草果厚朴丸中砂仁与草果两药相须配伍，两药均为姜科植物，芳香温燥，增强祛寒湿、降胃气、止呕逆功效，用于寒湿停滞的腹胀、呕吐、不食等症。

（3）大安胎饮中砂仁与桑寄生两药相使配伍，可增强益肾健脾、安胎之功，用于胎动不安的腰坠痛、腹胀满者。

（4）香砂六君子丸中砂仁与木香两药相使，均入脾、胃经，能行气除胀，增强行气宽中、和胃止呕之功，用于脾胃气滞所致的脘腹胀痛、痞闷不适、呕吐泄泻等症。

（5）砂仁与豆蔻两药相须配伍，宣通三焦气机，可增强开胸顺气、行气止痛、醒脾开胃之功，用于脾胃虚寒或湿浊内蕴所致的纳呆食少、胸闷不舒、脘腹胀痛、反胃、呕逆等症。

**4. 中成药应用**

（1）保胎丸：功效益气养血，补肾安胎。主治气血不足、肾气不固所致的胎漏、胎动不安，症见小腹坠痛，或见阴道少量出血，或屡经流产，伴神疲乏力、腰膝酸软。

（2）香砂平胃丸：功效理气化湿，和胃止痛。主治湿浊中阻、脾胃不和所致的胃脘疼痛、胸膈满闷、恶心呕吐、纳呆食少。

（3）香砂枳术丸：功效健脾开胃，行气消痞。主治脾虚气滞、脘腹痞闷、食欲不振、大便溏软。

【临床药学服务】

**1. 用药告知与监护**　区别生品与制品的药效差异。区别证候轻重选择药量。用药中顾护脾胃，宜食熟软易消化食物；忌生冷、油腻之品。注意食欲、二便、尿量等变化。治疗胎动不安需在医师指导下应用，并注意监测胎儿变化。

**2. 药物警戒实践**　阴虚血燥者慎用；便秘者慎用。热证、阴虚津亏、血虚者忌用。不宜与维生素 C 同服。

## 豆　蔻

【处方常用名与给付】豆蔻、白豆蔻。写白豆蔻、紫豆蔻、白蔻、紫蔻均付豆蔻；写白豆蔻仁、波蔻仁、紫蔻仁均付豆蔻仁；写豆蔻壳、白蔻壳、白蔻皮、蔻壳均付蔻壳。

【临床性效特征】豆蔻味辛，性温，归脾、胃、肺经。①化湿行气，用于湿阻中焦证、脾胃气滞证及湿温初起或暑温夹湿证。②温中止呕，用于脾胃虚寒引起的气逆、呕吐等。现代临床多用于急慢性胃肠炎、夏季感冒属暑湿证者。

【临床治疗实施】

**1. 用法用量**　煎服 3～6g。内服入汤剂或入丸、散，亦可研末吞服。入汤剂应后下。宜饭后服用。

**2. 炮制品与临床**　本品一般生用。豆蔻壳同豆蔻，但侧重于食欲不振、湿阻脘胀。

**3. 方药经验**

（1）白豆蔻散中豆蔻与陈皮两药相使配伍，均入脾胃经，可增强理气健脾、和胃止呕之功，用于脾胃虚弱或湿浊郁滞的胸腹满闷、泛恶纳呆、吐泻等。

（2）三仁汤中豆蔻与苦杏仁、薏苡仁三药配伍，能宣上、畅中、渗下，共奏清热化湿、宣畅气机之功，可用于湿温初起、胸闷不饥，头痛身重、午后身热。

（3）豆蔻与丁香两药相使配伍，可增强温中散寒、行气止痛、和胃降逆之功。用于寒凝气滞所致的胃脘疼痛、呕吐呃逆等。

**4. 中成药应用** 和中理脾丸：功效健脾和胃，理气化湿。主治脾胃不和所致的痞满、泄泻，症见胸膈痞满、脘腹胀闷、恶心呕吐、不思饮食、大便不调。

【临床药学服务】

**1. 用药告知与监护** 长期大量使用可致便秘。区别证候轻重选择药量，不宜长期使用。用药中顾护脾胃，宜食熟软易消化食物，忌辛辣、油腻食物。注意观察食欲、二便及有无过敏反应。

**2. 药物警戒实践** 阴虚血燥者慎用。胃火、习惯性便秘者忌用。

## 草豆蔻

【处方常用名与给付】草豆蔻、草蔻。写草豆蔻、草豆蔻肉、草蔻仁、草蔻子、草蔻均付草豆蔻。

【临床性效特征】草豆蔻味辛，性温燥，归脾、胃经。①燥湿行气，长于燥湿化浊而行气滞，中焦不运、寒湿偏盛者为宜，可治疗寒湿内蕴而致的腹痛痞塞、痰饮积聚、带下症等。②温中散寒，燥湿醒脾，尤宜于中寒气滞之泄泻、呕吐。③辟秽除瘴，用治瘴岚邪气、寒湿蕴结之寒热往来、寒多热少、胸脘痞闷、呕恶、苔腻，瘴疟及湿浊之气郁遏中焦所致的霍乱吐泻不止。现代临床多用于急性胃肠炎、胃炎等属寒湿中阻者。

【临床治疗实施】

**1. 用法用量** 煎服3~6g。内服入汤剂或入丸、散。入汤剂应后下，宜饭后服。

**2. 炮制品与临床** 本品一般生用。

**3. 方药经验**

（1）草豆蔻散中草豆蔻与高良姜（或干姜或生姜）两药相须配伍，均入脾胃经，共奏温中、行气、止痛之功，可治疗寒湿中阻的食欲不振、脘腹胀满疼痛。

（2）厚朴温中汤中草豆蔻与厚朴两药相须配伍，均辛温燥湿，共奏温中止痛、散寒除湿、降逆止呕之功，用于寒湿困脾所致的脘腹疼痛、呕吐纳呆等症。

**4. 中成药应用**

（1）御制平安丸：功效温中和胃，行气止痛，降逆止呕。主治湿浊中阻、胃气不和所致的晕车晕船、恶心呕吐、胸膈痞满、嗳腐厌食、脘腹胀痛、大便溏泄。

（2）养胃宁胶囊：功效调中养胃，理气止痛。主治急慢性胃炎、溃疡病、胃神经官能症。

【临床药学服务】

**1. 用药告知与监护**　根据证候轻重选择药量。用药中顾护脾胃，宜食熟软易消化食物。注意观察体温、食欲、二便、尿量、血压变化。

**2. 药物警戒实践**　腹胀吐泻属实热者忌用。阴虚血燥者慎用；孕妇慎用。不宜与藜芦、芫花合用。

## 草　果

【处方常用名与给付】草果、草果仁、煨草果、制草果。写草果、草果仁均付生草果；写炒草果、煨草果、炒草果仁均付清炒草果仁；写姜制草果仁、姜草果均付姜汁炙草果仁。

【临床性效特征】草果味辛，性温燥烈，入脾、胃经。①燥湿温中，为治脾胃寒湿之主药。③散寒燥湿，用于痰饮之证。②芳香辟秽、截疟，用于山岚瘴气、秽浊湿邪所致之疟疾。现代多用于急性胃肠炎属于脾胃寒湿者。

【临床治疗实施】

**1. 用法用量**　煎服3~6g。内服入汤剂或入丸、散。入汤剂宜后下。燥湿温中宜饭后服；治疗疟疾则在发病前两小时服。

**2. 炮制品与临床**　生品辛香燥烈，长于温中燥湿涤痰，多用于疟疾、瘟疫初起。炒制及姜制后可缓和燥烈之性，增强温胃止呕作用，多用于寒湿内阻之脘腹胀痛、痞满呕吐、疟疾寒热往来。

**3. 方药经验**

（1）草果饮、截疟七宝饮中草果与槟榔两药相使配伍，可增强利湿化浊、宣达伏邪功效，可用于瘟疫或疟疾邪伏膜原所致的憎寒壮热、胸闷呕恶、头痛烦躁等症。

（2）草果七枣汤、截疟七宝饮中草果与常山两药相使配伍，寒温并用，可增强除寒热、化湿浊、涤痰截疟之功，用于疟疾反复发作、寒湿内阻、邪伏阴分而见胸胁痞满、苔浊腻等症。

（3）草果知母汤中草果与知母配伍，一寒一温，共奏和表里、除寒热之功，用于表里不和、乍寒乍热、寒热往来及疟疾等病证。

**4. 中成药应用**　平安丸：功效疏肝理气，和胃止痛。主治肝气犯胃所致的胃痛、胁痛，症见胃脘疼痛、胁肋胀满、吞酸嗳气、呃逆腹胀。

【临床药学服务】

**1. 用药告知与监护**　根据证候轻重选择药量。用药中顾护脾胃，宜食熟软易消化食物，忌辛辣、刺激性食物。注意食欲、二便变化。

**2. 药物警戒实践**　气虚或血亏、阴虚血燥者慎用；无寒湿实邪者慎用。孕妇不宜。忌铁器。

## 第十章
# 利水渗湿药

利水渗湿药是以通利水道、渗泄水湿、用于水湿内停证为主要作用的药物。所治的水湿停聚证包括水湿溢于肌肤、湿热蕴结膀胱、湿热蕴结肝胆等。

本类药物味多甘、淡，性多寒凉，主归膀胱、肾、脾、小肠经，药性大多偏沉降，下行渗利。通过淡渗利水、清利通淋、利湿退黄等不同作用，以祛除体内停聚的水湿之邪。主要用于水肿、小便不利、淋证、黄疸及湿疹、湿疮、泄泻、带下等水湿内停所致的各种病证。利水渗湿药的使用方法，属八法中“消法”范畴。

根据利水渗湿药的功效及其主治证可分为三类。

**1. 利水消肿药** 以渗利水湿、消除水肿为主要作用的药物称利水消肿药。性味多甘淡，性平或寒凉。功能利水消肿，主治水肿、小便不利，及痰饮、泄泻，能使小便通畅，尿量增多。

**2. 利尿通淋药** 以利尿通淋为主要作用的药物称利尿通淋药。性味多甘寒或苦寒，主入膀胱、肾经，功能利水通淋，主治淋证（热淋、血淋、石淋、膏淋等），症见小便涩痛、淋沥不畅，甚者癃闭。临床应用时，选用适当药物配伍，可提高疗效。热重者，配伍清热泻火药；阴虚内热而小便短赤者，配伍养阴清热药；血淋者，与清热凉血止血药配伍；石淋者，配伍化石排石药。

**3. 利湿退黄药** 以清利湿热、利胆退黄为主要作用的药物称利湿退黄药。性味多苦寒。功能苦泄下行，性寒清热，清热利湿退黄，主治湿热黄疸，症见眼目、皮肤、小便色黄，口干口苦，发热，脉滑数；亦治湿疹、湿疮、湿温等。

本类药物易耗伤津液，阴虚津伤、口干舌燥者应慎用。气虚者亦应慎用；阴液亏乏而致小便短少者不可用。而且不宜过量久服，应中病即止，以防利尿太过。

## 第一节　利水消肿药

### 茯　苓

【处方常用名与给付】茯苓、白茯苓、云苓、茯苓块、朱茯苓、赤茯苓。写茯苓、白茯苓、云茯苓、云苓、真云苓、茯苓块均付茯苓；写茯苓皮、苓皮均付茯苓皮；写茯神、茯苓神均付茯神；写茯神木、茯神心均付茯神木；写朱茯苓、辰茯苓均付朱砂拌茯苓；写炒茯苓付清炒茯苓。

【临床性效特征】茯苓味甘、淡，性平，入心、肺、脾、肾经。①利水渗湿，健脾补气，利水不伤正，为利水渗湿要药。用于寒热虚实各种水肿及脾虚胃弱、食少纳呆、倦怠乏力、脾虚泄泻、脾虚停饮、胸胁支满、目眩心悸等症，亦用于各种痰证。②健脾宁神，用于心脾两虚之心悸、失眠及水气凌心所致的心悸。现代多用于心力衰竭、慢性肺源性心脏病、肾病综合征、慢性肾衰等证属心脾两虚或脾虚湿盛者。

【临床治疗实施】

**1. 用法用量** 煎服10~15g，水肿胀满者可适当加大药量。内服入汤剂或入丸、散。常规煎煮。利水宜饭前或空腹服，健脾益气宜饭前服，宁心安神宜睡前服。外用适量。外用茯苓粉调水或蜂蜜敷用。朱茯苓不入煎剂。

**2. 炮制品与临床** 将鲜茯苓菌核根据不同部位切制、阴干，分别得“茯苓”，为菌核内色白部分（白茯苓）；“茯苓皮”，为菌核黑褐色外皮；“赤茯苓”，为茯苓皮与菌核之间红色部位。茯苓功能利水渗湿，健脾宁心，用于水肿、小便不利、脾虚诸症，及失眠、心悸等症。茯苓皮功专利水消肿，可消皮肤水肿。赤茯苓功能利水泄热。茯苓与朱砂同拌，即为朱茯苓，可增强安神之功。茯神为菌核抱松根部分，功偏宁心安神。

**3. 方药经验**

（1）归脾汤中茯苓与当归、酸枣仁三药配伍，共奏补益心脾、养血安神之功，用于心脾两虚、心悸怔忡、健忘失眠、多梦易惊等症。

（2）防己茯苓汤中茯苓与防己两药相使配伍，可增强利水消肿之功，用于水肿、小便不利等症。

（3）二陈汤中茯苓与半夏两药相使配伍，可增强利湿、燥湿、祛痰之功，用于湿痰咳嗽、痰多色白、胸膈痞闷、恶心呕吐、肢体困倦、不欲饮食等症。

（4）四君子汤中茯苓与人参两药相使配伍，可增强补气健脾、渗利水湿之功，用于脾虚食少、倦怠乏力、大便溏薄等症。

（5）茯苓与泽泻两药相须配伍，既除湿祛邪，又益气扶正，增强淡渗利湿、健脾消肿之功，用于水湿内停之证，诸如水肿、小便不利、泄泻便溏、带下淋浊等。

（6）茯苓皮与冬瓜皮两药相须配伍，药性平和，可增强利水消肿之功，用于水湿停聚的水肿、小便不利等症。

**4. 中成药应用**

（1）茯苓多糖口服液：功效健脾益气。主治肿瘤患者放化疗导致的脾胃气虚证者。

（2）桂枝茯苓丸：功效活血化瘀，缓消瘀块。主治妇人宿有血块，妊娠后漏下不止，胎动不安，或血瘀经闭，行经腹痛，产后恶露不尽、血色紫暗、腹痛拒按。

【临床药学服务】

**1. 用药告知与监护** 大剂量应用时，需防止利尿太过。若与其他利水药物同用，应注意用量。偶见过敏反应，症见丘疹、风团、咽痒、胸闷气短、腹痛及脐周疼痛等。

饮食宜清淡、易消化，低盐饮食。注意尿量、血压变化，电解质水平及舌苔变化。

**2. 药物警戒实践** 阴虚无湿热、虚寒滑精者慎用。低血糖、低血压、水及电解质紊乱等患者不宜大量长期使用。不宜与白蔹、地榆、鳖甲、秦艽、雄黄同用。

## 猪 苓

【处方常用名与给付】猪苓、猪苓屎。写猪苓、结猪苓、粉猪苓、猪屎苓、沙猪苓、泡猪苓均付猪苓。

【临床性效特征】猪苓味甘、淡，性平，入肾、膀胱经。功专利水渗湿，为水肿、小便不利之常用药。因利水力强，故亦用治水热互结所致的小便不利，或湿热蕴结膀胱的热淋涩痛，及湿热下注之带下等症。现代多用于急性肾炎水肿、肾病综合征、慢性腹泻、尿道炎、阴道炎等证属水湿偏盛或湿热型者。

【临床治疗实施】

**1. 用法用量** 煎服 6～12g。内服入汤剂或入丸、散。常规煎煮，利水消胀宜饭前服。

**2. 炮制品与临床** 本品一般生用。

**3. 方药经验**

（1）五苓散中猪苓与茯苓、白术三药配伍，可增强健脾祛湿、利水消肿之功，用于水湿内停之水肿、小便不利、泄泻等症。

（2）猪苓与木通两药相使配伍，共奏利水渗湿、消肿、清热通淋之功，用于热淋涩痛、小便不利等症。

（3）猪苓与大腹皮两药相须配伍，可增强利水消肿之功，用于水湿内停之水肿、小便不利。

**4. 中成药应用** 茵陈五苓丸：功效清湿热，利小便。主治肝胆湿热、脾肺郁热所致黄疸，症见身目发黄、脘腹胀满、小便不利。

【临床药学服务】

**1. 用药告知与监护** 本品利尿力强，过量服用可出现口渴、烦躁、尿量过多等，应中病即止，以防止利尿太过。若与其他利水药物同用，应注意用量。饮食宜清淡，忌油腻之品。注意观察尿量，定期检测肾功能，观察舌苔变化。

**2. 药物警戒实践** 无水湿者、肾虚精冷者忌用。青光眼、低血压患者忌大量久服。因本品可加重脱水症状，急性细菌性痢疾、急性胃肠炎患者慎服；孕妇慎用。老年人不宜长期大量服用。肾功能不全者慎用。

## 泽 泻

【处方常用名与给付】泽泻、福泽泻、建泽泻、炒泽泻。写泽泻、泽泻片、建泽泻、建泻、川泽泻均付生泽泻；写炒泽泻付清炒泽泻或麸炒泽泻；写盐泽泻付盐炙泽泻。

【临床性效特征】泽泻味甘、淡，性偏寒，入肾、膀胱经。①渗利水湿，为水湿内停之水肿、小便不利、痰饮、泄泻所常用。②清热除湿，泄肾与膀胱之热，治湿热下注所致的带下、淋浊等症。现代多用于急性肾炎水肿、肾病综合征、慢性腹泻、尿道炎、阴道炎、胃肠炎等证属水湿偏盛或湿热型者。

【临床治疗实施】

**1. 用法用量** 煎服6~10g。内服入汤剂或入丸、散。常规煎煮。利水消肿入煎剂宜饭前服，降脂可煎水代茶饮。

**2. 炮制品与临床** 生品长于利水渗湿泄热，用于水肿、小便不利、痰饮、泻泄、带下、淋浊诸症。炒制品寒性减弱。盐水炒制能引药下行，增强泄热、利水之功。

**3. 方药经验**

（1）龙胆泻肝汤中泽泻与木通两药相使配伍，可增强利水除湿、苦泄清热、消肿之功，用于小便淋浊、水肿小便不利等。

（2）六味地黄丸中泽泻与熟地黄两药配伍，补泻相兼，共奏补肝肾阴、泻肝肾火之功，用于肾阴不足、相火偏亢之遗精盗汗、耳鸣腰酸等症。

（3）泽泻与白术两药相使配伍，可增强健脾祛湿、利水消肿之功，用于脾虚水湿内停之水肿、小便不利及脾虚泄泻、带下等。

**4. 中成药应用**

（1）分清五淋丸：功效清热泻火，利尿通淋。主治湿热下注所致的淋证，症见小便黄赤、尿频尿急、尿道灼热涩痛。

（2）五苓胶囊（散）：功效温阳化气，利湿行水。主治膀胱化气不利、水湿内聚引起的水肿、小便不利、水肿腹胀、呕逆泄泻、渴不思饮。

【临床药学服务】

**1. 用药告知与监护** 需注意区别生品与制品的药效差异。生品利尿力强，应中病即止。若与其他利水药同用，应注意用量。少数患者可出现胃肠道反应，多能自行消失，饮食宜清淡。注意观察尿量、血压。长期用药应监测尿常规、肾功能、电解质等。

**2. 药物警戒实践** 脾胃虚寒、阳气虚衰、肾虚滑精无湿热者忌用。老年人不宜长期大量服用。低血糖、低血压、水及电解质紊乱等患者不宜大量长期使用。不宜与海蛤、文蛤同用。不宜与降血糖、降血压及保钾利尿药同用。不宜与紫菜、海带、菠菜、芹菜等同用。

## 薏苡仁

【处方常用名与给付】薏苡仁、苡仁、苡米、炒薏苡仁、熟米仁。写薏苡仁、薏苡米、薏米仁、苡米仁、薏仁米、薏仁、苡仁、苡米均付麸炒薏苡仁；写生薏苡仁付生薏苡仁；写焦薏苡仁付炒焦薏苡仁；写土薏苡仁付土炒薏苡仁。

【临床性效特征】薏苡仁味甘、淡，性寒，归脾、胃、肺经。①利水除湿，为清补淡渗之品，常用于水湿内停之水肿、小便不利。②健脾止泻，用于脾虚湿滞之水肿腹胀、食少泄泻等症。③清利湿热，渗湿除痹，用于热淋涩痛、带下诸症，以及湿痹筋脉拘挛，尤善治湿热痹痛。④清热排脓，用于肺痈胸痛、咳吐脓血、肠痈腹痛等症。⑤解毒散结，尚能治赘疣、癌肿。现代多用于急性肾炎水肿、肾病综合征、慢性腹泻、风湿性关节炎、痛风性关节炎、阴道炎、泌尿系感染、肺脓肿、急性阑尾炎等证属湿盛或湿热型者。

【临床治疗实施】

**1. 用法用量** 煎服9~30g。外用可加大剂量至30~60g。内服入汤剂或入丸、散。亦可作粥煮食、制糕、酿酒、做羹。薏苡仁质地较坚实，浸泡和煎煮时间要充分。煎剂宜饭前服用。外用适量，治疣可煎水外洗或捣外敷患处。

**2. 炮制品与临床** 生品功偏利水渗湿，除痹，清热排脓，用于水肿、热淋、带下、湿痹拘挛、肺痈、肠痈等症。炒焦及土炒、麸炒制品长于健脾利湿止泻，用于脾虚泄泻。

**3. 方药经验**

（1）参苓白术散中薏苡仁与白术两药相须配伍，可增强健脾益气、利水除湿、消肿止泻之功，用于脾虚湿盛之食少倦怠、大便溏泻等。

（2）宣痹汤中薏苡仁与防己两药相使配伍，共奏祛风除湿、清热止痛之功，用于风湿热痹、关节红肿疼痛等症。

（3）麻黄杏仁薏苡甘草汤中薏苡仁与麻黄两药配伍，寒利温散，共奏祛风、除湿、利痹、解表之功，可治疗风湿初起、身痛发热之症。

（4）苇茎汤中薏苡仁与芦根两药相使配伍，可增强清肺排脓之功，用于肺热壅滞所致的肺痈胸痛、咳吐脓血。

（5）薏苡附子败酱散中薏苡仁与败酱草两药配伍，可增强清热解毒、排脓消痈之功，用于肠痈脓成腹痛。

（6）四妙丸中薏苡仁与黄柏、牛膝、苍术配伍，可增强清热泻火、燥湿解毒、除痹之功，用于湿热下注之足膝肿痛、步履艰难、下部湿疮、湿热带下等。

（7）薏苡仁与茯苓两药相须配伍，可增强健脾补虚、利水除湿之功。用于脾虚湿盛、水肿、小便不利等。

（8）薏苡仁与冬瓜皮、冬瓜仁均味甘，性寒凉，均可利水祛湿，消肿排脓，用于痰热咳嗽、肺痈、肠痈。薏苡仁尚能健脾除痹，善治水肿、淋证及脾虚泄泻；且能利湿除痹，为湿痹常用。冬瓜皮味甘，性寒，入肺、脾、小肠经。功善利水消肿，用于水肿偏热者，又具有清解暑热之功，可用治暑热烦渴、小便短少等症。内服外用15~30g，现代多用于急性肾炎水肿、顽固性水肿等证属湿盛或湿热者，及中暑、暑天感冒属于暑湿者。冬瓜仁味甘，性凉，入脾、小肠、大肠经，不仅利水消肿，善治水肿，且能清肺化痰，消痈排脓，用于热毒内痈。5~15g，水煎服。

（9）薏苡仁与薏苡根二者为禾本科植物薏苡的不同入药部位，均味甘，性寒凉，可清热利湿。薏苡根功专利湿热，可治热淋、水肿，又能治蛔虫病及肺痈。用法用量同薏苡仁。

**4. 中成药应用**

（1）四妙丸：功效清热利湿。主治湿热下注所致的痹病，症见足膝红肿、筋骨疼痛。

（2）参苓健脾胃颗粒：功效补脾益胃，利中止泻。主治脾胃虚弱、气阴不足所致的饮食不消或吐或泻、不欲饮食、形瘦色衰、神疲乏力。

（3）前列舒丸：功效扶正固本，益肾利尿。主治肾虚所致淋证，症见尿频、尿急、排尿滴沥不尽；慢性前列腺炎及前列腺增生症见上述证候者。

（4）骨刺消痛片：功效祛风止痛。主治风湿痹阻、瘀血阻络所致的痹病，症见关节疼痛、腰腿疼痛、屈伸不利；骨性关节炎、风湿性关节炎、风湿痛见上述证候者。

【临床药学服务】

**1. 用药告知与监护**　本品为药食两用之品，使用时应注意适当配伍。若与其他利水药物同用，应注意用量。

**2. 药物警戒实践**　脾虚无湿、大便燥结者忌用。孕妇慎用、习惯流产者不宜大量或单味长期服用。注意血压、血糖变化，低血糖、低血压等患者不宜大量或单味长期服用。不宜加碱同煮，以免破坏薏苡仁中所含维生素。

## 香加皮

【处方常用名与给付】香加皮、北五加皮。写北五加皮、北五加、北加皮、杠柳皮、香加皮均付香加皮。

【临床性效特征】香加皮味辛、苦，性温；有毒，归肝、肾、心经。①利水消肿，且利水力强，善治水肿、小便不利。②祛风湿，强筋骨，用治风湿痹痛或肝肾不足之筋骨痿软、足膝无力等。现代多用于肾病综合征、急慢性肾炎、心力衰竭之水肿属水湿内停者；风湿性关节炎、类风湿关节炎、痛风性关节炎等属风寒湿证或肝肾亏虚型痹病见上述证候者。

【临床治疗实施】

**1. 用法用量**　煎服3~6g。内服入汤剂，或浸酒，或入丸、散。常规煎煮，宜饭后服用。

**2. 炮制品与临床**　本品一般生用。

**3. 方药经验**

（1）五皮饮中香加皮与茯苓皮两药相使配伍，可增强利水消肿之功，用于水湿内停所致的水肿、小便不利等。

（2）香加皮与桑寄生两药相使配伍，共奏祛风湿、补肝肾、强筋骨之功，用于风湿久痹或肝肾亏虚所致的腰膝酸痛、足膝无力等症。

**4. 中成药应用**

（1）肾炎温阳片：功效温肾健脾，化气行水。主治慢性肾炎脾肾阳虚证，症见全身浮肿、面色苍白、脘腹胀痛、纳少、便溏、神倦、尿少。

（2）复方雪莲胶囊：功效温经散寒，祛风逐湿，舒筋活络。主治风寒湿闭阻所致的痹病，症见关节冷痛、屈伸不利、局部畏恶风寒；骨关节炎、类风湿关节炎、强直性脊柱炎、风湿性关节炎见上述证候者。

【临床药学服务】

**1. 用药告知与监护** 本品有毒，不可过量或持续服用。饮食宜清淡，忌辛辣食物。使用不当可致中毒，表现为心律失常、头晕、恶心、四肢麻木、胃肠道及神经系统反应等。注意监测胃肠道反应、心率、心律等。

**2. 药物警戒实践** 肝阳上亢、阴虚血热者慎用。

## 第二节 利尿通淋药

### 车前子

【处方常用名与给付】车前子、炒车前子、盐车前子。写车前子、车前仁、炒车前子、炒全仁、炒车全、焦车前均付清炒车前子；写生车前子付生车前子；写盐车前子、盐车前、盐炒车前均付盐炙车前子；写车前草付车前草。

【临床性效特征】车前子味甘，性寒，归肾、肝、肺、小肠经。①利尿通淋，尤善治热淋及其他各种淋证、水肿、小便不利等症。②渗利分消，善渗湿利尿以实大便，止水泻。③清肝明目，既治肝热目赤肿痛，又疗肝肾两虚之视物昏花或目生翳障。④清泄肺热，化痰止咳，尤善治肺热咳嗽、痰黄稠者。现代多用于急性泌尿系感染、泌尿系结石等属下焦湿热者；急性胃肠炎、细菌性痢疾属暑湿或湿热者；急性结膜炎等属肝热、肝肾虚者；急、慢性支气管炎之痰嗽属肺热者等。

车前草与车前子性效、用法相似，可清热利水，明目化痰止咳，兼有清热解毒、止血之功，多用于清热解毒。

【临床治疗实施】

**1. 用法用量** 车前子煎服9~15g。车前草煎服9~30g，鲜品加倍。内服入汤剂，或入丸、散，用于水肿小便不利、痰咳、淋证等。车前子入汤剂宜包煎；车前草常规煎煮。利水止咳化痰宜饭后服。外用适量，鲜品捣敷，用于疮痈肿毒。

**2. 炮制品与临床** 生品长于清热，功能清热利尿通淋，清肺化痰，清肝明目，用于淋证、肝热目赤、肺热咳嗽等症。炒制品寒凉之性得减，长于渗湿止泻，可用于水湿泄泻、咳痰等。盐水制后能下行入肾，泄热利尿而不伤阴，亦可引药下行，可用于肝肾两虚之视物不清等。

**3. 方药经验**

（1）八正散中车前子与木通两药相须配伍，均能利水消肿，可增强清热利尿通淋之功，用于湿热蕴结膀胱所致的热淋，症见尿频、尿急、尿赤涩痛、淋沥不畅等。

（2）济生肾气丸中车前子与肉桂两药配伍，共奏温肾助阳、利水消肿之功，用于肾阳不足之小便不利、腰痛脚肿或全身水肿等。

（3）车前子与滑石两药相使配伍，均能利水消肿，共奏清热利尿、通淋之功，用于诸淋涩痛、小便闭塞不通。

（4）车前子与香薷两药相使配伍，共奏解暑、化湿、发表之功，可治疗夏季外感于寒、内伤于湿所致的暑湿泻痢。

（5）车前子与枳椇子两药配伍，共奏利水渗湿之功，用于水湿或湿热所致的水肿、小便不利等症。枳椇子味甘，性平，入胃经。长于通利二便，消除水肿，常用治水肿、小便不利；又善解酒毒，利膈清热，治醉酒烦渴、呕吐，或嗜酒过度、热积于内所致的烦热口渴，亦治伤暑烦渴。煎服10~15g。

**4. 中成药应用**

（1）固肾定喘丸：功效温肾纳气，健脾化痰。主治肺脾气虚、肾不纳气所致的咳嗽、气喘，动则尤甚；慢性支气管炎、肺气肿、支气管哮喘见上述证候者。

（2）明珠口服液：功效滋补肝肾，养血活血，渗湿明目。主治肝肾阴虚所致的视力下降、视瞻有色、视物变形；中心性浆液性脉络膜视网膜病变见上述证候者。

（3）复肾宁片：功效清热利湿，通阳化瘀。主治湿热下注、瘀血阻滞所致热淋，症见尿频、尿急、尿痛、腰痛；急慢性尿路感染（急慢性膀胱炎、急慢性肾盂肾炎）见上述证候者。

（4）复方苦参肠炎康片：功效清热燥湿止泻。主治湿热泄泻，症见泄泻急迫或泻而不爽、肛门灼热、腹痛、小便短赤；急性肠炎见上述证候者。

【临床药学服务】

**1. 用药告知与监护** 本品性寒渗利，单品不宜久用，当中病即止，以免伤阳耗气或伤及阴津。注意过敏情况，观察皮肤、血压变化，定期检查尿常规及肾功能。饮食宜清淡，不宜多食葱、蒜、辣椒等辛辣之品及油炸食品。

**2. 药物警戒实践** 脾胃虚寒、内伤劳倦、肾虚滑精、肾阳虚及气虚下陷者忌用；大便秘结、早泄患者忌用；尿崩患者忌用。孕妇慎用；肾功能不全者慎用。低血压，水、电解质紊乱等患者不宜大量长期使用。

## 泽 漆

【处方常用名与给付】泽漆。写泽漆、猫眼草均付泽漆。

【临床性效特征】泽漆味辛、苦，性微寒；有毒，归大肠、小肠、肺经。①利水消肿作用强，尤适用于腹部水肿，四肢、面目浮肿之症。②清肺化痰，止咳平喘，用于肺热咳嗽或痰饮喘咳之症。③化痰散结，解毒杀虫，内服或外用，可治痰火互结之瘰疬痰核及癣疮等。现代多用于肾病水肿、心力衰竭水肿等属水湿停滞者；急性或慢性支气管炎属肺热者，及颈淋巴结核、淋巴结炎等属痰火互结者。

【临床治疗实施】

**1. 用法用量** 内服5~10g。内服入汤剂，或入丸、散，用以利水消肿，化痰止咳。常规煎煮，宜饭后服。外用适量，煎水洗，熬膏涂或研末调敷以散结消瘰。

**2. 炮制品与临床** 本品一般生用，不可使用鲜品。

**3. 方药经验**

（1）泽漆与桑白皮两药相使配伍，可增强泻肺、利水、化痰之功，用于肺饮及水肿盛满、气急喘嗽。

（2）泽漆与茯苓两药配伍，共奏强健脾运、利水消肿之功，用于水湿内停、全身浮肿、小便不利、四肢无力等症。

（3）泽漆与蝼蛄两药均性寒有毒，有较强的利水消肿之功。泽漆又可清肺化痰、散结解毒。蝼蛄味咸，性寒，入胃、小肠经。功可利水通便，善治水道不通或水气泛滥所致的水肿胀满、腹大如鼓、面浮喘急、小便不利等；又能通淋，可治淋证，尤善治石淋作痛。生品利水消肿力强，盐焙后可增强入肾作用，治小便不通。煎服6~9g；研末3~5g。外用适量。

【临床药学服务】

**1. 用药告知与监护** 本品有毒，不宜多用久用。外用需保护皮肤局部。泽漆的汁液不可接触黏膜。注意尿量、尿常规及肝肾功能变化。外用注意局部皮肤变化，以防过敏。忌辛辣之品。

**2. 药物警戒实践** 孕妇忌用；过敏体质者忌用。脾胃虚弱、气血亏虚者慎用。肝肾功能不全者慎用。

## 滑　石

【处方常用名与给付】滑石、块滑石、滑石粉、飞滑石。写滑石、滑石粉、滑石面、飞滑石均付滑石粉；写块滑石、滑石块均付块滑石。

【临床性效特征】滑石味淡，性寒，归膀胱、胃经。①清热利湿通淋，用于膀胱湿热之淋证，为石淋之常用药。②清热解暑，用于暑热烦渴、小便短赤，及湿温初起、头痛恶寒、身重胸闷等症。③外用收湿敛疮，用于湿疹、湿疮。现代多用于泌尿系结石、泌尿系感染属湿热证，夏季感冒等属暑湿或暑热证，湿疹、皮炎属湿热壅盛证等。

【临床治疗实施】

**1. 用法用量** 煎服10~20g。内服入汤剂，或入丸、散。滑石入煎剂宜打碎、先煎，滑石粉宜包煎。均宜饭后服用。外用适量，研末撒或调敷。

**2. 炮制品与临床** 生品内服长于利尿通淋，清解暑热，用于热淋、石淋、暑热烦渴、湿温初起。飞滑石又名滑石粉，即水飞研末而成的极细粉末，便于内服或外用，外用清热收湿敛疮，可治湿疹、湿疮等。

**3. 方药经验**

（1）八正散中滑石与栀子、瞿麦三药配伍，可增强清热泻火、利湿通淋之功，用于湿热蕴结膀胱所致的热淋、小便淋沥涩痛等。

（2）六一散中滑石与甘草两药配伍，共奏清暑利湿之功，用于感受暑湿、身热烦渴、小便不利等。

（3）黄芩滑石汤中滑石与黄芩两药相使配伍，可增强清热燥湿、泻火利湿之功，用于湿温邪在中焦，症见发热身痛、汗出热解继则复热、渴不多饮等。

**4. 中成药应用**

（1）八正片：功效清热、利尿、通淋。主治湿热下注，小便短赤，淋沥涩痛，口燥咽干。

（2）防风通圣丸：功效解表通里，清热解毒。主治外寒内热、表里俱实、恶寒壮热、头痛咽干、小便短赤、大便秘结、风疹湿疮。

【临床药学服务】

**1. 用药告知与监护**　本品质重滑利性寒，应中病即止。饮食宜清淡。内服不可久用。外用不可久用，滑石粉在直肠、阴道或创面等处可引起肉芽肿，需注意避开黏膜部位，以防皮肤黏膜刺激征。注意排尿量、舌苔变化。忌辛辣、刺激性、酸性食物及油炸食品。

**2. 药物警戒实践**　脾胃虚寒、小便自利、热病伤津、肾虚滑精者慎用。肾病患者不宜长期服用。孕妇忌服。伤口破损处或黏膜处需谨慎应用。不宜与四环素族抗生素、异烟肼、泼尼松龙、维生素 C、硫酸镁同用。

## 木　通

【处方常用名与给付】木通。写木通、白木通、淡木通、川木通、山木通、细木通、子木通均付川木通片；写炒木通付清炒木通。

【临床性效特征】木通味苦，性微寒，归心、小肠、膀胱经。①利尿通淋，清心除烦，上清心火，下导小肠、膀胱之热，能引心火自下而出，为治疗湿热蕴结膀胱之热淋、心火亢盛所致的口舌生疮、心热移于小肠的心烦尿赤之要药。②通利血脉，治湿热痹痛、关节红肿、屈伸不利等症。③下乳，善治产妇乳汁不通或乳少，亦治血瘀经闭等症。现代多用于泌尿系结石、泌尿系感染、风湿性关节炎、类风湿关节炎等湿热证，以及口腔炎属于心火炽热证。

【临床治疗实施】

**1. 用法用量**　煎服 3~6g。内服入汤剂，或入丸、散。常规煎煮，宜饭后服。

**2. 炮制品与临床**　本品一般生用。炒制后其苦寒之性减，长于通血脉、下乳。

**3. 方药经验**

（1）导赤散中木通与竹叶两药相使配伍，可增强清心火、利小便之功，用于心火偏亢之口渴面赤、口舌生疮，或心热移于小肠之小便短赤等。

（2）木通与防己两药相使配伍，均能利水消肿，可增强清热祛风、除痹止痛之功，用于风湿热痹之关节红肿疼痛、屈伸不利等。

（3）木通与漏芦两药相使配伍，可增强通乳、下乳之功，用于产后乳汁不下或乳少等。

**4. 中成药应用**

（1）清淋颗粒：功效清热泻火，利水通淋。主治膀胱湿热所致淋证、癃闭，症见尿频涩痛、淋沥不畅、小腹胀痛、口干咽燥。

（2）分清五淋丸：功效清热泻火，利尿通淋。主治湿热下注所致淋证，症见小便黄赤、尿频尿急、尿道灼热涩痛。

【临床药学服务】

**1. 用药告知与监护** 应注意用量及疗程，中病即止，不可自行加大用药剂量。过量易致恶心、呕吐、上腹部不适、呕吐腹泻、头痛胸闷及过敏反应。注意顾护脾胃，宜食用易消化食物，忌食辛辣、刺激性、油腻食物等。注意尿量，检测尿常规，观察食欲等变化。

**2. 药物警戒实践** 气虚体弱、肾虚滑精、津伤口渴者慎用。外感风寒、内伤生冷、汗多及小便多者忌用。水、电解质紊乱患者不宜长期使用。孕妇忌服。儿童及老人慎用。

## 通　草

【处方常用名与给付】通草、白通草、通脱木。写通草、小通草、通脱木、白通草均付通草段。

【临床性效特征】通草味甘、淡，性凉，归肺、胃经。①清泄渗利，利尿通淋，引热下降而利小便，为清热利尿通淋之品，但力弱性缓，多用于湿热内蕴、水湿停滞之轻症，如热淋、湿温初起等。②下乳，常用于产后乳汁不下或少乳。现代多用于泌尿系感染、肾炎水肿等属湿盛或湿热证，亦用于产妇乳汁不通者。

【临床治疗实施】

**1. 用法用量** 煎服3~5g。内服入汤剂，或入丸、散。常规煎煮，宜饭后服。

**2. 炮制品与临床** 临床一般用生品。

**3. 方药经验**

（1）通草饮子中通草与滑石、冬葵子三药配伍，可增强泄热、利水、通淋之功，用于湿热蕴结膀胱所致热淋、小便赤热、淋沥涩痛等。

（2）通草与猪苓两药相须配伍，可增强利水道、消水肿之力，用于水湿停滞之水肿、小便不利等症。

（3）通草与穿山甲、木通配伍，能促进乳汁分泌，清热利水，增强通下乳汁之功，用于产后乳汁不下或乳少，湿热内蕴，小便赤热涩痛、淋沥不尽等。

（4）通草与冬葵子两药配伍，性滑利，能利水通淋下乳，治淋证、乳汁不下或少乳。通草质轻上行，能通气下乳汁。冬葵子味甘，性寒，入大肠、小肠、膀胱经，具有利水消肿、通淋之功，为治疗淋证之常用药，多用于膀胱湿热蕴结所致的淋证及水肿、小便不利；又能下乳消胀，常用治产后乳胀、乳少等。冬葵子质润性滑，善润燥通便，亦可治肠燥便秘。煎服3～9g。

**4. 中成药应用**

（1）前列通瘀胶囊：功效活血化瘀，清热通淋。主治慢性前列腺炎属瘀血阻滞、湿热内蕴证，症见尿频尿急、余沥不尽，会阴、下腹或腰骶部坠胀疼痛，或尿道灼热，阴囊潮湿，舌紫黯或瘀斑，舌苔黄腻。

（2）通乳颗粒：功效益气养血，通络下乳。主治产后气血亏损，乳少，无乳，乳汁不通。

【临床药学服务】

**1. 用药告知与监护** 本品质轻，应注意用量。避免单味药长期大量使用。注意尿量，监测血钾，观察舌苔变化。忌食生冷、辛辣、刺激性食物。

**2. 药物警戒实践** 气阴两虚、内无湿热者慎用。外感风寒、内伤生冷、脾胃虚寒、肾阳虚衰等证不宜单味大量久用。水、电解质紊乱者忌用；孕妇忌服。

## 瞿 麦

【处方常用名与给付】瞿麦、瞿麦穗。写瞿麦、石竹草、巨麦均付瞿麦。

【临床性效特征】瞿麦味苦，性寒，归心、小肠、膀胱经。①清热利尿通淋，尤善治热淋、血淋、口舌生疮或心烦尿赤等。②活血散瘀，清热通经，多用于血热瘀滞所致的经闭或月经不调。③凉血消痈，用治疮痈肿毒。现代多用于泌尿系感染、泌尿系结石属湿热或血热者；皮肤局部炎症属热毒或血热者；亦有用治血吸虫病腹水者。

【临床治疗实施】

**1. 用法用量** 内服9～15g。内服入汤剂，或入丸、散，用于热淋、小便不利、瘀血闭经。常规煎煮。汤剂宜饭后服，用于小便不利及瘀血月经不调。外用适量，煎汤洗或研末敷、撒患处，用于热毒痈肿。

**2. 炮制品与临床** 本品一般生用。

**3. 方药经验**

（1）瞿麦散中瞿麦与薏苡仁两药相使配伍，共奏清热凉血、消肿排脓之功，用于疮痈已溃或未溃、疮肿疼痛、脓血不绝等。

（2）瞿麦丸中瞿麦与赤芍两药配伍，可增强活血通经、凉血祛瘀止痛之功，用于血热瘀滞之经闭、痛经等。

（3）瞿麦与白茅根两药相使配伍，共奏利水通淋、清热生津之功，用于膀胱湿热内蕴之小便不利、津伤口渴等症。

**4. 中成药应用**

（1）排石颗粒：功效清热利水，通淋排石。主治下焦湿热所致石淋，症见腰腹疼痛、排尿不畅或伴有血尿；泌尿系结石见上述证候者。

（2）八正合剂：功效清热利尿通淋。主治湿热下注之小便短赤、淋沥涩痛，口燥咽干。

【临床药学服务】

**1. 用药告知与监护** 不可单味药长期、大量服用。与其他利尿药合用时适当减量。用药中顾护脾胃，饮食应清淡。注意尿量、血压、心率的变化，注意监测血钾，观察舌苔变化。

**2. 药物警戒实践** 下焦虚寒、小便不利、脾虚水肿者慎用；水电解质紊乱，心功能不全，低血压等患者慎用；孕妇慎用。肾功能不全者忌用。不宜与桑螵蛸同用。

## 萹 蓄

【处方常用名与给付】萹蓄。写萹蓄、萹蓄草、扁曲均付萹蓄。

【临床性效特征】萹蓄味苦，性凉，归膀胱经。①利水通淋，多用于膀胱湿热蕴结所致的热淋涩痛或血淋等。②清利湿热，杀虫止痒，尤善治湿疹、疥癣、皮肤瘙痒、虫积腹痛。现代多用于泌尿系感染、泌尿系结石、肠道寄生虫病、皮肤湿疹、真菌性皮肤病等属湿热证者。

【临床治疗实施】

**1. 用法用量** 煎服9~15g；鲜品30g。内服入汤剂，或入丸、散。常规煎煮。汤剂用于利水通淋，宜饭后服。外用适量，煎汁外洗，或鲜品捣烂外敷，捣取汁液或煎汤外洗治疗皮肤疮疹、瘙痒。

**2. 炮制品与临床** 本品一般生用。

**3. 方药经验**

（1）萹蓄与瞿麦两药相须配伍，可增强清热利尿、通淋之功，用于膀胱湿热蕴结所致的热淋、血淋。

（2）萹蓄与海金沙两药配伍，共奏清利水道、通淋排石、止痛之功，用于下焦湿热之热淋、石淋，小便涩痛不畅、疼痛不已；对血尿也有一定的疗效。

**4. 中成药应用** 泌尿宁颗粒：功效清热利尿，通淋止痛。主治下焦湿热所致的小便黄赤、涩热疼痛、淋沥不畅。

【临床药学服务】

**1. 用药告知与监护** 不宜单味药久服，中病即止。用药中顾护脾胃，饮食应清淡。注意尿量、血压的变化。临床大剂量长期使用，可发生低血钾反应，水电解质紊乱，用药期间应监测电解质。

**2. 药物警戒实践** 血钾水平异常、低血压等患者慎用；脾胃虚弱、阴虚少津、水肿无热、大便溏泄者慎用；孕妇及肾功能不全者慎用。本品不宜与乳酶生、胃蛋白酶、氯化钙、硫酸亚铁、枸橼酸、氨苯蝶啶等同用；禁与维生素$B_1$、四环素族抗生素等同用；不宜与钙剂同用。

## 地肤子

【处方常用名与给付】地肤子、地葵、地麦。写地肤子、地肤、肤子均付地肤子。

【临床性效特征】地肤子味辛、苦，性寒，归肾、膀胱经。①清利湿热，利水通淋，多用于膀胱湿热蕴结所致的热淋、小便不利、淋沥涩痛及湿热下注之带下腥臭、外阴瘙痒等症。②祛风止痒，多用于风湿或夹热所致湿疹、风疹、皮肤瘙痒诸症。现代多用于泌尿系统感染、阴道炎、荨麻疹、接触性皮炎、湿疹、真菌性皮肤病等属湿热型者。

【临床治疗实施】

**1. 用法用量**　煎服9～15g。内服入汤剂，或入丸、散。常规煎煮。用于利尿通淋宜饭后服。外用适量，煎水熏洗。用于急性湿疹宜煎水外洗、外搽。

**2. 炮制品与临床**　本品一般生用。

**3. 方药经验**

（1）地肤子汤中地肤子与瞿麦、通草三药配伍，共奏清热利尿、通淋止痛之功，可治疗膀胱湿热蕴结所致的热淋，小便淋沥、涩而不畅甚则尿血等。

（2）地肤子与苦参两药相须配伍，可增强祛风燥湿、杀虫止痒之功，用于湿疹、湿疮、皮肤瘙痒等症。

（3）地肤子与荆芥两药相使配伍，可增强祛风止痒之功，用于风疹瘙痒、瘾疹、皮炎瘙痒。

**4. 中成药应用**

（1）洁尔阴泡腾片（洗液）：功效清热燥湿，杀虫止痒。主治妇女湿热带下，症见阴部瘙痒红肿，带下量多、色黄或如豆腐渣状，口苦口干，尿黄便结；霉菌性、滴虫性及细菌性阴道炎见上述证候者。

（2）癣宁搽剂：功效清热除湿，杀虫止痒，有较强的抗真菌作用。主治脚癣、手癣、体癣、股癣、皮肤癣等。

【临床药学服务】

**1. 用药告知与监护**　久服易伤津耗液，应中病即止。用药中顾护脾胃，饮食宜清淡，忌辛辣、刺激性食物。与同类药物合用时应注意减少用量。注意尿量、舌苔的变化。监测有无过敏反应。

**2. 药物警戒实践**　内无湿热、小便过多者慎用；孕妇慎用；水、电解质紊乱者慎用。不宜与氢氧化铝、硫糖铝、新霉素、考来烯胺等同用。

## 海金沙

【处方常用名与给付】海金沙。写海金沙、净金沙、金沙均付海金沙。

【临床性效特征】海金沙味甘、咸，性寒，归膀胱经。①利尿通淋，尤善治尿道涩痛，为治诸淋涩痛之要药。多用于膀胱湿热蕴结所致的热淋、石淋、血淋、膏淋等；亦能利水消肿，可治水肿、小便不利。②清热利湿，用治湿热黄疸。现代多用于泌尿系感染、泌尿系结石、乳糜尿、黄疸等属湿热证者。

【临床治疗实施】

**1. 用法用量** 煎服6~15g。内服入汤剂，或入丸、散，或研末冲服。入汤剂需包煎。宜饭后服。

**2. 炮制品与临床** 本品一般生用。

**3. 方药经验**

（1）海金沙散、二神散中海金沙与滑石两药相须配伍，可增强清利湿热、利水消肿、通淋止痛之功，用于膀胱湿热蕴结所致的诸淋涩痛、小便淋沥不畅及石淋。

（2）海金沙与金钱草两药相使配伍，可增强祛湿热、退黄疸、利小便、排石止痛之功，用于石淋之小便涩痛等症。

（3）海金沙与海金沙藤二药属海金沙科植物海金沙的不同药用部位，均能利尿通淋。海金沙为孢子，功善利尿通淋，善治尿道疼痛，且为治疗石淋之要药。海金沙藤为全草，又称海金沙草，味甘，性寒，入膀胱、肺、小肠经。功效与海金沙类似，又能清热解毒，临床用治疮痈肿毒、黄疸等。煎服9~30g；外用适量。

**4. 中成药应用**

（1）尿感宁颗粒：功效清热解毒，利尿通淋。主治膀胱湿热所致淋证，症见尿频、尿急、尿道涩痛、尿色偏黄、小便淋沥不畅；急慢性尿路感染见上述证候者。

（2）癃闭舒胶囊：功效益肾活血，清热通淋。主治肾气不足、湿热瘀阻所致癃闭，症见腰膝酸软、尿频、尿急、尿痛、尿线细，伴小腹拘急疼痛；前列腺增生症见上述证候者。

【临床药学服务】

**1. 用药告知与监护** 若与其他利水药同用，应注意减量。过量可出现恶心、舌麻、头痛、畏寒、尿频等不适反应。用药中顾护脾胃，中病即止。注意观察尿量、食欲、舌苔的变化。

**2. 药物警戒实践** 肾阳或肾阴虚亏、肝肾虚寒者慎用。凡外感风寒、内伤生冷、脾胃虚寒、肾阳虚衰等证不宜单味大量长期服用。水、电解质紊乱者慎用。体虚尿频者慎用；孕妇慎用；年老体弱者慎用。本品不宜与苏打片、碳酸钙等同用。不宜与维生素C合用。忌辛辣、肥甘、酸甜之品。

## 石 韦

【处方常用名与给付】石韦。写石韦、石韦片、净石韦均付石韦。

【临床性效特征】石韦味甘、苦，性凉，归肺、膀胱经。①清热通淋，用于膀胱湿热蕴结所致的热淋、石淋、血淋之小便不利、淋沥涩痛等。②清肺化痰，止咳平喘，多用于肺热痰嗽气喘等症。③凉血止血，用于血热妄行所致的吐血、衄血、崩漏等症。

现代多用于泌尿系感染、泌尿系结石、急慢性肾炎、急慢性支气管炎等属湿热或血热证者。

【临床治疗实施】

**1. 用法用量**　煎服6~12g。内服入汤剂，或入丸、散。单用石韦炖服疗肺痨咯血。常规煎煮。

**2. 炮制品与临床**　本品一般生用。

**3. 方药经验**

（1）石韦散中石韦与瞿麦、冬葵子三药配伍，可增强清利膀胱湿热、利尿通淋之功，用于湿热蕴结膀胱所致的热淋、石淋，小便赤热涩痛、淋沥不畅等。

（2）石韦与蒲黄两药相使配伍，可增强利尿通淋、散瘀止血之功，用于血淋、尿道涩痛、小便淋沥、尿中带血。

（3）石韦与车前子两药相须配伍，可增强利尿通淋、清肺化痰之功，用于湿热淋证及痰热咳嗽。

**4. 中成药应用**

（1）排石颗粒：功效清热利水，通淋排石。主治下焦湿热所致石淋，症见腰腹疼痛、排尿不畅或伴有血尿；泌尿系结石见上述证候者。

（2）荡涤灵颗粒：功效清热祛湿，利水通淋。主治下焦湿热所致的热淋，症见尿频、尿急、尿痛；尿路感染见上述证候者。

【临床药学服务】

**1. 用药告知与监护**　不可长时间大量使用，中病即止。注意尿量、食欲、舌苔的变化。与其他利水药同用时，应注意用量。

**2. 药物警戒实践**　阴虚、气虚或无湿热者慎用；水、电解质紊乱者慎用；孕妇慎用。脾胃虚弱等不宜单味大量长期用。不宜与铁剂同用。

## 灯心草

【处方常用名与给付】灯心草、朱灯心、朱砂拌灯心、灯心炭。写灯心草、灯心把、灯草均付灯心草；写灯心炭付灯心焖炭；写朱灯心付朱砂拌灯心。

【临床性效特征】灯心草味甘、淡，性凉，归心、肺、小肠经。①清热通淋，可治湿热蕴结膀胱所致的淋证。②清心火除烦，可治心火扰神所致的心烦失眠、小儿夜啼及口舌生疮等。现代多用于泌尿系统感染、泌尿系统结石等属湿热证者。

【临床治疗实施】

**1. 用法用量**　煎服1~3g。内服入汤剂，或入丸、散。常规煎煮。朱砂拌灯心不入煎剂。外用适量，灯心炭研末外用以止血、敛疮。

**2. 炮制品与临床**　生品功能利水通淋，用于淋证。与朱砂同拌，功偏清心降火安神，用于心烦失眠、小儿夜啼，忌火。煅制成炭，功偏凉血止血，清热敛疮，用于喉痹、乳蛾、阴疳。

**3. 方药经验**

（1）灯心草与车前子两药相须配伍，可增强清热、利水、通淋之功，用于膀胱湿热所致的热淋涩痛、小便不利等。

（2）灯心草与淡竹叶两药相使配伍，可增强清热利水、清心除烦之功，用于心火亢盛之心烦不眠或心烦尿赤等症。

**4. 中成药应用**

（1）舒眠胶囊：功效疏肝解郁，宁心安神。主治肝郁伤神所致的失眠症。症见失眠多梦、精神抑郁或急躁易怒、胸胁苦满或胸膈不畅、口苦目眩。

（2）八正合剂：功效清热，利尿，通淋。主治湿热下注、小便短赤、淋沥涩痛、口燥咽干。

【临床药学服务】

**1. 用药告知与监护** 本品质轻，注意用量不宜太大。药力单薄，注意配伍使用。注意观察尿量、舌苔的变化。忌食辛辣之品。

**2. 药物警戒实践** 下焦虚寒、体虚尿频、小便不禁、心气虚者忌用。年老体弱者慎用。

## 萆 薢

【处方常用名与给付】萆薢、绵萆薢、粉萆薢。写萆薢、萆薢片、川萆薢、绵萆薢、萆薢根均付萆薢；写鲜萆薢付鲜萆薢；写炒萆薢付麸炒萆薢；写酒萆薢付酒炙萆薢；写盐萆薢付盐炙萆薢。

【临床性效特征】萆薢味苦，性平，归肾、胃经。①利湿祛浊，无寒热之偏，利湿而分清浊，为治膏淋、白浊之要药。症见小便浑浊、色白如米泔，以及湿热下注之尿浊短赤、尿道涩痛等症，亦治妇女带下。②祛风除湿，舒筋通络，善治湿邪偏盛、筋脉拘急、关节屈伸不利。无论寒湿或湿热痹痛，皆可随症配伍应用。现代多用于泌尿系感染、乳糜尿、风湿性关节炎、类风湿关节炎、痛风性关节炎、前列腺炎等属湿盛者。

【临床治疗实施】

**1. 用法用量** 煎服9~15g。内服入汤剂，或入丸、散。常规煎煮，汤剂宜饭后服用。

**2. 炮制品与临床** 本品一般生用。酒制品祛风湿作用突出。盐制品可增强下焦作用，用于膀胱冷气、遗溺白浊。麸炒药性缓和。

**3. 方药经验**

（1）萆薢分清饮中萆薢与益智仁两药配伍，共奏温肾、利湿、分清化浊之功，用于肾气虚弱、湿浊下注之小便浑浊不清、白如米泔、稠如膏糊。

（2）萆薢与车前子两药相须配伍，可增强利湿浊、通淋止痛之功，用于湿热下注所致的膏淋、白浊，症见小便浑浊、淋涩刺痛、尿有余沥。

（3）萆薢与防己、土茯苓三药配伍，增强祛风除湿化浊、清热利痹之功，用于风湿痹痛、关节红肿疼痛、屈伸不利、湿毒之膏淋、白浊、梅毒、肢体拘挛等症。

**4. 中成药应用**

（1）萆薢分清丸：功效分清泌浊，温肾利湿。主治肾不化气、清浊不分所致的白浊、小便频数。

（2）风湿圣药胶囊：功效清热祛湿，散风通络。主治风湿热邪瘀阻所致的痹病，症见关节红肿热痛、屈伸不利，肢体困重；风湿性关节炎、类风湿关节炎（关节未变形者）见上述证候者。

【临床药学服务】

**1. 用药告知与监护**　不宜单味大量长期服用。注意配伍应用。注意尿量、舌苔的变化。

**2. 药物警戒实践**　肾阴亏虚者慎服；脾胃虚寒、肾阳虚衰等证慎用。滑精、早泄患者慎用。不宜与含金属的盐类药物如硫酸亚铁、次碳酸铋等药合用。

## 第三节　利湿退黄药

### 茵　陈

【处方常用名与给付】茵陈、绵茵陈、茵陈蒿。写茵陈、茵陈蒿、嫩茵陈、绵茵陈、银茵陈、西茵陈均付茵陈蒿。

【临床性效特征】茵陈味苦、辛，性微寒，归脾、胃、肝、胆经。①利湿退黄，使湿热从小便而出，为治湿热黄疸之要药。经过配伍亦可治疗寒湿引起的阴黄证。②祛湿止痒，用治湿滞肌肤所致的湿疹、湿疮、皮肤瘙痒等症。现代多用于传染性黄疸型肝炎、胆道疾患伴有黄疸者，荨麻疹、湿疹等属于湿热者。

【临床治疗实施】

**1. 用法用量**　煎服6～15g。内服入汤剂。常规煎煮。煎剂宜饭后服用，用以利湿退黄。外用适量，煎水熏洗，用以解毒疗疮。

**2. 炮制品与临床**　本品一般生用。春季采收的品种习称“绵茵陈”，秋季采收的品种习称“花茵陈”，两个品种的功效主治类似，用法用量相同。

**3. 方药经验**

（1）茵陈蒿汤中茵陈与栀子、大黄三药配伍应用，可增强清热利湿、退黄、解毒之功，用于湿热蕴结肝胆之黄疸，症见周身面目俱黄，黄色鲜明，小便短赤。

（2）茵陈四逆汤中茵陈与附子两药配伍，寒热并用，共奏温阳、退黄之功。用于阴黄证，症见黄疸色晦、手足逆冷。

（3）茵陈五苓散中茵陈与茯苓两药相使配伍，可增强清热退黄、利水渗湿、消肿之功，用于湿热黄疸之湿重于热、小便不利者。

**4. 中成药应用**

（1）小儿肝炎颗粒：功效清热利湿，解郁止痛。主治肝胆湿热所致的黄疸、胁痛、腹胀、发热、恶心呕吐、食欲减退、身体倦懒、皮肤黄染；黄疸型肝炎、无黄疸型肝炎见上述证候者。

（2）茵栀黄口服液（颗粒）：功效清热解毒，利湿退黄。主治肝胆湿热所致的黄疸，症见面目俱黄、胸胁胀痛、恶心呕吐、小便黄赤；急慢性肝炎见上述证候者。

（3）护肝丸（片、胶囊、颗粒）：功效疏肝理气，健脾消食。具有降低转氨酶作用。主治慢性肝炎及早期肝硬化。

（4）利肝隆颗粒：功效疏肝解郁，清热解毒，益气养血。主治肝郁湿热、气血两虚所致的两胁胀痛或隐痛、乏力、尿黄；急慢性肝炎见上述证候者。

【临床药学服务】

**1. 用药告知与监护**　用药中顾护脾胃，忌油腻、辛辣的食物。根据病证轻重选择药量，不可过量。偶见恶心、呕吐、上腹饱胀与灼热感、腹泻、上肢麻木、胸闷、心悸、心律失常等不良反应。注意尿量，监测用药后症状变化。

**2. 药物警戒实践**　脾虚血亏之虚黄忌用。低血压，水、电解质紊乱患者不宜大量长期服用。孕妇、老年人不宜长期大量使用。不宜与灰黄霉素、洋地黄类、奎尼丁、氯霉素同用。

## 金钱草

【处方常用名与给付】金钱草。写金钱草、大金钱草、四川金钱草、过路黄、路边黄均付金钱草。

【临床性效特征】金钱草味甘、咸，性微寒，归肝、胆、肾、膀胱经。①清热退黄，为治肝胆湿热黄疸之主药。②利水通淋，用于湿热蕴结之胆石及热淋、石淋，症见小便涩痛、淋沥不畅。③解毒消肿，可用治疮痈肿痛、毒蛇咬伤等。现代多用于传染性黄疸型肝炎、胆道及泌尿系统结石、泌尿系统感染等属湿热者。

【临床治疗实施】

**1. 用法用量**　煎服15~60g，鲜品加倍。内服入汤剂，或浸酒捣汁饮。常规煎煮。煎剂宜饭后服或代茶饮，用于利尿通淋，利湿退黄。外用适量。鲜品捣烂外敷，或煎水熏洗，以消肿解毒。

**2. 炮制品与临床**　本品一般生用。

**3. 方药经验**

（1）金钱草与茵陈两药相须配伍，可增强清热利湿、排石、退黄之力，用于湿热蕴结肝胆之黄疸、胆石症。

（2）金钱草与鸡内金、海金沙三药配伍，具有利尿通淋、排石，用于胆道结石及泌尿系统结石。

（3）金钱草与玉米须两药配伍，具有利水通淋、利胆退黄之功。玉米须味甘、淡，性平，归膀胱、肝、胆经，功能利水消肿，主治水湿内停之水肿、小便不利；又能利水通淋，用治膀胱湿热内蕴之小便淋沥涩痛；还能利湿退黄，无论湿热黄疸还是寒湿黄疸皆宜。煎服 30～60g。

（4）金钱草与葫芦两药相使配伍，既清肝胆之热，又利肝胆之湿，共奏清热利湿、利胆退黄之功，适用于湿热蕴结肝胆之黄疸。葫芦味酸、涩，性温，善治水湿停滞所致的面目浮肿、大腹水肿、小便不利等症。煎服 15～30g。

（5）金钱草与广金钱草性效相似。金钱草为报春花科植物过路黄的干燥全草；广金钱草为豆科植物广金钱草的干燥地上部分，味甘、淡，性凉，归肝、肾、膀胱经，功效利湿退黄、利尿通淋。用于黄疸尿赤，热淋、石淋、小便涩痛、水肿尿少。煎服 15～30g。

**4. 中成药应用**

（1）肝炎康复丸：功效清热解毒，利湿化郁。主治肝胆湿热所致黄疸，症见目黄身黄、胁痛乏力、尿黄口苦；急慢性肝炎见上述证候者。

（2）金钱草片：功效清热利湿，利尿通淋。主治湿热下注所致的热淋、石淋，症见肾区绞痛、尿频、尿急、尿赤涩痛；尿路结石见上述证候者。

【临床药学服务】

**1. 用药告知与监护**　本品单味大剂量应用时，需注意疗程，不宜长期使用。注意饮食清淡。偶见白细胞减少现象，或见全身潮红、发热，恶心、腹痛、大便时肛门灼热疼痛。用药中注意观察排尿量，监测肝功能、血钾。用药期间忌食油腻、辛辣的食物。

**2. 药物警戒实践**　气虚体弱、阴虚无湿热者慎用。水、电解质紊乱患者，出血者不宜大量长期服用。不宜与东莨菪碱、咖啡因及磺胺类药物同用。

## 虎　杖

【处方常用名与给付】虎杖。写虎杖、生虎杖均付虎杖片。

【临床性效特征】虎杖味微苦，性微寒，归肝、胆、肺经。①利湿退黄，为治湿热黄疸所常用。亦可治湿热下注所致的带下、淋浊诸症。②清热解毒，用治疮痈肿毒、水火烫伤、毒蛇咬伤。③散瘀活血，常用于瘀血停滞所致的瘀血经闭、痛经、跌打损伤、癥瘕积聚等。④清肺化痰止咳，可用于肺热咳嗽痰多。⑤泻下通便，用治热结便秘。现代多用于传染性黄疸型肝炎、胆道结石、泌尿系结石、泌尿系感染、阴道炎、急慢性支气管炎、急性肺炎等属湿热、肺热者；以及慢性盆腔炎、闭经等属瘀滞者。

【临床治疗实施】

**1. 用法用量**　内服 9～15g。内服入汤剂或入丸、散。常规煎煮。利湿退黄宜饭后服用，通便泻下宜饭前服。外用适量，鲜品捣烂外敷患处，或煎水熏洗治疗虫蛇咬伤。

**2. 炮制品与临床**　本品一般生用。

**3. 方药经验**

（1）虎杖与牛膝两药相使配伍，可增强活血祛瘀、止痛之功，用于瘀血阻滞、癥瘕积聚、月经不通等。

（2）虎杖与茵陈两药相须配伍，可增强清热解毒、利湿退黄之功，用于湿热蕴结肝胆之黄疸。

（3）虎杖与鱼腥草两药相使配伍，共奏清泄肺热、化痰止咳之功，用于肺热咳嗽、痰黄稠厚。

**4. 中成药应用**

（1）烧伤灵酊：功效清热燥湿，解毒消肿，收敛止痛。主治各种原因引起的Ⅰ、Ⅱ度烧伤。

（2）复方黄芩片：功效清热解毒，凉血消肿。主治风热上攻、湿热内蕴所致的咽喉肿痛、口舌生疮、感冒发热、湿热泄泻、热淋涩痛、痈肿疮疡。

（3）乙肝清热解毒颗粒：功效清肝利胆解毒。主治肝胆湿热所致胁痛、黄疸、发热或低热、口干苦或黏臭、厌油、胃肠不适；慢性乙型肝炎见上述证候者。

（4）双虎清肝颗粒：功效清热利湿，化痰理气，活血。主治湿热内蕴所致胃脘痞闷、口干不欲饮、恶心厌油、食少纳差、胁肋隐痛、腹部胀满、大便黏滞不爽或臭秽，或身目发黄；慢性乙型肝炎见上述证候者。

【临床药学服务】

**1. 用药告知与监护** 长期使用可出现消化道反应，如口干口苦、食欲下降、恶心、呕吐、腹泻、腹痛。注意顾护脾胃，饮食宜清淡，忌食油腻、辛辣食物。不可自行加大用量及延长用药时间。监测肝功能、胃肠道反应等。

**2. 药物警戒实践** 孕妇忌服。脾胃虚寒、寒湿黄疸者及经期妇女慎用。有报道称，不宜与四环素、异烟肼、盐酸麻黄碱、碳酸氢钠同用。

## 垂盆草

【处方常用名与给付】垂盆草。写垂盆草、佛甲草、石指甲均付垂盆草；写鲜垂盆草付鲜垂盆草。

【临床性效特征】垂盆草味甘、淡，性凉，归肝、胆、小肠经。①清利肝胆湿热以退黄，常用于湿热蕴结肝胆所致的湿热黄疸。②清热解毒疗疮痈肿痛、毒蛇咬伤等。现代多用于传染性黄疸型肝炎、药物性肝炎、多发性毛囊炎等属湿热者。

【临床治疗实施】

**1. 用法用量** 煎服15~30g；鲜品加量。内服入汤剂。常规煎煮，宜饭后服。外用适量，研末调搽，鲜品捣烂外敷或取汁外涂，或煎水湿敷。

**2. 炮制品与临床** 本品一般生用。

**3. 方药经验**

（1）垂盆草与茵陈两药相须配伍，可增强清利肝胆、退除黄疸之功，用于湿热黄疸。

（2）垂盆草与紫花地丁两药相使配伍，可增强清热解毒、消痈散结之功，用于疮痈肿痛。

（3）垂盆草与鸡骨草、珍珠草均具有清热利湿退黄之功，用治湿热黄疸。鸡骨草味甘、苦，性凉，归肝、胃经。功偏渗利，且能清热解毒，疏肝止痛。用于湿热黄疸、胁肋不舒、胃脘胀痛、乳房胀痛，疮痈、毒蛇咬伤。15～30g 水煎服或适量外用。珍珠草性凉，入肝、肺经，尚有利尿通淋、清肝明目、清热解毒、消积之功，用于膀胱湿热之热淋、石淋及目赤肿痛、疮疡痈肿及小儿疳积。煎服 15～30g。鲜品 30～60g。外用适量。

**4. 中成药应用**

（1）复方益肝丸：功效清热利湿，疏肝理脾，化瘀散结。主治湿热毒蕴所致胁肋胀痛、黄疸、口干口苦；急慢性肝炎见上述证候者。

（2）护肝宁片（胶囊）：功效清热利湿退黄，疏肝化瘀止痛，可降低谷丙转氨酶，用于湿热中阻、瘀血阻络所致的脘胁胀痛、口苦、黄疸、胸闷、纳呆；急慢性肝炎见上述证候者。

【临床药学服务】

**1. 用药告知与监护**　宜清淡饮食，忌食油腻、辛辣的食物。不当服用可致心律失常、多形性红斑型药疹。注意尿量，监测肝功能，心电图及皮肤反应。

**2. 药物警戒实践**　脾胃虚寒者慎用；心脏病患者慎用。

## 地耳草

【处方常用名与给付】地耳草、田基黄。写地耳草、田基黄均付地耳草；写鲜地耳草、鲜田基黄均付鲜地耳草。

【临床性效特征】地耳草味苦、甘，性凉，归肝、胆经。①清热利湿退黄，常治湿热黄疸。②清热解毒，可用治肺痈、肠痈、疮痈肿痛等。③活血消肿，常用于跌打损伤之瘀肿疼痛。现代多用于传染性黄疸型肝炎、胆道结石、急性肺炎、肺脓肿、急性阑尾炎、多发性毛囊炎等属湿热或瘀滞型者。

【临床治疗实施】

**1. 用法用量**　煎服 15～30g，鲜品用量加倍。常规煎煮，宜饭后服。外用适量，鲜品捣汁外敷，或煎水洗。

**2. 炮制品与临床**　本品一般生用。

**3. 方药经验**

（1）地耳草与金钱草两药相须配伍，共奏清利肝胆、退除黄疸之功，用于湿热黄疸。

（2）地耳草与红藤两药相须配伍，可增强清热解毒、消痈止痛之力，用于肠痈腹痛、痈疮肿毒、肺痈。

**4. 中成药应用**　中华跌打丸：功效消肿止痛，舒筋活络，止血生肌，活血祛瘀。主治筋骨挫伤、新旧瘀痛、创伤出血、风湿瘀痛。

【临床药学服务】

**1. 用药告知与监护**　注意饮食清淡，忌食油腻、辛辣食物。注意尿量，检测肝功能。

**2. 药物警戒实践**　脾胃虚寒、寒湿黄疸者慎用。

# 第十一章
# 温里药

温里药是以温里祛寒，治疗里寒证为主要作用的药物，又称祛寒药。所治里寒证系临床所见的除表寒之外的一切寒证，包括里实寒证及虚寒证。

本类药物主要为草木类药，多味辛，性温热，主归脾、胃二经，兼入肾、心、肝、肺经。其以辛散温通偏走脏腑而能温里散寒，温经止痛，个别药物还能助阳回阳，可以用治里虚寒证。其中，主入脾、胃经者，可用治外寒入侵、直中脾胃或脾胃虚寒证，症见脘腹冷痛、呕吐泄泻、舌淡苔白等。主入肺经者，用治肺寒痰饮证，症见痰鸣咳喘、痰白清稀、舌淡苔白滑等。主入肝经者，用治寒侵肝经的少腹冷痛、寒疝腹痛或厥阴头痛等。主入肾、膀胱经者，用治肾阳虚、膀胱气化不足证，症见阳痿宫冷、腰膝冷痛、夜尿频多、滑精遗尿等。主入心、肾两经者，用治心肾阳虚证，症见心悸怔忡、畏寒肢冷、小便不利、肢体浮肿等；或用治亡阳厥逆证，症见畏寒蜷卧、汗出神疲、四肢厥逆、脉微欲绝等。温里药的使用方法属于《黄帝内经》中的“寒者热之”治则，八法中“温法”范畴。

本类药物性多辛热燥烈，实热证、阴虚火旺、精血亏虚者忌用；阳盛格阴或真热假寒之证禁用。根据临床需要，适当配伍祛风湿药、利水药、补益药、化瘀药等。宜中病即止，避免过用本类药物而导致耗阴动火的不良作用；孕妇慎用或忌用。

## 附 子

【处方常用名与给付】制附子、熟附子、炮附子、黑顺片、白附片、淡附片。写附子、淡附片、白附片、明附片均付淡附片；写黑附片、黑顺片、黑附、乌附均付黑顺片；写熟附片、熟附均付蒸煮附片；写制附片、制附子可付经以上各法制过的附片。

【临床性效特征】附子味辛、甘，性大热，有毒，气雄性悍，走而不守，归心、肾、脾经。①回阳救逆，补火助阳，能上助心阳，中温脾阳，下补肾阳，凡肾、心、脾诸脏阳气衰弱者均可应用，为“回阳救逆第一药”，是治疗心、肾阳虚欲绝或大汗、大吐、大泻等导致阳气脱失，脾阳虚所致的腰膝脘腹冷痛、夜尿频多、心悸气短、胸痹心痛、大便溏泄、手足冰冷、脉微欲绝、冷汗淋漓等亡阳证之要药。②温通经脉，逐经络中风寒湿邪，有较强的散寒止痛作用，故凡风寒湿痹、周身骨节疼痛者均可用之，尤善治寒痹痛剧者；亦可用于漫肿不溃或溃久不愈的阴疽。现代多用于各种休克、心力衰竭证属阳气暴脱者；急慢性胃炎、消化性溃疡等证属肾阳衰弱、脾胃虚寒者；

风湿性关节炎、类风湿关节炎等证属风寒湿痹者。

【临床治疗实施】

**1. 用法用量**　煎服3~15g。内服用炮制品，入汤剂或入丸、散。入汤剂宜先煎40分钟以上。治疗里寒痼冷证宜饭后服；回阳救逆适时服。外用适量。

**2. 炮制品与临床**　附子生品毒性大，不内服；盐附子便于贮存，一般制成淡附片与黑附片，长于回阳救逆，散寒止痛，用于亡阳虚脱、肢冷脉微、阴寒水肿、阳虚外感、寒湿痹痛；白附片与淡附片作用相似；炮附片以温肾暖脾、补命门之火力胜，临床多用治虚寒泄泻、风寒湿痹、阳虚水肿、阳虚感冒、精泄不禁；黑顺片与淡附片作用近似，但以通络止痛、温化痰湿为主，还可用于中风瘫痪及痰涎壅盛之证。

**3. 方药经验**

（1）真武汤中附子与白术、茯苓三药配伍，共奏温中散寒、温阳利水、健脾利湿之功，用于脾肾阳虚、寒湿内停、小便不利、呕吐泄泻及痰饮水肿等。

（2）附子汤中附子与白芍两药配伍，一温一凉，相反相成，刚柔并用，共奏通痹止痛之效，用于痹病寒邪偏盛、关节疼痛者。

（3）附子与细辛两药相须配伍，两药均性温热，有毒，同归心、肾经，可增强散寒止痛之功，用于风寒湿痹、阳虚外感诸证。

（4）附子与黄连两药配伍，均入心经，寒热互制，清温并施，用于上热下寒、寒热格拒证。

（5）附子与川乌、草乌三药均为毛茛科植物乌头的根，均为辛热有毒之品，均能散寒止痛，治寒湿痹痛、心腹冷痛等。但附子为乌头的子根，又善于回阳救逆，补火助阳，主治亡阳欲脱及肾阳虚衰、脾肾阳衰诸症，也用治阳虚水肿、阳虚外感等；川乌为乌头的母根，草乌为北乌头的母根，草乌的毒性较川乌强，二者均善祛风除湿止痛，生品不内服，煎服1~1.5g，应先煎久煎。主治寒痹关节疼痛、心腹冷痛、寒疝作痛、跌打损伤疼痛、阴疽等，亦用于麻醉止痛。不宜与半夏、白及、白蔹、全瓜蒌、瓜蒌皮、瓜蒌仁、天花粉、浙贝母、川贝母、伊贝母、湖北贝母、平贝母等同用。

**4. 中成药应用**

（1）寒热痹颗粒：功效散寒清热，和营定痛。主治寒热互结、营卫失和所致的肌肉关节疼痛，局部触之发热，但自觉怕冷畏寒，或触之不热但自觉发热，全身热象不显；寒热互结、营卫失和所致的风湿性关节炎和类风湿关节炎见上述证候者。

（2）痰饮丸：功效温补脾阳，助阳化饮。主治脾肾阳虚、痰饮阻肺所致的咳嗽、气促发喘、咳吐白痰、畏寒肢冷、腰背痿弱、腹胀食少。

（3）四逆汤：功效温中祛寒，回阳救逆。主治阳虚欲脱，冷汗自出，四肢厥逆，下利清谷，脉微欲绝。

【临床药学服务】

**1. 用药告知与监护**　附子性燥烈有毒，用当宜慎。不可自行用药。用量不宜过大，应根据证候轻重酌情选用药量。与其他温热药物同用或天气炎热时应注意酌减药量。

疗程及用量需遵医嘱。附子煎煮时间过短、生用及服法不当等，可引起中毒。附子服用量过大会出现心律失常、血压下降、体温降低、呼吸抑制、肌肉麻痹和中枢神经功能紊乱等情况。用药期间应注意监测血压、心率、体温、呼吸等变化，注意有无舌麻、心悸等不良反应。

**2. 药物警戒实践** 热证、阴虚阳亢者忌用。心功能与血压异常患者慎用；肝肾功能不全者慎用；老年人与儿童慎用，孕妇忌用。不宜与半夏及其制品、瓜蒌、瓜蒌仁、瓜蒌皮、天花粉、川贝母、浙贝母、平贝母、伊贝母、湖北贝母、白蔹、白及等同用。不宜与吴茱萸、威灵仙伍用。不宜与强心苷、奎尼丁和普鲁卡因合用。忌饮酒。不宜与咖啡同食；忌辛辣、生冷食物。

## 肉 桂

【处方常用名与给付】肉桂、牡桂、筒桂、油桂。写肉桂、油肉桂、紫油桂、赤油桂、玉桂、油桂、紫桂、赤桂、企边桂、砂板桂、官桂均付肉桂。

【临床性效特征】肉桂味辛、甘，性热，归肾、脾、心、肝经。①补火助阳，为治命门火衰之要药，可用治肾阳不足、命门火衰所致的阳痿、宫冷、腰膝冷痛、夜尿频多、滑精遗尿等。②散寒止痛，温通经脉，善去痼冷沉寒，用治寒邪内侵或脾胃虚寒之脘腹冷痛、虚寒吐泻、寒湿痹痛。③引火归原，用治元阳亏虚、虚阳上浮之眩晕面赤、虚喘、汗出、心悸、失眠、脉微弱者。现代多用于疝气证属寒凝气滞者；腰肌劳损证属肾阳不足者等。

【临床治疗实施】

**1. 用法用量** 煎服 1~5g；研末服 1~2g。内服入汤剂或入丸、散。不宜久服。用于温补肾阳、散寒止痛、温通经脉宜饭后服。

**2. 炮制品与临床** 本品一般生用。

**3. 方药经验**

（1）桂附理中丸中肉桂与干姜、白术配伍，共奏温阳益气、温阳补水、补肾健脾之功，同时可增强散寒止痛的作用，治疗脾肾阳虚、呕吐腹痛者，或久寒积冷、心腹疼痛等症。

（2）肉桂与附子两药相须配伍，且两药均为纯阳辛热温里药，可增强补火助阳、散寒止痛之功，用于肾阳虚衰或脾肾阳虚所致诸症，及寒邪直中、寒湿痹痛、胸痹冷痛及阴黄等症。

（3）肉桂与吴茱萸两药相须配伍，可增强暖肝温肾、散寒止痛之功，用于寒疝腹痛。

**4. 中成药应用**

（1）仲景胃灵丸：功效温中散寒，健胃止痛。主治脾胃虚弱、食欲不振、寒凝胃痛、脘腹胀满、呕吐酸水或清水。

（2）桂附理中丸：功效补肾助阳，温中健脾。主治肾阳衰弱、脾胃虚寒、脘腹冷痛、呕吐泄泻、四肢厥冷。

（3）心宝丸：功效温补心肾，活血通脉。主治心肾阳虚、心脉瘀阻所致心悸，症见畏寒肢冷、动则喘促、心悸气短、下肢肿胀、脉结代；冠心病、心功能不全、病态窦房结综合征见上述证候者。

（4）固本统血颗粒：功效温肾健脾，填精益气。主治阳气虚损、血失固摄所致紫斑，症见畏寒肢冷，腰酸乏力，尿清便溏，皮下紫斑、其色暗淡；亦可治轻型原发性血小板减少性紫癜见上述证候者。

【临床药学服务】

**1. 用药告知与监护** 不宜久服，以免伤阴动血。与其他温热药物同用，或天气炎热时，应注意酌减药量。注意监测血压、心率、体温、二便等变化。用药期间忌食辛辣、油腻及刺激性食物。

**2. 药物警戒实践** 热证、阴虚阳亢、出血者忌用。脑出血等出血性疾病患者、低血压患者等不宜大量长期用；妇女月经期慎用；孕妇忌用。婴幼儿、老年人不宜大量长期用。不宜与赤石脂配伍。

## 干 姜

【处方常用名与给付】干姜。写干姜、老干姜、北干姜、北姜、川干姜均付干姜片；写炮干姜、炮姜均付炮姜；写黑干姜、黑姜炭、炮姜炭、干姜炭、炒姜炭、黑姜、姜炭均付干姜炭。

【临床性效特征】干姜味辛，性热，归脾、心、肾、肺、胃经。①温中散寒，用于外寒内侵或脾胃虚寒引起的脘腹冷痛、呕吐泄泻等，也可用以治疗脾肾阳虚、水湿停滞、肢体浮肿、脘腹胀满等，可配温阳渗湿药同用。②回阳通脉，可用治心肾阳虚、阴寒内盛所致亡阳厥逆、脉微欲绝者。③温肺散寒化饮，用治寒饮喘咳、形寒畏冷、痰多清稀之症。现代多用于慢性萎缩性胃炎、十二指肠球部溃疡证属脾胃虚弱、中阳不振者；喘息性支气管炎或阻塞性肺气肿证属脾肾阳虚衰、寒饮阻肺者。

【临床治疗实施】

**1. 用法用量** 煎服3~10g。内服入汤剂或入丸、散。可单用研末水调服。常规煎煮。宜饭后服。外用适量。

**2. 炮制品与临床** 临床常生用，用于脾胃虚寒证、亡阳证及寒饮喘咳等。炮姜味苦、辛，性温，温中散寒，温经止血。姜炭味苦、涩，性温，长于止血，用于血痢、虚寒出血。

**3. 方药经验**

（1）四逆汤中干姜与附子两药相须配伍，可增强温阳守中、温通心阳、补肾益火、回阳通脉之功，用于脾肾阳气虚弱、外寒直中、寒湿痹痛、宫冷阳痿、水肿尿频、腹痛吐泻、咳喘痰涎等。

（2）小青龙汤中干姜与细辛两药相使配伍，可增强暖脾胃、祛风寒、温肺化饮之功，用于治疗寒饮咳喘、咳吐清稀涎沫、寒邪头疼等。

（3）干姜与厚朴两药配伍，共奏温中散寒、降逆除满之功，用于寒饮内停的胃脘胀闷、痞痛、寒饮喘咳、胸脘满闷者。

（4）干姜与生姜、生姜汁、生姜皮、煨姜、炮姜诸药来源于同一植物。其中，生姜汁即生姜榨汁，辛散力较强，有止呕之功，治疗呕恶不止、痰迷昏厥之急症；生姜皮，即生姜根茎之外皮，味辛，性凉，功能和中利水消肿，用于水肿、小便不利。生姜、煨姜、干姜和炮姜均能温中散寒，适用于脾胃寒证。由于炮制不同，其性能亦异。生姜为鲜品，长于发散表寒，温中止呕，为呕家圣药，又有温肺止咳之功。煨姜为生姜煨制品，辛温，辛散之力不如生姜，温中止呕力胜，用于胃寒呕吐、腹痛泄泻。干姜为干品，长于温里祛寒，治疗中焦寒证，兼有回阳、温肺化饮之功。炮姜为干姜炒制品，性偏温涩，走血分，长于温经而止血，兼有温中散寒之功。临床处方用药时应根据病情酌情选用。

**4. 中成药应用**

（1）附子理中丸：功效温中健脾。主治脾胃虚寒、脘腹冷痛、呕吐泄泻、手足不温。

（2）定喘膏：功效温阳祛痰，止咳定喘。主治阳虚痰阻所致咳嗽痰多、气急喘促、冬季加重。

【临床药学服务】

**1. 用药告知与监护**　本品味辛，性热，不宜长期大量应用，与其他温热药同用时，应注意减量。应用不当可引起急性胃炎、便血、胃肠不适、心律异常、失眠、咽干等不良反应。用药过程应监测体温、食欲、二便、血压等变化。

**2. 药物警戒实践**　热证、阴虚阳亢、阴虚咳嗽吐血、表虚有热汗出、自汗盗汗、热呕腹痛者忌用。孕妇慎用。注意患者体质及饮食习惯，不宜食辛辣、刺激性食物。

## 吴茱萸

【处方常用名与给付】吴茱萸、吴萸。写吴茱萸、淡吴萸、泡吴萸均付泡淡吴茱萸；写炒吴萸、炒吴茱萸均付清炒吴茱萸；写连吴萸、连萸均付黄连炒吴萸；写醋吴萸、醋萸均付醋炒吴萸；写姜吴萸、姜萸均付姜汁炒吴萸；写盐吴萸、盐萸均付盐水炒吴萸；写生吴茱萸付生吴茱萸。

【临床性效特征】吴茱萸味辛、苦，性热；有小毒，归肝、脾、胃、肾经。①散寒止痛，疏肝解郁，为治肝寒气滞诸痛之要药，如厥阴头痛、干呕、口吐涎沫、寒疝腹痛，及冲任虚寒、瘀血阻滞之痛经。②降逆止呕，兼能制酸止痛，善治霍乱心腹痛、呕吐不止及外寒内侵、胃失和降所致的呕吐吞酸、寒湿脚气。③助阳止泻，为治脾肾阳虚、五更泄泻之常用药。现代多用于急慢性胃炎、偏头痛、牙痛、疝气痛、各种泄泻、口疮、神经性皮炎、头痛等证属肝胃寒气郁滞者。

【临床治疗实施】

**1. 用法用量**　内服2~5g。内服多用制吴茱萸。用于散寒温里入汤剂或入丸、散。

常规煎服，内服宜饭后。外用适量。生品供外用，研末醋调敷足心引火下行，治高血压及口舌生疮；亦可外洗治头疮及皮肤湿疹。外用适时。

**2. 炮制品与临床** 生品多外用，长于祛寒燥湿，用于口疮、湿疹、牙疼、高血压等，因其辛热有小毒，故临床当审证慎用。醋制加强走肝经之效用。姜汁炮制品具有散寒止痛、降逆止呕、助阳止泻的功效，多用于厥阴头痛、行经腹痛、脘腹冷痛、呕吐吞酸、寒疝腹痛、寒湿脚气、五更泄泻。盐制吴茱萸有散寒止痛的功效，宜用于疝气疼痛。黄连炒吴茱萸，减缓其辛热之性，加强走中焦降逆之功。

**3. 方药经验**

（1）吴茱萸汤中吴茱萸与生姜、人参三药配伍，可增强温中暖肝散寒、降逆止呃止痛之功，用于胃寒腹痛、呕吐、呃逆、嘈杂吞酸等。

（2）温经汤吴茱萸与当归、桂枝诸药配伍，共奏温经散寒、调经止痛之功，用于妇人胞宫虚寒之月经延期、量少、色黑，少腹冷痛及疝气疼痛等。

（3）吴茱萸与川楝子两药相使配伍，寒热并用，可增强疏肝行气止痛之功，用于寒热郁结、肝胃不和所致的胁肋脘腹疼痛、疝气疼痛等。

（4）吴茱萸与小茴香、附子诸药配伍，均能温里散寒，可增强暖肝温肾、散寒止痛、助阳止泻止遗、行气止痛之功，用于脾肾阳虚之泄泻、遗精、遗尿、宫冷、少腹冷痛、寒滞肝脉、疝气疼痛等。

**4. 中成药应用**

（1）四神丸（片）：功效温肾散寒，涩肠止泻。主治肾阳不足所致泄泻，症见肠鸣腹胀、五更溏泄、食少不化、久泻不止、面黄肢冷。

（2）复方田七胃痛胶囊：功效温中理气，制酸止痛，化瘀止血。主治阳虚胃寒、气滞血瘀所致胃痛，症见胃脘冷痛、痛处不移、喜温喜按，反酸嘈杂，或有黑便；胃及十二指肠球部溃疡、慢性胃炎见上述证候者。

（3）戊己丸：功效泻肝和胃，降逆止呕。主治肝火犯胃、肝胃不和所致的胃脘灼热疼痛、呕吐吐酸、口苦嘈杂、腹痛泄泻。

【临床药学服务】

**1. 用药告知与监护** 吴茱萸为辛热燥烈之品，易耗气动火，与其他温热药同用时，应注意减量。不宜长期大量服用。有内服吴茱萸引起剧烈腹痛、腹泻、视力障碍、错觉、毛发脱落、兴奋中枢等报道，注意监测药后症状的变化。用药期间忌食辛辣、刺激性食物，亦不宜过多食用寒凉之品。

**2. 药物警戒实践** 阴虚内热者及小便不利者忌用。孕妇及哺乳期妇女慎用。不宜与青霉素、链霉素、氯霉素、磺胺类、新霉素、苯唑卡因、奎尼丁、硫柳汞、对苯二胺甲醛及碘造影剂等同用。

## 高良姜

【处方常用名与给付】高良姜、良姜。写高良姜、良姜、良姜片均付生高良姜；写炒良姜付清炒高良姜；写土炒良姜付土炒高良姜；写萸良姜付吴茱萸制高良姜。

【临床性效特征】高良姜味辛，性热，归脾、胃经。①散寒止痛。②温中止呕。用于胃脘冷痛、胃寒呕吐、嗳气吞酸。现代多用于慢性胃炎、胃及十二指肠溃疡属阳虚胃寒者。

【临床治疗实施】

**1. 用法用量** 煎服3~6g，研末服3g。内服入汤剂或入丸、散。常规煎煮，宜饭后服。

**2. 炮制品与临床** 本品一般生用。炒制品增强其走中焦之效。萸制高良姜可温中散肝寒。

**3. 方药经验**

（1）良姜散中高良姜与人参两药配伍，可增强益气健脾、温胃止呕之功，用于脾胃虚寒所致呕吐、噫气等症。

（2）高良姜与荜茇、吴茱萸配伍，可增强温胃散寒、止痛止呕之功，用于胃寒胃痛、呕吐等症。

（3）高良姜与半夏相使配伍，可增强温胃散寒止痛、降逆止呕之功，用于胃寒呕吐。

**4. 中成药应用** 良附丸：功效温胃理气。主治寒凝气滞、脘痛吐酸、胸腹胀满。

【临床药学服务】

**1. 用药告知与监护** 本品性味辛热，易助火伤阴，故不宜长期大量服用。与其他温热药同用时，应注意减量。可引起胃肠不适、食道烧灼感等不良反应，注意监测食欲、二便等变化。忌寒凉及辛辣、刺激性食物。

**2. 药物警戒实践** 热证、阴虚内热者忌用。孕妇不宜长期大量服用；出血性疾病患者及有出血倾向者不宜大量长期服用。不宜与番泻叶同用；慎与乙酰胆碱、组胺等药合用。

## 花　椒

【处方常用名与给付】花椒、蜀椒、川椒。写花椒、川椒、川花椒、蜀椒、椒衣均付花椒。写炒花椒付炒花椒。

【临床性效特征】花椒味辛，性温；有小毒，归脾、胃经。①温中燥湿，散寒止痛，止呕止泻。适用于中寒腹痛、寒湿吐泻，不论虚寒、实寒，及夏伤湿冷、泄泻不止均宜。②杀虫止痒，驱蛔，用于虫积腹痛、手足厥逆、烦闷吐蛔等；外用煎汤熏洗，可治阴痒、湿疹。③祛风止痛，局部麻醉，可治牙痛。④温散寒凝，通血脉，用于寒凝血滞之疮疡。现代多用于各种寄生虫病、体癣、鸡眼；胃肠炎证属寒湿者。

【临床治疗实施】

**1. 用法用量** 煎服3~6g。内服用生品或炒制品，入汤剂或入丸、散，用于温中止痛止泻。常规煎煮，宜饭后服用。外用适量，煎水熏洗患处，以杀虫止痒。

**2. 炮制品与临床** 生品辛散走窜作用强，燥湿、杀虫、止痒作用亦强，长于外用杀虫止痒，用于疥疮、湿疹、皮肤瘙痒等，但因其力猛有小毒，故临床当审证慎用。炒制品辛散走窜作用和毒性减弱，长于温中散寒，驱虫止痛，常用于胸腹寒痛、寒湿泄泻、虫积腹痛等。

**3. 方药经验**

（1）大建中汤中花椒与干姜两药相须配伍，可增强暖脾燥湿、温中止痛之功，用于脾胃虚寒、中阳不振所致的脘腹冷痛、食少吐泻等症。

（2）椒茱汤中花椒与蛇床子两药相使配伍，可增强燥湿、杀虫、止痒之功，用于妇人阴痒、带下，可外洗患处。

（3）花椒与高良姜两药相须配伍，可增强温中散寒、止痛之功，用于中寒腹痛、寒湿吐泻、胃寒呕吐。

（4）花椒与花椒目两者为同一来源植物的不同用药部位。椒目为花椒的种子，味苦，性寒，归脾、膀胱经，功效利水消肿、平喘，用于小便不利、水肿、腹水或饮邪犯肺，喘不得卧。煎服 3~10g。

**4. 中成药应用**

（1）康妇软膏：功效祛风燥湿，杀虫止痒。主治湿热下注所致阴痒、带下病，症见外阴红肿、瘙痒，带下量多、色黄；外阴炎、外阴溃疡、阴道炎见上述证候者。

（2）乌梅丸：功效缓肝调中，清上温下。主治蛔厥，久痢，厥阴头痛，症见腹痛下痢，颠顶头痛、时发时止，躁烦呕吐，手足厥冷。

【临床药学服务】

**1. 用药告知与监护** 本品味辛，性温，易伤阴助火，不宜长期大量服用。花椒的过敏反应表现为口服后出现荨麻疹、舌尖及四肢发麻、呕吐、腹泻，并可致过敏性休克。过量可致中毒，表现为头晕、恶心、呕吐、腹痛，严重时抽搐、谵妄、昏迷、呼吸困难等。用药期间应注意监测过敏反应等。

**2. 药物警戒实践** 热证、阴虚内热者忌用。孕妇慎用。慎与磺胺类、新霉素、奎尼等同用。用药期间忌食用寒凉生冷之品。

## 丁 香

【处方常用名与给付】丁香、公丁香、紫丁香、雄丁香。写丁香、公丁香、紫丁香均付丁香；写母丁香、鸡舌香、母丁均付母丁香。

【临床性效特征】丁香味辛，性温，归脾、胃、肺、肾经。①温脾降逆，为治虚寒呃逆之要药，用治胃寒呃逆、呕吐，以及脾胃虚寒、食少吐泻等。②温中散寒止痛，用治胃寒脘腹冷痛。③温肾助阳，可治肾虚阳痿、宫冷等。现代临床多用于慢性肠炎、胃肠功能紊乱属脾胃虚寒者。

【临床治疗实施】

**1. 用法用量** 内服 1~3g。内服入汤剂或入丸、散，用于胃寒呕吐、呃逆。常规煎煮，温中宜饭后服。外用适量，研末外敷；煎液或酒浸液涂洗患处以疗癣。

**2. 炮制品与临床** 本品一般生用。

**3. 方药经验**

（1）丁香柿蒂汤中丁香与党参或人参配伍，可增强益气健脾、温中散寒、调中降逆、止呕止呃之功，用于胃虚呃逆、呕吐、吐涎。

（2）丁香与砂仁、半夏三药配伍，可增强温中行气、止呕止泻之功，用于脾胃虚寒、湿阻气滞所致的脘腹冷痛、食少吐泻等。

（3）丁香与柿蒂两药相使配伍，可增强益气健脾、温中散寒、调中降逆、止呕止呃之功，用于胃虚呃逆、呕吐、吐涎。柿蒂味苦涩，性平，善降胃气，为止呃要药，随症配伍相应药物可用于胃寒、胃热、胃虚及痰湿壅滞、胃失和降而致的多种呃逆证，煎服5～10g。

（4）丁香与母丁香：两药均味辛，性温，归脾、胃、肺、肾经，功效、用法、用量相似。但丁香为桃金娘科植物丁香的干燥花蕾，母丁香则为其干燥近成熟的果实。

**4. 中成药应用**

（1）复方丁香开胃贴：健脾开胃，燥湿和中，调气导滞。适用于由脾胃虚弱或寒湿困脾所致的食少纳呆、脘腹胀满、大便溏泄、嗳气欲呕、腹痛肠鸣的辅助治疗。

（2）丁桂儿脐贴：健脾温中，散寒止泻。适用于小儿泄泻、腹痛的辅助治疗。

（3）六味丁香片：清热解毒。用于咽喉肿痛、声音嘶哑、咳嗽。

（4）十香丸：功效疏肝行气，散寒止痛。主治气滞寒凝所致疝气、腹痛。

（5）十香止痛丸：功效疏气解郁，散寒止痛。主治气滞胃寒、两肋胀满、胃脘刺痛、腹部隐痛。

（6）龟龄集：功效强身补脑，固肾补气，增进食欲。主治肾亏阳弱、记忆减退、夜梦精遗、腰酸腿软、气虚咳嗽、五更泄泻、食欲不振。

【临床药学服务】

**1. 用药告知与监护** 本品味辛，性温，易助火伤阴，故不宜长期大量服用。用药不当可见胃脘胀痛、恶心、呕吐、水样便等不良反应。用药期间注意监测呼吸、体温、食欲、二便等变化。

**2. 药物警戒实践** 热证、阴虚内热者忌用。孕妇慎用。有出血倾向者应遵医嘱，出血性疾病患者及有出血倾向者不宜大量长期服用。不宜与郁金同用；不宜与乙酰胆碱、组胺、氯化钡等药合用。

## 小茴香

【处方常用名与给付】小茴香、小茴、谷茴香、茴香、茴香子、炒茴香、盐茴香。写小茴香、瘪谷茴香、瘪茴香、谷茴香、西小茴、西谷茴、小怀茴、小茴、谷茴均付小茴香；写炒谷茴付清炒小茴香；写盐小茴、盐茴香付盐炒小茴香。

【临床性效特征】小茴香味辛，性温，归肝、肾、脾、胃经。①温肾暖肝，行气止痛，下焦寒凝气滞诸症多用。②散寒止痛，可治寒滞肝脉、疝气腹痛牵引睾丸者，及睾丸偏坠胀痛者，妇女少腹冷痛、经闭、肾虚腰痛等。③温中理气，调中止呕，芳香开胃，用治脾胃虚寒气滞诸症。现代临床多用于疝气属寒凝气滞者。

【临床治疗实施】

**1. 用法用量** 煎服 3~6g。内服入汤剂或入丸、散。不宜久煎。温里散寒宜饭后服。外用适量，炒热，布包外敷，用于寒疝腹痛。

**2. 炮制品与临床** 小茴香生品理气作用较强，长于温胃止痛，用于呕吐食少、小腹冷痛或脘腹胀痛，亦可用于寒疝疼痛。盐制小茴香专于下行，长于温肾祛寒，疗疝止痛，用于疝气疼痛及肾虚腰痛等。

**3. 方药经验**

（1）少腹逐瘀汤中小茴香与肉桂两药相须配伍，可增强温肾暖肝、散寒行气止痛之功，用于虚寒腹痛及寒凝气滞的腰痛、小腹冷痛等。

（2）十香丸中小茴香与沉香两药相使配伍，可增强行气止痛、降逆开胃、止呕止吐之功，用于寒滞肝脉之寒疝腹痛及脾胃虚寒之胃痛、呃逆、呕吐等。

（3）奔豚丸中小茴香与荔枝核相使配伍，诸药均入肝经，可增强祛寒散结、行气止痛之功，用于寒疝腹痛、小腹气逆上冲、睾丸肿痛等。

（4）小茴香与八角茴香名称相近，功用相似。但八角茴香源自木兰科植物，味辛、性温，归肝、肾、脾、胃经。能散寒暖肝，温肾止痛，理气开胃，用治寒疝腹痛、少腹冷痛、中焦虚寒气滞、呕吐食少及肾虚腰痛，盐制品入肾走下，长于温暖肝肾。煎服 3~6g。临床上应根据证候，选用不同的品种或炮制品。

**4. 中成药应用**

（1）田七痛经胶囊：功效活血止血，温经止痛。主治血瘀所致月经量多、痛经，症见经血量多有血块、血色紫黯，小腹冷痛喜热、拒按。

（2）安中片：功效温中散寒，理气止痛，和胃止呕。主治阳虚胃寒所致的胃痛，症见胃痛绵绵、胃寒喜暖、泛吐清水、神疲肢冷；慢性胃炎、胃及十二指肠溃疡见上述证候者。

【临床药学服务】

**1. 用药告知与监护** 本品易伤阴助火，故不宜长期大量服用。与热性药物配伍时注意减量。服药期间应注意监测过敏反应、食欲、二便等变化。用药期间忌食辛辣食物，少食油腻助热之品。

**2. 药物警戒实践** 热证、阴虚内热者忌用。孕妇慎用。

## 胡　椒

【处方常用名与给付】胡椒、黑胡椒、白胡椒。写胡椒、白胡椒、黑胡椒均付胡椒。

【临床性效特征】胡椒味辛，性热，归胃、大肠经。①温中散寒止痛，用于胃寒引起的脘腹冷痛、呕吐及脾胃虚寒引起的泄泻。②下气消痰，治痰多癫痫之症。现代临床多用于急性胃肠炎、疟疾、癫痫、冻疮等。

【临床治疗实施】

**1. 用法用量** 煎服2~4g；研末服0.6g~1.5g。内服入汤剂或入丸、散。常规水煎。温中止痛宜饭后服。外用适量，研末敷脐止胃寒腹泻，搽于牙龈止痛。

**2. 炮制品与临床** 本品一般生用。

**3. 方药经验**

（1）胡椒与高良姜两药相须配伍，可增强温中散寒、降逆止呕之功，用于中阳不振、胃寒冷痛、呕吐等症。

（2）胡椒与吴茱萸两药相须配伍，可增强暖肝温中散寒、温胃止呕之功，用于肝胃虚寒之呕吐、泄泻等症。

**4. 中成药应用**

（1）胃肠灵胶囊：功效温中祛寒，健脾止泻。主治中焦虚寒、寒湿内盛所致的泄泻，症见脘腹冷痛、大便稀溏、体倦肢冷；慢性肠炎见上述证候者。

（2）小儿敷脐止泻散：功效温中，散寒，止泻。主治小儿中寒、腹泻、腹痛。

【临床药学服务】

**1. 用药告知与监护** 本品易助火伤阴，不宜长期大量服用。配伍辛热之品应用时，需注意酌减药量。长期大量服用胡椒，可引起腹痛、腹泻、升高血压，伴心慌、烦躁症状等反应。服药期间应注意监测是否过敏以及食欲、二便等的变化。不宜过多食辛辣刺激及寒凉生冷之品。

**2. 药物警戒实践** 热证、阴虚内热者忌用。孕妇慎用。过敏者禁用。

## 荜 茇

【处方常用名与给付】荜茇、荜拔、必卜。写荜茇、胡椒花、胡椒穗均付荜茇。

【临床性效特征】荜茇味辛，性热，归胃、大肠经。①温中散寒，止呕降气，常用于胃寒脘腹冷痛、呕吐、泄泻、呃逆等。②温经止痛，用治妇人血气不和、疼痛不止及下血无时、月经不调，亦可外用治龋齿疼痛。现代临床多用于慢性胃炎、牙痛、偏头痛、心绞痛等。

【临床治疗实施】

**1. 用法用量** 煎服1~3g。内服入汤剂或入丸、散。常规煎煮，宜饭后服。外用适量，研末外用止牙痛。

**2. 炮制品与临床** 本品一般生用。

**3. 方药经验**

（1）荜茇与细辛、肉豆蔻配伍，可增强祛风散寒、温中健胃止痛之力，用于风冷牙痛、脾胃虚寒之腹痛、腹泻等。

（2）荜茇与荜澄茄均善温中散寒止痛，可治脾胃虚寒证。荜茇为胡椒料植物的干燥成熟果穗。荜澄茄为樟科植物山鸡椒的成熟果实。味辛，性温，归脾、胃、肾、膀胱经。有温中散寒、行气止痛之功，可用治胃寒之脘腹冷痛、呕吐、呃逆等；又能散寒止痛，用治寒疝腹痛、下焦虚寒之小便不利或寒湿郁滞之小便浑浊。外用治无名肿毒。煎服1~3g。荜澄茄油过量服后可出现不思饮食、腹痛、腹泻，皮肤可见猩红样斑疹；外用过量可导致肾区及尿道疼痛、蛋白尿等。热证、阴虚内热者忌用。低血压患者不宜多用。

**4. 中成药应用**　六味木香胶囊（散）：功效开郁行气止痛。主治寒热错杂、气滞中焦所致的胃脘痞满疼痛、吞酸嘈杂、嗳气腹胀、腹痛、大便不爽。

【临床药学服务】

**1. 用药告知与监护**　本品辛热，易助火伤阴，不宜长期大量服用。配伍辛热之品时，应注意用药剂量。注意监测体温、食欲、二便等变化。用药期间忌食寒凉生冷之品。

**2. 药物警戒实践**　热证、阴虚内热者忌用。孕妇慎用。

第十二章
# 理气药

理气药是以疏理气机，治疗气滞证或气逆证为主要作用的药物，又称行气药。其中行气力强者又称破气药。气滞证是因某一脏器或某一部位气机阻滞运行不畅所表现的证候，主要包括脾胃气滞、肝气郁滞、肺气壅滞等证。气逆证是气机升降失常、逆而向上所致之证，临床以肺胃之气上逆和肝气升发太过的病变多见。理气药的使用方法属于《黄帝内经》中“逸者行之”“结者散之”“木郁达之”等治则之应用，八法中的“消法”范畴。

本类药物多辛、苦、温而气香，主归脾、胃、肝、肺经，具有调畅气机的作用，临床根据作用特点分为疏理脾肺气机药和疏理肝经气机药。

**1. 疏理脾肺气机药**　长于理气健脾，理气宽胸。以理气健脾为主要功效的药物主归脾、胃经，适用于脾胃气滞所致的脘腹胀痛、嗳气吞酸、恶心呕吐、腹泻或便秘等；以理气宽胸为主要功效的药物主归肺经，适用于肺气壅滞所致的胸闷胸痛、咳嗽气喘等。

**2. 疏理肝经气机药**　长于疏肝解郁，行气止痛，破气散结等。以疏肝解郁为主要功效的药物主归肝、胆经，适用于肝气郁滞所致的胁肋胀痛、郁郁寡欢、疝气疼痛、乳房胀痛、月经不调等。

本类药多属辛温香燥之品，易耗气伤阴，气阴不足者慎用。治疗时中病即止，避免过用本类药物而导致耗阴动火的不良反应；孕妇慎用或忌用。理气药含挥发性成分，入汤剂不宜久煎。

## 第一节　疏理脾肺气机药

### 陈　皮

【处方常用名与给付】陈皮、橘皮、广陈皮、新会皮。写陈皮、陈橘皮、橘皮、新会皮、广橘皮、广陈皮均付橘皮丝；写炒橘皮、炙橘皮均付炒橘皮；写陈皮炭、橘皮炭均付陈皮炭；写橘核、橘子核、南橘核均付橘核；写盐橘核付盐制橘核；写橘络、橘子络、柑子筋均付橘络；写橘叶、柑橘叶、柑树叶、柑叶均付橘叶；写盐橘红付盐橘红；写蜜橘红付蜜橘红；写化橘红、正化橘、广橘红、橘红均付化橘红；写化橘皮、毛化皮、化皮均付化橘皮。

【临床性效特征】陈皮味辛、苦，性温，归脾、肺经。①理气健脾，芳香醒脾，用于脾胃气滞之脘腹胀痛、嗳气呃逆、恶心呕吐、便秘等以及脾虚气滞之不思饮食、腹胀便溏。②燥湿化痰止咳，用于湿痰、寒痰咳嗽痰多。③行气止痛而治胸痹。现代临床多用于慢性胃炎及消化性溃疡等属脾胃气滞者，支气管炎等属痰湿阻肺者。

【临床治疗实施】

**1. 用法用量**　陈皮煎服3~10g。内服入汤剂或入丸、散。常规煎煮。以饭后服为宜。外用适量。鲜橘皮可捣烂敷局部，用于收敛燥湿。

**2. 炮制品与临床**　生品燥湿化痰力强，多用于湿痰咳嗽、湿阻中焦证。炒制品可除去燥烈之性，理气力胜，多用于脾胃气滞、脘腹胀满或呕吐等。陈皮炭收敛止血。

**3. 方药经验**

（1）平胃散中陈皮与苍术、厚朴三药配伍，辛温香燥，共奏燥湿健脾和胃、行气除满、温中燥湿之功，用于脾胃寒湿气滞，症见脘痞呕恶、胸腹胀满、口淡不渴、呕吐、困倦嗜睡、纳少便溏。

（2）香砂六君子汤中陈皮与砂仁、木香三药配伍，芳化燥湿，可增强行气宽中、健脾和胃、止呕止痛之功，用于湿困中焦、脾气不运之纳呆、腹泻或胃气不和之嗳气、呕吐等。

（3）异功散中陈皮与人参两药相使配伍，可增强益气健脾、理气和胃之功，用于脾胃虚弱而兼气滞，食少便溏，胸脘痞闷，或呕吐泄泻。现代用于小儿消化不良属脾虚气滞者。

（4）陈皮与橘核、橘络、橘叶、化橘红为芸香科植物橘及其栽培变种的不同药用部位，均可化痰行气。陈皮辛温，理气健脾、燥湿化痰，用于脾胃气滞之脘腹胀痛、痰湿咳嗽等。橘核味辛、苦，归肝、肺经。行气散结止痛，多用于疝气之睾丸肿痛及乳房肿块，煎服3~10g。橘络味辛、苦，归肺、脾经。宣通经络，行气化痰，多用于咳嗽、胸胁作痛，煎服3~5g，常规煎煮。橘叶味苦，专疏肝行气，散结消肿，多用于胁痛、乳房肿块，煎服6~10g。化橘红为化州柚或柚的未成熟外层果皮，味辛、苦，性温，归肺、脾经，功能理气宽中，燥湿散寒，化痰止咳，兼消食，多用于外感风寒之咳嗽痰多，煎服3~10g。橘核常与荔枝核相使配伍，专入肝经，行气止痛，直达少腹，增强祛寒止痛、散结消肿之力，用于小肠疝气、睾丸肿痛，以及气滞血瘀之少腹刺痛、腹内包块等。

**4. 中成药应用**

（1）养胃颗粒：功效养胃健脾，理气和中。主治脾虚气滞所致胃痛，症见胃脘不舒、胀满疼痛、嗳气食少；慢性萎缩性胃炎见上述证候者。

（2）复方蛇胆陈皮末：功效清热化痰，祛风解痉。主治风痰内盛所致的痰多咳嗽、惊风抽搐。

（3）茴香橘核丸：功效散寒行气，消肿止痛。主治寒凝气滞所致的寒疝，症见睾丸坠胀疼痛。

【临床药学服务】

**1. 用药告知与监护** 本品行气力较强，过量易耗气伤阴，不宜大量长期服用。服用期间注意监测血压、血糖、食欲、二便等的变化。忌生冷、黏腻、易生痰湿之品。

**2. 药物警戒实践** 内有实热或气阴不足者忌用。孕妇用量不宜过大。橘核孕妇慎用。不宜与洋地黄、呋喃唑酮、酚妥拉明、妥拉苏林、酚苄明、碳酸钙、硫酸镁、硫酸亚铁、氢氧化铝同用。

## 枳 实

【处方常用名与给付】枳实、江枳实、炒枳实。写枳实、江枳实、川枳实、鹅眼枳实、小枳实、枳实片均付生枳实；写炒枳实付麦麸炒枳实；写烫枳实付砂烫枳实；写枳壳、江枳壳、陈枳壳、大枳壳、老枳壳均付生枳壳；写炒枳壳、炙枳壳均付麦麸炒枳壳；写枳实炭、焦枳实均付枳实炭；写枳壳炭、焦枳壳均付枳壳炭。

【临床性效特征】枳实味苦、辛、酸，性微寒，归脾、胃、大肠经。为破气消积、化痰除痞之要药。①破气除痞，用于气滞之脘腹胀痛，胃肠热结之便秘、腹满胀痛，湿热泻痢之里急后重等症。②化痰消积，用于胸阳不振、痰阻胸痹、痰热结胸、心下痞满、食欲不振等。现代临床多用于胃炎、消化不良、食积停滞属脾胃不和、痰气积滞者。

【临床治疗实施】

**1. 用法用量** 煎服 3 ~ 10g。入汤剂或入丸、散。不宜久煎。行气消积宜饭后服。外用适量。研末调敷或炒热熨用以行气止痛。

**2. 炮制品与临床** 生品较峻烈，长于破气消痰，多用于痰阻气滞之胸痹、痰饮咳喘、眩晕。麸炒或烫制可缓和烈性，长于消积除痞，多用于食积之胃脘痞满、大肠积滞之便秘、湿热泻痢。制炭则可消食止血。

**3. 方药经验**

（1）大承气汤中枳实与大黄两药配伍，均能下气、通腑，共奏泄热除积、行气除痞之功，用于气滞食停之腹胀便秘、脘腹痞满、舌苔老黄、脉滑而疾。

（2）四逆散中枳实与柴胡两药配伍，一升一降，共奏降逆除痞、理气除满、疏肝解郁、调理肝脾气机之功，用于肝脾不调、气机逆乱之胸胁胀满、食滞不运、嗳气频作或泻痢等。

（3）枳实与枳壳二者同出一物，功效相似。枳实为幼果，气锐力猛，沉降下行，善破气消积，化痰除痞，多用治食积脘胀、热结便秘、湿热泻痢、痰阻胸痹及痰热结胸等；枳壳为芸香科植物酸橙、香橼、代代花等植物近成熟的果皮，其性味、归经及用量均与枳实相同；且两药功效相似，但枳壳作用缓和，长于理气宽中除胀，多用于胸胁或脘腹胀满及食积、便秘之轻症。

**4. 中成药应用**

（1）肝达康颗粒（片）：功效疏肝健脾，化瘀通络。主治肝郁脾虚兼血瘀所致的疲乏纳差、胁痛腹胀、大便溏薄、胁下痞块、舌淡或色暗有瘀点、脉弦缓或涩；慢性乙型肝炎见上述证候者。

（2）枳实导滞丸：功效消食导滞，清利湿热。主治饮食积滞、湿热内阻所致的脘腹胀痛、不思饮食、大便秘结、痢疾里急后重。

【临床药学服务】

**1. 用药告知与监护**　根据症状轻重选择剂量和疗程。与其他破气药同用时，应酌减药量。注意监测血压、心率、体温、大便等变化。忌生冷、黏腻、易生痰湿的食物。

**2. 药物警戒实践**　久病体虚、食少者忌大量久服。脾胃虚弱者慎用；高血压患者慎用；孕妇慎用。不宜与单胺氧化酶抑制剂、碳酸钙、硫酸镁、硫酸亚铁、氢氧化铝、碳酸铋、洋地黄等同用。

## 大腹皮

【处方常用名与给付】大腹皮、腹毛绒、槟榔皮、槟榔壳、腹皮、大腹毛、槟壳、榔壳。写大腹皮、腹毛绒、槟榔皮、槟榔壳、腹皮、腹毛、伏绒、槟壳、榔壳均付大腹皮。

【临床性效特征】大腹皮味辛，性微温，归脾、胃、大肠、小肠经。①行气导滞，为宽中理气之要药。用于食积气滞之脘腹痞胀，湿阻气滞之脘腹胀满、嗳气吞酸、大便秘结或泻而不爽。②利水消肿，用于水湿外侵、皮肤水肿、小便不利、脚气肿满。现代临床多用于急慢性肝炎属湿阻气滞者；胃炎、消化功能不良等属肝胃失和气滞者。

【临床治疗实施】

**1. 用法用量**　煎服 5~10g。多入汤剂，亦可入丸、散。常规煎煮。行气导滞宜饭后服。杀虫宜空腹服。

**2. 炮制品与临床**　临床多用生品。

**3. 方药经验**

（1）大腹皮与厚朴两药相使配伍，可增强理气、化湿之功，主治气滞湿阻之脘腹胀痛、恶心呕吐、肠鸣泄泻等。

（2）大腹皮与白术两药相使配伍，消补兼施，共奏健脾益气、燥湿利水、消胀除满之功，用于脾胃气虚、纳运无力、湿阻气滞所致的胃脘胀满、食少倦怠、腹满水肿等。

（3）大腹皮与茯苓皮两药相使配伍，可增强利水、消肿之力，用于皮肤水肿、脚气肿满等。

**4. 中成药应用**　肾炎解热片：功效疏风解热，宣肺利水。主治风热犯肺所致水肿，症见发热恶寒、头面浮肿、咽喉干痛、肢体酸痛、小便短赤、舌苔薄黄、脉浮数；急性肾炎见上述证候者。

【临床药学服务】

**1. 用药告知与监护** 本品辛散耗气，不可久服。与其他行气药同用时注意酌减药量。注意有无过敏反应。监测血压、心率等变化。有报道本药可引起腹痛腹泻。注意顾护脾胃。忌生冷、辛辣、刺激性及油腻的食物。

**2. 药物警戒实践** 脏器下垂者忌用。气虚体弱、大便溏稀者及孕妇慎用。

## 薤 白

【处方常用名与给付】薤白、薤根、小根蒜、藠头、藠头。写薤白、薤白头、野白头、野薤头、野胡葱、南薤白、南薤头均付生薤白；写炒薤白付清炒薤白。

【临床性效特征】薤白味辛、苦，性温，归肺、心、胃、大肠经。①温通胸阳，行气止痛，善散阴寒之凝滞，通胸阳之壅结，为治胸痹之要药，适用于寒痰阻滞、胸阳不振所致的胸痹病。②化痰降浊，止咳平喘，用于外感风寒、咳喘气急、胸胁胀满、痰多稀薄者。③散结行气，用于胃肠气滞之脘腹痞满胀痛及泻痢之里急后重等。现代临床多用于冠心病、心绞痛、慢性支气管炎、支气管扩张等证属痰气交阻者。

【临床治疗实施】

**1. 用法用量** 煎服5~10g。内服入汤剂或入丸、散。常规煎煮，宜饭后服。外用适量，捣敷或捣汁涂。

**2. 炮制品与临床** 生品长于行气导滞，常用于脘腹胀满、泻痢之里急后重。炒用通阳散结作用增强，常用于胸痹病。

**3. 方药经验**

（1）枳实薤白桂枝汤中薤白与枳实两药相使配伍，可增强通阳除痞、行气导滞、化痰祛浊之功，用于胸痹之咳唾不舒、脘腹痞结之大便不爽或泄泻。

（2）瓜蒌薤白白酒汤中薤白与瓜蒌两药相使配伍，可增强开胸通痹、通阳行滞、化痰散结之功，为治胸痹的常用药对，用于胸痛胸闷、短气不利、喘息咳唾之胸痹病。

（3）瓜蒌薤白半夏汤中薤白与半夏两药相使配伍，可增强化痰散结、宽胸消痞、行气止痛之功，治疗胸痹心痛彻背、肺气喘急等症。

（4）薤白与黄连两药配伍，共奏燥湿解毒、行气导滞、善治痢疾之功，用于湿热疫毒壅滞肠中而致的泻痢后重、大便滞涩等。

（5）薤白与葱白两药同为百合科植物，均能宣通阳气，驱散寒邪。薤白走里，辛散苦降滑利，除通阳散结外，又善下行导滞，主治痰浊凝滞、胸阳不振之胸痹、泻痢之里急后重及脘腹胀满等。葱白味辛，性温，归肺、胃经。既走里又达表，可发汗解表，用于风寒感冒之轻症；其散寒通阳作用可用治阴寒内盛、格阳于外的厥冷、腹泻、脉微等。外用可解毒散结通乳，治痈疮疔毒、乳房胀痛及乳汁不下等。煎服3~9g，外用适量。

**4. 中成药应用**

（1）镇心痛口服液：功效益气活血，通络化痰。主治气虚血瘀、痰阻脉络、心阳不振所致的胸痹，症见胸痛、胸闷、心悸、气短、乏力肢冷；冠心病心绞痛见上述证候者。

（2）香连化滞片：功效调中化滞，止痛止痢。主治红白痢疾、里急后重，腹部绞痛，停滞不消。

【临床药学服务】

**1. 用药告知与监护** 本品有蒜臭味，微辣，久服对胃黏膜有刺激，用药中注意顾护脾胃。忌食生冷、黏腻、对胃黏膜有刺激性的食物。与其他行气药同用时注意酌减药量。不宜大量长期服用。注意监测血压、心率、血脂、大便等变化。

**2. 药物警戒实践** 气虚者及孕妇慎用。胃弱纳呆及不耐蒜味者忌服。外感热病、阴虚火旺、血虚血热不宜单味用。不宜与对胃黏膜有刺激作用的药物同用。

## 木 香

【处方常用名与给付】木香、煨木香、广木香、川木香、云木香。写木香、广木香、云木香、川木香、南木香、川香均付木香片；写煨木香付煨木香；写炒木香付麦麸炒木香。

【临床性效特征】木香味辛、苦，性温，归脾、胃、大肠、胆经。①行气止痛，用于胸脘胀痛、饮食积滞、纳呆食滞、泄泻腹痛。②健脾消食，用于脾胃气虚所致的脘腹胀满、食少便溏。③实肠止泻，善行大肠之滞气，为治湿热泻痢之里急后重之要药，症见脘腹胀痛、胁痛、黄疸及寒凝气滞之胸痛。现代临床多用于胃炎、胃溃疡、功能性消化不良属湿阻气滞者，急慢性胆囊炎属湿热气滞者。

【临床治疗实施】

**1. 用法用量** 煎服3~6g。内服用生品或炮制品，入汤剂或入丸、散。入汤剂不宜久煎。止痛止泻宜饭后服。外用适量，磨汁或研末外用。

**2. 炮制品与临床** 生品气味芳香而辛散温通，长于调中宣滞，行气止痛，多用于脘腹气滞之胀痛等症；煨木香行气力缓，健脾实肠，止泻之力强，多用于脾虚泄泻、肠鸣腹痛等；麸炒木香功同煨木香。

**3. 方药经验**

（1）香连丸中木香与黄连两药配伍，调升降，理寒热，共奏调气行滞、厚肠止泻、止痢之功，用于湿热泻痢之腹痛、里急后重。

（2）木香槟榔丸中木香与大黄、香附三药配伍，可增强疏肝理脾、清热通便、活血止痛之功，治疗肝脾失和、气滞腹胀胁满、大便泻而不爽或大便秘结。

（3）木香与陈皮、延胡索配伍，可增强理气健胃、除胀止痛、行气活血、调经止痛之功，用于脾胃气滞之脘腹胀痛、食积不化、痛经等症。

（4）木香与青木香名称相似，均能行气止痛，用治气滞之脘腹胁肋胀痛，食少吐泻，湿热泻痢、里急后重。青木香为马兜铃科植物马兜铃和北马兜铃的根，辛散苦泄，性寒清热，主入肝胃经，适用于肝胃气滞兼有热象者。国家食品药品监督管理总局在2004年已取消青木香的药用标准，凡国家药品标准处方中含有青木香的中成药品种应将处方中的青木香替换为菊科植物土木香的干燥根。土木香，味辛、苦，性温，健脾和胃，行气止痛，用于胸胁、脘腹胀痛，呕吐泻痢等。煎服3~9g，多入丸、散。

**4. 中成药应用**

（1）香果健消片：功效健胃消食。主治饮食不节所致的脘腹胀痛、嗳腐吞酸；消化不良见上述证候者。

（2）胃尔宁片：功效健脾化湿，理气健脾。主治脾虚气滞引起的胃脘胀痛、嗳气吞酸、纳差乏力、舌淡苔白、脉沉细滑；慢性胃炎见上述证候者。

（3）越鞠保和丸：功效疏肝解郁，开胃消食。主治气食郁滞所致的胃痛，症见脘腹胀痛、倒饱嘈杂、纳呆食少、大便不调；消化不良见上述证候者。

【临床药学服务】

**1. 用药告知与监护** 与其他行气药同用时注意适当减少药量。有过敏反应报道，可出现腹痛、腹泻、瘙痒、粟粒状红色丘疹。有报道称，接触木香可引起头晕、胸闷、心烦等。注意监测血压、心率、食欲、二便等变化，以及有无过敏反应等。忌生冷、滋腻、对胃黏膜有刺激性的食物。

**2. 药物警戒实践** 自汗、盗汗、遗精者不宜久用、大剂量用。气虚、阴虚、津亏、火旺者慎用；高血压患者慎用；孕妇慎用。

## 沉　香

【处方常用名与给付】沉香、沉水香。写沉香、沉香块、沉香屑、落水沉、沉水香、沉香木、香沉木、上沉香、真沉香、正沉香均付沉香片；写沉香粉付沉香粉；写沉香曲付沉香曲。

【临床性效特征】沉香味辛、苦，性微温，归脾、胃、肾经。①善温散胸腹阴寒，行气止痛，可用治寒凝气滞之胸腹胀痛、脾胃虚寒之脘腹冷痛。②温中降逆止呕，用治寒邪犯胃之呕吐清水、胃寒久呃。③温肾纳气，降逆平喘，用治下元虚冷、肾不纳气之虚喘证。现代临床常用治急性胃肠炎、消化不良、喘息性支气管炎等属气滞者。

【临床治疗实施】

**1. 用法用量** 煎服1~5g；或入丸剂，散剂0.5~1g，或磨汁冲服。不宜久煎，宜饭后服。

**2. 炮制品与临床** 本品一般生用。沉香曲是以沉香等药末和以神曲糊制成的曲剂，长于理脾胃气、止痛泻、消胀满。

**3. 方药经验**

（1）六磨饮中沉香与木香、乌药三药配伍，增强行气降逆、散寒止痛之功，治疗肝脾郁结证，症见胸膈胀闷、心下痞满、不思饮食、脘痞腹胀等。

（2）沉香桂附丸中沉香与附子、肉桂三药配伍，均入肾经，能温肾阳，通达阴阳，增强温肾散寒、壮火归原之功。用于阳虚寒盛、冷痰结聚、格阳于外。

**4. 中成药应用**

（1）苏子降气丸：功效降气化痰，温肾纳气。主治上盛下虚、气逆痰壅所致的咳嗽喘息、胸膈痞塞。

（2）平肝舒络丸：功效平肝舒络，活血祛风。主治肝气郁结、经络不舒引起的胸胁胀痛、肩背窜痛、手足麻木、筋脉拘挛。

【临床药学服务】

**1. 用药告知与监护**　根据证候轻重选择剂量和疗程。过敏反应表现为恶心、肠鸣和腹泻。大剂量使用可引起呕吐、腹痛、腹泻。注意监测血压、食欲、二便等变化。忌生冷、滋腻的食物。

**2. 药物警戒实践**　实热证、阴虚火旺者、气虚下陷者忌用；脏器下垂者忌用。低血压患者不宜用。孕妇慎用。

## 檀　香

【处方常用名与给付】檀香、白檀香、黄檀香。写檀香、白檀香、贡檀香、贡香、真檀香均付檀香。

【临床性效特征】檀香味辛，性温，归脾、胃、心、肺经。①理气止痛，善调肺理脾利膈，用于胸闷喘憋、噎膈、呕吐，胸膈不舒。②散寒调中，多用于寒凝气滞之胸腹冷痛、胃寒作痛、呕吐食少等，及寒凝气滞血瘀之胸痹心痛。现代临床多用于慢性萎缩性胃炎、功能性消化不良属脾胃虚寒气滞者。

【临床治疗实施】

**1. 用法用量**　煎服2~5g；入丸、散1~3g。内服，入汤剂或入丸、散；或研末冲服。水煎服，宜后下。宜饭后服。

**2. 炮制品与临床**　本品一般生用。

**3. 方药经验**

（1）丹参饮中檀香与丹参两药相使配伍，气血双调，可增强活血行气、通络止痛之力，用于气滞血瘀之心腹疼痛。

（2）檀香与沉香两药相使配伍，可增强理气散寒止痛之功，用于寒凝气滞之脘腹胀满、少腹冷痛诸症。

**4. 中成药应用**

（1）宽胸气雾剂：功效辛温通阳，理气止痛。主治阴寒阻滞、气机郁痹所致的胸痹，症见胸闷、心痛、形寒肢冷；冠心病、心绞痛见上述证候者。

（2）胃炎宁颗粒：功效温中醒脾，和胃降逆，消食化浊。主治脾胃虚寒、湿阻食滞所致的胃痛痞满、遇寒尤甚、喜温喜按，呕恶纳呆；浅表性胃炎、萎缩性胃炎、功能性消化不良见上述证候者。

【临床药学服务】

**1. 用药告知与监护** 根据病证选择合适的药量及疗程。注意监测胃肠反应、过敏反应等。忌食生冷、油腻和对胃肠有较大刺激性的食物。

**2. 药物警戒实践** 阴虚火旺、咯血、实热吐衄者忌用。胃溃疡患者不宜过量服用。孕妇慎用。

## 第二节　疏理肝经气机药

### 香　附

【处方常用名与给付】香附、香附子、醋香附、莎草。写香附、香附米、香附子、光香附均付生香附；写炒香附、制香附、四制香附、制香附米均付制香附；写醋香附付醋香附；写酒制香附付酒制香附；写香附炭、黑香附均付香附炭。

【临床性效特征】香附味辛、微苦，性平，归肝、脾、三焦经。①疏肝行气，解郁止痛，用于肝气郁结之胸胁胀痛、脘闷嗳气、善太息及寒疝腹痛等，能调理三焦之气滞，有“气病之总司”之称。②理气调中，适用于消化不良或肝胃不和之气滞证，用于脘腹痞闷、胀满疼痛。③调经止痛，又称“女科之要药”，用于肝郁气滞之月经不调、痛经、乳房胀痛、寒疝腹痛等。现代临床多用于急慢性肝炎、胃炎、功能性消化不良、月经不调等属肝郁气滞者。

【临床治疗实施】

**1. 用法用量** 煎服6～10g。内服入汤剂或入丸、散。常规煎煮。宜饭后服用。外用适量，研末撒或调敷；煎水外洗可疗疣；亦可做饼热熨局部，疗寒疝。

**2. 炮制品与临床** 香附生品长于理气解郁，常用于胁肋胀痛、脘腹痞闷等。醋香附长于疏肝止痛，并能消积化滞，多用于伤食腹痛，寒凝气滞之胃脘疼痛，肝郁气滞、气血瘀滞之月经不调、乳房胀痛等。酒炙香附能通经脉，散结滞，多用于疝气疼痛等。制香附以行气解郁、调经散结为主，多用于胁痛、痛经、月经不调等症。香附炭能止血，多用于妇女崩漏不止等症。

**3. 方药经验**

（1）艾附暖宫丸中香附与艾叶（炭）两药配伍，共奏温经散寒暖宫、理气调经止痛之功，为妇科调经之良药，用于肝郁夹寒之月经不调、经行腹痛或少腹冷痛、宫冷不孕、崩漏下血、带下绵绵等。

（2）良附丸中香附与高良姜相使配伍，共奏温中散寒、理气止痛之功，用于中焦寒凝、气滞作痛、胀满食少及痛经。

（3）香附与当归、川芎三药配伍，气血共理，可增强疏肝理气、补血和血、调经止痛功效，用于气郁血滞所致的胁痛、头痛、痛经、月经不调、小腹胀痛、胸胁刺痛、乳房胀痛等。

（4）香附与藿香两药相使配伍，共奏芳化畅中、理气化湿、理中和胃之功，用于湿郁或气郁，症见胁痛脘胀、呕吐酸水、不思饮食等；以及妇人妊娠恶阻、胎气不调之症。

（5）香附与甘松相使配伍均能行气止痛解郁，可用于肝郁气滞之胸闷、腹胀等。甘松味辛、甘，性温，归脾、胃经。能行气消胀，醒脾开胃，散寒止痛，用于寒凝气滞之脘腹胀痛、呕吐、不思饮食。煎服 3～6g。外用可收湿祛毒，治寒湿脚气。

**4. 中成药应用**

（1）舒肝止痛丸：功效疏肝理气，和胃止痛。主治肝胃不和、肝气郁结所致的胁痛、吐酸，症见胁痛胀满、呕吐酸水、脘腹疼痛。

（2）气滞胃痛颗粒（片）：功效疏肝理气，和胃止痛。主治肝郁气滞、胸痞胀满、胃脘疼痛。

（3）妇科通经丸：功效破瘀通经，软坚散结。主治气血瘀滞所致的闭经、痛经、癥瘕，症见经水日久不行，小腹疼痛、拒按，腹有癥块，胸闷，喜叹息。

【临床药学服务】

**1. 用药告知与监护**　注意区别生品与制品的药效差异。药性虽平和，亦需顾护脾胃。注意监测是否有过敏反应。忌生冷、辛辣、刺激性及油腻之品。

**2. 药物警戒实践**　阴虚、血虚、血热者慎用；低血压患者慎用。

## 青　皮

【处方常用名与给付】青皮、醋青皮、麸炒青皮。写青皮、小青皮、细青皮、四化青皮、青橘皮均付青皮片；写炒青皮付麦麸拌炒青皮；写醋青皮付醋炙青皮；写青皮炭、黑青皮、焦青皮均付青皮炭。

【临床性效特征】青皮味苦、辛，性温，归肝、胆、胃经。①疏肝破气，散结止痛。用于肝郁气滞所致的胸胁胀痛、乳房胀痛或结块、乳痈肿痛、疝气疼痛，以及经行不畅等。②消积化滞，和胃降气，用于食积气滞之脘腹胀痛、嗳气吞酸等。③消坚除癥，用治气滞血瘀之癥瘕积聚、久疟痞块等症。现代临床多用治慢性胆囊炎、胆结石等属肝郁气滞者；急性胃肠炎、细菌性痢疾属食积气滞者。

【临床治疗实施】

**1. 用法用量**　煎服 3～10g。内服入汤剂或入丸、散。常规煎煮，宜饭后服。

**2. 炮制品与临床**　青皮生用破气消积力胜，多用于饮食积滞、癥积痞块。醋青皮疏肝止痛、消积化滞力强，多用于胁肋胀痛、乳房胀痛、疝气疼痛。麸炒青皮化积和中力强，多用于食积停滞。青皮炭理气止血。

**3. 方药经验**

（1）天台乌药散中青皮与乌药两药相使配伍，可增强行气疏肝、散寒止痛之力，用于寒凝气滞、疝气疼痛等。

（2）青皮与柴胡两药相使配伍，可增强疏肝解郁、调达肝气之功，用于肝失条达、疏泄失司的病证，症见胸胁胀满、乳房胀痛、乳房结节等。

（3）青皮与木香两药相须配伍，肝脾同调，可增强疏肝理脾、理气除滞、消积止痛之功，用于饮停食积、脘腹胀痛等。

**4. 中成药应用**

（1）乳疾灵颗粒：功效疏肝活血，祛痰软坚。主治肝郁气滞、痰瘀互结所致的乳癖，症见乳房肿块或结节，或经前疼痛；乳腺增生病见上述证候者。

（2）清胃保安丸：功效消食化滞，和胃止呕。主治食积胃肠所致积滞，症见小儿停食停乳、脘腹胀满、呕吐、心烦、口渴。

【临床药学服务】

**1. 用药告知与监护**　注意区别生品与制品的药效差异。久用、过用可克伐正气，注意不宜长时间大量用。与其他破气药同用时注意酌减药量。注意监测血压、心率、痰液、大便等变化。忌食生冷、油腻和对胃肠有较大刺激性的食物。

**2. 药物警戒实践**　气阴不足多汗者慎用；孕妇慎用。高血压患者不宜长期大量用。

## 川楝子

【处方常用名与给付】川楝子、金铃子、楝实、醋川楝子、炒川楝子。写川楝子、川楝、川楝实、金铃、炒川楝子均付清炒川楝子；写生川楝子付生川楝子；写盐川楝付盐炙川楝子；写醋川楝子付醋川楝子；写焦川楝子付焦川楝子。

【临床性效特征】川楝子味苦，性寒；有小毒，归肝、胃、小肠、膀胱经。①疏肝止痛，清泄肝火，用治肝胃不和之胁肋作痛及疝气疼痛等，尤宜于肝经有热者。②杀虫疗癣，内用于虫积腹痛，外用疗癣。现代临床多用治胆囊炎、急慢性肝炎等属肝郁气滞、肝胃不和者。

【临床治疗实施】

**1. 用法用量**　煎服5～10g。内服入汤剂或入丸、散。常规煎煮，宜饭后服。外用适量，研末敷患处，用于体癣。

**2. 炮制品与临床**　川楝子生用长于杀虫、疗癣，亦能泻火止痛，适用于虫积腹痛、头癣。炒川楝子可缓和苦寒之性，降低毒性，并减轻滑肠之弊。醋制川楝子增强了疏肝行气止痛和驱虫的功效，常用于胁肋胀痛及胃脘疼痛。盐制川楝子能引药下行，作用专于下焦，长于疗疝止痛，常用于疝气疼痛等。焦川楝子长于消积除痞，多用于食积胃脘痞满。

**3. 方药经验**

（1）金铃子散中川楝子与延胡索两药相使配伍，均入肝经，可增强行气活血止痛、清泄肝热之功，用于肝郁气滞之心腹、胁肋疼痛等。

（2）导气汤中川楝子与小茴香两药配伍，寒热并用，可增强疏肝止痛之功，用于肝郁气滞之经行小腹坠胀疼痛，伴胸胁乳房胀痛者，亦用于疝气肿痛。

（3）川楝子与香附两药相须配伍，可增强疏肝解郁、行气止痛之功，用于肝郁气滞所致的胸闷胁胀、乳房胀痛或月经不调等。

（4）川楝子与荔枝核两药均能疏肝和胃理气，用于肝气郁结所致的胁肋胀痛、痛经、产后腹痛、疝气痛等。川楝子又能清肝火，泄郁热，行气止痛，用治肝胃不和之胁肋作痛及疝气疼痛等，尤宜于肝经有热者，又能杀虫，又能止痛。荔枝核味甘、微苦，性温，归肝、肾经。可疏肝理气，行气散结，散寒止痛，常用治寒凝气滞之寒疝腹痛、睾丸肿痛；又具有和胃止痛作用，可用治肝气郁结、肝胃不和之胃脘久痛，以及肝郁气滞血瘀之痛经、产后腹痛等。然荔枝核又行气散寒止痛，善治寒凝气滞之疝气痛、睾丸肿痛。煎服5~10g，或入丸、散剂。

**4. 中成药应用**

（1）苏南山肚痛丸：功效行气止痛。主治气滞所致的胃痛、脘腹胀痛、痛经、小肠疝气痛、胁痛。

（2）玉液金丸：功效益气疏肝，调经止带。主治脾胃虚弱、肝郁气滞引起的胸肋胀满、嘈杂呕逆、胃脘疼痛、经期不准、行经腹痛、体倦腰酸、寒湿带下。

【临床药学服务】

**1. 用药告知与监护**　内服不宜过量、久服。与其他破气药或寒凉药同用时注意减量。有小毒，不可自行延长用药时间。使用不当可出现头晕、头痛、嗜睡、恶心、呕吐、腹痛等中毒反应，严重时可出现呼吸中枢麻痹、中毒性肝炎、精神失常等症状。用药过程中注意监测肝肾功能、食欲、大便等变化。

**2. 药物警戒实践**　脾胃虚寒者慎用、孕妇忌用；婴幼儿忌用。肝肾功能不全者、老人慎用。不宜与神经、肌肉传递阻断剂类药同用。忌坚硬、难消化的食物。

## 乌　药

【处方常用名与给付】乌药、天台乌药、台乌药、台乌。写乌药、南乌药、天台乌、台乌药、台乌、乌药片均付生乌药；写酒乌药付酒制乌药；写炒乌药、制乌药均付清炒乌药或麦麸炒乌药；写盐乌药、炙乌药均付盐炙乌药；写乌药炭付乌药炭。

【临床性效特征】乌药味辛，性温，归肺、肝、肾、膀胱经。①行气止痛，用于由气滞、气逆引起的腹胀、腹痛，尤以下腹疼痛者为佳。如寒疝疼痛、睾丸肿痛、经行腹痛诸症。②顺气降逆，宽中快膈，疏通上下诸气机，用于气逆而致的上气喘急、胸膈满闷者。③温肾散寒，可用治肾阳不足、膀胱湿冷之小便频数、小儿遗尿。现代多用于胃炎、消化性溃疡、胆囊炎等属肝气郁结、肝胃不和者。

【临床治疗实施】

**1. 用法用量**　煎服6~10g。内服入汤剂或入丸、散或磨汁。常规煎煮。用于疝痛、胸腹胀满，宜饭后服。外用适量，涂敷局部，用于冻伤及跌打损伤。

**2. 炮制品与临床**　乌药生品具有顺气止痛、温肾散寒作用，常用于胸腹胀痛、气逆喘急、膀胱湿冷、遗尿尿频、寒疝疼痛、痛经等。酒制品可增强行散温通作用，多用于奔豚气。盐制品增强温肾走下焦之功。炒制品温中行气之功。麸炒品行气暖脾。炒炭后涩性增加，功专收涩止血，多用于便血、血痢。

**3. 方药经验**

（1）缩泉丸中乌药与益智仁相使配伍，共奏温下元、散寒邪、补脾肾、缩小便之功，用于下元虚冷之小便频数、小儿遗尿等。

（2）天台乌药散中乌药、木香、小茴香均有行气散寒止痛之力，三药配伍，可治疗肝经寒凝气滞证，症见小肠疝气，少腹引控睾丸冷痛、偏坠肿胀，或少腹胁肋疼痛、脘腹胀满、呕吐嗳气等。

（3）乌药与香附、川芎三药配伍，共奏行气消胀、散寒止痛之功，用于寒凝气滞血瘀之月经不调、痛经闭经、癥瘕积聚。

**4. 中成药应用**

（1）缩泉丸：功效补肾缩尿。主治肾虚所致小便频数、夜间遗尿。

（2）妇康丸：功效益气养血，行气化瘀。主治气血不足、虚中夹瘀、寒热错杂所致腹痛、产后恶露不绝，症见产后小腹疼痛、胁痛胁胀、恶露不止、大便秘结。

（3）十香暖脐膏：功效温中散寒，活血止痛。主治寒凝血瘀所致的腹痛，症见脘腹冷痛、腹胀腹泻、食欲减少、喜热喜按，亦可治妇女宫寒带下。

【临床药学服务】

**1. 用药告知与监护** 区别生品与制品的药效差异。不可自行加量或延长用药时间。注意监测食欲、大便等变化。忌辛辣、刺激性及生冷寒凉食物。

**2. 药物警戒实践** 外感、实热、血虚、血热及气阴不足者忌用。内热口渴、便秘、中气下陷者不宜单用。癫痫患者慎用。

## 佛　手

【处方常用名与给付】佛手、佛手柑、佛手片。写佛手、佛手柑、佛片、广佛手、川佛手、陈佛手均付佛手片。

【临床性效特征】佛手味辛、苦，性温，归肝、脾、胃、肺经。①疏肝解郁，行气止痛，用治肝郁之胸胁胀痛、肝胃气痛。②行气导滞、调和脾胃之功，可用于脾胃气滞之脘腹胀痛、呕呃食少；③燥湿化痰，用治久咳痰多、胸闷胁痛。现代临床多用于急慢性肝炎、胆囊炎、胆道感染等属肝胆气滞者。

【临床治疗实施】

**1. 用法用量** 煎服 3~10g。内服入汤剂或入丸、散。常规煎煮，或泡茶饮。

**2. 炮制品与临床** 本品一般生用。

**3. 方药经验**

（1）佛手与陈皮、白术三药配伍，可增强疏肝解郁、理气和中、健脾化痰之功，用于脾胃或肝胃气滞证之肝肾不和及咳嗽痰多、呕吐、脘腹胀闷等。

（2）佛手与木香两药相须配伍，可增强疏肝、行气宽中、开胃止痛之功，用于脾胃气滞之脘腹胀满、纳呆、吐泻等。

（3）佛手与娑罗子相须配伍，共奏疏肝解郁、理气止痛之功，用治肝胃气滞之胸闷胁痛、脘腹胀痛等。娑罗子辛散温通，归肝、胃经。长于疏肝解郁，和胃止痛，多用于肝胃不和、肝郁气滞导致的疼痛，亦用于女性经前乳房胀痛。煎服3~9g。

（4）佛手与绿萼梅相须配伍，能疏肝解郁，和胃止痛，用治肝胃气滞之胸闷胁痛、脘腹胀痛等症。绿萼梅酸涩性平芳香行气，归肝、肺、胃经。长于疏肝解郁，醒脾理气和中、化痰散结，用治胁肋胀痛、脘腹痞痛、嗳气纳呆，又能化痰，多用于梅核气等。煎服3~5g，入汤剂或入丸、散。

**4. 中成药应用**

（1）乌军治胆片（胶囊）：功效疏肝解郁，利胆排石，泄热止痛。主治肝胆湿热所致胁痛、胆胀，症见胁肋胀痛、发热、尿黄；胆囊炎、胆道感染或胆道术后见上述证候者。

（2）胃苏颗粒：功效疏肝理气，和胃止痛。主治肝胃气滞所致胃脘痛，症见胃脘胀痛、窜及两肋，得嗳气或矢气则舒，情绪郁怒则加重，胸闷食少，排便不畅；慢性胃炎或消化性溃疡见上述证候者。

【临床药学服务】

**1. 用药告知与监护** 本品辛温苦燥，不宜过量服用。佛手行气力较强，与其他行气药同用时注意酌减药量。注意监测食欲、大便等变化。忌食生冷、油腻之品。

**2. 药物警戒实践** 气阴虚者慎用。阴虚火旺、久痢气虚者忌用。

## 香 橼

【处方常用名与给付】香橼、香橼皮、香圆、陈香橼。写香橼、陈香橼、香橼片、香橼皮均付香橼；写炒香橼、炙香橼均付麦麸炒香橼。

【临床性效特征】香橼味辛、酸、微苦，性温，归肝、脾、胃、肺经。①疏肝解郁，用于肝郁气滞之胸胁胀痛。②理气宽中，用于脾胃气滞之脘腹胀痛、嗳气吞酸、呕呃食少。③燥湿化痰止咳，可用治痰湿咳嗽。现代临床多用于消化不良之食积腹胀等。

【临床治疗实施】

**1. 用法用量** 煎服3~10g。内服入汤剂或入丸、散。常规煎煮。宜饭后服。

**2. 炮制品与临床** 本品一般生用。麦麸炒香橼增强行气健脾之功。

**3. 方药经验**

（1）香橼与陈皮相使配伍，可增强疏肝健脾、理气燥湿化痰之功，用于脾胃或肝胃气滞之痰湿咳嗽等。

（2）香橼与佛手相须配伍，可增强疏肝和胃、理气宽胸、燥湿化痰之功，用于肝郁气滞、脾胃气滞之咳嗽痰多、脘痞腹胀、呕恶痰涎等。

（3）香橼与玫瑰花两药相须配伍，共奏疏肝解郁、活血理气、化痰和中之功，用于肝胃气痛、肝郁胸胁胀痛等。玫瑰花又称蓓蕾花、刺玫花，味甘、微苦，性温，气芳香，归肝、脾经，有疏肝解郁、醒脾和胃、行气活血止痛之功。煎服3~6g。主要用于肝郁犯胃之胸胁脘腹胀痛、呕呃食少；肝郁气滞之月经不调、经前乳房胀痛；跌打损伤、瘀血肿痛等。

**4. 中成药应用**

（1）恒制咳喘胶囊：功效益气养阴，温阳化饮，止咳平喘。主治气阴两虚、阳虚痰阻所致的咳嗽痰喘、胸脘满闷、倦怠乏力。

（2）疏肝健脾丸：功效疏肝开郁，导滞和中。主治肝胃不和所致的胃脘胀痛、胸胁满闷、呕吐吞酸、腹胀便秘。

【临床药学服务】

**1. 用药告知与监护** 本品辛温苦燥，易耗伤气阴，不宜过量服用。与其他行气药同用时注意酌减药量。注意监测食欲、大便等变化。忌食生冷、油腻之品。

**2. 药物警戒实践** 气阴虚者、血虚血燥者慎用。

## 九香虫

【处方常用名与给付】九香虫、黑兜虫、炒九香虫、生九香虫。写九香虫、黑兜虫均付炒九香虫；写生九香虫付生九香虫。

【临床性效特征】九香虫味咸，性温，归肝、脾、肾经。①行气止痛，用于肝气郁滞之胸胁胀痛，或肝胃不和导致的胃脘疼痛。②温肾助阳，用于肾阳不足、命门火衰之阳痿、腰膝冷痛、尿频等。现代临床常用于胃肠疼痛、胆绞痛、慢性肝炎、溃疡性结肠炎等属肝郁气滞或肝胃不和者。

【临床治疗实施】

**1. 用法用量** 煎服3~9g；入丸、散剂1.5~3g。入汤剂，或入丸、散剂，或炙热嚼服、研末服。常规煎煮，宜饭后服。

**2. 炮制品与临床** 生九香虫作用猛烈，有良好的理气止痛、温肾助阳功效，主治胸胁胀痛、肝胃不和之脘腹胀痛，肾阳不足之阳痿、腰膝冷痛等。酒炒后可除腥膻，增强理气止痛、温肾助阳之功。

**3. 方药经验**

（1）九香虫与香附相使配伍，可增强疏肝利膈、行气止痛之功，用于肝气郁滞之胸胁胀满、肝气犯胃之胃脘胀痛等。

（2）九香虫与甘松相须配伍，可增强行气、散寒、止痛之功，用于寒凝气滞之胸闷、脘痛、腹胀等症。

（3）九香虫与丁香相使配伍，可增强行气止痛、散寒止痛、温肾助阳之功，用于脾肾阳气不足、胸胁胀痛、肝胃气痛、胃寒呃逆等。

**4. 中成药应用** 妇科万应膏：功效理气活血，温经散寒。主治寒凝血瘀所致痛经、闭经，经前或经期腹痛、得热则舒、经色紫黯有血块。

【临床药学服务】

**1. 用药告知与监护**　与其他行气药同用时注意酌减药量。本品为虫类药，气味走窜，适口性较差。注意顾护脾胃，忌生冷、辛辣、刺激性及油腻食物。注意观察患者食欲、二便情况。注意是否有过敏反应。

**2. 药物警戒实践**　气虚体弱者慎用；孕妇慎用；过敏体质者慎用。

## 刀　豆

【处方常用名与给付】刀豆、大刀豆、刀豆子。写刀豆、大刀豆、刀豆子均付刀豆。

【临床性效特征】刀豆味甘，性温，归胃、肝、肾经。功能降逆止呕，温肾助阳，温中和胃；用于中焦虚寒或肝气犯胃之呃逆、呕吐及肾虚腰痛。现代临床多用于遗尿、呃逆、胃痉挛属中焦虚寒者。

【临床治疗实施】

**1. 用法用量**　煎服6~9g，多入汤剂。捣碎，常规煎煮。一般宜饭后服。外用适量，水煎外洗。

**2. 炮制品与临床**　临床一般生用。

**3. 方药经验**　刀豆与柿蒂、丁香配伍，可增强降逆止呕、温肾助阳之功，用于胃寒呃逆、肾阳虚诸症。

**4. 中成药应用**

（1）胃病丸：功效健脾化滞，理气止呕。用于脾胃虚弱、消化不良引起的胃脘疼痛、气逆胸满、倒饱嘈杂、嗳气吞酸、呕吐恶心、宿食停水、食欲不振、大便不调。

（2）十味诃子丸：功效清肾热，利尿。用于肾炎、腰膝酸痛、尿频或尿闭、血尿、尿道结石等。

【临床药学服务】

**1. 用药告知与监护**　刀豆含有毒成分，煎煮时间宜适当延长。煎煮温度太低、时间过短或过量服用均可引起中毒，症状主要表现为急性胃肠炎反应，症见恶心、腹胀、腹痛、呕吐，甚则发绀或昏迷。用药过程中应监测有无恶心、呕吐等消化道症状，监测血压、心率、体温等变化。忌食生冷、黏腻、易生痰湿食物。

**2. 药物警戒实践**　气虚下陷、无呃逆者忌用。体质虚弱、孕妇慎用。不可久服、过量服。

第十三章
# 消食药

消食药是以消化食积为主要功效，用以治疗饮食积滞证的药物。食积证是由于暴饮暴食、饮食过量或素体脾胃虚弱、运化失常，致食物不能被正常消化，积存留滞于胃肠，导致脾胃升降失常的病证。消食药的运用，属于《黄帝内经》中“中满者泻之于内”治则，八法中“消法”范畴。

本类药物性多甘，平，主归脾、胃二经。具有消食和中、健胃运脾之功。主要用治酒食、油腻食物及饮食不节导致的食积停滞，临床症见脘腹胀满、嗳腐吞酸、恶心呕吐、不思饮食、泄泻或便秘等症。部分药物还具活血、排石、健脾、养胃之功。

本类药大多作用和缓，但部分药有耗气之弊，气虚而无积滞者慎用。素体脾胃虚弱而停食者，当以调养脾胃为主，不宜单用或过用，以免再伤脾胃。对暴饮暴食、食积时短、病情急重者，则需综合治疗，消食药恐缓不济急。

## 山　楂

【处方常用名与给付】山楂、焦山楂、山楂炭、焦楂肉、生山楂、炒山楂。写山楂、北山楂、肉山楂、山楂肉、北楂、楂片、楂肉、南山楂、野山楂、东山楂、山里红均付生山楂；写炒山楂付炒山楂；写焦山楂、焦楂肉、焦楂付焦山楂；写炙山楂、蜜山楂均付蜜炙山楂；写山楂炭、楂炭均付山楂炭。

【临床性效特征】山楂味酸、甘，性微温，归脾、胃、肝经。①消食化积，尤为消化油腻肉食类积滞之要药。凡食积之脘腹胀满、嗳气吞酸、腹痛便溏者，均可应用。②活血祛瘀止痛，可用治瘀滞胸胁痛及产后瘀阻腹痛、恶露不尽或痛经、经闭及泻痢腹痛及疝气痛。现代临床多用于消化不良、细菌性痢疾、冠心病、高血压、高脂血症、脂肪肝等病证。

【临床治疗实施】

**1. 用法用量**　煎服 9~12g，通经化瘀时大剂量可用至 30g。内服入汤剂或入丸、散。常规水煎。宜饭后服。外用适量，煎水洗或捣敷。

**2. 炮制品与临床**　生山楂长于消食散瘀，多用于饮食积滞及气滞血瘀证。炒山楂酸味减少，可缓和对胃的刺激性，长于消食健胃，可用于食滞兼有脾胃虚弱者。焦山楂长于消食止泻，食积而腹泻者多用。蜜炙山楂的酸味减弱，长于健脾和胃。山楂炭长于收涩，止泻止血，脾虚之腹泻、胃肠出血多用。

**3. 方药经验**

（1）山楂与麦芽、神曲三药炒焦相须为用，习称“焦三仙”，可增强消食化积之功，用于食积停滞、消化不良、纳呆食少、呕恶口臭等。

（2）山楂与莱菔子相使配伍，可增强行气消胀消食、健脾开胃之力，用于各种食物积滞。

（3）山楂与当归、香附三药配伍，可增强活血行气、调经止痛之功，用于产后瘀阻腹痛、恶露不尽或痛经、经闭等。

**4. 中成药应用**

（1）六合定中丸：功效祛暑除湿，和中消食。主治夏伤暑湿、宿食停滞、寒热头痛、胸闷恶心、吐泻腹痛。

（2）午时茶颗粒：功效祛风解表，化湿和中。主治外感风寒、内伤食积证，症见恶寒发热、头痛身楚、胸脘满闷、恶心呕吐、腹痛腹泻。

（3）胆石清片：功效消食化积，清热利胆，行气止痛。主治胆囊结石。

（4）桑葛降脂丸：功效补肾健脾，通下化瘀，清热利湿。主治脾肾两虚、痰浊血瘀型高脂血症。

（5）山楂化滞丸：功效消食导滞，行气泻水。主治饮食不节所致的食积，症见脘腹胀满、纳少饱胀、大便秘结。

（6）心痛康胶囊：功效益气活血，温阳养阴，散结止痛。主治气滞血瘀所致的胸痹，症见心胸刺痛或闷痛、痛有定处，心悸气短或兼有神疲自汗、咽干心烦；冠心病、心绞痛见上述证候者。

【临床药学服务】

**1. 用药告知与监护**　注意区别生品与制品的药效差异，区别证候轻重选择药量。不可用量过大，以免引起胃脘不适等情况。与其他消食药同用时，可适当减量。用药中顾护脾胃，宜食熟软易消化食物，忌食生冷、油腻食物。用量过大，可引起胃酸过多，出现反酸、胃痛、烧心等情况。用药过程中应注意有无反酸、胃痛、烧心等不适。

**2. 药物警戒实践**　脾胃虚弱而无积滞者或胃酸分泌过多者均慎用。忌与氨基糖苷类、大环内酯类抗生素、磺胺类药物及乙酰化物配伍。

## 神　曲

【处方常用名与给付】神曲、六曲、生六曲、炒神曲、焦神曲、焦六曲。写神曲、六神曲、散神曲、六曲、神曲块、陈神曲、陈曲均付六神曲；写炒神曲付炒神曲；写焦神曲付焦神曲。

【临床性效特征】神曲味甘、辛，性温，归脾、胃经。①消食开胃，和中止泻。对各种饮食积滞、食积腹泻具有消食与止泻双重作用。②助消化，凡丸剂中有金石、贝壳类药物者，可用本品糊丸以助消化。③略能解表退热，尤宜外感表证兼食滞者。现代临床多用于消化不良、胃肠炎等。

【临床治疗实施】

**1. 用法用量** 煎服6~15g。制剂糊丸适量。内服入汤剂或入丸、散。常规煎煮。宜饭后服。

**2. 炮制品与临床** 神曲为发酵制品。生神曲长于健脾开胃并有发散作用，主要用于食滞兼外感表证者。麸炒以醒脾和胃为主，用于食积不化、脘腹胀满、不思饮食、肠鸣泄泻。炒焦则消食化积力强，并具止泻之功，主治食积泄泻、中暑暴泻、胸膈痞闷等症。

**3. 方药经验**

（1）木香神曲丸中神曲与木香两药相使配伍，共奏消食化积、行气除胀止痛之功，治疗积滞日久不化、脘腹攻痛胀满。

（2）神曲与白术两药相使配伍，共奏补脾益气、消食和胃之功，具有消而不伤正的特点，用于脾胃虚弱之运化不良、食滞中阻等。

（3）神曲与建曲功效类似，能消食化积。神曲又称六神曲，为辣蓼、青蒿、杏仁泥、赤小豆、鲜苍耳子加入面粉或麸皮后发酵而成。建曲由六神曲加厚朴、木香、白术、枳实、青皮、紫苏、荆芥、羌活、防风、槟榔、葛根、香附等40多种中药制成，亦是一种发酵制剂，又名泉州神曲，味苦，性温，具有散寒解表、解表和中、行气导滞的作用，适用于食滞不化，兼有外感风寒、寒热头痛、食滞阻中、呕吐胀满者。煎服9~15g。建曲比神曲理气解表作用更强，尤宜于食积而有外感风寒者。

（4）神曲与半夏曲两药均可和胃消食，用于食滞内停、胃中嘈杂、脘腹胀满。其中，神曲健脾开胃，和中止泻，性能升发，消食导滞。半夏曲味辛，性温，入脾、胃经，可和胃降逆，燥湿化痰，消食止呕，适用于脾胃虚弱之湿阻食滞、苔腻、呕恶等症。半夏曲入煎剂6~9g。

**4. 中成药应用**

（1）保济丸：功效解表，祛湿，和中。主治暑湿感冒，症见发热头痛、腹痛腹泻、恶心呕吐、肠胃不适；亦可用于晕车晕船。

（2）保和丸：功效消食，导滞，和胃。主治食积停滞、脘腹胀痛、嗳腐吞酸、不欲饮食。

【临床药学服务】

**1. 用药告知与监护** 注意区别生品与制品的药效差异。神曲辛散温燥，用量过大可出现口干、胃中嘈杂等症状。用药中顾护脾胃，宜食熟软易消化食物，忌食生冷、油腻、辛辣、刺激性食物。监测是否有胃中嘈杂、口干、食欲改变等症状。

**2. 药物警戒实践** 胃阴虚、胃火盛、外感风热、内热炽盛、血虚血热者不宜用。胃酸过多、胃溃疡患者不宜单味大剂量服用；脾胃虚弱者不宜久用或大剂量用。孕妇慎用。不宜与四环素、水杨酸钠、阿司匹林、鞣酸蛋白、烟酸等同用。

## 麦　芽

【处方常用名与给付】麦芽、生麦芽、炒麦芽、焦麦芽。写麦芽、炒麦芽均付炒麦芽；写生麦芽付生麦芽；写焦麦芽付焦麦芽。

【临床性效特征】麦芽味甘，性平，归脾、胃、肝经。①消食化积，尤能促进淀粉性食物的消化。可用于各种食物引起的食积证，善治过食米面、薯芋类之食积证。②回乳，可减少乳汁分泌，可用治妇女断乳，或乳汁郁积之乳房胀痛等。亦有不同炮制品、不同剂量对乳汁分泌量影响不同的记载。③疏肝解郁，用治肝气郁滞或肝胃不和之胁痛、脘腹痛等。现代临床多用于消化不良及消化系统疾病见食积不化者。

【临床治疗实施】

**1. 用法用量**　煎服10～15g；传统有“大剂量用回乳、小剂量用下乳”之说。内服入汤剂或入丸、散。亦可泡水代茶饮。常规煎煮。用于消食化滞，饭后服；下乳、回乳可随时服。

**2. 炮制品与临床**　生麦芽消食化积，主要用于过食米面、薯芋类之食滞证，又可疏肝理气。炒麦芽性偏温而气香，消食健胃，主要用于食积兼脾胃虚弱者。焦麦芽长于消食止泻，主要用于伤食腹泻者。

**3. 方药经验**

（1）镇肝熄风汤中麦芽与川楝子两药相使配伍，共奏疏肝和胃、行气泄热、消食化积之功，治疗肝气不疏、气机不畅之胁痛、口苦、脘腹胀满等症。

（2）麦芽与白术、砂仁配伍，消补兼用，可增强健脾益气、行气除胀、消食和胃之功，用于脾虚食滞、消化不良、脘腹胀满及小儿宿食留饮、中脘积聚、噫酸气闷。

（3）麦芽与谷芽两药相须配伍，具有消食和中健胃之功，主治米面薯芋类食滞证及脾虚食少等。麦芽消食健胃力较强。谷芽味甘，性平，归脾、胃经，消食和中作用较麦芽和缓，助消化而不伤胃气，善消谷面积滞，用于米面、薯芋类食滞证及脾虚食少等症。尤宜于脾虚而食积不甚者。生谷芽长于和中化积，多用于米面、薯芋类食滞证。炒用长于消食健胃，多用于脾虚之食积不甚者。焦谷芽长于消食止泻，多用于伤食泄泻。煎服10～15g，大剂量可用至30g。内服生用或炒用，入汤剂或入丸、散。

**4. 中成药应用**

（1）大山楂丸（颗粒）：功效开胃消食。主治食积内停所致的食欲不振、消化不良、脘腹胀闷。

（2）下乳涌泉散：功效疏肝养血通乳。主治肝郁气滞所致的产后乳汁过少，症见产后乳汁不行、乳房胀硬作痛、胸闷胁胀。

【临床药学服务】

**1. 用药告知与监护**　区别证候轻重选择药量。与其他消食药同用时，可适当减量。用药中顾护脾胃，宜食熟软易消化食物，忌食难消化的食物，忌生冷、油腻、辛辣、刺激性食物。观察是否出现嘈杂、反酸等症。

**2. 药物警戒实践** 脾胃虚弱而无积滞者慎用。哺乳期妇女慎用。小儿食积化热者不宜单用。不宜与四环素、水杨酸钠、阿司匹林、蛋白制剂、烟酸等同用；不宜与单胺氧化酶抑制药同用。

## 莱菔子

【处方常用名与给付】莱菔子、萝卜子、炒莱菔子。写莱菔子、萝卜子、莱菔仁、炒莱菔均付炒莱菔子；写生莱菔子、生莱菔均付生莱菔子。

【临床性效特征】莱菔子味辛、甘，性平，归脾、胃、肺经。①消食化积，行气消胀，适于食积气滞所致的脘腹胀满、嗳气吞酸、腹痛等症。②降气化痰，止咳平喘，主治痰壅气逆、咳喘胸闷属实证者。现代临床多用于消化不良及便秘或术后腹胀、肠梗阻、胃炎、胰腺炎等消化系统疾病见食积气滞者。

【临床治疗实施】

**1. 用法用量** 煎服5~12g。内服生用或炒用，打碎，入汤剂或入丸、散。常规煎煮，宜饭后服。外用适量，以醋研末调敷，用于消肿。

**2. 炮制品与临床** 生品长于祛痰，用于咳喘痰多。炒后药性缓和，可避免生品服后恶心的副作用，且长于消食除胀，降气化痰，可用于食滞腹胀、气喘咳嗽等。

**3. 方药经验**

（1）莱菔子与半夏曲、白术配伍，共奏健脾和胃、消食化痰、降气消痞之功，用于小儿脾胃虚弱、食积胀满、纳呆食少、日久羸瘦效佳。

（2）莱菔子与山楂、黄连配伍，可增强行气燥湿、消食消胀、健脾开胃之功。用于各种食物积滞、闻食即呕、脘腹胀满、嗳腐反胃、消化不良者。

**4. 中成药应用**

（1）脂脉康胶囊（降脂灵胶囊）：功效消食降脂，通血脉，益气血。主治瘀浊内阻、气血不足所致的动脉硬化、高脂血症。

（2）理气定喘丸：功效祛痰止咳，补肺定喘。主治肺虚痰盛所致的咳嗽痰喘、胸膈满闷、心悸气短、口渴咽干。

【临床药学服务】

**1. 用药告知与监护** 区别生品与制品的药效差异。因其耗气不可大剂量使用。注意生莱菔子用量过大可致恶心等不良反应。出现恶心、嘈杂等症须立即停药。用药期间忌食生冷、油腻及刺激性食物。

**2. 药物警戒实践** 气虚及无食积、脏器下垂者慎用。痰色黄者不宜单用。低血压者不宜长期用。不宜与人参同用；不宜与地黄、何首乌同用。

## 鸡内金

【处方常用名与给付】鸡内金、内金、炙鸡金、炒鸡内金、鸡膝子、鸡肶胵。写鸡内金、内金、鸡肫皮、炒鸡内金均付炒鸡内金；写醋鸡内金付醋鸡内金；写生内金、生鸡内金、生内金末均付生鸡内金。

【临床性效特征】鸡内金味甘，性平，归脾、胃、小肠、膀胱经。①消食化积，健胃运脾，用于米面、薯芋、乳肉等各种食积证及小儿疳积。②固精缩尿止遗，可用治遗精、遗尿等症。③化坚消石，可治小便淋沥涩痛不可忍。现代临床多用于消化不良、胃炎、胆囊炎、肝胆结石、泌尿系结石及体虚遗精、小儿遗尿、尿频等疾病。

【临床治疗实施】

**1. 用法用量** 煎服 3~10g；研末服 1.5~3g。内服生用、炒用或醋制，入汤剂或入丸、散。研末用效果优于煎剂。常规煎煮。用于消食化积，宜饭后服；研末温酒调服，早、晚各 1 次用治白浊、小便频数；用于小儿疳积可研末配合白面烙饼服。

**2. 炮制品与临床** 生品善消癥、化石，用于癥瘕积聚及砂石淋或胆结石等。炒鸡内金消食健脾并举，主治食积不化之脘腹胀满、小儿疳积之停食反胃、脾虚泄泻。醋鸡内金质酥易碎，可纠正不良气味，有助于疏肝运脾，用治肝胃失和、消化失常、腹满等。

**3. 方药经验**

（1）鸡内金与菟丝子两药相使配伍，共奏补阳益阴、固精缩尿之功，用于肾气虚弱、精关不固，或气化不能、膀胱失约所致遗精、滑精、遗尿等。

（2）鸡内金与山楂两药相须配伍，可增强消食化积、健运脾胃之功，用于各种食物积滞者。

（3）鸡内金与白术、使君子三药配伍，通补结合，共奏健脾、消食、驱虫、化积之功，用于小儿脾虚疳积，虫积消瘦。

**4. 中成药应用**

（1）消积养正胶囊：功效健脾益肾，化瘀解毒。主治不宜手术的脾肾两虚、瘀毒内阻型原发性肝癌。

（2）小儿消食片：功效消食化滞，健脾和胃。主治食滞肠胃所致积滞，症见食少、便秘、脘腹胀满、面黄肌瘦。

【临床药学服务】

**1. 用药告知与监护** 区别生品与制品的药效差异。用药中顾护脾胃，宜食熟软易消化食物，忌食生冷、油腻、辛辣、刺激性食物。用药中出现泛酸、嘈杂、易饥等需停药。

**2. 药物警戒实践** 脾虚无积滞者慎用。腹胀、泄泻者不宜单用。不宜与四环素、水杨酸钠、阿司匹林、鞣酸蛋白、烟酸等同用。不宜与富含鞣酸的食物如茶、咖啡、柿子等同用。

## 阿 魏

【处方常用名与给付】臭阿魏、五彩魏。写阿魏、臭阿魏均付阿魏。写炒阿魏付炒阿魏。

【临床性效特征】阿魏味苦、辛，性温，归脾、胃经。①消食化滞，可治各种食积，尤善治肉食积滞之脘腹胀满、嗳气吞酸、腹痛便溏者。②化癥散痞，用于瘀血癥瘕、腹中痞块。③截疟止痢，可用于疟疾、痢疾。现代临床多用于消化不良、肿瘤等。

【临床治疗实施】

**1. 用法用量** 内服1～1.5g。内服生用或炒用，多入丸、散，不宜入煎剂。宜饭后服。外用适量，多入膏药，散瘀血，消痞块。

**2. 炮制品与临床** 生用消食散痞，杀虫。炒制以除去特殊臭气，缓和药性。

**3. 方药经验**

（1）阿魏化痞散中阿魏与当归、鳖甲三药配伍，共奏活血化癥、消痞散结之功，用于气血瘀滞日久所致的癥瘕痞块。

（2）阿魏与莪术、三棱三药配伍，可增强活血行气、软坚散结、化痞消积之功，制膏外敷贴于脐上或患处，用于气滞血凝、癥瘕痞块、脘腹疼痛、胸胁胀满。

（3）阿魏与胡黄连、神曲三药相伍，共奏消食化积、杀虫除疳之功，用于小儿饮食失节、腹内虫积、肚腹胀大、疳积者。

（4）阿魏与隔山消二者均有消食化积之功，可用治饮食积滞、消化不良等症。其中，阿魏善消肉食积滞，并能化癥散痞，杀虫，用治多种食积、癥瘕、痞块及疟疾等。隔山消又称隔山撬、隔山牛皮消，味甘，性平，主入脾、胃、肝经，有较强的消食健脾作用，又能理气止痛，通气下乳。用于饮食积滞之脘腹饱胀、小儿疳积及肝气郁结之胁痛食少、乳汁不下或不畅者。煎服9～15g；外用适量，捣敷。

**4. 中成药应用**

（1）安阳精制膏：功效消积化癥，逐瘀止痛，舒筋活血，驱风散寒。主治癥瘕积聚，风寒湿痹，胃寒疼痛，手足麻木。

（2）阿魏化痞膏：功效化痞消积。主治气滞血凝，癥瘕痞块，脘腹疼痛，胸胁胀满。

【临床药学服务】

**1. 用药告知与监护** 区别证候轻重选择药量。与其他消食药同用时，可适当减量。阿魏其气臭烈特殊，内服可出现恶心、呕吐等症状，用药中顾护脾胃，宜饭后服用，忌食生冷、油腻、辛辣、刺激性的食物。用药期间监测食欲、大便等。

**2. 药物警戒实践** 脾胃虚弱者不宜用。孕妇忌用。

## 鸡矢藤

【处方常用名与给付】鸡矢藤、鸡屎藤。写鸡矢藤、鸡屎藤、臭藤、生鸡矢藤均付生鸡矢藤；写鲜鸡屎藤付鲜鸡屎藤。

【临床性效特征】鸡矢藤味甘、苦，性平，归脾、胃、肺、肝经。①消食化积，健运脾胃，可治食积腹痛、腹泻等。②清热化痰止咳，可治肺热咳嗽、痰喘等。③解毒消肿，活血止痛，可治热毒之泻痢、咽喉肿痛、痈疮疖肿及烫火伤等。④祛风止痒，以本品煎汤外洗或鲜品捣敷，可治湿疹、神经性皮炎、皮肤瘙痒等。现代多用于消化不良及慢性骨髓炎、牙痛、外伤、皮肤病、黄疸型肝炎等。

【临床治疗实施】

**1. 用法用量**　煎服10~15g。内服入汤剂或浸酒，入丸、散，用于食积、咳喘、痹病等；常规煎煮。宜饭后服。外用适量，捣敷或煎水洗；鲜品捣烂外敷患处或用嫩芽搽患处，用于皮肤病、痈肿、烫伤。外用不拘时应用。

**2. 炮制品与临床**　本品一般生用。

**3. 方药经验**

（1）鸡矢藤与山楂两药相须配伍，可增强消食化积、健脾开胃之功，用于油腻肉食积滞及各种食物积滞等。

（2）鸡矢藤与枇杷叶两药相使配伍，可增强清肺降气、化痰止咳之功，用于肺热咳嗽痰喘。

**4. 中成药应用**

（1）四味脾胃舒颗粒：功效健脾和胃，消食止痛。用于脾胃虚弱所致的食欲不振、脘腹胀痛、伤食腹泻、小儿疳积。

（2）山楂内金口服液：功效健脾和胃，消积化滞。用于食积内停所致小儿疳积、食欲不振、脘腹胀痛、消化不良、大便失调。

【临床药学服务】

**1. 用药告知与监护**　注意区别证候轻重选择药量。与其他消食药同用时适当减量，注意用药中顾护脾胃，忌食生冷、油腻、辛辣、刺激性食物。用药过程中出现头昏等不良反应时，应减量或停用。

**2. 药物警戒实践**　脾胃虚寒而无积滞者慎用。不耐其气嗅者慎用。

# 第十四章
# 驱虫药

驱虫药是以驱除或杀灭人体内寄生虫为主要作用，用以治疗虫证的药物。虫证是指体内寄生虫所引起的病证，主要为肠道寄生虫，如蛔虫、绦虫、钩虫、蛲虫等。驱虫药的运用，属于《黄帝内经》中“坚者削之”“结者散之”治则，八法中“消法”范畴。

本类药物寒温兼有，归大肠、脾、胃经为主。部分药物为有毒之品，能麻痹或杀灭肠道寄生虫虫体，主要用治蛔虫病、蛲虫病、绦虫病、钩虫病、姜片虫病等多种肠道寄生虫病。部分药物兼有行气、消积等作用。

本类药部分药味苦性寒，易伤脾胃，故脾虚便溏者慎用。一般宜空腹时服用，使药物充分作用于虫体而保证疗效。应用毒性较大的驱虫药要注意用量、用法，以免中毒或损伤正气；孕妇、年老体弱者当慎用。对发热或腹痛剧烈者，暂不宜使用驱虫药。临床必须根据不同寄生虫疾病选用适当驱虫药，并考虑患者体质及病证特点需要适当配伍。

## 使君子

【处方常用名与给付】使君子、使君、建使君、建君子、使君仁、炒使君子仁。写使君子、使君肉、君肉、生君肉均付生使君子；写煨君子付煨使君子；写炒君肉、炒使君子付炒使君子。

【临床性效特征】使君子味甘，性温，质润气香，归脾、胃经。①驱虫，为驱蛔杀虫之要药，兼润肠通下。常用治蛔虫病、蛲虫病。因其药性较和缓，气香，不易伤正，故尤宜于小儿虫证。②健脾消疳，可用治小儿疳积之面色萎黄、形瘦腹大、腹痛有虫者。现代临床多用于肠道寄生虫病及小儿营养不良等。

【临床治疗实施】

**1. 用法用量**　煎服 9~12g；使君子仁炒香嚼服 6~9g。小儿可按每岁每日 1~1.5 粒，但 1 日总量不宜超过 20 粒。内服生用或炒用，入汤剂或入丸、散，亦可嚼服。捣碎入煎剂，低温均匀加热有助于提高疗效。驱虫时宜空腹服。

**2. 炮制品与临床**　生品长于杀虫，用于虫积腹痛，如蛔虫病、蛲虫病。煨制品及炒制品可减少副作用，健脾消积疗疳力强，多用于小儿疳积及蛔虫腹痛。

**3. 方药经验**

(1) 芦荟肥儿丸中使君子与槟榔、胡黄连配伍，共奏驱虫消积、清湿热、除疳热之功，用于湿热虫积、饮食不节而致疳积。

（2）使君子与鹤虱相须配伍，可增强健脾、消疳、驱虫之功，用于治疗小儿疳积之面色萎黄、形瘦腹大、腹痛有虫者。使君子杀虫，消积除疳。鹤虱又分北鹤虱、南鹤虱，均味苦、辛，性平；有小毒，入脾、胃经，具有杀虫消积之功，可用于多种肠道寄生虫病，如蛔虫、蛲虫、钩虫及绦虫等引发的虫积腹痛，也可用治小儿蛔疳腹痛、四肢羸困、面色青黄等。内服生品用于驱杀体内寄生虫；炒制后可矫正其气味，增强消疳之功，适用于小儿疳积。煎服 3～10g，生用或炒用，入汤剂或入丸、散。外用适量。

（3）使君子与陈皮相使配伍，可增强健脾和胃、杀虫消疳之功，用于小儿脾胃虚弱、疳积消瘦、腹胁胀满、不思乳食、下痢。

**4. 中成药应用**

（1）疳积散：功效消积化滞。主治食滞脾胃所致的疳证，症见不思乳食、面黄肌瘦、腹部膨胀、消化不良。

（2）使君子丸：功效消疳驱虫。用于小儿疳积、虫积腹痛。

（3）肥儿疳积颗粒：功效健脾和胃，平肝杀虫。主治脾弱肝滞、面黄肌瘦、消化不良。

【临床药学服务】

**1. 用药告知与监护**　区别生品与制品的药效差异。不可自行增加用量或延长用药时间。使君子服用量过大会发生中毒反应，引起胃肠刺激及膈肌痉挛；还可出现四肢发冷、出冷汗、呼吸困难、血压下降及惊厥。用药中顾护脾胃，宜食熟软易消化食物，忌煎炸、油腻、生冷、甜食等。并监测是否出现呃逆、眩晕、呕吐等症状。

**2. 药物警戒实践**　疳积而非虫证所致者，不宜单独用。服药期间忌饮茶。

## 苦楝皮

【处方常用名与给付】苦楝皮、楝皮、川楝皮、苦楝根皮。写苦楝皮、苦楝根皮均付苦楝皮。

【临床性效特征】苦楝皮味苦，性寒；有毒，归脾、胃经。①广谱驱虫，有较强的杀虫作用，可治蛔虫病、蛲虫病、钩虫病等多种肠道寄生虫病。②清热燥湿，杀虫止痒。可用治疥疮、头癣、湿疮、湿疹瘙痒等症。现代临床多用于肠道寄生虫病、各种皮肤真菌感染等。

【临床治疗实施】

**1. 用法用量**　煎服 3~6g，鲜品加量。水煎，需文火久煎。杀虫宜空腹服；清热燥湿止痒，宜饭后服。内服用鲜品或干品，入汤剂或入丸、散。外用适量。可煎水洗或研末调涂患处疗癣。

**2. 炮制品与临床**　苦楝皮可鲜用或以干品切片生用，功效相似。

**3. 方药经验**

（1）苦楝皮与使君子、槟榔三药配伍，可增强驱虫之力，且广谱驱虫，对绦虫、蛔虫、蛲虫、钩虫、姜片虫等肠道寄生虫都有驱杀作用，又可增强燥湿杀虫、泻下虫体之功，用于多种肠道寄生虫病。

（2）苦楝皮与鹤虱配伍，可增强杀虫、消积之功，用治小儿脾虚虫积腹痛、泄泻消瘦、乳食不进。

**4. 中成药应用** 儿童清热导滞丸：功效健胃导滞，消积化虫。主治食滞肠胃所致疳证，症见不思饮食、消化不良、面黄肌瘦、烦躁口渴、胸膈满闷、癥瘕痞块，以及虫积腹痛。

【临床药学服务】

**1. 用药告知与监护** 苦楝皮有毒，应严格控制剂量，不宜过量或连续服用。与其他驱虫药同用时应适当减量。用量过大或用法不当可出现中毒表现，如恶心呕吐、剧烈腹痛、腹泻、头晕头痛、视力模糊、全身麻木、心律不齐、血压下降、呼吸困难、精神神经异常等。用药中应顾护脾胃，并注意观察神经系统、消化系统有无异常，定期检查肝功能。忌不洁之物及煎炸、油腻、生冷、甜食等。

**2. 药物警戒实践** 脾胃虚寒及体弱者慎用。孕妇、哺乳期妇女及肝病患者忌用。

## 槟 榔

【处方常用名与给付】槟榔、花槟榔、鸡心槟榔、大腹子、焦槟榔、槟榔炭。写槟榔、花槟榔、海南槟榔、海南槟子、大腹子、大白槟榔、鸡心槟榔、榔片均付槟榔片；写炒槟榔付炒槟榔；写焦槟榔付焦槟榔。

【临床性效特征】槟榔味辛、苦，性温，入胃、大肠经。①广谱驱虫，对绦虫、蛔虫、蛲虫、钩虫、姜片虫等肠道寄生虫都有驱杀作用，并以泻下虫体为优点。尤以绦虫疗效较好。②行气导滞，善行胃肠之气，消积导滞，兼能缓泻通便。用于食积气滞、腹胀便秘或泻痢之里急后重等。③利水消肿，用于水肿实证、二便不利及脚气肿痛等。④截疟，用于疟疾寒热、久发不止。现代临床多用于肠道寄生虫、胃肠疾病见食积气滞者及手术后胃肠麻痹胀气。

【临床治疗实施】

**1. 用法用量** 煎服3~10g，单用驱杀绦虫、姜片虫时可用至30~60g。内服生用或炒用，入汤剂或入丸、散。常规煎煮。水煎剂空腹服。外用适量，煎水洗或调末敷。槟榔煎煮前用水浸泡数小时，较即时煎煮疗效高。

**2. 炮制品与临床** 生品力峻，以杀虫、降气行气、利水消肿、截疟力胜，常用于治绦虫、姜片虫、蛔虫等及水肿、湿脚气、疟疾。炒槟榔药性缓和，可避免生槟榔克伐太过而耗伤正气，并能减少服后恶心、腹泻、腹痛的副作用，长于消食导滞，用于食积不消、痢疾之里急后重等。焦槟榔与炒槟榔功效相似，长于消食导滞。临床上体质较强者可选用炒槟榔，体质较差者可选用焦槟榔。

**3. 方药经验**

（1）化虫丸中槟榔与鹤虱相须配伍，可增强驱虫之功，对绦虫、蛔虫、蛲虫、钩虫、姜片虫均有驱杀作用，可治疗虫积腹痛、肠道寄生虫病。

（2）疏凿饮子中槟榔与商陆两药配伍，共奏利水行气、通利二便之功，用于水肿实证、二便不利。

（3）木香槟榔丸中槟榔与木香、大黄三药配伍，共奏行气消积、导滞通便之功，用于食积、胃肠气滞之腹胀便秘及泻痢腹痛等症。

（4）芜荑散中槟榔与芜荑相须配伍，可增强杀虫之力，用于绦虫、蛔虫、蛲虫等多种肠道寄生虫病。

（5）槟榔与牵牛子相使配伍，可增强泻下利水、杀虫去积之功，用于实证水肿胀满及多种虫证、虫积腹痛。

（6）槟榔与大腹皮二者同出一源，均味辛，性温，可行气消胀，利水消肿，用于食积气滞所致腹胀便秘、泻痢后重及水肿、脚气肿痛等。其中，槟榔药用成熟种子，功长驱虫，尤善驱绦虫。大腹皮药用果皮，药性较缓，无杀虫之功，而擅长治皮水、腹水。

**4. 中成药应用**

（1）槟榔四消丸：功效消食导滞，行气泻水。主治食积痰饮、消化不良、脘腹胀满、嗳气吞酸、大便秘结。

（2）木香槟榔丸：功效行气导滞，泄热通便。主治湿热内停，赤白痢疾、里急后重，胃肠积滞，脘腹胀痛，大便不通。

【临床药学服务】

**1. 用药告知与监护**　区别生品与制品的药效差异。区别不同虫证选择药量。中病即止，以防伤及正气。与其他驱虫药同用时应适当减量。同服泻药时要顾护脾胃，宜食熟软易消化食物，忌不洁之物及煎炸、油腻、生冷等。槟榔用量过大可刺激消化道导致呕吐、腹痛等情况，注意胃肠道反应等。同服泻药时要注意询问大便次数，每日便次超过4次，即停泻药。

**2. 药物警戒实践**　脾虚便溏或气虚下陷者忌用。孕妇慎用。不宜与碘离子制剂、重金属药如硫酸亚铁、硫酸镁、氢氧化铝等及酶制剂同用；不宜与碳酸氢钠等碱性较强的西药及阿托品、氨茶碱、地高辛、咖啡因、苯丙胺同用。

## 南瓜子

【处方常用名与给付】南瓜子、南瓜仁、生南瓜子。写南瓜子、南瓜仁、老南瓜子均付生南瓜子；写炒南瓜子付炒南瓜子。

【临床性效特征】南瓜子味甘，性平，归胃、大肠经。药食两用，杀虫而不伤正气，善驱绦虫。主要适用于绦虫病；还可用于血吸虫病和蛔虫病。现代多用于肠道寄生虫病、血吸虫病。

【临床治疗实施】

**1. 用法用量**　内服研粉60～120g。用治血吸虫病时剂量较大，需在医师指导下服用。内服生用或炒用，研粉或入丸、散。治疗小儿疳积，开胃健脾可内服；驱杀肠道寄生虫时内服生用、研粉或入丸、散；不宜水煎。研粉冷开水调服。

**2. 炮制品与临床** 生品长于杀虫，用于绦虫病、血吸虫病、蛔虫病等。炒制品杀虫力缓，但焦香入脾，兼健脾消积之功，可用治小儿疳积之面色萎黄等。

**3. 方药经验**

（1）南瓜子与槟榔两药相须配伍，为治疗绦虫的要药，使驱杀绦虫之力增强，多用于绦虫病。

（2）南瓜子与使君子两药相须配伍，可增强驱虫、健脾消疳之功，用于小儿五疳之心腹膨胀、不思饮食、贫血消瘦，亦用于绦虫病、蛔虫病、蛲虫病、血吸虫病等。

【临床药学服务】

**1. 用药告知与监护** 区别生品与制品的药效差异。作用和缓，常需配伍应用，但用量过大可引起腹泻、恶心、食欲减退等，用药期间注意胃肠反应，观察大便性状，确认有无虫体排出等。

**2. 药物警戒实践** 脾胃虚弱者、晚期血吸虫病患者慎用。忌煎炸、油腻、生冷等。

## 鹤草芽

【处方常用名与给付】鹤草芽、仙鹤草根芽。写鹤草芽、鹤东芽、龙芽、仙鹤草冬芽均付鹤草芽。

【临床性效特征】鹤草芽味苦、涩，性凉，入大肠、小肠经。①驱杀绦虫，兼有缓泻作用，可促使虫体排出，为治绦虫病之要药。②疗疖止痒，可用治小儿头部疖肿。③外用制成栓剂，可治疗滴虫性阴道炎。现代临床多用于肠道寄生虫病。

【临床治疗实施】

**1. 用法用量** 内服研粉吞服，成人每日10~30g，小儿0.7~0.8g/kg，每日1次。内服不宜入煎剂，宜研粉吞服，或为浸膏剂、片剂，不入煎剂。宜清晨空腹服。外用适量，可制成栓剂，置于阴道，用于阴道滴虫。

**2. 炮制品与临床** 鹤草芽的有效成分不溶于水，遇热易被破坏，故临床用生品，研粉用。

**3. 方药经验**

（1）鹤草芽与雷丸两药相须配伍，可增强驱虫杀虫之功，用于治疗绦虫、蛔虫等多种虫证。鹤草芽与雷丸所含成分不耐高温，临床宜生用或研末入丸、散。

（2）鹤草芽与仙鹤草二者均能杀虫，用于虫证。鹤草芽药用仙鹤草的冬芽，善驱绦虫，并有泻下作用，为治绦虫病的新药。仙鹤草为其全草，长于收敛止血，大凡出血病证，无论寒热虚实皆可应用，广泛用于全身各部的出血证。又能止痢截疟补虚，用于慢性泻痢、疟疾寒热等。近年用鹤草芽浸膏及其提取物鹤草酚结晶、鹤草酚粗晶片治疗绦虫病，均取得良好疗效。

**4. 中成药应用** 鹤草芽栓：功效杀滴虫，消炎、止痒。主治阴道滴虫感染，滴虫性阴道炎，因阴道滴虫所致白带增多、外阴瘙痒等症，对子宫宫颈糜烂有一定疗效。

【临床药学服务】

**1. 用药告知与监护**　注意区别证候轻重选择药量，用法用量应遵医嘱。鹤草芽服后偶见恶心、呕吐、腹泻、头晕、出汗等反应，用药中顾护脾胃，宜食熟软易消化食物，忌煎炸、油腻及生冷等。监测胃肠道反应等。由于本品对蛔虫有兴奋作用，故对患有混合感染寄生虫的患者，应先驱除蛔虫后再用该药驱绦虫。

**2. 药物警戒实践**　孕妇及哺乳期妇女忌用。用鹤草芽或鹤草酚驱绦虫时，忌油和酒类饮食。

## 雷　丸

【处方常用名与给付】雷丸、雷实、竹苓、白雷丸。写雷丸、白雷丸均付雷丸。

【临床性效特征】雷丸味微苦，性寒；入胃、大肠经。①杀虫驱虫，对多种肠道寄生虫均有较强的驱杀作用，尤以驱杀绦虫为佳。主治绦虫病、钩虫病、蛔虫病、蛲虫病等。②消积导滞消疳，可用于小儿疳积腹胀等。现代多用于绦虫病、钩虫病、蛲虫病、滴虫病、丝虫病、厌食症等。

【临床治疗实施】

**1. 用法用量**　内服15~21g，分3次服。内服生用，入丸、散剂。雷丸含蛋白酶，加热至60℃左右即易破坏而失效。不宜入煎剂。研末饭后温开水调服。

**2. 炮制品与临床**　本品一般生用。

**3. 方药经验**

（1）追虫丸中雷丸与大黄配伍，既可增强杀虫，又能泻下通便，治疗蛔虫、蛲虫、钩虫等多种肠道寄生虫病。

（2）雷丸与使君子相须配伍，可增强杀虫消积、健脾消疳之功，用于小儿疳积腹胀等。

**4. 中成药应用**

（1）驱虫片：功效杀虫，消积，通便。主治虫积腹痛、不思饮食、面黄肌瘦。

（2）小儿奇应丸：功效解热定惊，化痰止咳，消食杀虫。主治小儿惊风发热、咳嗽多痰、食积、虫积。

（3）化积口服液：功效健脾导滞，化积除疳。主治脾胃虚弱所致的疳积，症见面黄肌瘦、腹胀腹痛、厌食或食欲不振、大便失调。

【临床药学服务】

**1. 用药告知与监护**　区别证候轻重选择药量。疗程需遵医嘱。用药中顾护脾胃，宜食熟软易消化食物，忌煎炸、油腻及生冷等。观察是否出现胃肠道反应等。

**2. 药物警戒实践**　有虫积而脾胃虚寒者慎用。妊娠期妇女及哺乳期妇女忌用。不宜与四环素族抗生素同时用。

## 榧　子

【处方常用名与给付】榧子、榧实、香榧子、炒榧子、彼子。写榧子、生榧肉、榧实、榧肉、榧仁、大榧子均付生榧子；写煨榧子、炒榧子、香榧子均付炒榧子。

【临床性效特征】榧子味甘，性平，质润气微香，归肺、胃、大肠经。①杀虫消积，可用于蛔虫、钩虫、绦虫、姜片虫等多种肠道寄生虫病引起的虫积腹痛。②润肠通便，治疗肠燥便秘。③润肺止咳，治疗肺燥咳嗽。现代临床多用于肠道寄生虫病、便秘及咳嗽轻症。

【临床治疗实施】

**1. 用法用量**　内服9~15g，用于肠道寄生虫宜炒熟嚼服。治钩虫病可酌情增加用量。内服生用或炒用，入汤剂或入丸、散。治钩虫早晨空腹嚼服，至大便中虫卵消失。榧子的驱虫成分不溶于水，故用于驱虫时，不宜入煎剂。用于润肠通便时，连壳生用，打碎入煎剂，饭后服用于通便、止嗽。

**2. 炮制品与临床**　生品长于杀虫，缓泻，润肺，用于虫积腹痛、肠燥便秘及肺燥咳嗽。炒榧子气香味甘，单用嚼食，便于服用，并增强健胃消积的作用，用于小儿疳积。

**3. 方药经验**

（1）榧子与槟榔相须配伍，均能杀虫，广谱杀虫，并有缓泻排虫之功，用于多种肠道寄生虫病，尤以绦虫病疗效较好。

（2）榧子与火麻仁相使配伍，均为含油脂的药物，可增强润肠通便之功，用于肠燥便秘。

（3）榧子与使君子相须配伍，可增强驱虫消积之功，用于多种肠道寄生虫病及小儿疳积，尤宜于小儿蛔积腹痛。

（4）榧子与芜荑相须配伍，用以增疗效，可增强驱虫消积之功，用治蛔虫、蛲虫、绦虫等多种寄生虫病。榧子甘平质润，杀虫而不伤胃，并有缓泻之功，有利于排出虫体，为驱虫佳品，尚具润肺、通便之功，可用于肺燥咳嗽及肠燥便秘。芜荑味辛苦，性平，归脾、胃经，可杀虫消积疗疳，燥湿止痒，用治蛔虫、蛲虫、绦虫等多种寄生虫病，小儿疳积之腹痛有虫、消瘦泄泻及疥癣瘙痒、皮肤恶疮。煎服3~10g，或入丸、散，每次2~3g。外用适量，研末调敷患处。

**4. 中成药应用**　小儿康颗粒：功效健脾开胃，消食化滞，驱虫止痛。主治脾胃虚弱、食滞内停所致的腹泻、虫积，症见食滞纳少、烦躁不安、精神疲倦、脘腹胀满、面色萎黄、大便稀溏。

【临床药学服务】

**1. 用药告知与监护**　注意区别生品与制品的药效差异，根据证候轻重选择药量。不可自行延长疗程。用药中顾护脾胃，宜食熟软易消化食物，忌煎炸、油腻及生冷等。注意大便质地及次数等。

**2. 药物警戒实践**　大便溏薄及肺热咳嗽者慎用。不宜与绿豆同用。

# 第十五章
# 止血药

止血药是以制止体内外出血，用于各种出血证为主要作用的药物。本类药物大多味苦、涩，主归心、肝、脾经，均具有止血作用。因药性有寒、温、散、敛之异，故本章药物分别具有凉血止血、温经止血、化瘀止血、收敛止血等不同功效，主要用治血液不循常道、溢出脉外所致的咯血、衄血、吐血、便血、尿血、崩漏、紫癜及外伤出血等体内外各种出血病证。

根据止血药的功效及主治证，止血药可分为凉血止血药、温经止血药、化瘀止血药和收敛止血药四类。

**1. 凉血止血药**　性寒、凉，味多甘、苦，主归心、肝经；功能凉血止血，主治血热出血证，症见血色鲜红，伴有烦躁、口渴、面赤等血热妄行之出血证。部分药物兼有清热解毒之功，又可用治热毒疮疡、水火烫伤等。

**2. 温经止血药**　性偏温，主归肝、脾经；能温肾脏，暖脾阳，固冲任而统摄血液，功能温经止血。适用于脾不统血、冲脉失固之虚寒性出血证，症见出血日久、血色黯淡、畏寒肢冷、面色萎黄等。

**3. 化瘀止血药**　性温或平，味多辛、苦，多入心、肝经；功能化瘀止血，具有止血而不留瘀的特点。适用于瘀血内阻、血不循经之出血证。部分药物尚能活血消肿，止痛，还可用治跌打损伤、经闭、瘀滞之心腹疼痛等。

**4. 收敛止血药**　性平或凉，味多苦涩，多入肺、胃、大肠经；多煅炭用；功能收敛止血，主治出血而无瘀滞者。

止血药大多对症治疗，还应根据病因病机配伍用药，出血兼有瘀滞者，不宜单独使用凉血止血药及收敛止血药，有止血留瘀之弊。治疗出血时需中病即止，若出血过多而致气虚欲脱者，应益气固脱，配伍大补元气之药。同时注意药性特点，性寒凝滞的止血药，易凉遏留瘀，不宜过量使用。收涩药物因收涩力强，有留瘀恋邪之弊，对于出血有瘀或出血初期邪实者，当慎用之。温热性药物，热盛火旺之出血证忌用。具行散之性药物，出血而无瘀者及孕妇慎用。

## 第一节　凉血止血药

### 小　蓟

【处方常用名与给付】小蓟、猫蓟、千针草、小蓟草、小蓟炭、刺儿菜、刺蓟菜。写小蓟、小蓟根、小蓟草均付生小蓟；写鲜小蓟、小蓟汁均付鲜小蓟；写小蓟炭付小蓟炭。

【临床性效特征】小蓟味甘、苦，性凉，入肝、心经，走血分。①凉血止血，对血热妄行所致的吐血、衄血、咯血、尿血、崩漏等均可应用。②清热利尿，治热结下焦之尿血、血淋。③清热解毒，散瘀消肿，用于痈肿疮毒初起，红肿热痛者，内服、外敷均可。现代临床多用于高血压，鼻出血，胃、十二指肠溃疡出血，痔疮出血，尿路感染所致血尿及功能性子宫出血等属血热妄行者。

【临床治疗实施】

**1. 用法用量**　煎服 5～12g，鲜品加倍。内服用生品或炮制品，入汤剂常规煎法；鲜品捣汁服用凉血之功尤佳，用于血热妄行诸症。内服凉血，解毒宜饭后服。降血压可适量煎水代茶饮。外用适量。研末撒或调敷外用，亦可用鲜品捣敷或煎汤外洗患处。

**2. 炮制品与临床**　生品凉血解毒力胜，多用于热毒疮痈，又能凉血止血利尿，用于血热妄行及小便淋沥涩痛诸症；还可用于降压。鲜品凉血之功尤著。炒炭后止血作用增强，用于止血。

**3. 方药经验**

（1）小蓟饮子中小蓟与生地黄两药相使配伍，可增强清热凉血止血之功，又利尿不伤阴，用于热结下焦之血淋、尿血。

（2）十灰散中小蓟与大蓟、栀子配伍，可增强清热凉血、止血利尿之功，用于血热妄行之呕血、吐血、衄血；又善散瘀消痈，无论内外痈肿都可应用，尤宜于血热毒盛之肺痈、肠痈。

（3）小蓟与藕节两药相须配伍，可增强清热凉血、化瘀止血之功，无止血留瘀之弊，可用于热结血淋。

（4）小蓟与乳香两药相使配伍，共奏解毒散瘀、消肿止痛之功，用于治疗热毒疮疡初起之肿痛诸症。

**4. 中成药应用**　止血宝胶囊：功效凉血止血，祛瘀消肿。主治血热妄行所致鼻衄、吐血、尿血、便血、崩漏下血。

【临床药学服务】

**1. 用药告知与监护**　与其他寒凉药物同用时注意减量。用药中要顾护脾胃。观察用药后是否有身热、头昏、倦怠、呕吐、耳痛、腹痛或失眠、尿频、荨麻疹等不良反应。应监测体温、食欲、二便等。外用时注意创面面积，不宜大范围涂敷。

**2. 药物警戒实践** 血虚、脾胃虚寒、不思饮食、便溏泄泻者忌服。低血压患者不宜大量久服。忌生冷、油腻食物。

## 地 榆

【处方常用名与给付】地榆、生地榆、地榆炭。写地榆、地榆片、地榆根、生地榆均付生地榆；写炒地榆、地榆炭、黑地榆均付炒地榆；写醋地榆付醋地榆。

【临床性效特征】地榆味苦、酸、涩，性微寒，入肝、大肠经，主入血分。①凉血止血，兼收敛之性，用于热伤血络、迫血妄行之出血诸症，尤宜于下焦血热之便血、痔血、崩漏。②泻火解毒，敛疮生肌，用治疮疡痈肿初起或湿疮溃烂。③外用治烫伤，可促进创面愈合，为治水火烫伤之要药。现代多用于消化性溃疡出血、痔疮出血等属血热妄行者。外用治疗烧、烫伤和酸碱灼伤。

【临床治疗实施】

**1. 用法用量** 煎服 9~15g。内服用生品或炮制品，入汤剂或入丸、散；鲜品可捣汁饮。常规煎煮。饭后服，用于凉血止血。外用适量，可水煎为洗渍药及湿敷药；研末为掺药及涂敷药料；鲜品可捣汁外敷。用于皮肤湿疹溃烂或水火烫伤。

**2. 炮制品与临床** 生地榆长于凉血，解毒敛疮，用治血热妄行之出血、疮疡痈肿初起或湿疮溃烂、水火烫伤。炒炭后味苦酸涩，止血力强。醋制走肝经，收敛之性增强，用于肝不摄血之月经过多、崩漏下血。

**3. 方药经验**

（1）约营煎中地榆与生地黄两药相使配伍，可增强清热凉血止血之功，用于血热较重、便血者。

（2）地榆与槐角两药相须配伍，均入下焦，可增强清热凉血之功，用治痔瘘便血属血热者。

（3）地榆与艾叶两药相须配伍，寒温并用，增强止血之功，用于崩漏、下血不止、腹中疼痛。

（4）地榆与黄连两药相使配伍，可增强清热解毒、燥湿止痢之功，用于湿热血痢。

（5）地榆与甘草两药相使配伍，可增强清热解毒、凉血止血之功，治疗血热便血及其他下焦出血尤宜。

（6）地榆与大黄、冰片三药配伍，可增强清热泻火、解毒、敛疮止痛之功，外用治疗水火烫伤。

（7）地榆与檵木二者皆可收敛止血，清热解毒敛疮，可内服或外用于多种出血证、疮疡痈肿及烫伤等。地榆苦寒性降，以凉血止血为主，兼清热解毒，长于治下焦痔血、便血；凉血涩肠止痢，对血痢亦有良效，又为治水火烫伤之要药。檵木苦、涩、平，归肝、脾、大肠经。能收敛止血，可用于多种出血病证。又能清热解毒，生肌敛疮，可用治水火烫伤。兼可止泻，用于泄泻、痢疾。现多用于上消化道出血、肺结核咯血。水煎服，檵木花6~10g，茎叶 15~30g，根 30~60g，鲜品加倍。外用适量，捣烂或干品研粉敷患处。

**4. 中成药应用**

（1）地榆槐角丸：功效疏风凉血，泄热润燥。主治脏腑实热、大肠火盛所致痔疮、湿热便秘、肛门肿痛。

（2）止红肠澼丸：功效清热凉血，养血止血。主治血热所致的肠风便血、痔疮下血。

【临床药学服务】

**1. 用药告知与监护** 注意区别生品与制品的药效差异。根据证候轻重选择药量。与其他寒凉药物同用时注意减量。用药中顾护脾胃，宜食熟软易消化食物，忌食生冷、腥臭、不易消化食物。对于大面积烧伤患者，要注意涂敷面积不可过大。久服地榆及其制剂应注意补充B族维生素。过量应用可引起中毒性肝炎，脾胃虚寒者忌用；孕妇、产妇忌用。用药中监测体温、食欲、二便、肝肾功能等。

**2. 药物警戒实践** 热痢初起不宜单独使用。虚寒性便血、下痢、崩漏、出血有瘀者慎用。不宜与抗生素、异烟肼、维生素$B_1$、维生素$B_6$、含金属离子的药物、生物碱、洋地黄、酶类药物等同用。

## 槐　花

【处方常用名与给付】槐花、生槐花、炒槐花、槐花炭、槐米、槐蕊、槐花米。写槐花、陈槐花、槐米均付生槐花；写槐花炭、槐米炭均付槐花炭；写槐角、槐实、槐果、槐子均付槐角；写炒槐角付清炒槐角；写蜜槐角付蜜炙槐角；写槐角炭付槐角炭。

【临床性效特征】槐花味苦，性微寒，入肝、大肠经。①凉血止血，用治血热妄行引起的吐血、衄血、崩漏、血痢等多种出血证。②清肠泻火，善止下部出血，治大肠火盛或湿热郁结所致的便血、痔疮出血。③清泻肝火，适用于肝火上炎所致之目赤头痛及眩晕等症。现代多用于胃及十二指肠溃疡出血、痔疮出血及功能性子宫出血等属血热妄行者；高血压属肝火上炎者。

【临床治疗实施】

**1. 用法用量** 煎服5~10g。内服用生品或炮制品，入汤剂或研末吞服。常规煎煮，宜饭后服。外用适量，研末调敷患处。

**2. 炮制品与临床** 生品长于凉血，清肝泻火，用于血热所致吐血、衄血、血痢、便血、痔疮出血，肝火上炎所致之目赤头痛及高血压等。炒制后寒凉之性减弱，其清热凉血作用次于生品。炒炭后止血力增强。止血宜用槐花炭或炒槐花。蜜槐角增强润肺通腑之功。

**3. 方药经验**

（1）槐花散中槐花与黄连两药相使配伍，可增强清肠泻火、解毒燥湿、止血之功，用于大肠火盛或湿热蕴结之肠风下血、大便下血、痔疮出血、血痢、崩漏等。

（2）槐花与地榆两药相须配伍，共入下焦，可增强清热降泄、凉血止血之功，治疗血热妄行之出血诸症，尤以治湿热毒邪蕴结大肠之便血、痔疮出血为宜。

（3）槐花与栀子两药相须配伍，共奏清热利湿、凉血止血之功，炒炭则止血作用更强，用于大肠火盛或湿热蕴结之大便下血、痔疮出血、血痢、崩漏等症。

（4）槐花与夏枯草、菊花诸药配伍，均入肝经，可增强清肝火、抑肝阳、散风热之功，用于肝火上炎、肝经风热所导致的目赤、头胀头痛、眩晕等症及高血压。

（5）槐花与槐角两药相须配伍，功用相似，均能凉血止血，清肝泻火，用于血热妄行之便血、痔血及肝火上炎之目赤、头痛。槐花清热之力不及槐角，无润肠之功，但凉血止血作用较强，尤适于大肠火盛之便血、痔血。槐角性味、功效、主治与槐花相似，止血作用弱于槐花，但清降泄热之力较强，兼能润肠通便，对于便秘、痔疮肿痛或兼有出血者较宜。煎服6~9g，或入丸、散。

（6）槐花与鸡冠花两药相使配伍，可清热凉血，收涩止血、止带，涩肠止痢，兼能清热除湿，适用于热伤血络、迫血外溢之多种出血证，尤善治崩漏、便血、痔血等下部血热出血证，以及下焦湿热之赤白带下、赤白泻痢或久泻久痢。现代多用于痔瘘、咯血、吐血、子宫出血等。外用适量。

**4. 中成药应用**

（1）清肝降压胶囊：功效清热平肝，补益肝肾。主治肝火上炎、肝肾阴虚所致眩晕、头痛、面红目赤、急躁易怒、口干口苦、腰膝酸软、心悸不寐、耳鸣健忘、便秘、尿黄。

（2）四红丹：功效清热止血。主治血热所致吐血、衄血、便血、崩漏下血。

（3）痔康片：功效清热凉血，泄热通便。主治热毒风盛或湿热下注所致便血，肛门肿痛、有下坠感；Ⅰ、Ⅱ期内痔见上述证候者。

【临床药学服务】

**1. 用药告知与监护** 区别生品与制品，以及不同药用部位的药效差异。与其他寒凉药物同用时注意减量。槐花苦寒，有败胃伤阳之弊。应用不当可引起恶心、呕吐、腹痛、腹泻等消化道症状，用药中注意顾护脾胃，宜食熟软易消化食物，忌食生冷、油腻、饮料等。

**2. 药物警戒实践** 脾胃虚寒及阴虚发热而无实火者慎用。热痢初起、瘀血积滞者不宜单味使用。不宜与其他降压药同用，不宜与钙制剂、铁制剂同用。

## 侧柏叶

【处方常用名与给付】侧柏叶、侧柏叶炭、侧柏炭、侧柏、柏叶、扁柏。写侧柏叶、嫩柏叶、侧柏、扁柏、柏叶、嫩柏均付生侧柏叶；写鲜侧柏叶付鲜侧柏叶；写侧柏叶炭、黑柏叶均付侧柏叶炭。

【临床性效特征】侧柏叶味苦、涩，性寒，入肺、肝、脾经。①清热凉血，收敛止血，用于血热妄行之吐血、咯血、衄血、尿血、便血、崩漏。②清肺化痰止咳，用于肺热痰多咳嗽。③生发乌发，用于血热脱发、须发早白。现代多用于出血属血热妄行者。可治疗脂溢性脱发。

【临床治疗实施】

**1. 用法用量** 煎服6~12g。内服用生品或炮制品，入汤剂或入丸、散。常规煎煮，宜饭后服用。外用适量，可煎汤水洗，鲜品用捣敷或研末调敷，涂搽。外用适时用。

**2. 炮制品与临床** 生品长于凉血清热止血，且止咳祛痰力胜，多用于血热妄行之出血证及咳喘痰多之症。炒炭后以止血为主，各种出血证均可选用。鲜品清肺化痰之功强。

**3. 方药经验**

（1）四生丸中侧柏叶与生地黄两药配伍，既可增强清热凉血止血之功，又能清热养阴，治疗血热妄行之咯血、衄血、吐血、尿血、崩漏等症。

（2）柏叶汤中侧柏叶与艾叶、干姜诸药配伍，寒温并用，可增强止血之功，用于中气虚寒、吐血不止的虚寒性出血。

（3）侧柏叶与阿胶、川续断配伍，共奏补益肝肾、止血补血之功，具有敛而不滞、引而不散特点，治疗下焦虚寒之便血、崩漏不止。

（4）侧柏叶与柏子仁二者同出一源，一为枝梢及叶，一为种仁，但功效不同。侧柏叶凉血止血，化痰止咳、生发乌发，可用于血热出血证、肺热咳嗽、血热脱发、须发早白。柏子仁可养心安神，润肠通便，用治阴血不足、心神失养所致心悸怔忡、失眠、健忘等，亦能治肠燥便秘。

**4. 中成药应用** 九华痔疮栓：功效清热凉血，化瘀止血，消肿止痛。主治血热毒盛所致的痔疮、肛裂等肛肠疾患。

【临床药学服务】

**1. 用药告知与监护** 注意区别生品与制品的药效差异。大剂量或长期服用可致眩晕、恶心等不良反应，对肾脏有损害，用药中顾护脾胃，忌生冷、油腻食物。用药中监测体温、食欲、二便等。

**2. 药物警戒实践** 脑血栓患者忌单独使用。出血有瘀血者慎用；虚寒出血证慎用。婴幼儿、老年人不宜单味长期用。不宜与氢氧化铝制剂、钙制剂、亚铁制剂等配伍使用。

## 白茅根

【处方常用名与给付】白茅根、茅根、茅草根。写白茅根、茅草根、丝茅根、茅根、茅根片均付生茅根；写鲜白茅根、鲜茅根均付鲜白茅根；写茅根炭付白茅根炭。

【临床性效特征】白茅根味甘，性寒，归肺、胃、膀胱经，入血分。①凉血止血，为治血热妄行诸出血证之常用药。②清肺胃热，止呕生津，用于肺胃热盛出血、肺热咳嗽、胃热呕吐和热病津伤口渴。③清热利水，导热下行，用于膀胱湿热而致的尿血、血淋、热淋、小便不利、水肿及湿热黄疸等。现代多用于咯血、吐血、尿血等属血热妄行者；亦用于肾炎、黄疸型肝炎、上呼吸道感染等。

【临床治疗实施】

**1. 用法用量**　煎服9~30g，鲜品酌情加量。内服用生品或炮制品，入汤剂。鲜品亦可捣汁饮用。常规煎煮。宜饭后服用。

**2. 炮制品与临床**　生品长于清热凉血，清肺胃热，利尿消肿，用治血热出血证，如胃热呕吐、肺热咳喘、水肿、热淋、黄疸。鲜品作用较佳。炒炭后止血作用增强，专用于出血证，并长于收敛止血。

**3. 方药经验**

（1）玉液煎中白茅根与葛根两药相使配伍，可增强清肺胃热、生津之功，治疗胃热呕吐、津伤口渴及饮冷呕哕。

（2）白茅根与藕节两药相须配伍，均性寒，可增强凉血止血之功。两药鲜品煮汁服，可治虚劳痰中带血及咯血。炒炭合用则增强收敛止血之效，又兼化瘀，有止血而不留瘀的特点，可用于各种出血证，对吐血、咯血等上部出血证尤为多用。藕节味甘涩性平，入肝、肺、脾经，收涩止血。煎服6~9g。

**4. 中成药应用**

（1）清热银花糖浆：功效清热解毒，通利小便。主治外感暑湿所致头痛如裹、目赤口渴、小便不利。

（2）十灰丸：功效凉血止血。主治血热妄行所致吐血、衄血、血崩。

【临床药学服务】

**1. 用药告知与监护**　注意区别生品与制品的药效差异。与其他寒凉药物同用时注意减量。用药中偶见头晕、恶心、大便次数略增等现象，需顾护脾胃，宜食熟软易消化食物，忌食生冷及油腻的食物。监测体温、食欲、二便等。

**2. 药物警戒实践**　脾胃虚寒，尿多不渴者慎用。寒性出血者忌用。

## 苎麻根

【处方常用名与给付】苎麻根、苎根、苎麻头。写苎麻根、苎麻根片均付苎麻根片。

【临床性效特征】苎麻根味甘，性寒，入心、肝经，又入血分。①凉血止血，凡血分有热之诸出血证皆可应用。②清热安胎，用于郁热所致胎动不安、胎漏下血。③清热解毒消痈，可用治热毒疮疡、蛇虫咬伤等。现代多用于多种出血属血热妄行者，以及习惯性流产、蛇虫咬伤、腮腺炎等。

【临床治疗实施】

**1. 用法用量**　煎服10~30g，鲜品30~60g。内服用生品，入汤剂；鲜品捣汁服。常规煎煮，宜饭后服。外用适量，捣敷治疮疡、外伤出血。

**2. 炮制品与临床**　临床一般用生品或鲜品。

**3. 方药经验**

（1）鸡苏饮中苎麻根与人参两药配伍，可增强益气养血、止血之功，用于治疗出血不止、有气随血脱之象者。

（2）苎根汤中苎麻根与阿胶两药配伍，可增强补血止血、固护胎元之功，用于劳损所致的胎动、腹痛下血、腰膝酸软。

（3）苎麻根与茜草根、野菊花三药配伍，可增强凉血止血、清热解毒、消痈之功，尤宜下肢紫癜，下部出血。亦可捣用外敷，用于血热成痈、红肿热痛及痈肿为热毒所致者。

（4）苎麻根与羊蹄二药皆性寒，用于清热止血，解毒凉血。然苎麻根长于凉血止血安胎。羊蹄又名羊蹄草，味苦，性凉，归肺、脾、大肠经。长于清热凉血止血，泄热通便，素有“土大黄”之称，适用于血热妄行之咯血、吐血、衄血、尿血、痔血、崩漏等；又可解毒杀虫止痒，用治疮疡、烫伤、癣疥、大便秘结等。煎服 10~15g，入汤剂，亦可煎服或绞汁去渣服用。外用适量。

**4. 中成药应用** 孕康糖浆：功效健脾固肾，养血安胎。主治肾虚和气血虚弱之先兆流产和习惯性流产。

【临床药学服务】

**1. 用药告知与监护** 注意区别证候轻重选择药量。与其他寒凉药同用时注意减量。用药中顾护脾胃，宜食熟软易消化食物，忌食生冷、寒凉、油腻的食物。监测体温、食欲、二便等。

**2. 药物警戒实践** 脾胃虚寒及血分无热者慎用。胎动不安者应根据医嘱使用。

## 第二节 温经止血药

### 艾 叶

【处方常用名与给付】艾叶、蕲艾、灸草、冰台、醋艾叶炭。写艾叶、干艾叶、白艾叶、陈艾叶、蕲艾叶、北艾叶、北艾均付生艾叶；写艾绒、熟艾均付艾绒；写鲜艾叶付鲜艾叶；写炒艾叶付清炒艾叶；写醋艾叶付醋炙艾叶；写艾叶炭、艾炭均付艾叶炭。

【临床性效特征】艾叶味辛、苦，性温，有小毒，入肝、脾、肾经。①温经止血，散寒止痛，用于虚寒性出血证，善治下焦虚寒或寒客胞宫之月经不调、崩漏下血、痛经及宫寒不孕。②安胎，用于虚寒胎动不安。③除湿止痒，煎汤外洗，用于皮肤湿疹瘙痒。④温煦气血，透达经络。将本品捣绒，为温灸的主要原料，制成艾条、艾炷等，用以熏灸体表穴位，用于寒湿诸症。现代多用于痛经、宫寒不孕、功能性子宫出血、月经过多等证属虚寒者。

【临床治疗实施】

**1. 用法用量** 煎服 3~9g。内服用生品或炮制品，入汤剂。常规煎煮，宜饭后服用。外用适量，煎水熏洗或炒热温熨，或捣绒供温灸用。

**2. 炮制品与临床**　生品长于散寒止痛，但对胃有刺激性，故多外用。艾绒多用于温灸，可温煦气血，舒筋活络，寒湿痹病用之效佳。炒用则温经止血。用治腹中冷痛、宫寒不孕、经寒不调等症。醋炒加强收敛之性，增强逐寒止痛的作用，并能缓和对胃的刺激性，用治虚寒性崩漏下血、胎漏下血、胎动不安等。艾叶炭能减缓对胃的刺激性，且善入血分，温经止血作用增强。可用于崩漏下血、月经过多或妊娠下血。

**3. 方药经验**

（1）艾附暖宫丸中艾叶与当归、熟地黄三药配伍应用，共奏填精补血养血、温经散寒止血之功，治疗胞宫寒冷所致之月经不调，冲任不固之崩漏，面色萎黄，倦怠乏力等。

（2）胶艾汤中艾叶与阿胶两药相使配伍，共奏补血止血、温经止痛、养血安胎之功，用于血虚寒凝之痛经、月经过多、崩漏或产后下血、淋沥不尽；妊娠血虚受寒之腹痛、胎动不安；寒湿久痢便血。

（3）艾叶与地肤子两药相使配伍，可增强散寒、除湿、止痒之功，内服及煎汤外洗，用于湿疮、癣疥、睾丸湿冷。

**4. 中成药应用**

（1）洁尔阴泡腾片（洗液）：功效清热燥湿，杀虫止痒。主治妇女湿热带下，症见阴部瘙痒红肿，带下量多、色黄或如豆渣状，口苦口干，尿黄便结；霉菌性、滴虫性及细菌性阴道病见上述证候者。

（2）艾附暖宫丸：功效理气养血，暖宫调经。主治血虚气滞、下焦虚寒所致的月经不调、痛经，症见行经后错、经量少、有血块、小腹疼痛、经行小腹冷痛喜热、腰膝酸痛。

（3）参茸保胎丸：功效滋养肝肾，补血安胎。主治肝肾不足，营血亏虚导致的身体虚弱、腰膝酸痛、少腹坠胀、妊娠下血、胎动不安。

【临床药学服务】

**1. 用药告知与监护**　注意区别生品与制品的药效差异。与其他温热药物同用时注意减量。注意是否出现有过敏反应和消化系统反应。大量服用可引起急性胃肠炎、中毒性肝炎等。用药中顾护脾胃，宜食熟软易消化食物，忌食辛辣、刺激性食物。监测食欲、二便、肝功能等。艾叶挥发油对皮肤有轻度刺激性，局部外用，可引起发热、潮红等。

**2. 药物警戒实践**　凡外感风热或温热、实热内炽、阴虚火旺、血虚血热者不宜用。出血证属血热妄行者、昏迷者及肝功能不全者忌用。心功能不全等心脏病患者不宜长期使用。孕妇及先兆流产证属热证者慎用。婴幼儿、老年人不宜长期使用。与镇静药、麻醉药同用时，剂量不宜过大。

## 炮　姜

【处方常用名与给付】炮姜、黑姜。写炮姜、炮干姜付炮姜；写黑干姜、黑姜炭、炮姜炭、干姜炭、炒姜炭、黑姜、姜炭均付干姜炭。

【临床性效特征】炮姜味辛，性热，归脾、胃、肾经。①温经止血，用于脾阳不足、脾不统血证。②温中散寒，能振奋脾阳，止痛止泻，用于中焦虚寒所致的腹痛喜温、呕吐泻痢。现代多用于妇女月经过多及胃肠道出血属脾阳虚者。

【临床治疗实施】

**1. 用法用量** 煎服3~9g。内服入汤剂，或入丸、散。常规煎煮，宜饭后温服。

**2. 炮制品与临床** 临床用炮制品。制炭则涩性增强，止血之功突出。

**3. 方药经验**

（1）生化汤中炮姜与当归两药配伍，可增强散寒止痛、补血止血之功，用于产后血虚寒凝、小腹疼痛者。

（2）二姜丸中炮姜与高良姜两药配伍，可增强温中散寒止痛之功，治疗寒凝脘腹、恶呕疼痛。

**4. 中成药应用**

（1）理中丸（党参理中丸）：功效温中，散寒，健胃。主治脾胃虚寒，呕吐泄泻，胸满腹痛，消化不良。

（2）少腹逐瘀丸（颗粒）：功效温经活血，散寒止痛。主治寒凝血瘀所致的月经后期、痛经、产后腹痛，症见经行后错，经行小腹冷痛，经血紫黯、有血块，产后小腹疼痛喜热、拒按。

（3）幼泻宁颗粒：功效健脾化湿，温中止泻。主治脾胃虚寒所致的泄泻、消化不良。

【临床药学服务】

**1. 用药告知与监护** 注意区别证候轻重选择药量。与其他温热药同用时注意减量。用药中顾护脾胃，宜食熟软易消化食物，忌食辛辣、刺激性食物。用药期间注意观察体温、食欲、二便等。

**2. 药物警戒实践** 热盛火旺之出血及阴虚内热证忌用。孕妇慎用。

## 灶心土

【处方常用名与给付】灶心土、伏龙肝、灶中黄土。写灶心土、灶底土、灶黄土、灶中土、灶土、龙肝、伏龙、伏龙肝、陈灶土均付灶心土。

【临床性效特征】灶心土味辛，性温，归脾、胃经。①温中止血，用于脾气虚寒不能统血之吐血、便血等，症见血色黯淡、面色萎黄者。②和胃降逆止呕，用于脾胃虚寒、胃气不降之呕吐。③温脾涩肠止泻，用于脾虚久泻。④外用治痈肿、臁疮溃烂、脐疮。现代多用于鼻出血、月经过多及胃肠道出血属脾阳虚者。

【临床治疗实施】

**1. 用法用量** 煎服15~30g，或60~120g煎汤代水。内服入汤剂或入丸、散。入汤剂宜包煎，煎汤代水取上清液再与他药共煎。宜饭后服。外用适量，研末调敷治疗皮肤痈肿、疮疡。

**2. 炮制品与临床**　本品为烧木柴或杂草的土灶内底部中心的焦黄土块。在拆修柴火灶或烧柴火的窑时，将烧结的土块取下，用刀削去焦黑部分及杂质。

**3. 方药经验**

（1）黄土汤中灶心土与附子、白术三药配伍，共奏助阳补火、健脾益气、止血止痛之功，用于脾阳不足之大便下血、先便后血，或吐血、衄血、崩漏等。

（2）灶心土与干姜相须配伍，可增强温中散寒、止血之功，用于便血属下焦寒损者。

（3）灶心土与赤石脂相须配伍，可增强温中止血、收涩止泻之功，用于脾胃虚寒之下利便血、腹中冷痛、久泄久痢，甚至脱肛者。

**4. 中成药应用**　小儿止泻安颗粒：功效健脾和胃，利湿止泻。主治小儿消化不良之腹泻、脾虚腹泻。

【临床药学服务】

**1. 用药告知与监护**　注意区别证候轻重选择药量。不宜大量长期应用。该药多为自备药材，应注意纯净与卫生。用药期间注意观察食欲、二便等。忌食生冷、黏腻、对脾胃有刺激性的食物。

**2. 药物警戒实践**　津枯便秘、阴虚失血或热证呕吐反胃者不宜使用。某些灶心土中可能含有重金属化合物或有毒物质，易引起中毒或消化道不适症状，应及时就医。

## 第三节　化瘀止血药

### 三　七

【处方常用名与给付】三七、三七粉、熟三七、田七、参三七、山漆、滇七。写三七、滇三七、田三七、田七、山漆、参三七、广三七、旱三七、狗头三七均付三七片；写三七粉付三七粉。写制三七、熟三七付熟三七。

【临床性效特征】三七味甘、微苦，性温，入心、肝经，走血分。①化瘀止血，有止血不留瘀、化瘀不伤正的特点，用于体内外各种出血，无论有无瘀滞均可应用，尤以兼瘀滞者为宜。②消肿定痛，为治瘀血诸症之佳品，可治跌打损伤，或筋骨折伤、瘀血肿痛等，为伤科要药。③补虚强壮，用于虚损劳伤。现代多用于多种内外出血、跌打损伤、高脂血症、心脑血管疾病辨证属血瘀者。

【临床治疗实施】

**1. 用法用量**　煎服 3～9g，研粉吞服 1～3g。若失血多，每次吞服剂量可用至 3g，日服 2～3 次。内服入汤剂或入丸、散，或研粉冲服。常规煎煮。宜饭后服。外用适量，磨汁外涂，也可研末掺撒或调敷。

**2. 炮制品与临床**　临床用生品，多用三七粉，有化瘀止血、活血定痛作用，用于出血证、跌打损伤、瘀血肿痛。熟三七止血化瘀作用较弱，滋补力胜，可用于身体虚弱、气血不足。

**3. 方药经验**

（1）三七与乳香、没药三药配伍，可增强化瘀止痛、消肿生肌之功，用于治疗痈疽破溃，外用治疗疮疡性溃破不收之症。

（2）三七与大黄两药相使配伍，可增强活血止血、消肿止痛之功，用于跌打损伤、瘀肿作痛。可内服或外用。

（3）三七与丹参两药相使配伍，可增强活血化瘀、消肿止痛之功，用于血瘀所致的心腹疼痛、胸痹、癥瘕；跌打损伤之瘀阻肿痛。

（4）三七与血竭两药配伍，可增强活血散瘀、消肿止痛之功，为外科消肿止痛的要药，用于金伤跌仆、疮痈肿痛。

（5）三七与人参两药相使配伍，共奏益气活血、止血化瘀、止痛之功。用于胸痹心痛见心气不足者；各种出血性疾病；虚劳咯血经久不愈者。

（6）三七与土三七、景天三七药名、功效有一定的相似之处。土三七别名菊三七、三七草、九头狮子草、白田七草、血当归、红背三七、散血丹、血三七，为菊科植物菊叶千里光的全草或根，味微苦甘，性温，有毒，归心、肝经。功能破血消肿，止血止痛。主治跌打肿痛，外伤出血，吐血，衄血，咯血，便血，崩漏，痛经，产后瘀滞腹痛，风湿痛，疮痈疽疔，虫蛇咬伤。煎服3~15g。外用适量。土三七使用不当可能导致肝损伤，不可与三七混同。景天三七为景天科植物费菜、横根费菜的根或全草。味甘、微酸，性平，归心、肝、脾经。功能能散瘀止血，宁心安神，解毒。主治吐血、衄血、便血、尿血、崩漏、紫斑，外伤出血，跌打损伤，以及心悸、失眠，疮疖痈肿。外用水火烫伤，毒虫螫伤。煎服15~30g，或鲜品绞汁30~60g。外用适量，鲜品捣汁或研末外敷。

**4. 中成药应用**

（1）复方三七胶囊：功效化瘀止血，消肿止痛。主治跌打损伤所致的瘀血肿痛。

（2）参三七伤药胶囊：功效活血祛瘀，通经活络。主治跌打损伤、肩背拘紧作痛、肢体酸软。

（3）虎驹乙肝胶囊：功效疏肝健脾，利湿清热，活血化瘀。主治慢性乙型肝炎肝郁脾虚、湿热瘀滞证，症见胁肋胀满疼痛、脘闷腹胀、胃纳不佳、四肢倦怠、小便色黄。

（4）丹七片：功效活血化瘀，通脉止痛。主治瘀血闭阻所致的胸痹心痛、眩晕头痛、经期腹痛。

（5）血塞通分散片：功效活血祛瘀，通脉活络，抑制血小板聚集和增加脑血流量。主治脑络瘀阻之中风偏瘫，心脉瘀阻之胸痹心痛；脑血管病后遗症、冠心病、心绞痛属上述证候者。

【临床药学服务】

**1. 用药告知与监护** 本品止血并能活血化瘀，且作用力强。不可自行加大剂量或延长用药时间。偶有恶心、乏力、胸闷、气短及出血倾向，用药中监测食欲、二便等。忌食辛辣、刺激性食物。

**2. 药物警戒实践**　血热妄行，或出血而兼有阴虚口干者，不宜单独使用。孕妇及月经期妇女慎用。不宜与洛美沙星、尼美舒利、三七总苷同用。

## 茜　草

【处方常用名与给付】茜草、茜草炭、茜草根、茜根、血见愁。写茜草、茜根、茜草片、红茜草、红线草、血见愁均付生茜草；写茜草炭付茜草炭。

【临床性效特征】茜草味苦，性寒，入肝经，入血分。①凉血止血，止血而不留瘀。适用于血热妄行或血瘀脉络之出血证，尤宜于血热夹瘀的吐血、衄血、崩漏等。②化瘀调经，用治经闭、跌打损伤、风湿痹痛等血瘀脉络闭阻之证，亦为妇科调经要药。现代多用于出血证属血热或血瘀者，亦用于经闭、跌打损伤、软组织损伤。

【临床治疗实施】

**1. 用法用量**　煎服6~10g。内服用生品或炮制品，入汤剂或入丸、散。常规煎煮，宜饭后服。外用适量。

**2. 炮制品与临床**　生品长于活血祛瘀，凉血止血，适用于血瘀证、血热夹瘀的出血证及跌打损伤、关节疼痛。炒炭后寒性减弱，功善收涩，长于止血。

**3. 方药经验**

（1）固冲汤中茜草与黄芪两药配伍，共奏补气健脾、化瘀止血之功，治疗气虚不摄的崩漏下血。

（2）茜梅丸中茜草与艾叶两药配伍，寒温并用，可增强止血之功，且止血不留瘀，用于多种出血症。

（3）茜草与海螵蛸两药配伍，共奏固精止带、化瘀通经、收敛止血之功，用于妇人赤白带下。

（4）茜草与紫草两药相使配伍，可增强清热凉血、止血活血、祛瘀止痛之功，用于血热夹瘀的出血证及血瘀证，以及跌打损伤、关节疼痛、热毒斑疹、水火烫伤。

**4. 中成药应用**　皮肤病血毒丸：功效清热利湿解毒，凉血活血散瘀。主治血热风盛、湿毒瘀结所致的瘾疹、湿疮、粉刺、酒糟鼻、疖肿，症见皮肤风团、丘疹，皮肤红赤、肿痛、瘙痒，大便干燥。

【临床药学服务】

**1. 用药告知与监护**　剂量不宜过大，与其他寒凉药物同用时注意减量。用药中顾护脾胃，宜食熟软易消化食物，忌食生冷、寒凉、辛辣及刺激性食物。用药中注意监测体温、食欲、二便等。

**2. 药物警戒实践**　脾胃虚弱、精虚血少、阴虚火旺者及无瘀滞者慎用。高血压患者不宜单独使用本品。月经过多及月经期慎用。不宜与降血压的药物合用。

## 蒲　黄

【处方常用名与给付】蒲黄、蒲黄炭、蒲花、蒲棒花粉、炒蒲黄。写蒲黄、蒲黄粉均付生蒲黄；写炒蒲黄付清炒蒲黄；写蒲黄炭、黑蒲黄均付蒲黄炭。

【临床性效特征】蒲黄味甘，性平，入肝、心包经。①化瘀止血，为止血行瘀之良药，有止血不留瘀的特点，出血证无论属寒属热，均可应用，但以属实夹瘀者尤宜。②通经止痛。凡跌打损伤、痛经、产后疼痛、心腹疼痛等瘀血作痛者均可，尤为妇科所常用。③利尿通淋，常用治血淋、尿血。现代多用于鼻出血等多种出血证，以及冠心病、高脂血症等。

【临床治疗实施】

**1. 用法用量**　煎服5~10g。内服用生品或炮制品，入汤剂或入丸、散；入汤剂应包煎，宜饭后服。外用适量，掺用或调敷。

**2. 炮制品与临床**　生品行血祛瘀，利尿，并能止血，用于瘀血证、血淋及血热夹瘀之出血证。炒制及制炭后涩性增强，功善止血，用于无瘀滞之出血。

**3. 方药经验**

（1）失笑散中蒲黄与五灵脂两药相使配伍，可增强通利血脉、祛瘀止痛之功，用于气滞血瘀之心腹疼痛，血瘀所致月经不调、痛经、闭经、产后恶露不行、产后腹痛等。

（2）蒲黄与生地黄、冬葵子三药配伍，共奏清热祛湿、利尿通淋、凉血止血之功，用于湿热下注膀胱所致血淋、尿血、尿痛等。

（3）蒲黄与小蓟两药相须配伍，均善于利尿通淋止血，可增强止血、通利尿道之功，用于血淋热结、尿中带血。

（4）蒲黄与艾叶两药相使配伍，可增强散寒调经、化瘀止血之功，用于月经过多、漏下不止。

**4. 中成药应用**

（1）前列舒乐颗粒：功效补肾益气，化瘀通淋。主治肾脾两虚，血瘀湿阻所致淋证，症见腰膝酸软，神疲乏力，小腹坠胀，小便频数、淋沥不爽，尿道涩痛；前列腺增生症、慢性前列腺炎见上述证候者。

（2）舒心口服液（糖浆）：功效补益心气，活血化瘀。主治心气不足、瘀血内阻所致胸痹，症见胸闷憋气、心前区刺痛、气短乏力；冠心病、心绞痛见上述证候者。

（3）化癥回生片：功效消癥化瘀。主治瘀血内阻所致癥积、妇女肝血痨、产后血瘀、少腹疼痛拒按。

（4）妇女痛经丸：功效活血调经止痛。主治气血凝滞所致的痛经、月经不调，症见经期腹痛，经行不畅、有血块，经量较少。

【临床药学服务】

**1. 用药告知与监护**　区别生品与制品。生蒲黄活血化瘀力强，与其他活血化瘀药合用时应酌减用量，不可自行延长用药时间。对花粉过敏者，应注意观察药后有无过敏反应。注意监测体温、食欲、二便、心功能、血压及电解质变化。忌辛辣、刺激性食物。

**2. 药物警戒实践**　遗尿患者慎用；电解质紊乱者不宜长期服用；长期腹泻患者、低血压患者、心功能不全患者不宜大剂量长期服用。经期慎用；孕妇忌服。无瘀滞者慎用。不宜与乙酰胆碱等 M 胆碱受体激动药合用；不宜与肾上腺素受体阻滞药合用。

## 花蕊石

【处方常用名与给付】花蕊石、花乳石、煅花蕊石。写花蕊石、煅花蕊、飞花蕊、花蕊粉、花蕊、蕊石均付煅花蕊石。

【临床性效特征】花蕊石味酸、涩，性平，质重性降，入肝经。既可收敛止血，又化瘀行血，适用于吐血、咯血、外伤出血等兼有瘀滞的各种出血之症。现代多用于上消化道出血、肺结核咯血。

【临床治疗实施】

**1. 用法用量**　煎服 4.5~9g，研末吞服 1~1.5g。内服用生品或炮制品，入汤剂。入煎剂需打碎先煎。宜饭后服。外用适量，研末外掺或调敷，用于外伤出血。

**2. 炮制品与临床**　生品化瘀止血力胜，用于有瘀滞之出血证。煅制后能缓和酸涩之性，消除伤脾伐胃的副作用，且收敛止血力强。

**3. 方药经验**

（1）花蕊石散中花蕊石与硫黄两药配伍外用，共奏化瘀止血、解毒止痒之功，用于外伤出血。

（2）花蕊石与白及两药相须配伍，可增强止血化瘀之功，用于咯血、咳血。

**4. 中成药应用**　止血定痛片：功效散瘀止血止痛。主治十二指肠溃疡疼痛、胃酸过多、出血属血瘀证者。

【临床药学服务】

**1. 用药告知与监护**　本品不宜长期使用。研末吞服时，偶有胃脘不适。用药中顾护脾胃，宜食熟软易消化食物，忌食生冷、寒凉、对脾胃有刺激性的食物。用药中注意监测体温、食欲、二便等。

**2. 药物警戒实践**　出血而无瘀滞者慎用；有消化系统疾病的患者慎用。

## 降　香

【处方常用名与给付】降香、降真香、紫藤香。写降香、真降香、紫降香、降真香均付降香片。

【临床性效特征】降香味辛，性温，气味芳香，入肝、脾经。①化瘀止血，用于各种出血证兼血瘀者，用于跌打损伤所致的内外出血证，为外科常用之品。②理气止痛，用于血瘀气滞之胸胁心腹疼痛及跌损瘀肿疼痛。③降气辟秽，和中止呕，用于秽浊内阻脾胃之呕吐、腹痛。现代多用于外伤出血、心脑血管缺血性疾病等。

【临床治疗实施】

**1. 用法用量**　煎服 9~15g；研末吞服 1~2g。内服用生品，入汤剂或入丸、散。临床入汤剂宜后下，宜饭后服。外用适量，研末外敷患处。

**2. 炮制品与临床** 本品一般生用。

**3. 方药经验**

（1）降香与五灵脂两药相使配伍，既能活血，又能止血止痛，用于瘀血阻滞诸痛证，如胸胁、腹、产后瘀滞腹痛及骨折肿痛等。

（2）降香与藿香两药相使配伍，可增强芳香辟秽、化湿止呕之功，用于秽浊内阻脾胃之呕吐、腹痛症。

**4. 中成药应用** 冠心丹参片（胶囊、颗粒、滴丸）：功效活血化瘀，理气止痛。主治气滞血瘀所致胸闷、胸痹、心悸、气短；冠心病心绞痛见上述证候者。

【临床药学服务】

**1. 用药告知与监护** 本品辛温不宜过量应用，以防耗气伤阴。用药中顾护脾胃，宜食熟软易消化食物。忌食辛辣、刺激性的食物。用药期间监测体温、食欲、二便等。

**2. 药物警戒实践** 出血而无瘀者慎用；孕妇及月经期妇女慎用或忌用。

## 第四节 收敛止血药

### 白 及

【处方常用名与给付】白及、白芨、连及草。写白及、白及片均付白及；写白及粉付白及粉。

【临床性效特征】白及质黏，味苦、甘、涩，性寒凉，入肺、胃、肝经。①收敛止血，可用治体内外诸出血证。尤多用于肺胃出血之证。②消痈，用于肺痈之咳脓血。③敛疮生肌，对于疮疡，无论未溃或已溃均可应用；外用消肿生肌。现代多用于上消化道出血、手术后出血、慢性结肠炎等。

【临床治疗实施】

**1. 用法用量** 煎服 6~15g；研粉吞服 3~6g。内服用生品，入汤剂或入丸、散，也可研末吞服，或用凉开水、凉米汁调服。常规煎煮。外用适量，研末撒或调涂。

**2. 炮制品与临床** 本品一般生用。

**3. 方药经验**

（1）白及与阿胶两药相使配伍，共奏补血滋阴润肺、收敛止血之功，用于肺痨咯血及消化系统溃疡出血、经久不愈。

（2）白及与茜草两药相使配伍，止血作用增强，且止血不留瘀，用于吐血。

（3）白及与儿茶、乳香三药配伍，可增强止涩收敛、止血生肌之功，治疗外伤出血、妇科崩漏及肺痈咯血等。

（4）白及与枇杷叶、藕节三药配伍，可增强清润补肺、止咳止血之功，用于肺有虚热、咳嗽咯血。

（5）白及与煅石膏两药配伍，可增强生肌敛疮之功，外用可保护创面，止血止痛，治疗金刃所伤及手足皲裂等。

**4. 中成药应用**

（1）复方拳参片：功效收敛止血，制酸止痛。主治胃热所致胃痛，症见胃脘疼痛、嘈杂吞酸，或见吐血、便血。

（2）健胃愈疡片（颗粒）：功效疏肝健脾，生肌止痛。主治肝郁脾虚、肝胃不和所致胃痛，症见脘腹胀痛、嗳气吞酸、烦躁不适、腹胀便溏；消化性溃疡见上述证候者。

【临床药学服务】

**1. 用药告知与监护** 注意区别证候轻重选择药量。白及水煎后易使汤液成胶状，患者服用时会出现恶心、呕吐等不适。用药中顾护脾胃，宜食熟软易消化食物，忌食生冷、油腻食物，监测体温、食欲、二便等。

**2. 药物警戒实践** 凡外感咯血、肺痈初起、肺胃出血而实热火甚者忌单味服用。瘀血等引起的出血证，不宜单味应用。不宜与川乌、制川乌、草乌、制草乌、附子等乌头类药同用。

## 仙鹤草

【处方常用名与给付】仙鹤草、龙芽草、脱力草、黄龙尾。写仙鹤草、龙芽草、鹤草均付生仙鹤草；写仙鹤草炭、黑仙鹤草、鹤草炭、鹤炭均付仙鹤草炭。

【临床性效特征】仙鹤草味苦、涩，性平，入心、肝经。①收敛止血，用于全身各部的出血证，无论寒热虚实皆可应用。②涩肠止痢，用于血痢及久病泻痢者。③解毒截疟，用于疟疾寒热。④补虚强壮，可用治劳力过度所致之脱力劳伤。现代多用于上消化道出血、阴道滴虫病、功能性子宫出血、崩漏出血等。

【临床治疗实施】

**1. 用法用量** 煎服6~12g；鲜品酌情加大剂量。常规煎煮，宜饭后服。外用适量，鲜品或干品煎浓汁洗或熬膏调蜜外搽。

**2. 炮制品与临床** 临床一般用生品或鲜品。制炭增强止血之功。

**3. 方药经验**

（1）仙鹤草与大枣两药相须配伍，可增强补益气血、补虚强壮之功，用于过劳或失血所致脱力劳伤、产后虚弱等。

（2）仙鹤草与白茅根、小蓟三药配伍，可增强清热凉血利尿、收敛止血之功，用于因热邪所致的尿血等出血证。

（3）仙鹤草与阿胶、藕节三药配伍，止血而不留瘀，共奏养阴润肺、止血化瘀之功，用于咯血证属肺阴虚者。

（4）仙鹤草与紫珠叶两药配伍，能凉血收敛而止血，适用于各种内外伤出血，尤多用于肺胃出血之证。紫珠味苦、涩，性凉，归肝、肺、胃经。能清热解毒而敛疮，治疮疡与烧烫伤，且内服、外用皆可。用于热毒疮疡宜外用鲜品捣敷；用于烫伤宜煮水湿敷。煎服 3~15g；研末服 1.5~3g。外用适量。

**4. 中成药应用** 复方仙鹤草肠炎胶囊：功效清热燥湿，健脾止泻。主治脾虚湿热内蕴所致泄泻急迫、泻而不爽，或大便溏泻、食少倦怠、腹胀腹痛；急慢性肠炎见上述证候者。

【临床药学服务】

**1. 用药告知与监护** 用药中顾护脾胃，宜食熟软易消化食物，忌食生冷、油腻食物。用药期间监测食欲、视力、二便等。应用时应密切观察有无呼吸困难、头昏、面红、恶心呕吐、甚至大汗、皮疹等不良反应，及时就医。大剂量应用需监测肾功能。

**2. 药物警戒实践** 出血初期邪实者慎用。有仙鹤草过敏史者禁用。

## 棕榈炭

【处方常用名与给付】棕榈炭、棕榈、败棕。写棕榈炭、败棕炭、陈棕炭、棕炭均付棕榈炭。

【临床性效特征】棕榈炭味苦、涩，性平，入肝、肺、大肠经。①收敛止血，广泛用于各种出血证，尤多用于崩漏下血。因其收敛性强，故以治出血而无瘀滞者为宜。②止泻止带止痢，用于腹泻、痢疾，白带过多。现代多用于月经过多、便血等。

【临床治疗实施】

**1. 用法用量** 煎服 3~9g；研末服 1~1.5g。内服用炮制品，入汤剂或入丸、散。常规煎煮，宜饭后服。

**2. 炮制品与临床** 棕榈生品不入药。临床用棕榈炭，收敛止血作用增强，用于多种出血证。

**3. 方药经验**

（1）十灰散中棕榈炭与小蓟两药相使配伍，共奏凉血止血之功，用于血热妄行之吐血咯血。

（2）棕榈炭与炮姜、艾叶配伍，可增强温经散寒、收敛止血之功，用于虚寒性出血、崩漏，冲任不固之崩漏下血。

**4. 中成药应用** 荷叶丸：功效凉血止血。用于血热所致的咯血，衄血，尿血，便血，崩漏。

【临床药学服务】

**1. 用药告知与监护** 多用于出血而无明显寒热瘀滞者。用药中顾护脾胃，宜食熟软易消化食物，忌食辛辣生冷、油腻食物。用药期间监测食欲、二便等。

**2. 药物警戒实践** 出血初期邪实者慎用。

## 血余炭

【处方常用名与给付】血余炭、血余。写血余炭、人发炭、头发炭、血余均付血余炭。

【临床性效特征】血余炭味苦，性平，入肝、胃经。①收敛止血，且能消瘀，有止血而不留瘀的特点，可用于各种出血证，尤多用于咯血、衄血、吐血、血淋、尿血。②化瘀利水，其苦降下行，用于治疗小便不利。现代多用于鼻出血、拔牙术后出血、紫癜、尿血等。

【临床治疗实施】

**1. 用法用量**　煎服5~10g；研末服1.5~3g。内服用炮制品，入汤剂或入丸、散。或研末冲服。常规煎煮，宜饭后服。外用适量。

**2. 炮制品与临床**　本品需采用健康人的无染色的头发，洗净，入药必须煅制成炭。

**3. 方药经验**

（1）化血丹中血余炭与花蕊石两药相须配伍，止血不留瘀，相得益彰，用于咯血吐血、外伤出血等多种出血证。

（2）滑石白鱼散中血余炭与滑石两药相使配伍，既能止血，又能化瘀利尿通淋，适用于小便不利、淋沥涩痛、血尿血淋。

**4. 中成药应用**　妇良片：功效补血健脾，固经止带。主治血虚脾弱所致的月经不调、带下病，症见月经过多、持续不断，崩漏色淡，经后少腹隐痛，头晕目眩，面色无华，或带多清稀。

【临床药学服务】

**1. 用药告知与监护**　本品入散剂，气浊难闻，易致呕吐，故用药中要顾护脾胃，宜食熟软易消化食物，忌生冷、油腻及刺激性食物。监测食欲、二便等。冲服时可引起过敏反应，表现为全身红色丘疹、瘙痒等，用药时注意有无过敏反应。

**2. 药物警戒实践**　出血初期邪实者、脾胃虚弱者、过敏体质者及孕妇慎用。

## 鸡冠花

【处方常用名与给付】鸡冠花、鸡公花、鸡髻花。写鸡冠花、鸡公花、鸡髻花均付鸡冠花。

【临床性效特征】鸡冠花味甘、涩，性凉，入肝、大肠经。①清热凉血，收涩止血，用于热伤血络、迫血外溢之多种出血证，尤善治崩漏、便血、痔血等下部血热出血证。②清热除湿，收涩止带，涩肠止痢，用于下焦湿热之赤白带下、赤白泻痢或久泻久痢。现代多用于痔瘘、咯血、吐血、子宫出血等。

【临床治疗实施】

**1. 用法用量**　煎服6~12g。入汤剂，或入丸、散。常规煎煮。汤剂收敛止血、清热凉血宜饭后服用。外用适量，煎水熏洗。痔瘘可水煎热洗患处，或研末糊丸米饮送服。

**2. 炮制品与临床**　临床常用生品。一般治疗赤痢、血证多用红鸡冠花，用于白痢、带下多用白鸡冠花。

**3. 方药经验**　鸡冠花与槐米两药相使配伍，止血功效增强，常用于肠风下血、痔瘘、子宫出血等。

**4. 中成药应用**

（1）千金止带丸：功效健脾补肾，调经止带。主治脾肾两虚所致的月经不调、带下病，症见月经先后不定期、量多或淋沥不净、色淡无块，或带下量多、色白清稀，神疲乏力，腰膝酸软。

（2）愈带丸：功效养血柔肝，固经止带。主治血虚肝郁所致的月经不调、带下病，症见月经先后不定期，赤白带下，头晕目眩，神疲乏力，胸闷不舒。

【临床药学服务】

**1. 用药告知与监护**　与收涩药同用可产生协同作用，应注意剂量。定期检查凝血功能，注意观察血压、二便变化。注意顾护脾胃，宜食熟软易消化食物，忌生冷饮食。

**2. 药物警戒实践**　瘀血阻滞的崩漏下血、湿热下痢初起兼有寒热表证者忌用。孕妇慎用。

# 第十六章
# 活血化瘀药

活血化瘀药是以通利血脉、促进血行、消散瘀血为主要功效，用于血瘀证的药物，又称活血祛瘀药，简称活血药或化瘀药。其中活血作用较强者又称破血药，或逐瘀药。所治的血瘀证系指瘀血内阻，血行不畅，临床表现以局部出现青紫肿块、疼痛拒按，或癥块刺痛不移、拒按，或出血紫暗有瘀块、舌质紫或有瘀斑，甚则舌下络脉怒张、脉弦涩为特点的证候。活血化瘀药的使用，理论源于《黄帝内经》中“坚者消之”“结者散之”等认识，属八法中“消法”的范畴。

本类药物多辛、苦，性温，归心、肝二经，入血分，善辛散走窜，故能促进血行，驱散瘀血。临床可用于内、外、妇、伤各科，凡表现为胸、腹、头诸处疼痛，痛如针刺，夜间为重，部位固定；体内癥瘕积聚；经闭、痛经、产后恶露不尽或月经不调、血色黯黑、伴有瘀块；中风后半身不遂、肢体麻木；关节痹痛日久；跌打损伤、骨折、瘀肿疼痛；痈肿疮疡等均可选用。

活血化瘀药根据其作用特点及临床应用的不同可分为活血止痛药、活血调经药、活血疗伤药和破血消癥药四类。

**1. 活血止痛药** 味多辛、苦，药性寒温皆有，行血化瘀止痛力强，大多活血兼能行气，多用于各种血瘀、气滞或气滞血瘀的各种痛证，如头痛、胸胁痛、心腹痛、痛经、产后腹痛、肢体痹痛、跌打损伤之瘀痛等，也可用于其他瘀血证。

**2. 活血调经药** 味多辛、苦，药性寒温皆有，以调畅血脉、通经止痛为主，尤善通畅血脉而调经水，主治血行不畅所致月经不调、痛经、经闭及产后瘀滞腹痛，亦常用于瘀血痛证、癥瘕、跌打损伤、疮疡肿毒等。

**3. 活血疗伤药** 味多辛、苦、咸，药性寒温皆有，主归肝、肾经，功善活血化瘀，消肿止痛，续筋接骨，止血生肌敛疮，多用于跌打损伤、瘀肿疼痛、骨折筋损、金疮出血等伤科疾患，也可用于血瘀经闭、月经不调及外科疮疡痈肿等病证。

**4. 破血消癥药** 味辛、苦，兼有咸味，大多性温，主归肝经血分。以虫类药居多，药性峻猛，走而不守，能破血逐瘀，消癥散积，多用于瘀血时间长，程度重的癥瘕积聚，亦可用于血瘀经闭、瘀肿疼痛、癌肿及偏瘫等症。

本类药物性多辛散，易耗血动血，凡气虚、血虚证者，需配伍行气、益气、养血之品；宜中病即止，避免过用导致不良反应。凡月经过多及其他出血证无瘀滞者忌用；脾胃虚弱者，慎用树脂类、矿物类活血药；孕妇慎用或忌用。破血药药性峻猛，大多有毒，易耗气、动血、伤阴，所以凡出血证、阴虚血亏、气虚体弱者及孕妇当忌用或禁用。

## 第一节　活血止痛药

### 川　芎

【处方常用名与给付】川芎、抚芎、芎䓖、西川芎、酒川芎、炒川芎。写川芎、抚芎、芎䓖、西川芎均付川芎；写酒川芎付酒炒川芎；写炒川芎付炒川芎。

【临床性效特征】川芎味辛，性温，归肝、胆、心包经。①活血行气，辛香走窜，能上行头目，下达血海，中开郁结，升散透达，为“血中气药”。②祛风止痛，用于血滞气郁的胸胁、腹部诸痛，痛经、经闭、产后瘀阻腹痛，胁痛，跌打瘀肿作痛，疮痈肿痛，风湿痹痛及外感头痛、身疼，肝风头晕头痛、头面游风等。现代多用于各种血肿疼痛、神经血管性头痛及各种心脑血管疾病等证属气滞血瘀者。

【临床治疗实施】

**1. 用法用量**　煎服3～10g；研末吞服1～1.5g。内服入汤剂或入丸、散。辛香之品，浸泡和煎煮时应盖好煎药罐，避免药性散失，且不宜久煎。用于活血化瘀、通络止痛时，可酌情兑入黄酒煎煮药液。治疗疼痛、瘀血等病证，宜饭后温服。外用适量，研末麻油调敷，用于疮痈肿痛。

**2. 炮制品与临床**　生品辛香走窜，长于活血行气，祛风止痛。酒炙后引药上行，可增强活血祛瘀之力，用于上部瘀滞疼痛。炒制后辛燥之性减弱，药性缓和，无耗气伤血之弊，适用于血瘀证兼阴血亏虚、气弱者。

**3. 方药经验**

（1）四物汤中川芎与当归两药相使配伍，可增强活血行气、补血调经、化瘀止痛之功，用于血瘀气滞或兼见血虚的病证，如血虚血瘀之月经不调、经少色暗夹瘀块、经闭腹痛等。

（2）柴胡疏肝散中川芎与柴胡、香附配伍，共奏调达肝气、活血止痛之力，治疗肝郁气滞、瘀阻络脉之胸胁、少腹胀痛等。

（3）川芎与白芷两药相使配伍，共奏祛风湿、行气滞、散瘀血、止痹痛之功，用于解除风湿头痛，疼痛以头部两侧、眉棱骨和前额为重；亦可用于风湿阻滞经络引起的周身痹痛及肢体关节疼痛。

（4）川芎与红花两药相须配伍，可增强活血化瘀、行气止痛、祛风通络之功，治疗瘀血气滞之闭经、痛经及瘀血阻滞心脉之胸痹心痛、血瘀腹痛、胁肋疼痛等。

（5）川芎与白僵蚕、菊花三药配伍，共奏疏散风热、祛风止痛、清利头目之功，用于风热上犯、偏正头痛及眩晕长于风热者。

**4. 中成药应用**

（1）感冒软胶囊：功效疏风散寒，解表清热。主治外感风寒所致的感冒，症见发热头痛、恶寒无汗、鼻塞流涕、骨节痛、咳嗽、咽痛。

（2）都梁软胶囊（丸）：功效祛风散寒，活血通络。主治风寒瘀血阻滞脉络所致头痛，症见头胀痛或刺痛、痛有定处、反复发作、遇风寒诱发或加重。

（3）通天口服液：功效活血化瘀，祛风止痛。主治瘀血阻滞、风邪上扰所致偏头痛，症见头部胀痛或刺痛、痛有定处、反复发作，头晕目眩，或恶心呕吐、恶风。

（4）川芎茶调颗粒：功效疏风止痛。主治风邪头痛，或有恶寒、发热、鼻塞。

【临床药学服务】

**1. 用药告知与监护**　注意区别生制品药效特点。本品能刺激口腔黏膜及咽喉，宜饭后服。脾胃虚弱者，饮食宜清淡，忌食油腻羹鲙、腥臊陈臭诸物；不可过食辛辣、葱、姜、蒜等辛燥食品，避免辛燥伤阴。用药后注意观察症状缓解情况、凝血功能、肝肾功能等。本品香窜辛散，易伤阴耗血，不宜单味久服。

**2. 药物警戒实践**　凡阴虚火旺、多汗、热盛及各种出血性疾病急性期或有出血倾向者不宜用。孕妇、月经期妇女及月经过多者慎用。不宜与阿司匹林、华法林、氯吡格雷、肝素钠、链激酶等抗凝血或溶栓药物合用。

## 延胡索

【处方常用名与给付】延胡索、元胡、玄胡、延胡、醋玄胡、炒延胡、制延胡。写元胡、玄胡、延胡、延胡索、醋玄胡、制延胡均付醋炒延胡索；写生品延胡索付生延胡索。

【临床性效特征】延胡索味辛、苦，性温，入心、肝、脾经。活血化瘀，行气止痛，为血中之气药，通治周身上下诸痛，适用于胸痹心痛、胸胁痛、胃脘痛、风湿痹痛、寒疝腹痛、下痢腹痛、经闭痛经、癥瘕积聚、产后瘀阻、跌打肿痛、肢体疼痛等。现代多用于冠心病、心绞痛、心肌梗死、心律失常、胃炎、胃溃疡、肋间神经痛、风湿性关节炎、原发性痛经、各种软组织损伤等属气滞血瘀者。

【临床治疗实施】

**1. 用法用量**　煎服3~10g；研末吞服1.5~3g。内服煎汤，研末或入丸、散剂。煎煮前宜先将本品捣碎，煎煮时间可适当延长。治疗疼痛、瘀血等，宜饭后温服。治疗因疼痛失眠者宜睡前服。外用适量，捣碎，醋调敷。

**2. 炮制品与临床**　生品破血祛瘀力强，但药效成分不易煎出。醋炙后引药入肝经，可增强活血、行气、止痛的作用，用于气滞血瘀之肝胃疼痛、肝气郁结之胸胁胀痛及经期腹痛等。

**3. 方药经验**

（1）延胡索与柴胡两药相使配伍，气血并调，可增强疏肝理气、活血止痛之功，适用于肝气郁结、气滞血瘀引起的妇产科诸疾，如子宫内膜异位症引起的痛经等。

（2）延胡索与夏天无两药均为罂粟科植物的块茎，均能活血止痛，适用于跌打损伤、瘀肿疼痛、风湿痹痛、关节拘挛等。夏天无味苦、微辛，性温、归肝经，活血通络，行气止痛。煎服 6~12g，或研末分 3 次。

**4. 中成药应用**

（1）元胡止痛片：功效理气，活血，止痛。主治气滞血瘀所致的胃痛、胁痛、头痛及痛经。

（2）延胡胃安胶囊：功效疏肝和胃，制酸止痛。主治脾胃不和证，症见呕吐吞酸、脘腹胀痛、不思饮食等。

（3）五淋化石丸：功效利湿通淋，化石止痛。主治淋证、癃闭；尿路感染、尿路结石、前列腺炎、乳糜尿见上述证候者。

【临床药学服务】

**1. 用药告知与监护** 超量服用延胡索可出现食欲不振、腹胀、嗜睡、恶心、眩晕、乏力、转氨酶升高、心率减慢等不良反应。根据适应证与病情确定剂量与疗程，禁止超适应证、超剂量应用。用药期间忌食肥猪犬肉、油腻羹鲙、腥臊陈臭诸物。

**2. 药物警戒实践** 有延胡索过敏史者忌用。凡经血枯少、月经先期、虚证崩漏、产后腹痛等属血热、血虚、气虚证者均慎用；孕妇忌用。不宜与制酸药如 $H_2$ 受体阻滞剂、铝碳酸镁、碳酸氢钠等同时服用。

## 郁　金

【处方常用名与给付】郁金、黄郁金、广郁金、川郁金、温郁金、黑郁金、绿丝郁金、桂郁金、玉金。写广郁金、郁金、黄郁金均付广郁金；写炒郁金付炒郁金；写醋郁金付醋郁金；写温郁金、黑郁金均付川郁金。

【临床性效特征】郁金味辛、苦，性寒，入心、肝经，入血分。①活血行气，解郁止痛，用治气滞血瘀之胸胁、脘腹诸痛，及经行腹痛、乳胀及产后瘀血内阻之恶露不尽、血晕等。②清热凉血，止血，用治各种出血，尤宜用于血热瘀滞者。③清心开窍，用治热病神昏、惊痫癫狂者。④清热利胆，退黄排石。现代多用于脂肪肝、肝炎、胆囊炎、肝血管瘤、黄疸、血管疾病、癫痫、精神分裂症、软组织挫伤、结石性疾病、肿瘤、乳腺炎、玫瑰糠疹和银屑病等。

【临床治疗实施】

**1. 用法用量** 煎服 3~10g；研末冲服 2~5g；排结石可短期较大剂量入煎剂，或研末冲服 5~10g。入汤剂，可适当延长浸泡和煎煮时间；亦可研末，入丸、散或磨汁服。宜饭后服用。外用适量，研末调涂敷。

**2. 炮制品与临床** 生品长于活血化瘀，行气解郁；醋炙后引药入肝，可增强疏肝行气、化瘀止痛之功；矾水炒后用，可增强化痰开窍之功。

**3. 方药经验**

（1）郁金饮子中郁金与枳壳两药相使配伍，气血并治，共奏理气宽胸、解郁消痞、活血止痛之功，用于气滞血瘀所致胸胁胀痛、刺痛，胃脘痞满，心胸憋闷等症。

（2）颠倒木金散中郁金与木香两药相使配伍，共奏行气活血、疏肝理脾之功，用于肝脾气滞之胸胁胀痛、胃脘痞闷、纳差及血瘀气滞之心腹疼痛等。临床可根据气滞与血瘀之轻重调整二者用药剂量。

（3）郁金与香附两药配伍，增强祛瘀行气止痛之功，用于气滞血瘀的胁肋疼痛、经期腹痛等症。

**4. 中成药应用**

（1）牛黄消炎灵胶囊：功效清热解毒，镇静安神。主治气分热盛、高热、烦躁；上呼吸道感染、肺炎、气管炎见上述证候者。

（2）平消胶囊：功效活血化瘀，散结消肿，解毒止痛。主治毒瘀内结所致肿瘤。

（3）醒脑降压丸：功效通窍醒脑，清心镇静。主治火热上扰所致眩晕头痛、言语不利、痰涎壅盛；高血压见上述证候者。

（4）胆宁片：功效疏肝利胆，清热通下。主治肝郁气滞、湿热未消所致右上腹隐隐作痛、食入作胀、胃纳不香、嗳气、便秘；慢性胆囊炎见上述证候者。

（5）茵莲清肝合剂：功效清热解毒，化湿和胃，疏肝活血。主治肝胆湿热所致胁痛，症见胁腹胀痛或刺痛、口苦、尿黄、纳呆、乏力；病毒性肝炎见上述证候者。

（6）九气拈痛丸：功效理气活血止痛。主治气滞血瘀导致的胸肋胀满疼痛、痛经。

【临床药学服务】

**1. 用药告知与监护** 注意生制品性效区别。根据病情轻重选择剂量和疗程。用药中顾护脾胃，饮食宜清淡、熟软、易消化。忌油腻食物。

**2. 药物警戒实践** 血虚无瘀滞者忌用；阴虚火旺、迫血妄行之吐血、衄血禁用；失血严重、气虚滞胀者禁用。孕妇、月经期妇女慎用；凡气滞血瘀兼有气虚、血虚、阴虚者及脾胃虚寒者慎用。丁香、母丁香不宜与郁金同用。

## 姜 黄

【处方常用名与给付】姜黄、色姜黄、广姜黄、黄姜黄。写姜黄、色姜黄、广姜黄、黄姜黄均付姜黄。写醋姜黄付醋姜黄。写酒姜黄、酒炒姜黄均付酒姜黄。

【临床性效特征】姜黄味辛、苦，性温，入肝、脾经，为血中之气药。①活血行气而止痛。可用于心脉闭阻之心胸闷痛、肝胃气滞及寒凝肝络之胸胁疼痛，亦可用于气滞血瘀之痛经、经闭、产后腹痛、跌打损伤、瘀肿疼痛等。②散风祛寒湿，用于风寒湿痹。③外用治疗牙痛、牙龈肿痛、疮疡痈肿、皮癣痛痒等。现代多用于高脂血症、冠心病、慢性胆囊炎、胆结石、妇科盆腔疾患、骨关节疾病等。

【临床治疗实施】

**1. 用法用量** 煎服 3～10g；研末吞服 2～3g。治疗跌打损伤、风湿痹痛、急性腹痛，宜煎汤服；治疗诸种痛证多用散剂或研末，酒调服；用于疮疡痈肿、牙痛、皮癣多研末外敷。常规煎煮，宜饭后服用。外用适量。

**2. 炮制品与临床** 临床多生用，活血行气，通络止痛。酒制可增强行气、散瘀、通络作用。醋制可引药入肝经，增强消肿止痛之力。

**3. 方药经验**

（1）姜黄散中姜黄与乌药相使配伍，气血兼顾，散补兼具，可增强行气除胀、活血散寒止痛之功，治疗气滞血瘀、心脉闭阻之心胸疼痛，脘腹胀闷不舒、产后气血瘀滞恶露不尽等症。

（2）姜黄与苏木两药相须配伍，可增强活血行气消肿、散瘀止痛之功，用于跌打损伤、瘀肿疼痛、心腹疼痛、血瘀经闭、痛经、产后瘀阻腹痛等。

（3）姜黄与桂枝两药配伍，可增强温通血脉、散寒止痛之功，用于血瘀寒凝或风寒湿痹之疼痛，尤多用于肩臂痹痛。

（4）姜黄与片姜黄两药均可活血行气，通经止痛，用于各种气滞血瘀痛证及风湿痹痛。然姜黄为姜科姜黄的根茎，长于破血行气，常用于心脉闭阻之心胸痛，气滞寒凝之胸胁痛，气滞血瘀之痛经、经闭、产后腹痛等。片姜黄为姜科温郁金的干燥根茎，味辛、苦，性温，归脾、肝经，长于活血行气、通络止痛，主治风寒湿邪着于肢体经络，气血不通引起的肩臂疼痛、酸重诸症。煎服3~9g，外用适量。

**4. 中成药应用**

（1）丹桂香颗粒：功效益气温胃，散寒行气，活血止痛。主治脾胃虚寒、气滞血瘀所致的胃脘痞满疼痛、食少纳差、嘈杂嗳气、腹胀；慢性萎缩性胃炎见上述证候者。

（2）七味姜黄搽剂：功效清热祛湿，散风止痒，活血消痤。主治湿热郁肤所致的粉刺（痤疮）、脂溢性皮炎。

【临床药学服务】

**1. 用药告知与监护** 用药后观察症状缓解情况。有创面的伤口用粉末外敷时，需注意避免感染。用药后部分患者可出现口干、头痛、心慌、烦躁、乏力、舌燥等症状，需及时就医。有高血压史者，严格掌握剂量，用药期间需监测血压。忌食油腻腥臊食物。

**2. 药物警戒实践** 血虚无气滞血瘀者及孕妇慎用。不宜与阿司匹林、硫酸氢氯吡格雷、噻氯吡啶、双嘧达莫等联用。姜黄素有短而强烈的降压作用，慎与各种降压药联用。

## 乳　香

【处方常用名与给付】乳香、滴乳香、乳头香、明乳香、醋乳香、炙乳香、炒乳香。写生明乳香、生乳香均付生乳香；写明乳香、乳香、炒乳香均付炒乳香；写醋乳香、炙乳香均付醋炙乳香。

【临床性效特征】乳香味辛、苦，性温，入心、肝、脾经。①活血行气止痛，用于一切气滞血瘀之痛证，如胃脘疼痛、胸痹心痛、痛经、闭经、产后瘀阻腹痛、风湿痹痛等。②散结消痈，祛腐生肌，为外伤科要药。用于跌打损伤、疮疡肿毒，痈疽、瘰疬、痰核、肿块坚硬不消，或者疮疡溃破久不收口。现代多用于各种疖痈、乳腺增生症、乳头皲裂症、骨折伤痛、心脑血管疾病、慢性盆腔疾患、烧烫伤、阑尾炎、肝脾肿大等。

【临床治疗实施】

**1. 用法用量** 煎服3~5g。常入丸、散剂。入煎剂常致汤液混浊，宜用纱布过滤。生乳香入煎剂易致呕吐，宜研末吞服，可以药汁冲服，亦可单独用白酒或黄酒冲服。胃弱者可少量频服，或者餐后、餐中服用，避免空腹服用。若用于瘀血阻滞之胃脘痛，宜饭后温服。外用适量，以生品研末外撒或调敷为佳。

**2. 炮制品与临床** 生品活血消肿止痛力强，可用于疮疡肿毒初起，或疮疡破溃久不敛口。炒制或醋炙后利于粉碎，可缓和生品的刺激性，且能减少药物致呕等副作用；醋炙可增强活血止痛、收敛生肌的作用。乳香对胃有刺激性，临床多用制品。

**3. 方药经验**

（1）活血定痛汤中乳香与红花两药相须配伍，可增强活血行气、祛瘀定痛之效，用于各种瘀血作痛之症。

（2）内消散中乳香与金银花、皂角刺三药配伍，均可用于痈疮肿毒，共奏清热解毒、破血消肿、托疮生肌之功，用于疮肿难消、恶疮、疮肿经久不愈等。

（3）乳香与没药相须配伍，可增强活血行气、化瘀止痛、消肿生肌之功，治疗跌打损伤，疮疡痈肿及风湿痹痛，脘腹疼痛，妇女经闭、痛经等。

（4）乳香与枫香脂两药均能活血通络，散瘀止痛，消肿生肌，可用于风湿痹痛、跌打损伤、痈疽肿痛、瘰疬痰核。乳香化瘀止痛，内能宣通脏腑气血，外能透达经络，止痛效果较佳，可用于一切气滞血瘀之痛证，还常用于胃脘疼痛、胸痹心痛、瘀阻腹痛；兼能敛疮，常配伍没药研末外用，用于疮疡溃破久不收口。枫香脂味辛、微苦，性平，归肺、脾经。能活血通络止痛，内服主治风湿痹痛，亦可外用治疗跌打损伤、瘀血肿痛；可散瘀止血，用治吐血、咯血、衄血、金疮出血等；能解毒散瘀以消肿，既可用于痈疽肿痛初起，又可用于痈疽肿毒已溃之症及瘰疬痰核等；解毒生肌又可用于臁疮日久不愈。内服1~3g，宜入丸、散剂；外用适量。

**4. 中成药应用**

（1）活络丸：功效祛风除湿，舒筋活络。主治风寒湿瘀所致痹病，症见肢体疼痛、手足麻木、筋脉拘挛，或中风偏瘫、口眼㖞斜、半身不遂、言语不清。

（2）暖脐膏：功效温里散寒，行气止痛。主治寒凝气滞，少腹冷痛，脘腹痞满，大便腹泻。

（3）瘀血痹颗粒（胶囊）：功效活血化瘀，通络止痛。主治瘀血阻络所致痹痛，症见肌肉关节剧痛、痛处拒按、固定不移，可有硬结或瘀斑。

（4）胃康胶囊：功效行气健胃，化瘀止血，制酸止痛。主治气滞血瘀所致胃脘疼痛、痛处固定、吞酸嘈杂，或见吐血、黑便；胃及十二指肠溃疡、慢性胃炎、上消化道出血见上述证候者。

（5）活血消炎丸：功效活血解毒，消肿止痛。主治热毒瘀滞所致痈疽、乳痈，症见局部红肿热痛、有结块。

【临床药学服务】

**1. 用药告知与监护** 与活血或破血类药同用时需减量。注意服用剂量及疗程，中病即止。乳香对胃肠道有较强的刺激性，可引起胃部不适、呕吐、腹痛、腹泻、肠鸣音亢进等。密切观察皮肤、血压、心率等；定期监测血常规、风湿免疫指标等。忌肥腻食物，避免辛辣、寒冷、难消化食物。服药期间不宜食鱼、虾、蟹等发物。

**2. 药物警戒实践** 胃弱者、无气血瘀滞者、消化性溃疡者及月经期妇女慎用。乳香过敏者禁用。孕妇忌用。

## 没 药

【处方常用名与给付】没药、末药、明没药、净没药、炒没药、炙没药、醋没药。写生明没药、生没药均付生没药；写明没药、没药、炒没药均付炒没药；写醋没药、炙没药均付醋炙没药。

【临床性效特征】没药味辛、苦，性平，归心、肝、脾经。①活血散结定痛，用于痈疡肿毒初起、跌打损伤、经闭癥瘕、产后腹痛、风湿痹痛等。②消肿生肌，为诸疮痈、疮疡久不收口及金疮、杖疮、跌打损伤、腹中血结作痛之要药。现代多用于高脂血症、颈淋巴结核、骨折伤痛、急性腰腿扭伤、盆腔疾患、各种皮肤病等。

【临床治疗实施】

**1. 用法用量** 煎服3~5g。常入丸、散剂。内服宜饭后服。外用适量。用法服法同乳香。

**2. 炮制品与临床** 生品活血止痛、消肿生肌力强，气味浓烈，多外用。炒制或醋炙后利于粉碎，可缓和生品刺激性，减少药物致呕等副作用。醋炙又可增强活血止痛、收敛生肌的作用。临床多用制品。

**3. 方药经验**

（1）千金失笑散中没药与当归两药相使配伍，共奏散瘀补血、调经止痛之功，用于瘀血气滞之痛经、闭经等。

（2）没药与高良姜两药配伍，共奏活血散瘀、温中止痛之功，用于瘀湿互结之心腹胀满痛不可忍。

（3）没药与牛膝、桂枝三药配伍，气血兼顾，共奏行气活血、散寒止痛之功，用于产后瘀血未尽、内阻胞宫、气滞胀痛。

**4. 中成药应用**

（1）活血解毒丸：功效解毒消肿，活血止痛。主治热毒瘀滞肌肤所致疮疡、乳痈，症见肌肤红、肿、热、痛、未溃破。

（2）风湿痛药酒：功效祛风除湿，活络止痛。主治风湿骨痛、手足麻木。

【临床药学服务】

**1. 用药告知与监护** 没药对局部有较强的刺激性，未经炮制或炮制不当可引起胸中烦闷、卧寐不安、呕吐、腹痛腹泻等。没药研末吞服或大剂量煎服对胃有刺激性，用药时需顾护脾胃，用量不宜过大。忌食辛辣、刺激性的食物。

**2. 药物警戒实践**　无气血瘀滞及胃气虚弱者忌用；对没药过敏者忌用；孕妇忌用。经期慎用；有消化系统疾病的患者慎用。不宜与对胃刺激性大的西药合用，与非甾体抗炎药联用时宜谨慎。

## 五灵脂

【处方常用名与给付】五灵脂、灵脂米、灵脂块、醋五灵脂。写生五灵脂、生灵脂均付生五灵脂；写五灵脂、溏灵脂、炒五灵脂均付炒五灵脂；写醋炒五灵脂付醋炙五灵脂。

【临床性效特征】五灵脂味苦，性温，专入肝经血分。①活血止痛，又能通利血脉，用于瘀滞疼痛、心腹胁肋血滞诸痛、妇女经闭痛经、产后瘀阻、瘀血疼痛等。②化瘀止血，有止血不留瘀的特点，适用于瘀血内阻、血不归经之出血、崩漏。③消肿解毒，用于蛇虫咬伤。现代常用于过敏性紫癜、痛经、血管性皮肤病属血瘀证等。

【临床治疗实施】

**1. 用法用量**　煎服3～10g。内服用生品或醋炙品，入汤剂或入丸、散；或炒用温酒送服。入汤剂宜包煎。内服活血止痛，化瘀止血，宜饭后服。骨折肿痛可研末外敷。

**2. 炮制品与临床**　临床生用利血脉，散瘀止痛，用于瘀血阻滞之痛证。炒制或醋制后增强活血散瘀及止血作用，减轻不良气味，便于服用，适用于瘀血阻滞之出血证。

**3. 方药经验**

（1）膈下逐瘀汤中五灵脂与延胡索两药相须配伍，可增强活血祛瘀、行气止痛之功，治疗血瘀气滞之脘腹胁痛。

（2）五灵脂与半夏、瓜蒌三药配伍，共奏活血化瘀、散结止痛、化痰降逆之功，用于痰血凝结之心痛胸痹、痰浊甚者。

**4. 中成药应用**　痛经宝颗粒：功效温经化瘀，理气止痛。主治寒凝气滞血瘀，妇女痛经、少腹冷痛，月经不调、经色黯淡。

【临床药学服务】

**1. 用药告知与监护**　其味恶劣，易败胃，宜与健脾胃药物合用。不宜大量久服。定期检查出凝血时间，注意牙龈等有无出血倾向。注意观察食欲变化。忌食生冷、黏腻食物。

**2. 药物警戒实践**　无瘀滞的出血证慎用；外感风热或温热、火热内炽、阴虚火旺、血虚血热等不宜服用。孕妇慎用；月经过多及血虚无瘀者慎用。老年人、婴幼儿不宜长期服用。慢性胃炎、食少易呕者忌大量长期内服。凝血功能障碍者忌用。不宜与人参同用，不宜与没药合用。

## 第二节 活血调经药

### 丹 参

【处方常用名与给付】丹参、紫丹参、赤丹参、血丹参、炒丹参、酒丹参、丹参炭。写丹参、紫丹参、赤丹参、血丹参均付生丹参；写炒丹参付炒丹参；写酒丹参付酒丹参。

【临床性效特征】丹参味苦，性微寒，归心、心包、肝经。①活血祛瘀止痛之要药。用于血分有热，兼有瘀血的经闭、痛经、癥瘕积块、产后恶露不尽、血瘀心痛、脘腹疼痛及跌打损伤等。②清心除烦，凉血安神，用于热入营血之烦躁不寐，甚或神昏及血不养心之失眠、心悸等。③凉血消痈，用于热毒瘀阻引起的疮痈肿毒。现代常用于心脑血管疾病及肝纤维化、癌症、高血糖、贫血、消化道溃疡、艾滋病等。

【临床治疗实施】

**1. 用法用量** 煎服10~15g，重症可用至30g。煎汤，或入丸、散、膏剂。常规煎煮，宜饭后服。外用适量，熬膏涂或煎汤熏洗。

**2. 炮制品与临床** 生丹参性偏寒，祛瘀止痛、清心除烦力强；炒制后作用缓和，具有活血养血之功；酒炙后可缓和寒凉药性，增强活血、祛瘀、通脉之功。

**3. 方药经验**

（1）丹参饮中丹参与砂仁配伍，增强活血行气、化瘀止痛功效，气血并治，用于气血瘀滞、心胃气痛，胸胁胀闷、急躁易怒、包块刺痛拒按、舌暗有瘀斑等。

（2）丹参与当归、香附三药配伍，可增强活血调经、祛瘀止痛之功，用于月经不调、乳房胀痛、痛经或产后恶露不尽。

**4. 中成药应用**

（1）丹参颗粒（片）：功效活血化瘀。主治瘀血闭阻所致胸痹，症见胸部疼痛、痛处固定、舌质紫黯；冠心病、心绞痛见上述证候者。

（2）白癜风胶囊：功效活血行滞，祛风解毒。主治经络闭阻、气血不畅所致白癜风，症见白斑散在分布、色泽苍白、边界较明显。

【临床药学服务】

**1. 用药告知与监护** 丹参水煎剂用于活血时宜温服。少数患者使用丹参及其复方制剂时有口干、头晕、乏力、手胀麻、气短、胸闷、呕吐、恶心、呃逆、胃肠道症状等。用药期间注意观察有无出血、头痛等。忌食油腻、腥臊、陈臭诸物；少食生蒜、生葱等刺激性食物。

**2. 药物警戒实践** 血寒、血虚无瘀者禁用。孕妇慎用。不宜与藜芦同用；不宜与阿司匹林等抗血小板聚集药及非甾体抗炎药同用；慎与溶栓药物合用。

# 红 花

【处方常用名与给付】红花、红蓝花、草红花、刺红花、炒红花。写红花、草红花、红蓝花、刺红花、川红花、怀红花均付红花；写炒红花付炒红花。

【临床性效特征】红花味辛，性温，入心、肝经。①活血祛瘀调经，是妇产科血瘀证的常用药，适用于血滞经闭、痛经、产后瘀阻腹痛等。②消癥止痛，适用于癥瘕积聚、瘀阻心腹胁痛；可通利血脉，消肿止痛，为治跌打损伤、瘀滞肿痛之要药。③化滞消斑，用于气血瘀滞之斑疹色暗。现代常用于冠心病、糖尿病周围神经病变、血栓闭塞性脉管炎、脑梗死、头痛、结节性红斑、黄褐斑、扁平疣、扁平苔藓、前列腺炎、原发性痛经等属瘀血阻滞者。

【临床治疗实施】

**1. 用法用量** 煎服3~10g；传统认为，小剂量活血通经，调养气血；大剂量破血催产。内服用水或酒煎，或入丸、散剂。治疗妇产科诸疾、跌打损伤、胸痹心痛酒煎服或入丸剂，治喉痹可用红花浸酒绞汁服。煎煮火候不宜过大，以微沸为佳。宜饭后服。外用适量，研末撒或调敷；或制成酊剂、油剂外搽，治褥疮、鸡眼、胼胝、扁平疣可局部用药，用于聤耳流脓，宜取红花纳耳中。

**2. 炮制品与临床** 临床多用生品，活血通经，祛瘀止痛。炒制后缓和辛散之性，血瘀证体虚明显者宜用。

**3. 方药经验**

（1）桃红四物汤中红花与桃仁两药相须配伍，可增强活血祛瘀、消肿止痛之功，用于心血瘀阻，心胸疼痛，血滞之经闭、痛经，产后瘀阻腹痛及各种瘀滞疼痛。

（2）红花与蒲黄、苏木相须配伍，可增强破血通经、祛瘀止痛、消肿之功，用于瘀血内阻之闭经、产后瘀阻腹痛、产后血晕、临产胎衣不下及跌打外伤，瘀血肿痛者。

（3）红花与紫草两药相须配伍，寒温相济，可增强化瘀消斑、解毒透疹之功，用于热郁血瘀之斑疹色暗，甚则紫黑干枯者。

（4）红花与益母草两药相须配伍，均为活血调经常用药，可增强活血通经、散瘀止痛之功，为妇产科要药，用于瘀血内阻之月经不调、经闭痛经、产后恶露不尽或瘀阻腹痛等。

（5）红花与藏红花两药均能活血化瘀，通经止痛，用于血滞经闭、痛经、产后瘀阻腹痛、癥瘕及跌打损伤、瘀血作痛；尚用于斑疹、色不红活属血滞者。红花活血化瘀，量大能破血，量中能活血，量小能和血。藏红花味甘，性平，入心、肝经，功能活血化瘀，凉血解毒，安神定惊。用于热病热入营血之高热烦躁，发斑发疹、色不红活。用量宜小，1~3g，热汤药或开水泡服。

**4. 中成药应用**

（1）前列泰片：功效清热利湿，活血散结。主治慢性前列腺炎湿热夹瘀证。

（2）舒筋活络酒：功效祛风除湿，活血通络，养阴生津。主治风湿阻络、血脉瘀阻兼有阴虚所致痹病，症见关节疼痛、屈伸不利、四肢麻木。

（3）舒胸胶囊：功效活血，祛瘀，止痛。主治瘀血阻滞之胸痹心痛；跌打损伤见瘀血肿痛；以及冠心病、心绞痛、心律失常、软组织挫伤。

（4）冠心康颗粒：功效行气活血，化瘀止痛。主治血瘀气滞、心脉痹阻所致冠心病、心绞痛。

【临床药学服务】

**1. 用药告知与监护** 本品辛温行散而活血力强，应该从小剂量开始，逐渐递增。与其他活血化瘀中药联用时，应适当减量，避免活血过度，破血耗气。长期使用红花应监测凝血时间。忌食油腻羹鲙、腥臊陈臭诸物；少食辛辣、生蒜、胡荽、生葱等物。

**2. 药物警戒实践** 素体阳热亢盛、血热妄行者及血虚无瘀滞者不宜服用；孕妇忌用。经期妇女慎用；肝功能不全者慎用；胃肠出血、腹部绞痛、鼻出血、血小板计数下降、溃疡病、各种出血证急性期及有出血倾向者慎用。儿童、老年人、体弱者应酌情减轻用药剂量。红花不宜与阿司匹林等抗血小板聚集药、香豆素类及其衍生物、肝素钠等抗凝药同用；不宜与尿激酶、链激酶等溶栓药物及非甾体抗炎药同用。

## 桃　仁

【处方常用名与给付】桃仁、光桃仁、桃仁泥、熟桃仁、炒桃仁、桃仁霜。写桃仁、桃核仁、燀桃仁、毛桃仁、山桃仁均付熟桃仁；写光桃仁付光桃仁；写炒桃仁付炒桃仁；写生桃仁付生桃仁；写桃仁霜付桃仁霜。

【临床性效特征】桃仁味苦、甘，性平，有小毒，入肝、大肠经。①活血祛瘀，有破血之功。用于血瘀经闭、痛经、癥瘕、膀胱蓄血发狂、外伤瘀血肿痛。②消痈散结，用于肠痈、肺痈、痈毒等。③润肠通便，用于肠燥便秘。④降气止咳平喘，用于上气喘咳。现代常用于化脓性扁桃体炎、急性咽炎、阑尾炎、跌打损伤、冠心病、肝硬化、便秘等。

【临床治疗实施】

**1. 用法用量** 内服5~10g。多入汤剂，亦入丸、散剂；或捣敷或制成膏用。宜捣碎后煎服。桃仁霜入煎剂，宜包煎。宜饭后服用。外用适量。

**2. 炮制品与临床** 生品及燀制品活血祛瘀；炒桃仁功偏润燥，主治血瘀肠燥、大便不通；桃仁霜功偏活血，润肠作用减弱。宜炒后、燀制后或水煎后内服，以免发生中毒。

**3. 方药经验**

（1）下瘀血汤、大黄牡丹皮汤中桃仁与大黄两药相使配伍，可增强活血祛瘀、清热消痈之功，用于瘀血内聚、瘀热互结之腹痛难忍，或血瘀气滞、热毒内聚、肉腐血败之肠痈。

（2）桃仁与冬瓜仁相使配伍，可增强破血祛瘀消痈、清肺排脓之功，用于治疗肺痈。

**4. 中成药应用**

（1）莫家清宁丸：功效清热，泻火，通便。主治胃肠积滞所致大便秘结、脘腹胀痛、头晕耳鸣、口燥舌干、咽喉不利、目赤牙痛、小便赤黄。

（2）逐瘀通脉胶囊：功效破血逐瘀，通经活络。主治血瘀所致眩晕，症见头昏、头痛、耳鸣。高血压、脑梗死、脑动脉硬化等见上述证候者。

（3）冠脉宁片：功效活血化瘀，行气止痛。主治气滞血瘀所致胸痹，症见胸闷、心前区刺痛、心悸；冠心病、心绞痛见上述证候者。

【临床药学服务】

**1. 用药告知与监护**　本品有小毒，大量或长期服用易引起中毒。宜从小剂量开始，根据体质及病情变化逐渐调整剂量。注意所治病证的改善情况；注意观察呼吸、脉搏；定期监测血常规、尿常规、凝血功能等。不宜食油腻及生冷之品，避免滑肠。

**2. 药物警戒实践**　气血虚弱、脾虚便溏、内无瘀血者慎用；血虚血燥及津液亏虚者慎服。孕妇忌用。桃仁与杏仁等含苦杏仁苷的中药合用时应注意剂量。

## 牛　膝

【处方常用名与给付】牛膝、川牛膝、怀牛膝、淮牛膝、炒牛膝、酒牛膝、盐牛膝、牛膝炭。写怀牛膝、牛膝、淮牛膝、炒牛膝均付炒怀牛膝；写生牛膝付生怀牛膝；写盐牛膝付盐水炒怀牛膝；写酒炒牛膝付酒炒怀牛膝；写牛膝炭付怀牛膝炭；写川牛膝付川牛膝。

【临床性效特征】牛膝味苦、酸，性平，归肝、肾经。①活血通经，适用于血滞经闭、癥瘕、产后瘀血腹痛、跌仆肿痛、风湿关节痹痛等。②利尿通淋，治热淋涩痛诸症。③引血引热下行，以降上炎之火，治上部火热证。④补肝肾，强筋骨，用治腰膝酸软、筋骨无力等。现代多用于月经不调、风湿性关节炎、腰肌劳损、肝脾肿大、泌尿系结石、术后肠粘连、功能性子宫出血、足跟痛等。

【临床治疗实施】

**1. 用法用量**　煎服5~12g。入汤剂或丸、散；或浸酒、熬膏。煎服时需水充分浸泡。宜饭后服。外用适量。

**2. 炮制品与临床**　牛膝生品活血通经，引血下行；炒制后长于滋补肝肾，强腰膝；盐炒入肾，且可增强益肾养筋之功；酒炒后借其辛散增强活血、舒筋、通络之功；炒炭可增强止血之功，治虚火上炎之吐血、衄血、牙龈出血等症。

**3. 方药经验**

（1）天麻钩藤汤中牛膝与钩藤两药配伍，清上引下，平肝清热，息风镇惊，用于肝阳上亢之头晕目眩、头胀头痛、半身麻木等症。

（2）牛膝与桑寄生两药相使配伍，可增强补肝肾、祛风湿、益精血、强腰膝之功，用于风湿痹病日久伤及精血，不能润养筋骨之筋骨痿弱、腰膝酸软、疼痛等。

（3）牛膝与益母草两药相须配伍，可增强散瘀血、通经止痛、下死胎、降血压之功，用于瘀血内阻经脉所致的月经不调、痛经、闭经、少腹刺痛、胎死腹中、交骨不开、胞衣不下、高血压等。

（4）怀牛膝与川牛膝、土牛膝三者均能活血祛瘀，补肝肾，强筋骨，利尿通淋，引火（血）下行，都可用于跌打损伤、风湿关节痛、经闭痛经、淋病、水肿、吐血衄血、咽喉肿痛、口舌生疮等。怀牛膝长于补益肝肾，强壮筋骨，多用于肝肾亏虚之腰膝酸痛、痿软无力。川牛膝长于活血祛瘀，祛风利湿，宣通关节，多用于瘀血阻滞之跌打损伤、经闭痛经及风湿腰膝疼痛；用法用量与怀牛膝相同。土牛膝味甘、苦、微酸，性寒，入肝、肾经。活血祛瘀，泻火解毒，利尿通淋，多用于闭经、跌打损伤、风湿关节痛、痢疾、白喉、咽喉肿痛、疮痈、淋证、水肿。煎服9~15g，鲜品30~60g。外用适量。

**4. 中成药应用**

（1）眩晕宁颗粒：功效利湿化痰，补益肝肾。主治痰湿中阻、肝肾不足所致眩晕，症见头晕目眩、胸脘痞闷、腰膝酸软。

（2）肾石通颗粒：功效清热通淋，化瘀排石。主治湿热下注、瘀血内阻所致石淋，症见腰腹疼痛、尿血尿急、尿频尿痛；泌尿系结石见上述证候者。

（3）天和追风膏：功效温经散寒，祛风除湿，活血止痛。主治风寒湿闭阻、瘀血阻络所致痹痛，症见关节疼痛、局部畏恶风寒、腰背痛、屈伸不利、四肢麻木。

（4）健步丸：功效补肝肾、强筋骨。主治肝肾不足之腰膝酸软、下肢痿弱、步履艰难。

【临床药学服务】

**1. 用药告知与监护**　注意区别品种及炮制品。与其他活血化瘀药配伍时注意用量。注意顾护脾胃。忌食辛辣、生冷及腥臊陈臭诸物。观察所治病证改善情况。定期监测血常规、尿常规、肝肾功能、凝血功能等。

**2. 药物警戒实践**　梦遗失精者、脾虚中气下陷之久泄脱肛、阴挺、腿膝肿痛者禁用。孕妇忌用。月经过多者忌单用。

## 鸡血藤

【处方常用名与给付】鸡血藤、山鸡血藤、血藤。写山鸡血藤、血藤、鸡血藤均付鸡血藤。

【临床性效特征】鸡血藤味苦、微甘，性温，入肝、肾经。①活血补血调经，用于血瘀或血虚所致的经闭、痛经、月经不调。②舒筋活络养血，用于老人、虚人血不养筋、脉络不通的手足麻木、肢体瘫痪、腰膝酸痛、风湿痹痛、跌打损伤等。现代多用于心血管系统疾病、结缔组织病、肩周炎、慢性阑尾炎、妇科疾病等。

【临床治疗实施】

**1. 用法用量**　煎服9~15g，常用至30g。入汤剂或入丸、散，或制成糖浆剂、胶剂、片剂等；对慢性病体虚需久服者，可制成膏剂。常规煎煮，饭后服用；亦可浓煎熬膏，用于补血强筋。外用适量。

**2. 炮制品与临床**　本品一般生用。

**3. 方药经验**

（1）鸡血藤与当归两药相使配伍，可增强活血补血、通络止痛之功，用于血虚血瘀之经闭、痛经、月经不调、手足麻木、风湿痹痛、跌打损伤，以及血虚之面色萎黄等。

（2）鸡血藤与木瓜两药相使配伍，可增强舒筋活络之功，用于血虚瘀血阻滞经络或风寒湿邪所致的手足麻木、疼痛，腰膝酸痛，手足痿弱瘫痪、拘挛疼痛等。

**4. 中成药应用**

（1）正天丸：功效疏风活血，通络止痛。主治外感风邪、瘀血阻络所致头痛、血虚失养头痛、神经性头痛。

（2）通痹片（胶囊）：功效祛风胜湿，活血通络，散寒止痛，调补气血。主治寒湿闭阻、瘀血阻络、气血两虚所致痹病，症见关节冷痛、屈伸不利；风湿性关节炎、类风湿关节炎见上述证候者。

（3）舒心降脂片：功效活血化瘀，通阳化浊，行气止痛。主治气滞血瘀、痰浊阻络所致胸闷、胸痛、心悸、乏力、不寐、脘腹痞满；冠心病、高脂血症见上述证候者。

（4）中风回春胶囊（片、丸）：功效活血化瘀，舒筋通络。主治痰瘀阻络所致中风，症见半身不遂、肢体麻木、言语謇涩、口眼㖞斜。

（5）妇炎净胶囊：功效清热祛湿，调经止带。主治湿热蕴结所致带下病、月经不调、痛经；慢性盆腔炎、附件炎、子宫内膜炎见上述证候者。

【临床药学服务】

**1. 用药告知与监护**　本品虽有补益作用，但仍有较强的活血作用，使用时应遵医嘱。注意观察所治病证改善情况；定期监测血常规、尿常规等。忌食油腻、腥臊、辛辣、生冷食物。

**2. 药物警戒实践**　实热及肝经火热者、月经过多者忌用。气虚不固或阴虚有热者、孕妇、月经期妇女、有出血倾向及各种出血病证者慎用。慎与抗凝药、血小板聚集抑制剂及具有负性肌力的药物同用。

## 泽　兰

【处方常用名与给付】泽兰、地瓜儿苗、泽兰叶、香泽兰、鲜泽兰。写泽兰、地瓜儿苗、香泽兰、方梗泽兰均付泽兰；写鲜泽兰付鲜泽兰。

【临床性效特征】泽兰味苦、辛，性微温，入肝、脾经。①活血祛瘀，用于血滞经闭、痛经及产后瘀阻腹痛；也可用于跌打损伤，瘀血肿痛、麻木及痈疖肿痛。②利水消肿，用于小便不利、身面浮肿、产后水肿。现代常用于慢性盆腔炎、产后腹痛、产后水肿、跌打损伤、小便不利、痈肿、肝硬化腹水等。

【临床治疗实施】

**1. 用法用量**　内服6～12g。入煎汤，或入丸、散。煎煮时间不宜过长，宜盖煎药罐盖煎煮。宜饭后服用。外用适量，捣烂外敷或煎水洗患处。

**2. 炮制品与临床** 本品一般生用。

**3. 方药经验**

（1）泽兰与牛膝两药相须配伍，增强活血散滞、祛瘀止痛之功，用于瘀血诸痛，或跌打损伤。

（2）泽兰与水红花子两药配伍，有活血消癥之功，用于早期肝硬化有少量腹水者。泽兰长于活血祛瘀，调经止痛，且行血而不峻，作用温和，尚有利尿消肿的作用；水红花子味咸，性微寒，归肝、胃经。散血破瘕，消积止痛，利水消肿。长于祛瘀消癥，软坚消积止痛，为癥瘕痞块、瘰疬所常用，并治食积脘痛。煎服 15~30g，外用适量。

（3）泽兰与益母草二者均善活血调经，又有利水消肿之效，同为妇科常用之品，既可用于血瘀经闭、痛经、月经不调、产后瘀滞腹痛、恶露不尽等妇科瘀血证，又可用于跌打损伤、疮痈肿毒及水肿等。泽兰偏温；益母草偏寒，活血、利水作用均较泽兰强，尚有清热解毒之功，可用于疮疡肿毒。

**4. 中成药应用**

（1）泽桂癃爽胶囊：功效行瘀散结，化气利水。主治膀胱瘀阻所致癃闭，症见夜尿频多、排尿困难、小腹胀满；前列腺增生症见上述证候者。

（2）调经活血片：功效养血活血，行气止痛。主治气滞血瘀兼血虚所致月经不调、痛经，症见经行错后、经水量少、行经小腹胀痛。

【临床药学服务】

**1. 用药告知与监护** 注意观察所治病证改善情况；用药时定期监测血常规、尿常规、肝肾功能等。忌食生冷、肥甘厚味之品。

**2. 药物警戒实践** 血虚血枯之闭经、无瘀血症状者均不宜用。本品有滑胎之弊，孕期妇女忌用。

## 益母草

【处方常用名与给付】益母草、茺蔚、月母草、坤草、酒益母草。写益母草、茺蔚、月母草、坤草均付益母草；写酒益母草付酒炙益母草。

【临床性效特征】益母草味辛、苦，性寒，入心、肝、膀胱经。①活血调经，为妇产科要药，可治血滞经闭、痛经、月经不调、产后恶露不尽、瘀滞腹痛或难产、胎死腹中等。②利水消肿，用于水瘀互阻之水肿，血热与瘀滞之血淋尿血等。③清热解毒，用于跌打损伤之瘀痛、疮痈肿毒、皮肤瘾疹等。现代常用于功能失调性子宫出血、左心衰竭、过敏性紫癜、前列腺增生、慢性溃疡性结肠炎等。

益母草子又称茺蔚子，苦泄性寒，功效活血化瘀调经，清肝明目，主要用于月经不调、经闭痛经、目赤翳障、头晕胀痛。

【临床治疗实施】

**1. 用法用量** 内服 9~30g。益母草子煎服 5~10g。入煎汤，或入丸、散、膏剂。

常规煎煮。服用时间较长者熬膏或做丸服。如慢性妇科疾病或跌打损伤之伤久作痛，宜熬膏，用温酒烊化服。外用适量。用于痈疔肿毒、皮肤痒疹取鲜品捣烂外敷或煎汤外洗。

**2. 炮制品与临床** 生品活血调经，利水消肿，兼有清热解毒、消肿止痛的作用；酒炙后缓和寒性，增强活血通经、祛瘀止痛的作用。

**3. 方药经验**

（1）送胞汤中益母草与乳香两者相使配伍，气血兼顾，共奏疏肝理气、活血化瘀、调经止痛之功，是妇科常用调经药对，主治肝气郁滞、月经不调、痛经及难产、产后瘀阻腹痛等。

（2）益母草与当归两药相使配伍，寒温配伍，活血化瘀、调经止痛之功增强，且当归补血，使活血不伤正，用于各种原因导致的瘀血内阻之经闭、痛经、月经不调、产后恶露不尽、跌打损伤、疮痈肿痛等。

（3）益母草与白茅根两药相使配伍，共奏活血散瘀、清热解毒、利水消肿之功，适用于热毒内陷、瘀热互结、水道不利或者湿热下注之小便不利、水肿，或热灼血络、迫血妄行出现的血淋、尿血等。

（4）益母草与鸡血藤两药相须配伍，补而不滞，行血而不伤新血，共奏活血补血之功，用于治疗血虚夹瘀，或血瘀夹虚所致月经不调、痛经、经闭等症。

（5）益母草与凌霄花两药相使配伍，不仅活血通经、祛瘀止痛之功大增，而且使凉血解毒、祛风止痒之功著，用于血瘀有热或瘀热互结于血分之病证，如瘀热结于血分之风疹瘙痒、疮痈肿毒等。益母草善活血调经，祛瘀通经，为妇产科要药，可利水消肿，散瘀止痛，清热解毒。凌霄花味甘、苦，性寒，归肝、心包经，能破瘀血，通经脉，常用于血瘀经闭、癥瘕积聚、跌打损伤等；可凉血祛风，宜用于血分有热之周身瘙痒、风疹、皮癣等；其能凉血止血，亦用于血热便血、崩漏等。煎服 5~9g。外用适量。

**4. 中成药应用**

（1）肾康宁片：功效补脾温肾，渗湿活血。主治脾肾阳虚、血瘀湿阻所致水肿，症见浮肿、乏力、腰膝冷痛；慢性肾炎见上述证候者。

（2）益母丸：功效行气活血，调经止痛。主治气滞血瘀所致月经量少、错后、有血块，小腹疼痛、经行痛减，产后恶露不净。

（3）益母草颗粒：功效活血调经。主治血瘀所致月经不调，症见经水量少。

（4）复方益母草膏：功效调经养血，化瘀生新。主治血瘀气滞引起的月经不调，行经腹痛、量少色暗。

【临床药学服务】

**1. 用药告知与监护** 用药期间观察所治病证改善情况；不可随意增加用量。大剂量使用偶见乏力、疼痛酸麻；重者伴大汗、血压下降，甚或虚脱，应及时就医。长期用药，应定期监测血常规、尿常规、凝血功能等。汤药宜温服，外洗液温度宜控制在

38~42℃，适时应用。服用汤药不方便者，可选用中成药益母草膏、益母草颗粒、益母草软胶囊。忌食油腻、辛辣、刺激性食物。

**2. 药物警戒实践** 血虚无瘀者不宜使用；阴虚血少者忌服；滑胎及孕妇虚证无瘀者忌用。

## 王不留行

【处方常用名与给付】王不留行、留行子、王不留、不留行、炒留行子。写王不留行、留行子、王不留、不留行、炒留行子均付炒王不留行子。

【临床性效特征】王不留行味苦，性平，其性走而不守，入血分，归肝、胃经。①通利血脉，活血通经，用于血滞经闭、痛经。②通脉下乳，用于产后乳脉不利、乳汁不下及乳痈肿痛。③活血利尿通淋，性善下行，用于多种淋证。现代常用于乳腺炎、胆结石、急性腰扭伤等。

【临床治疗实施】

**1. 用法用量** 煎服5~10g。入煎汤或入丸、散。常规煎煮，宜饭后服用。外用适量，亦可研末以香油调搽患处用于外伤肿痛。

**2. 炮制品与临床** 生品有利尿通淋、活血消肿、通乳汁之功；炒制后易煎出药效成分，增强活血通经、下乳通淋的作用。

**3. 方药经验**

（1）涌泉散中王不留行与穿山甲两药相须配伍，可增强通利血脉、消肿止痛之功，治疗气血郁滞、经脉不利之闭经、乳汁不下、瘰疬痰核、癥块、乳痈、癃闭砂淋等，亦可用于输卵管粘连等。

（2）王不留行与皂角刺两药相使配伍，共奏通利血脉、散瘀消痈之功，用于疮痈已成脓未溃破者，亦可用于肝脉郁阻之不孕症、输卵管阻塞积水者。王不留行长于活血化瘀；皂角刺味辛，性温，归肝、胃经，消肿托毒，排脓，搜风，杀虫，长于透脓消痈；内服煎汤3~9g；或入丸、散；外用适量，醋煎涂，或研末撒，或调敷。孕妇慎用。

**4. 中成药应用**

（1）前列回春胶囊：功效益肾活血，清热通淋。主治肾气不足、湿热瘀阻所致淋证，症见尿频、尿急、尿痛、排尿滴沥不爽、阳痿早泄；慢性前列腺炎见上述证候者。

（2）尿塞通片：功效理气活血，通淋散结。主治气滞血瘀、下焦湿热所致轻、中度癃闭，症见排尿不畅、尿流变细、尿频、尿急；前列腺增生见上述证候者。

（3）乳块消胶囊（片）：功效疏肝理气，活血化瘀，消散乳块。主治肝气郁结、气滞血瘀、乳腺增生、乳房胀痛。

【临床药学服务】

**1. 用药告知与监护** 注意所治病证改善情况；药液宜用纱布过滤，以免影响服用。

不可自行延长用药时间或增大用药剂量。注意有无过敏反应或光敏反应，密切观察皮肤黏膜变化。忌油腻、生蒜、胡荽、生葱等辛辣、刺激性食物。

**2. 药物警戒实践**　失血、崩漏者忌用；孕妇忌用；对本品过敏者忌用。慎与抗血小板聚集药及非甾体抗炎药等西药联用，避免增加出血的风险。

## 月季花

【处方常用名与给付】月季花、月月红。写月季花、月月花均付月季花。

【临床性效特征】月季花味甘，性温，专入肝经。①活血调经，用于跌打损伤、瘀肿疼痛、痈疽肿毒及瘰疬肿痛未溃者。②疏肝解郁，理气止痛，用于肝气郁结、气滞血瘀之月经不调、痛经闭经、胸胁胀痛。现代常用于各种月经疾患、外伤肿痛、淋巴结核、湿疹等。

【临床治疗实施】

**1. 用法用量**　煎服3~6g。入煎剂，水泡服或入丸、散剂。煎煮时间不宜过长，但无需后下。一般病证水泡服，不拘时服。外用适量。鲜品捣敷，干品研末调敷。

**2. 炮制品与临床**　本品一般生用。

**3. 方药经验**

（1）月季花与代代花两药相使配伍，气血双调，可增强调经活血、行气止痛之功，用于女性肝气不疏、气血失调、经脉瘀阻不畅引起的月经不调、胸腹疼痛、食欲不振。

（2）月季花与当归两药相使配伍，可增强活血补血、解郁疏肝、调经止痛之功，用于肝气郁滞、血瘀兼血虚之月经不调、痛经、闭经、胸胁胀痛者。

（3）月季花与玫瑰花、凌霄花三药均能活血调经，散瘀止痛。月季花功偏疏肝行气解郁，活血调经止痛，多用于气血瘀滞之月经病，尚能消肿解毒，用于痈肿或瘰疬痰核等。玫瑰花味甘、微苦，性温，入肝、脾经，行气活血，散瘀。功偏疏肝解郁，行气止痛，醒脾和胃，适用于肝气犯胃之胸胁、脘腹、乳房胀痛，呕恶食少等，还可用于跌打损伤之瘀肿疼痛。内服煎煮3~6g，或浸酒或熬膏。凌霄花破血力较强，能活血调经，用于血瘀所致经闭痛经、崩漏及癥瘕积聚，以及跌打损伤，且有凉血祛风之功效，可治风疹、皮癣、痤疮、周身瘙痒等。

【临床药学服务】

**1. 用药告知与监护**　月季花干品宜置阴凉干燥处，防变色，防霉蛀；鲜品不宜暴晒。注意用量与疗程。用药期间观察所治病证改善情况。不宜食油腻、腥臊食物；少食生蒜、胡荽、生葱、诸果、诸滑滞之物。

**2. 药物警戒实践**　气虚陷下、脾胃虚弱、久不敛口之瘰疬、疮疡禁用。孕妇及月经期妇女慎用。

## 第三节　活血疗伤药

### 土鳖虫

【处方常用名与给付】土鳖虫、蛰虫、䗪虫、地鳖虫、地鳖、土鳖、土元。写土鳖虫、蛰虫、䗪虫、地鳖虫、地鳖、土鳖、土元均付土鳖虫。

【临床性效特征】土鳖虫味咸，性寒；有小毒，善走窜，入肝经。①破血逐瘀，消积通经，常用于血瘀经闭、产后瘀滞腹痛、积聚痞块。②消肿止痛，续筋接骨疗伤，为伤科常用药，用于骨折筋伤之瘀血肿痛。现代常用于骨折、肝脾肿大、子宫肌瘤、盆腔炎性包块等属瘀血阻滞者。

【临床治疗实施】

**1. 用法用量**　煎服3~10g，研末服1~1.5g。煎汤，或入丸、散剂，研末以黄酒送服；常规煎煮，宜饭后服。炒制品研末吞服，用黄酒送服。外用适量，研末调敷或用鲜品捣敷。

**2. 炮制品与临床**　生品有腥臭味，多捣碎，研末调敷，用于骨折筋伤之瘀血肿痛；炒制后可消除腥气，质地松脆，利于粉碎，破血逐瘀之力强。

**3. 方药经验**

（1）大黄䗪虫丸中土鳖虫与大黄两药相使配伍，可增强破血逐瘀、消癥散结之力，治疗血瘀经闭、癥瘕肿块、肌肤甲错、两目黯黑，或有潮热，以及跌打损伤之瘀血肿痛等。

（2）土鳖虫与露蜂房两药相使配伍，共奏祛风攻毒、消肿止痛、攻坚破积之功，用于祛瘀通督，搜剔风邪，主治风寒湿痹日久所致顽痹、关节僵硬变形、疼痛深及筋骨。

（3）土鳖虫与虻虫、水蛭三药均有毒，均破血消癥，作用峻猛，用于血滞经闭、腹中肿块蓄血、癥瘕积聚，多用于瘀血重症。土鳖虫长于入血分，治肝脾大最宜，兼治肌肤甲错，尚能续筋接骨，用于跌打损伤之筋伤骨折、瘀肿疼痛等。虻虫破血作用最猛，常用于瘀血重症，中病即止。孕妇禁用。水蛭破血之力较强，逐瘀消癥尚可用于跌打损伤，蓄血发狂。活体水蛭外用可治疮痈、丹毒、断指再植等。

**4. 中成药应用**

（1）通心络胶囊：功效益气活血，通络止痛。主治冠心病、心绞痛属心气虚乏、血瘀络阻证，症见胸部憋闷、刺痛、绞痛、固定不移，心悸自汗。亦用于气虚血瘀络阻型中风病，症见半身不遂或偏身麻木、口舌㖞斜、言语不利。

（2）大黄䗪虫丸：功效活血破瘀，通经消癥。主治瘀血内停所致癥瘕、闭经，症见腹部肿块、肌肤甲错、面色黯黑、潮热羸瘦、经闭不行。

（3）宫瘤清胶囊：功效活血逐瘀，消癥破积。主治瘀血内停所致的妇女癥瘕，症见小腹胀痛、经色紫黯有块、经行不爽；子宫肌瘤见上述证候者。

（4）回生第一丹（散、胶囊）：功效活血化瘀，消肿止痛。主治跌打损伤、闪腰岔气、伤筋动骨、皮肤青肿、血瘀疼痛。

【临床药学服务】

**1. 用药告知与监护**　区别生品与制品的药效差异。有外敷后出现皮肤过敏反应的报道。药液气腥臭，建议饭后服用，以减少胃肠道反应；不可自行加大剂量。用药期间注意观察是否有恶心、呕吐、胃脘不适、大便异常等不良反应。用药期间顾护脾胃，汤药宜温服，忌油腻、生冷及对胃肠道有刺激的食物。

**2. 药物警戒实践**　经闭属肾虚血枯者忌用。脾胃虚弱者慎用。孕妇禁服。月经过多者及过敏体质者慎用。不宜与β-受体阻滞剂、钙通道阻滞剂等西药合用。

## 马钱子

【处方常用名与给付】马钱子、番木鳖、马前、马前子。写马钱子、马前、马前子、番木鳖、炙马钱子均付砂烫或油炸马钱子；写生马钱子付生马钱子。

【临床性效特征】马钱子味苦，性温；有大毒，入肝经。①通络散结定痛，为伤科疗伤止痛之品，用于跌打损伤、骨折肿痛。②搜风除痹，可搜筋骨间风湿，通经络，透达关节，止痛力强，用于风湿顽痹、拘挛疼痛、麻木瘫痪及半身不遂之症。③散结消肿，攻毒止痛，用于咽喉肿痛、痈疽肿毒。现代常用于风湿性关节炎、类风湿关节炎、三叉神经痛、面神经炎、腰椎病、强直性脊柱炎、坐骨神经痛、重症肌无力、格林巴利综合征、中风后遗症、慢性支气管炎、带状疱疹、癌性疼痛、原发性血小板减少症等。

【临床治疗实施】

**1. 用法用量**　内服0.3~0.6g。不入煎剂，炮制后入丸、散用。宜饭后服用。外用适量。研末吹喉或调敷，或醋磨涂，或煎油涂敷，或煎膏摊贴。

**2. 炮制品与临床**　生品毒性大，去茸毛外用；砂烫或油炸后，毒性减小，活络散结、搜风定痛的作用较强，可用治跌打损伤、骨折肿痛。

**3. 方药经验**

（1）马钱子与穿山甲两药配伍，增强散瘀消肿、搜风通络止痛之功，用于治疗跌打损伤、瘀肿疼痛、骨折筋损或风湿痹痛、拘急疼痛、麻木拘挛痿弱、半身不遂及痈疽肿毒等。

（2）马钱子（又称番木鳖）与木鳖子两药名称相近，前者为马钱科植物，后者为葫芦科植物，二者皆为有毒之品，均有消肿散结、通络止痛的作用，皆可用于痈肿疮毒、跌打伤痛、风湿痹痛等。马钱子毒性更大，善于通络消肿，多用于跌打损伤、骨折疼痛，现代多用于重症肌无力、面神经麻痹等；善搜筋骨间风湿，通络止痛之力强，多用于风湿顽痹、拘挛疼痛、肢体麻木。木鳖子味苦、微甘，性凉，有毒；归肝、脾、胃经。功能消肿散结，解毒止痛，长于攻毒疗疮，多用于恶疮肿毒、瘰疬、乳痈等；

外用可治疗牛皮癣、干癣、秃疮、神经性皮炎等皮肤病及风湿痹痛、筋脉拘挛、牙龈肿痛。内服0.9~1.2g，外用适量，研末，用油或醋调涂患处。

**4. 中成药应用**

（1）马钱子散：功效祛风湿，通经络。主治风湿闭阻所致痹病，症见关节疼痛、臂痛腰痛、肢体肌肉萎缩。

（2）九分散：功效活血散瘀，消肿止痛。主治跌打损伤，瘀血肿痛。

【临床药学服务】

**1. 用药告知与监护** 本品有大毒，内服应从小剂量开始，用法用量需遵医嘱，不可自行使用。用药后观察症状缓解情况。长期服用应设计合理的服药间隔，以防蓄积中毒。马钱子中毒可见血压升高、心率加速、头痛、头晕、流涎、烦躁不安，甚则昏迷、呼吸困难、痉挛、多脏器损害等。需定期监测血常规、凝血功能、肝肾功能、风湿免疫因子等。外用不宜大面积涂敷。忌食油腻、生冷食物；少食生蒜、胡荽、生葱。忌饮酒。

**2. 药物警戒实践** 体质虚弱者禁用；孕妇禁服；肝肾功能不全者忌用。神经系统疾病、高血压和心脏病等患者慎用；运动员慎用；儿童及老年人慎用。与汉防己、罂粟壳、麝香、延胡索等药物一起使用应谨慎，注意观察药后反应。不宜与巴比妥类等药物合用。

## 自然铜

【处方常用名与给付】自然铜、黄铁矿、然铜、生然铜、煅自然铜、飞然铜。写自然铜、黄铁矿、然铜、煅自然铜、飞然铜均付醋煅自然铜；写生然铜、生自然铜均付生自然铜。

【临床性效特征】自然铜味辛，性平，入肝经。①活血止痛，用于瘀肿疼痛、心气痛、瘿瘤等。②续筋接骨，促进骨折的愈合，用于跌打损伤、骨折筋断、恶疮、水火烫伤，为伤科要药。现代常用于骨折不愈合，真菌性皮肤病。

【临床治疗实施】

**1. 用法用量** 煎服3~9g；醋淬研末服0.3g。内服入煎汤，多入丸、散剂；亦可将其配入健胃消食药，做糊丸服。入汤剂应先煎，久煎。宜饭后服。外用适量，研末调外敷。

**2. 炮制品与临床** 生品散瘀止痛，接骨疗伤，多外用。醋煅后质地疏松，有利于粉碎，易煎出药效成分，增强散瘀止痛之功。

**3. 方药经验**

（1）自然铜散中自然铜与乳香、没药三药配伍，可增强散瘀定痛、续筋接骨、行气消肿之功，用于跌打损伤、骨折筋断、瘀血肿痛等。

（2）自然铜与土鳖虫两药相须配伍，可增强散瘀止痛、接骨续筋之功，用于治疗骨折瘀血肿痛，内服、外敷效果皆可。

（3）自然铜与儿茶两药相使配伍，可增强散瘀、活血、止痛之功，外用治疗疮疡、外伤出血。

**4. 中成药应用**

（1）追风舒经活血片：功效舒筋活血，散风祛寒。主治风寒瘀阻所致痹病，症见四肢关节疼痛、腰腿疼痛、四肢麻木。

（2）跌打丸：功效活血散瘀，消肿止痛。主治跌打损伤、筋断骨折、瘀血肿痛、闪腰岔气。

【临床药学服务】

**1. 用药告知与监护**　久服有耗伤阴血之弊；中病即止，不宜多服、久服。可引起过敏反应及消化系统不良反应。内服，包括酒调服，宜用足量水送下，避免药末黏附在咽部及食管；宜饭后或饭中服用，以减少对胃的刺激；宜食熟软易消化食物。忌食肥甘厚味及刺激性食物。注意所治病证改善情况。有在自然铜煅炙过程中导致呼吸困难的报道，炮制时应该注意防护。

**2. 药物警戒实践**　阴虚火旺、血虚无瘀、脾胃虚弱者慎用。对本品过敏者忌用。年老、体虚、儿童使用时宜减量。不宜与四环素及大环内酯类抗生素合用。

## 苏　木

【处方常用名与给付】苏木、苏方木、赤苏木、赤木、红苏木。写苏木、苏方木、赤苏木、赤木、红苏木均付苏木片。

【临床性效特征】苏木味辛、甘、咸，性平，入心、肝经。①活血散瘀，用于妇科瘀滞经产诸症，如经闭、产后瘀阻腹痛、痛经及心腹疼痛、痈肿疮毒等。②消肿止痛，用于跌打损伤、骨折筋伤、瘀滞肿痛，为伤科常用之品。现代常用于妇科盆腔疾患、淋巴瘤、骨质增生等。

【临床治疗实施】

**1. 用法用量**　煎服 3~9g。入汤剂，或入丸、散，或熬膏。含挥发油，煎煮时间不宜过久，应盖好锅盖。宜饭后服。产后血晕等急、重病证宜浓煎本药或将汤液适当浓缩后，随时温服。外用适量。研末外掺伤口或煎汤熏洗瘀肿处。

**2. 炮制品与临床**　本品一般生用。

**3. 方药经验**

（1）八厘散中苏木与乳香、麝香三者相配，可增强活血消瘀、消肿止痛之力，用于治疗跌打损伤。

（2）苏木与当归相使配伍，共奏补血祛瘀、通经止痛之功，用于妇女血滞经闭、痛经。

**4. 中成药应用**

（1）妇科回生丸：功效益气养血，活血散结止痛。主治气血不足、瘀血凝滞所致月经不调、痛经、癥积，症见月经衍期，经量或多或少、有血块，行经腹痛，癥积包块。

（2）竭红跌打酊：功效散瘀消肿，活络止痛。主治跌打损伤，筋骨扭伤，局部青紫肿痛。

【临床药学服务】

**1. 用药告知与监护** 根据瘀血的具体情况确定剂量。用药不当可引起恶心、呕吐、腹痛、腹泻、嗜睡等症状。用药期间注意顾护脾胃，忌食肥甘厚味及生冷、黏腻、腥臊陈臭诸物。注意观察所治病证改善情况。

**2. 药物警戒实践** 月经过多、血虚无瘀滞及大便不实者慎用。孕妇忌服。

## 骨碎补

【处方常用名与给付】骨碎补、猴姜、申姜、毛姜、碎补、炒骨碎补、烫骨碎补、盐制骨碎补、鲜骨碎补、酒骨碎补。写猴姜、猢狲姜、申姜、毛姜、树上姜、骨碎补、碎补、炒骨碎补均付砂烫骨碎补；写鲜骨碎补付鲜骨碎补；写盐制骨碎补付盐骨碎补；写酒制骨碎补付酒制骨碎补。

【临床性效特征】骨碎补味苦，性温，入肝、肾经。①活血散瘀，消肿止痛，为伤科要药。主治跌打损伤或筋骨损伤，瘀滞肿痛。②止血，治金疮出血。③强筋健骨，用治肾虚之腰痛脚弱、耳鸣、耳聋、牙齿松动、久泄等。④外用治疗斑秃、白癜风等。现代常用于骨关节病、骨折、腰椎病、风湿性关节炎、牙龈炎、寻常疣、鸡眼等。

【临床治疗实施】

**1. 用法用量** 煎服3~9g。内服煎汤，浸酒或入丸、散剂。常规煎煮。饭后温服续筋疗伤。治肾虚久泻及五更泻宜临睡前温服。外用适量，研末敷或鲜品捣敷，或做酒浸剂外搽，可治疗斑秃、白癜风。

**2. 炮制品与临床** 生品少用。炒后苦燥之性减，可活血续伤，治疗瘀血肿痛；砂烫后质地酥脆，易煎出有效成分，增强温补的作用；酒制疗伤接骨止痛；盐制补肾健骨。

**3. 方药经验**

（1）骨碎补与补骨脂相使配伍，共奏补肾活血、强筋健骨、化瘀消肿之功，治疗肾虚腰膝痿弱、牙齿松动、耳鸣及下元不固诸症。

（2）骨碎补与狗脊、续断三药配伍，共奏补益肝肾、活血疗伤、续筋接骨、祛风湿之功。用于肾虚腰痛、耳鸣耳聋、足膝软弱、跌打损伤、筋骨损伤、瘀血肿痛以及风湿痹痛、腰脊疼痛。

**4. 中成药应用**

（1）伤湿止痛膏：功效祛风湿，活血止痛。主治风湿性关节炎、肌肉疼痛、关节肿痛。

（2）大七厘散：功效化瘀消肿，止痛止血。主治跌打损伤、瘀血疼痛，外伤止血。

（3）伸筋丹胶囊：功效舒筋活络，活血祛瘀，消肿止痛。主治血瘀阻络引起的骨折后遗症、颈椎病、肥大性脊柱炎、慢性关节炎、坐骨神经炎、肩周炎。

（4）偏瘫复原丸：功效补气活血，祛风化痰。主治气虚血瘀、风痰阻络所致中风，症见半身不遂、手足麻木、言语謇涩、头痛目眩。

【临床药学服务】

**1. 用药告知与监护** 区别生品与制品的药效差异。用药中顾护脾胃，不宜食肥甘油腻及生冷刺激之品。注意所治病证改善情况；定期监测血常规、便常规、凝血功能等。

**2. 药物警戒实践** 凡阴虚火旺、实证牙痛、虚阳上攻之耳鸣者及血虚风燥之证不宜使用。因其活血破血，故无血瘀者亦当慎用；孕期、月经期妇女慎用。

## 血 竭

【处方常用名与给付】血竭、麒麟竭、龙血竭、珠竭、上竭。写血竭、麒麟竭、龙血竭、珠竭、上竭均付血竭块；写血竭粉付血竭粉。

【临床性效特征】血竭味甘、咸，性平，入肝经。①散瘀止痛，为伤科及其他瘀滞痛证要药，主治跌打损伤、筋骨疼痛、产后瘀滞腹痛、痛经、经闭及瘀血心腹刺痛。②化瘀止血，止血而不留瘀，适用于瘀血阻滞、血不归经之出血证，可治外伤出血、肠风下血。③敛疮生肌，研末外敷，可用治疮疡久溃不敛之症。现代常用于褥疮、溃疡、冻疮、颈椎病、脑栓塞、脉管炎、肿瘤及妇科、肛肠科疾患等。

【临床治疗实施】

**1. 用法用量** 内服研末1~2g。不入煎剂，多入丸、散或研末吹鼻。治疗消化道出血，宜研末空腹冲服。外用适量。研末外敷或入膏药外贴。

**2. 炮制品与临床** 临床一般用生品。

**3. 方药经验**

（1）血竭与冰片两药配伍，可增强活血敛疮、生肌止痛之功，用于疮疡肿毒、疮疡久溃不敛，褥疮、溃疡、冻疮等。

（2）血竭与琥珀两药相使配伍，可增强活血散瘀止痛、收敛生肌止血之力，用于跌打损伤、瘀血肿痛、血滞经闭、痛经、产后瘀阻腹痛、癥瘕，以及血瘀阻滞之心腹刺痛；外伤出血、溃疡不敛，常研末外敷。

（3）血竭与儿茶二者均能生肌敛疮止血，治疮疡不敛及内伤出血等。血竭行散力强，活血散瘀止痛，治跌打瘀肿、血滞经闭、痛经、产后瘀阻、胸腹刺痛等。儿茶味苦、涩，性微寒，归心、肺经。能活血散瘀，收敛止血，可用于多种内外伤出血证。又收敛性强，能解毒收湿，敛疮生肌，外用治疗多种外科疮疡溃烂久不收口、皮肤湿疮、痔疮肿痛等。内服可清肺化痰，用于肺热咳嗽有痰。内服煎汤1~3g，或入丸、散；外用适量，研末撒或调敷。

**4. 中成药应用**

（1）七厘散（胶囊）：功效化瘀消肿，止痛止血。主治跌仆损伤、血瘀疼痛、外伤出血。

（2）止痛紫金丸：功效舒筋活血，消瘀止痛。主治跌打损伤、闪腰岔气、瘀血作痛、筋骨疼痛。

【临床药学服务】

**1. 用药告知与监护** 本品不宜多用、久用。内服细粉，宜用温水吞服或用汤药冲服；不宜直接入煎剂，以免使药液变混浊，不利于服用；研末外敷（撒）伤口时，应注意药粉洁净度及无菌操作。注意观察所治病证改善情况；定期监测血常规、便常规、肝肾功能。忌食肥甘、油腻及生冷、刺激性食物。

**2. 药物警戒实践** 有血竭过敏史者、皮肤过敏者、孕妇忌用。无瘀血阻滞者、月经过多或经期女性慎用。

## 刘寄奴

【处方常用名与给付】刘寄奴、南刘寄奴、寄奴、化食丹、奇蒿。写南刘寄奴、刘寄奴、寄奴、化食丹、奇蒿均付刘寄奴；写铃茵陈、阴行草均付北刘寄奴。

【临床性效特征】刘寄奴味辛、苦，性温，入心、肝、脾经。①破血通经，主治血瘀经闭、产后瘀滞腹痛等。②消肿止痛，止痛止血而疗伤，主治跌打损伤、瘀滞肿痛、创伤出血、痈毒焮肿。③消食化积，用于食积不化、腹痛泻痢等。现代常用于冠心病、心绞痛、乳腺炎、消化不良、溃疡性结肠炎、阑尾炎、前列腺增生症、妇女月经不调、痛经、风湿性关节炎等。

【临床治疗实施】

**1. 用法用量** 煎服 3~9g，应用鲜品时应加量。内服宜研末调服或水煎服。煎煮时间不宜过长。用于活血化瘀宜饭后温服。外用适量，鲜品捣敷或研末外敷疗伤。

**2. 炮制品与临床** 本品一般生用。

**3. 方药经验**

（1）刘寄奴与益母草两药相须配伍，增强活血化瘀、调经止痛、祛湿利水之功，用于瘀血内阻、经行不畅，甚则闭经、痛经及产后恶露不尽、瘀滞腹痛等，还用于月经期水肿及跌打损伤、瘀血肿痛的治疗。

（2）刘寄奴分南刘寄奴和北刘寄奴两种，其中南刘寄奴味苦，性温，归心、肝、脾经，功能破血通经，敛疮消肿，治疗经闭癥瘕，胸腹胀痛，产后血瘀，跌打损伤，金疮出血，痈毒疮肿。北刘寄奴味苦，性寒，归脾、胃、肝、胆经，功能活血祛瘀，通络止痛，凉血止血，清热利湿，治疗跌打损伤、外伤出血、瘀血经闭、月经不调、产后瘀痛、癥瘕积聚、血痢、血淋、湿热黄疸、水肿腹胀、白带过多。二者用法用量相似。

**4. 中成药应用** 筋痛消酊：功效活血化瘀，消肿止痛。主治急性闭合性软组织损伤。

【临床药学服务】

**1. 用药告知与监护** 与其他活血化瘀药同用时需注意减量，多服令人吐泻。避免伤及脾胃。服药期间，可喝米粥及易消化食品，养胃气。饮食不宜食寒凉、滑肠之品。用药期间观察所治病证改善情况；定期监测血常规、尿常规、便常规及潜血、肝肾功能等。

**2. 药物警戒实践** 气血虚弱无滞者、脾虚泄泻者、孕妇、经期及月经量多者忌用。

## 第四节 破血消癥药

### 莪 术

【处方常用名与给付】莪术、蓬莪术、蓬术、醋莪术、炒莪术。写莪术、蓬莪术、蓬术均付莪术；写炒莪术付炒制莪术；写醋莪术付醋炒莪术。

【临床性效特征】莪术味苦、辛，性温，入肝、脾经，走血分，入气分。①破血散瘀，行气止痛，用于气滞、血瘀、寒凝所致诸般痛证。②消癥化积，用于食积日久而成的癥瘕积聚、脘腹胀痛。③消肿止痛，用于跌打损伤、瘀肿疼痛。现代常用于病毒性肠炎、病毒性肺炎、冠心病、病毒性脑炎、流行性腮腺炎、肝癌、宫颈癌、白血病、结肠癌等。

【临床治疗实施】

**1. 用法用量** 煎服6~9g。内服煎汤或入丸、散剂。现代用来治疗各种肿瘤，可制成滴丸、栓剂、注射剂等。常规煎煮。煎煮时宜盖好药罐盖，宜饭后服用。治疗急性疼痛时，宜加醋煎煮或用酒磨服。外用适量，研末水调敷或醋调敷，或煎汤外洗。

**2. 炮制品与临床** 生品性刚气烈，行气破血、消积止痛力强，非坚顽之积不可应用，适用于体质壮实者；炒制后性较缓和，且有效成分易于煎出，适用于患癥瘕积聚不耐强攻猛伐者；醋炙后引药入肝经，偏入血分，可增强破血消癥、止痛的作用。

**3. 方药经验**

（1）莪术与黄芪两药配伍，补消兼施，共奏益气活血、敛疮生肌、开胃健脾之功，用于胃气虚衰、瘀阻经脉之脘腹疼痛、癥瘕积聚、疮疡久溃不敛。现代多用于慢性萎缩性胃炎、溃疡病、肝脾肿大、胰腺癌肿等。

（2）莪术与半枝莲两药相使配伍，寒热并用、气血同治，可增强行气破血、消积止痛之功，用于气血瘀滞之癥瘕痞块、疼痛难忍者，及兼气滞水停、瘀热互结者。

**4. 中成药应用**

（1）开胸顺气丸：功效消积化滞，行气止痛。主治气郁食滞所致胸胁胀满、胃脘疼痛、嗳气呕恶、食少纳呆。

（2）保妇康栓（泡沫剂）：功效行气破瘀，生肌止痛。主治湿热瘀滞所致带下病，症见带下量多、色黄，时而阴部瘙痒；霉菌性阴道炎、老年性阴道炎、宫颈糜烂见上述证候者。

【临床药学服务】

**1. 用药告知与监护** 用药期间顾护脾胃，宜食易消化食物，不宜食油腻、厚味及生蒜、胡荽、生葱、诸滑滞之物。注意观察所治病证改善情况；定期监测血常规、肝肾功能、凝血功能等。

**2. 药物警戒实践** 气血两虚、脾胃虚弱无积滞者慎服；有出血倾向者慎用。对莪术过敏者、孕妇禁用，月经过多者忌用。

## 三　棱

【处方常用名与给付】三棱、生三棱、荆三棱、京三棱、黑三棱、炒三棱、醋三棱、酒三棱。写三棱、生三棱、荆三棱、京三棱、黑三棱、山棱均付三棱片；写炒三棱付麦麸炒三棱；写醋三棱付醋炙三棱；写酒三棱付酒三棱。

【临床性效特征】三棱味辛、苦，性平，归肝、脾经。①破血祛瘀，行气止痛，用于气滞血瘀之癥瘕、经闭、产后瘀阻等症。②行气消积，用于食积气滞胸腹胀痛。现代常用于冠心病、中风后遗症、尿路结石、恶性肿瘤、慢性肝炎、肝硬化腹水、乳腺增生症、子宫肌瘤等。

【临床治疗实施】

**1. 用法用量** 煎服5~10g。内服煎汤，或入丸、散剂。常规煎煮，宜饭后服用。外用适量。煎汤外洗。

**2. 炮制品与临床** 生品破血行气、消积止痛力强，适用于体质壮实之人；麦麸炒制后，既缓其性，又助食消积；醋炙后缓其燥烈之性，引药入肝经，偏入血分，可增强破瘀、散结、止痛之功；酒炙后可增强辛散行气、破血祛瘀之力。

**3. 方药经验**

（1）三棱煎中三棱与莪术相须配伍，增强破血行气、消积止痛之功，用于气滞血瘀所致癥瘕积聚、心腹瘀痛，经闭、痛经及食积不消等。

（2）三棱与土鳖虫相须配伍，增强破血祛瘀、消肿止痛、续筋接骨之功，用于骨折筋伤、瘀血肿痛。

**4. 中成药应用** 软坚口服液：功效化瘀软坚，解毒益气。主治Ⅱ期原发性肝癌瘀毒气虚的患者。对胁肋疼痛、纳呆、腹胀、神疲乏力等症有改善作用，可作为原发性肝癌的辅助治疗药。

【临床药学服务】

**1. 用药告知与监护** 本品破血力强，且能耗气，故不可久服；长期用药应注意患者出血倾向，已出血者应停药。本品过量可能对胃有刺激，会出现恶心、呕吐、腹胀、腹泻等不适。服药期间，忌服气味恶臭、辛辣或对胃有刺激的食物。饭后温服，可减少对胃的刺激。注意观察所治病证改善情况；定期监测血常规、便常规、凝血功能、肝肾功能等。

**2. 药物警戒实践**　气虚、血枯经闭、月经过多者禁用。素体虚弱并有出血倾向者宜慎用。孕妇禁用，月经过多者忌用。三棱不能与牙硝合用。严格掌握与西药的配伍禁忌，与抗血小板聚集药、抗凝药合用时应慎重。

## 水　蛭

【处方常用名与给付】水蛭、蚂蟥、生水蛭、炒水蛭、炒蚂蟥、炙水蛭、酥水蛭。写水蛭、蚂蟥、生水蛭、炒水蛭、炒蚂蟥、炙水蛭、酥水蛭均付烫制水蛭；写生水蛭付生水蛭。

【临床性效特征】水蛭味苦、咸，性平；有小毒，入肝经血分。①破血逐瘀，通经消癥，用于血滞经闭、癥瘕积聚、跌打损伤之瘀血肿痛、瘀血内阻之心腹疼痛等。②活水蛭外用吸血通脉消瘀。现代常用于颅脑损伤、心绞痛、肺源性心脏病、肝硬化腹水、脑出血、血栓性脉管炎等。

【临床治疗实施】

**1. 用法用量**　煎服 1～3g；研末或入胶囊吞服 0.3～0.5g。宜研末酒调服或入丸、汤剂。如入煎剂，宜用纱布过滤药液，避免药液混浊。汤药宜饭后温服。外用适量，鲜品外用加量；或活水蛭外用吸血消肿通络。

**2. 炮制品与临床**　鲜品外用；生品破血逐瘀，消癥散结，用于癥瘕痞块；烫制后，毒性降低，质地酥松，利于粉碎，用于瘀血内停的干血痨及跌打损伤之瘀血肿痛。

**3. 方药经验**

（1）水蛭与三七、麝香三药配伍，增强散结逐瘀、止血定痛之功，用治跌打损伤之肿胀疼痛。

（2）水蛭与大黄、芒硝三药配伍，共奏清热泻火、解毒活血、软坚散结之功，用于热壅血滞之肿毒未化脓者。

**4. 中成药应用**

（1）中风安口服液：功效益气活血。主治脑血栓急性期气虚血瘀证，症见半身不遂、偏身麻木、口舌㖞斜、舌强语謇、气短乏力。

（2）脑血康胶囊（片）：功效活血化瘀，破血散结。主治中风瘀血阻络证，症见半身不遂、口眼㖞斜、舌强语謇；高血压脑出血后脑血肿、脑血栓见上述证候者。

【临床药学服务】

**1. 用药告知与监护**　与其他活血、破瘀类药同用时需减少剂量。水蛭煎剂气味难闻，对有消化道疾患者，易引起恶心、呕吐、腹痛、腹泻等。用药期间顾护脾胃，减少刺激。忌生冷、油腻及辛辣、刺激食物。宜饭后服药。监测血常规、尿常规、便常规及潜血、肝肾功能、凝血功能等。

**2. 药物警戒实践**　体弱血虚、无瘀血停聚者忌服；有出血性疾病史，或存在可能引发大出血的疾病如肺结核空洞、溃疡病者禁用；孕妇禁用；经期妇女忌用。老年人、婴幼儿慎用。不宜与阿司匹林、肝素钠、达肝素钠、氯吡格雷、华法林等抗凝药同用。

## 斑蝥

【处方常用名与给付】斑蝥、制斑蝥、米斑蝥。写斑蝥、制斑蝥、米斑蝥均付米炒斑蝥。

【临床性效特征】斑蝥味辛，性热；有大毒，入肝、肾、胃经。①破血消癥，主治瘀血阻滞经闭、风湿痹痛及多种癌肿。②蚀疮攻毒，消肿散结，用于痈疽恶疮、顽癣、瘰疬等。现代常用于顽癣、斑秃等皮肤疾病；其提取物常用于肝癌等。

【临床治疗实施】

**1. 用法用量** 内服0.03~0.06g，炒制研末，或入丸、散剂。内服一般不入汤剂。内服治瘀血经闭、癥瘕痞块，宜入丸剂；治癌肿，宜以提取物装胶囊。外用适量，研末敷贴，发泡，或酒、醋浸涂。外用治痈疽、顽癣、瘰疬、狂犬咬伤，宜研末和蒜捣敷或蜂蜜、蛋清调敷贴穴发泡；治斑秃，宜酒浸外搽患处；治风湿痹痛、神经痛、面神经麻痹，宜研末香油调贴敷穴位。

**2. 炮制品与临床** 生用破血逐瘀，散结消肿，外用攻毒蚀疮。米炒可降低其毒性，功效似生品。

**3. 方药经验**

（1）斑蝥与桃仁、大黄三药配伍，可增强破血通经、祛瘀止痛之功。用于瘀血阻滞经脉所致的经闭不通或经行不畅、腹痛重症。

（2）斑蝥与虻虫两药均有毒而药力峻猛，善破血逐瘀消癥，治癥瘕积聚、经闭等血瘀重症。斑蝥毒大而力峻猛，又善攻毒散结，尤善治癌肿；兼治痈疽恶疮、顽癣、斑秃、瘰疬等。虻虫又称牛虻，味苦，性微寒，有小毒，入肝经血分，能破血逐瘀，通利血脉，主治血瘀经闭、产后恶露不下、脐腹作痛，以及干血成痨、血瘀经闭、瘀结成块；又能散瘀疗伤，消肿止痛，兼治跌打损伤、瘀血肿痛，及冠心病、心绞痛等。虻虫力猛，应中病即止。煎服1.5~3g；研末服0.3~0.6g，或入丸剂；外用适量，研末敷或调搽。孕妇忌用。

**4. 中成药应用** 复方斑蝥胶囊：功效破血消癥，攻毒蚀疮。主治瘀毒内结所致原发性肝癌、肺癌、直肠癌、恶性淋巴瘤、妇科肿瘤。

【临床药学服务】

**1. 用药告知与监护** 本品毒性较强，误服或外用过量可致中毒，故内服、外用均宜慎用，不可超疗程或超量；外用对皮肤有强烈的刺激作用，能引起皮肤充血、发泡，故外用涂敷面积不宜过大；不宜直接用手接触饮片，避免发肿起泡。本品内服或外用吸收入血后，对胃肠道有刺激作用，可见腹痛、口干、恶心、呕吐、口咽部烧灼感、腹泻、水样便或便血、腹部绞痛剧烈等症状。饮食宜清淡、易消化、无特殊气味、对胃肠道刺激较小。斑蝥素为脂溶性物质，与油类、牛奶、肉类等同时服用时，吸收率可能增加，应引起注意。注意观察所治病证改善情况；定期监测血常规、尿常规、便常规及潜血、肝肾功能等。

**2. 药物警戒实践**　体弱者忌服；孕妇及月经期妇女忌用；肝肾功能不全者忌服。年老、体弱、儿童慎用。不宜食油腻、腥臊陈臭诸物及生蒜、胡荽、生葱、诸果、诸滑滞之物。

## 穿山甲

【处方常用名与给付】穿山甲、鲮鲤甲、山甲珠、炮山甲、山甲、甲片、甲珠、炮甲、醋炮甲、醋山甲、醋甲片。写穿山甲、鲮鲤甲、山甲珠、炮山甲、山甲、甲片、甲珠、炮甲均付烫制穿山甲片；写醋炮甲、醋山甲、醋甲片均付醋炙穿山甲片；写生穿山甲付生穿山甲片。

【临床性效特征】穿山甲味咸，性微寒，归肝、胃经。①活血化瘀，主治瘀血经闭、风湿痹痛。③软坚散结，消肿排脓，用于癥瘕痞块、痈疽肿毒。②通经下乳，用治产后乳汁不下。现代常用于乳腺疾患、白细胞减少症、泌尿系结石、胆道结石、血栓性静脉炎、前列腺增生、类风湿关节炎、癌性疼痛等。

【临床治疗实施】

**1. 用法用量**　煎服 5～10g；研末吞服 1～1.5g。水煎，或研末入丸、散剂。宜打碎，浸泡先煎。宜饭后服。外用适量。研成细粉撒敷患处，或烧灰调敷，宜注意无菌操作。

**2. 炮制品与临床**　生品质坚硬，气腥臭，少入药；炮山甲为砂烫后产品，质地酥松，易粉碎及煎出药效成分，用于活血消癥，通经下乳，消肿排脓；醋炙后，可增强通经下乳的作用，有利于粉碎和矫臭气。

**3. 方药经验**

（1）仙方活命饮中穿山甲与皂角刺两药相使配伍，增强活血消癥、攻坚消肿、透脓解毒之功，用于阳证疮疡初起、红肿疼痛。

（2）穿山甲与鳖甲两药相使配伍，增强活血祛瘀、软坚散结、养阴败毒之功，现代常用于迁延性肝炎、肝硬化之肝脾肿大。

（3）穿山甲与路路通两药相须配伍，可增强活血通经、败毒消肿、消散瘀水之功，用于癥瘕积聚、鼓胀腹水、肝脾肿大属瘀血阻滞、水湿停滞者。

（4）穿山甲、王不留行、漏芦、木通、通草、冬葵子、路路通诸药皆有下乳之功，均可用于乳汁不下的治疗。穿山甲、王不留行、木通、路路通善活血通脉，多用于血脉阻滞、乳汁壅滞而乳汁不通。漏芦清热通乳，多用于热邪壅滞之乳房作胀、乳汁不通。木通与通草通达胃气而下乳，木通作用强于通草；冬葵子、路路通滑利通窍而下乳汁。诸通乳品中，穿山甲、王不留行性效较强。

**4. 中成药应用**

（1）癃闭通胶囊：功效活血软坚，温阳利水。主治血瘀、膀胱气化不利所致癃闭，症见夜尿频数、排尿不畅、尿细无力、淋沥不尽；前列腺增生症早期见上述证候者。

（2）乳泉颗粒：功效养血通经下乳。主治气滞血虚所致产后乳汁少或无、乳房柔软、神疲乏力。

【临床药学服务】

**1. 用药告知与监护** 与其他活血、破血药同用时需减量，中病即止。用药期间顾护脾胃，注意忌食肥甘厚味及生冷、油腻食物。注意所治病证的改善情况；定期监测血常规、尿常规、肝肾功能等。注意配伍，用于疮疡溃后，可配伍排脓生肌之药；用于疮疡兼正气虚者，可配伍益气托毒生肌之药。

**2. 药物警戒实践** 痈疽疮肿已破溃者不宜服用；气虚不足者及孕妇忌用。过敏体质者、经期妇女及肝肾功能不全者慎用。

## 第十七章
# 化痰止咳平喘药

化痰药是能化痰或祛痰，用于痰证的药物；止咳平喘药是以抑制或减轻咳嗽和喘息用于咳喘证的药物。“痰”既是病理产物，又是致病因子，古人云痰“随气升降，无处不到”，包括有形之痰和无形之痰。根据性质痰可分为寒痰、热痰、湿痰、燥痰。咳、喘也有外感、内伤之别。

本类药物有温、凉之别，药味以辛、苦、甘、咸多见，以归肺经为主，兼入心、肝诸经。通过化痰或祛痰，具有抑制或减轻咳、喘等作用，使痰消、咳止、喘平。主要用治痰阻于肺之咳喘痰多；内伤、外感与寒热之咳喘；痰蒙心窍之昏厥、癫痫；痰蒙清阳之眩晕；痰扰心神之睡眠不安；肝风夹痰之中风、惊厥；痰阻经络之肢体麻木、半身不遂、口眼㖞斜；痰火互结之瘰疬瘿瘤；痰凝肌肉、流注骨节之阴疽流注。

化痰止咳平喘药根据功效及其主治证可分为温化寒痰药、清化热痰药和止咳平喘药三类。

**1. 温化寒痰药**　药性多偏于温燥，主归肺、脾、肝经。功能燥湿化痰或温肺化痰，主治寒痰、湿痰所致咳嗽痰多及痰蒙心窍、痰蒙清阳、痰扰心神、肝风夹痰、痰阻经络的眩晕、肢体麻木、阴疽流注等症。部分药物外用有消肿止痛的作用，适用于疮痈肿毒。

**2. 清化热痰药**　药性多偏于寒凉，主归肺、心、肝经。功能清热化痰或润燥化痰，主治热痰、燥痰阻肺或痰气、痰火互结证，亦可治疗咳嗽气喘、痰黄或痰稠难咳及痰气、痰火互结所致的瘰疬、瘿瘤、癫痫、惊厥等。部分药物还有散结消肿、清心定惊的作用，适用于疮痈肿毒、惊风神昏。

**3. 止咳平喘药**　药性有偏温、偏凉之分，主归肺经。功能有宣肺、清肺、润肺、降肺、敛肺之别，主治外感、内伤之寒热咳喘、痰阻肺窍、阴虚肺燥证。

温燥性化痰药，一般不宜用于热痰、燥痰；寒凉药性的化痰药一般不宜用于寒痰、湿痰；痰中带血或咳嗽兼有咯血者，不宜使用强烈而具有刺激性的化痰药；麻疹初起有表邪之咳嗽，不宜单投止咳平喘药，以免恋邪，敛肺之品尤应禁忌。个别种子类药富含油脂，脾虚便溏者慎用。个别药物温燥而性烈，易助火动血，故阴虚有热、燥热有吐衄血者，当慎用或忌用。部分化痰药为有毒的药物，内服时均应制用，生品只作外用，如半夏、天南星、白附子等。少数止咳平喘药有毒，应控制剂量，中病即止，如洋金花、华山参、白果、马兜铃等。

## 第一节 温化寒痰药

### 半 夏

【处方常用名与给付】半夏、制半夏、姜半夏、法半夏、竹沥半夏、清半夏、生半夏。写半夏、制半夏、姜半夏、姜夏均付姜半夏；写法夏、法半夏均付法半夏；写清半夏付清半夏；写竹沥半夏付竹沥半夏；写生半夏付生半夏；写半夏曲付半夏曲。

【临床性效特征】半夏味辛，性温燥；有毒，归脾、胃、肺经。①燥湿化痰，为燥湿化痰、温化寒痰要药，善治湿痰阻肺之咳嗽痰多色白，寒饮咳喘、痰多清稀及风痰上扰之眩晕、心悸及痰厥头痛者。②降逆止呕消痞，用于痰饮互结或胃气失和所致呕吐，痰饮内阻、胃气不和所致夜卧不安，以及气机不畅心下痞满，或呕吐下利及气滞痰凝之梅核气。③消痰散结，治痰滞毒凝所致瘿瘤痰核、痈疽发背、无名肿毒初起等，亦可外用散结消肿止痛。现代多用于慢性支气管炎、慢性胃炎、咽炎、中风后遗症、眩晕综合征等属寒湿痰浊、痰气阻滞者。

【临床治疗实施】

**1. 用法用量** 煎服 3~9g。制品入煎汤，或入丸、散。常规煎煮。煎剂用于化痰宜饭后服用，和胃降逆宜饭前服，和胃安神宜晚饭后服。外用适量。生品外用研末敷撒。鲜品捣敷或磨汁涂，用于发背疔疮肿毒、毒蛇咬伤。

**2. 炮制品与临床** 生半夏毒性较大，偏于解毒散结，供外用治痈肿痰核；生半夏对口腔、喉头和消化道黏膜有强烈的刺激性，可导致失声、呕吐、水泻等副反应，严重的喉头水肿可致呼吸困难、痉挛甚至窒息。姜半夏温中化痰，长于降逆止呕，适用于痰饮呕吐、胃脘痞满；法半夏长于燥湿且温性较弱，功能燥湿化痰，适用于痰多咳嗽、痰饮眩悸、风痰眩晕、痰厥头痛；半夏曲燥湿健脾，化痰，消食止泻，适用于脾胃虚弱、湿阻食滞、腹痛泄泻、大便不畅、呕恶苔腻；竹沥半夏药性转凉，功能清化热痰，适用于胃热呕吐、肺热咳嗽，以及痰热内闭、中风不语等；清半夏辛温燥烈之性较缓，多用于燥湿化痰，适用于湿痰咳嗽、胃脘痞满、痰涎凝聚、咳吐不出。

**3. 方药经验**

（1）半夏茯苓汤中半夏与旋覆花、茯苓三药配伍，可增强燥湿化痰、消痞散结、降逆和胃止呕之功，用于痰饮壅肺之咳喘及寒湿犯胃所致的呕吐嗳气。

（2）半夏白术天麻汤中半夏与天麻、白术三药配伍，可增强化痰利湿、息风平肝之功，用于治疗眩晕、头痛、胸闷呕恶。

（3）半夏泻心汤中半夏与黄芩两药配伍，脾肺同治，寒温并用，可增强清热泄肺、化痰燥湿之功，治疗痰热壅肺、肺气上逆之咳嗽痰多、色黄或痰热互结、胸脘痞闷、气逆不降之呕吐者。

（4）小半夏汤中半夏与生姜两药配伍，可增强降逆止呕、化饮和胃之功，用于水饮停胃而见呕吐清水痰涎等。半夏与生姜两药“相畏相杀”，生姜可制半夏之毒，临床亦常用生姜来炮制半夏。

（5）半夏干姜散中半夏与干姜二者相畏配伍，燥湿散寒，温肺化痰，温中祛浊，共奏降逆止呕、温化寒痰之功，用于寒痰阻肺、咳嗽气喘、咳痰清稀，胃寒干呕、吐涎沫。

（6）半夏秫米汤中半夏与秫米两药配伍，可增强燥湿化痰、降逆和胃之功，治疗脾胃虚弱、痰浊内阻、胃失安和之夜寝不安。

**4. 中成药应用**

（1）参苏丸（胶囊）：功效益气解表，疏风散寒，祛痰止咳。主治身体虚弱、感受风寒所致感冒，症见恶寒发热、头痛鼻塞、咳嗽痰多、胸闷呕逆、乏力气短。

（2）清眩治瘫丸：功效平肝息风，化痰通络。主治肝阳上亢、肝风内动所致头目眩晕、项强头胀、胸中闷热、惊恐虚烦、痰涎壅盛、言语不清、肢体麻木、口眼㖞斜、半身不遂。

（3）半夏天麻丸：功效健脾祛湿，化痰息风。主治脾虚湿盛、痰浊内阻所致眩晕、头痛如蒙如裹、胸脘满闷。

（4）橘贝半夏颗粒：功效化痰止咳，宽中下气。主治痰气阻肺之咳嗽痰多、胸闷气急。

【临床药学服务】

**1. 用药告知与监护** 本品有毒，辛温燥烈，注意区别不同制品功效差异，依据证候轻重选择药量，并应注意疗程。过量服用可致中毒而引起呼吸、神经、循环系统不良反应。久用半夏制剂，少数病例会出现肝功能异常和血尿。用药期间宜食清淡易消化食物，忌辛辣食物。注意监测尿常规、肾肝功能。

**2. 药物警戒实践** 阴虚燥咳、血证、热痰、燥痰应慎用；肝功能异常者慎用。妊娠期忌用。萎缩性胃炎与支气管扩张咯血者不宜单味过量久服。反乌头类中药，如天雄、川乌、草乌、附子、漏蓝子、侧子等；恶皂角。不宜与阿托品等M胆碱受体阻滞药同用；与镇静药联用时，用量不可过大。

## 天南星

【处方常用名与给付】天南星、制天南星、生南星、胆南星。写天南星、南星、制南星、法制南星均付制天南星；写生天南星、生南星均付生南星；写胆南星、胆星均付胆南星。

【临床性效特征】天南星苦、辛，性温，燥烈；有毒，入肺、肝、脾经。①燥湿化痰，善治寒痰、湿痰、风痰证，尤宜老痰、顽痰。用于痰湿壅滞、胶结胸膈所致咳嗽痰白胶黏、胸膈胀闷不爽者。②祛风痰止痉，用于风痰上扰之头痛眩晕、中风痰壅之四肢抽搐、癫痫及风痰留滞经络所致手足顽麻、半身不遂、口眼㖞斜。③消肿散结止痛，外用治痈疽肿痛、痰核、蛇虫咬伤。现代多用于慢性支气管炎、中风、中风后遗症、破伤风、眩晕综合征等属于风痰、湿痰证者。外用治疗类风湿关节疼痛及肿瘤。

【临床治疗实施】

**1. 用法用量** 煎服3~9g。内服煎汤，或入丸、散。常规煎煮。治疗风痰重证可不拘时服用。通络止痛，宜饭后服。外用适量，研末撒，或鲜品捣敷患处，可消肿散结止痛，用于瘰疬痰核、毒蛇咬伤。

**2. 炮制品与临床** 生品供外用，能消肿散结止痛，可治痈疽肿痛、痰核、蛇虫咬伤。制南星祛风痰，燥湿痰，长于治顽痰证。胆南星药性由温转凉，用于热痰及急惊风证。

**3. 方药经验**

（1）导痰汤中天南星与枳实、半夏三药配伍，可增强燥湿化痰、降逆消痞之功，用于治疗湿痰阻肺、胸膈胀闷等。

（2）玉真散中天南星与天麻、白附子三药配伍，可增强祛风痰、息风止痉之功，治疗风痰眩晕头痛及破伤风之牙关紧闭、手足顽麻、半身不遂、口眼㖞斜等风痰阻络者。

（3）天南星与石菖蒲两药相使配伍，共奏化痰止痉、开窍醒神之功，用于风痰上壅、昏仆、失语、痰阻喉间等。

（4）半夏与制天南星两药均能燥湿化痰，半夏苦温化痰；制天南星苦凉化痰。两药相须配伍，可增强温燥化痰之功，用于顽痰咳喘、风痰眩晕头痛、中风仆倒、口眼㖞斜、舌强语謇及癫痫惊风等。二者皆有毒性，注意使用剂量与疗程。

**4. 中成药应用**

（1）醒脑再造胶囊：功效化痰醒脑，祛风活络。主治风痰闭阻清窍所致神志不清、语言謇涩、口角流涎、筋骨酸痛、手足拘挛、半身不遂；脑血栓恢复期及后遗症见上述证候者。

（2）复方南星止痛膏：功效散寒除湿，活血止痛。主治骨性关节炎属寒湿瘀阻证，症见关节疼痛、肿胀、功能障碍，遇寒加重。

（3）奇应内消膏：功效行气活血，消肿止痛。主治跌打损伤所致急性闭合性软组织损伤，症见局部肿胀、疼痛、活动受限。

【临床药学服务】

**1. 用药告知与监护** 注意区别生品与制品的药效差异，根据证候轻重选择药量。临床需遵循法定的安全剂量，以确保临床安全使用。用量与疗程应遵医嘱。不可自行延长用药时间或加大用药剂量。用药期间注意监测呼吸、皮肤变化，注意监测肝肾功能。忌食辛辣、油腻、生冷、黏腻之品。

**2. 药物警戒实践** 阴虚燥痰证忌用；血热出血者、干咳少痰者及哺乳期妇女慎用。孕妇忌用。与镇静药有协同作用，联用时需减量。

## 白附子

【处方常用名与给付】白附子、牛奶白附、禹白附。写白附子、白附子片、禹白附、独角莲、制禹白附、制白附、制禹附均付制禹白附片；写生白附子、生白附均付生白附子。

【临床性效特征】白附子味辛，性温燥烈，有毒，入胃、肝经。①燥湿化痰，善祛风痰而解痉止搐，用治中风痰盛、口眼㖞斜、惊风癫痫、破伤风，善逐头面风痰。②止痛作用强，常用治肝风夹痰上扰之头痛、眩晕，偏正头痛等头面部诸疾。③燥湿止痛止痒，解毒散结，用于瘰疬痰核、毒蛇咬伤、关节疼痛、湿疹瘙痒。现代多用于颈淋巴结核、结核病、慢性支气管炎、顽固性三叉神经痛等属寒痰内阻者。

【临床治疗实施】

**1. 用法用量** 煎服 3～6g，研末服 0.5～1g。内服宜炮制后用，入汤剂或研末服。常规煎煮。一般饭后服用。外用适量，研末或捣烂外敷患处，疗湿疹。

**2. 炮制品与临床** 生品只作外用，疗毒虫咬伤。制品祛风痰作用增强，多用于偏头痛、痰湿头痛、咳嗽痰多。

**3. 方药经验**

（1）牵正散中白附子与僵蚕、全蝎三药配伍，可增强息风化痰、通络止痛、定惊止痉作用，治疗中风痰壅、口眼㖞斜等。

（2）白附子与白芷两药相使配伍，共奏祛风止痛之功，用于风痰、风寒所致的偏正头痛。

（3）白附子与关白附均有毒。然白附子毒性较小，又能解毒散结。关白附为毛茛科植物黄花乌头的干燥块根，毒性大，功效偏于散寒湿止痛，现已较少应用。

**4. 中成药应用**

（1）复方牵正膏：功效祛风活血，舒筋活络。主治风邪中络所致的口眼㖞斜、肌肉麻木、筋骨疼痛。

（2）医痫丸：功效祛风化痰，定痫止搐。主治痰阻脑络所致癫痫，症见抽搐昏迷、双目上吊、口吐涎沫。

（3）附桂风湿膏：功效祛风除湿，散寒止痛。主治寒湿瘀阻所致痹痛，症见腰腿冷痛、四肢麻木，或跌打损伤所致的局部肿痛。

（4）玉真散：功效息风，镇痉，解痛。主治金创受风所致的破伤风，症见筋脉拘急、手足抽搐，亦可外治跌仆损伤。

【临床药学服务】

**1. 用药告知与监护** 本品有毒，应注意用量，不可随意延长疗程或增加剂量，严禁超剂量或长时间服用。误服或过量服用本品中毒，可出现口舌麻辣、咽喉部灼热并有梗塞感、舌体僵硬、语言不清，继而四肢发麻、头晕眼花、恶心呕吐、流涎、面色苍白、神志呆滞、唇舌肿胀、胸闷、心慌、意识丧失等症状。用药期间注意监测呼吸、神志、黏膜和血常规变化。忌辛辣、油腻、生冷、刺激性食物。

**2. 药物警戒实践** 阴虚、血虚动风或热盛动风者不宜用。孕妇忌用。

## 芥 子

【处方常用名与给付】芥子、白芥子、炒芥子。写介子、白芥子、北芥子、真白芥子、黄芥子、炒白芥子、炒芥子均付炒白芥；写生白芥、生芥子均付生白芥子。

【临床性效特征】芥子味辛，性温，归肺、胃经。①温肺豁痰，利气宽胸散结，用于湿痰壅肺、气滞不行而致的咳喘胸闷、痰多难出及水停胸胁而致的咳唾引痛。②散结消肿，通络止痛，用于痰滞经络之肢体疼痛、麻木，筋骨腰背疼痛及湿痰阻滞经络引起的阴疽流注、无名肿毒。现代常用于慢性气管炎、渗出性胸膜炎、肌肉深部脓肿、膝关节滑囊炎等属寒痰内阻者。

【临床治疗实施】

**1. 用法用量** 煎服3~9g，研末服0.5~1g。内服入汤剂或入丸、散或入酒剂。本品入煎剂不宜久煎。宜饭后服，以减轻对胃黏膜的刺激。外用适量。外用膏剂、散剂等，调敷或涂抹用作发泡等。

**2. 炮制品与临床** 生品温肺祛痰，利气散结，通络止痛。炒芥子功同生品，但能减轻对皮肤、黏膜和胃肠道的刺激作用。

**3. 方药经验**

（1）阳和汤中芥子与肉桂两药相使配伍，共奏温经通阳、散寒行气、通络散结之功，用于阳虚寒凝之阴疽肿痛。

（2）芥子与紫苏子、莱菔子三者配伍，可增强温肺散寒、降气化痰之功，用于寒痰壅肺、气逆之咳嗽痰多、胸闷气短、恶呕痰涎、气逆食滞证。

**4. 中成药应用**

（1）鹭鸶咯丸：功效宣肺，化痰，止咳。主治痰浊阻肺所致顿咳、咳嗽，症见咳嗽阵作、痰鸣气促、咽干声哑；百日咳见上述证候者。

（2）骨增生镇痛膏：功效温经通络，祛风除湿，消瘀止痛。主治风湿瘀阻所致关节肿胀、麻木、疼痛、活动受限，骨性关节炎，风湿性关节炎。

【临床药学服务】

**1. 用药告知与监护** 本品有毒，温燥之性较强，耗气伤阴，不宜大量久服。与其他化痰燥湿药物同用注意剂量。注意顾护脾胃，忌生冷、辛辣、刺激性食品。内服过量中毒可引起面色苍白、呕吐、腹痛、腹泻、全身无力。用药期间注意监测食欲、心率变化等。芥子油对皮肤黏膜有刺激，能引起充血、灼痛，甚至发泡、溃破，外用时需监测皮肤反应。

**2. 药物警戒实践** 久咳肺虚及阴虚火旺者忌用。消化道溃疡、出血者慎用；孕妇慎用。外用发泡，须预防感染。过敏者禁用。

## 旋覆花

【处方常用名与给付】旋覆花、金沸花。写旋覆花、全覆花、金覆花、金沸花、旋覆、覆花均付生旋覆花；写蜜旋覆花、炙覆花均付蜜炙旋覆花。

【临床性效特征】旋覆花味苦、辛、咸，性微温，归脾、胃、肺、大肠经。①降气消痰，平喘咳，消痞行水而除痞满，用于痰涎壅肺，无论寒证热证皆可应用，治寒痰壅肺、喘咳痞闷尤为适宜。②降胃气，止呕逆，用于痰浊内停、胃气不和所致噫气、呕吐、心下痞满诸症。现代常用于慢性支气管炎、顽固性呃逆等属痰邪内阻、肺胃气逆者。

金沸草为旋覆花的地上部分，性味功效与旋覆花相似，内服疗外感风寒、痰壅气逆之胸膈痞满、痰多；外用治疗疔疮肿毒。

【临床治疗实施】

**1. 用法用量** 煎服3~9g。金沸草应服5~10g。内服入汤剂或入丸、散。入汤剂应包煎。宜饭后服用。

**2. 炮制品与临床** 生品辛味强，以降气化痰止呕为胜，止咳作用较强。炙旋覆花性甘润，长于润肺止咳，降气平喘，宜于肺虚气喘夹痰饮者。

**3. 方药经验**

（1）香附旋覆花汤中旋覆花与香附两药配伍，肝肺同调，可增强降气化痰、疏肝理气之功，治疗气机不和之胸胁疼痛者。

（2）旋覆花与紫苏子相使配伍，可增强降气、化痰、止咳、平喘之功，用于痰壅气逆、咳嗽气喘、痰多胸痞之症。

（3）旋覆花与瓜蒌两药相须配伍，可增强化痰散结消痞、利胸膈之功，用于痰气互结、胸阳不通之胸痹疼痛、不得卧者。

**4. 中成药应用** 葶贝胶囊：功效清肺化痰，止咳平喘。主治痰热壅肺所致咳嗽咳痰、喘息、胸闷；慢性支气管炎急性发作见上述证候者。

【临床药学服务】

**1. 用药告知与监护** 注意区别生品与制品的药效差异。本品有绒毛，易刺激咽喉作痒而致呛咳呕吐，需布包煎煮。偶有过敏反应，可出现头晕、胸闷、心慌、恶心、呕吐及胃脘不适、闷乱嘈杂等症状。用药期间注意监测咳嗽、痰液变化，注意有无心慌等不适。忌食黏腻生冷、不消化的食物。

**2. 药物警戒实践** 阴虚劳嗽、津伤燥咳、体虚便溏者不宜用。血燥、风热、实热者忌用。孕妇、脏器脱垂者慎用。不宜与白芷、桑螵蛸配伍。不宜与氢氧化铝制剂、钙制剂、铁制剂等含有各种金属离子的药物同用。

## 白　前

【处方常用名与给付】白前、炙白前、鹅管白前。写白前、柳叶白前、南白前、软白前、嫩白前、空白前、鹅管白前、芫花白前均付生白前；写炒白前付清炒白前；写蜜白前、炙白前均付蜜炙白前。

【临床性效特征】白前味辛、苦，性微温而不燥，主归肺经。既能降气，又能祛痰止咳，为治疗肺病咳喘之要药。凡肺气壅滞、痰多而咳嗽不爽、胸满喘急之症，无论寒热、内伤、外感皆可应用。现代常用于支气管炎、支气管哮喘、肺炎、腮腺炎等属痰阻肺气壅滞证。

【临床治疗实施】

**1. 用法用量** 煎服3~10g。内服煎汤，或入丸、散剂。常规煎煮。降气化痰，宜饭后服用。外用适量。

**2. 炮制品与临床** 生白前多用于肺气壅塞、痰多咳出不爽者，但有一定刺激性。炒制后降低刺激性。炙白前药性缓和，长于润肺止咳，无耗气伤阴之弊，多用于肺阴不足之气逆、干咳者。

**3. 方药经验**

（1）止咳散中白前与荆芥、桔梗三药配伍，宣降相因，调畅气机，共奏宣肺降气、化痰止咳、祛痰利咽之功，治疗外感风寒、咳嗽痰多之症，以及咽痛、胸闷不畅。

（2）白前与紫菀两药相须配伍，可增强降气化痰、止咳之功，治疗风寒犯肺之咳嗽咽痒、咳痰不爽之症。

**4. 中成药应用** 贝沥止咳口服液：功效宣肺清热，化痰止咳。主治外感风热或风寒化热所致咳嗽咳痰、痰黄稠。

【临床药学服务】

**1. 用药告知与监护** 本品剂量不宜过大，根据证候轻重选择药量。注意痰量、质地、颜色变化。剂量过大时，可出现消化系统不良反应，如胃脘不适、恶心欲呕等。用药期间注意监测消化道反应。忌生冷、辛辣、刺激性食物。

**2. 药物警戒实践** 身体虚弱、胎气不固者忌用。中气下陷者、妊娠期妇女、老人、婴幼儿慎用。不宜与牛膝同用。

## 猫爪草

【处方常用名与给付】猫爪草。写猫爪草、猫爪、小毛茛均付猫爪草根。

【临床性效特征】猫爪草味辛、甘，性微温，入肝、肺经。①化痰浊散结，用于痰火郁结之瘰疬痰核。②解毒消肿，用于疔疮、蛇虫咬伤。常以鲜品捣烂敷患处。现代常用于淋巴结核与疖病属痰火郁结或热毒蕴结者。

【临床治疗实施】

**1. 用法用量** 煎服15~30g。内服煎汤，或入丸、散剂。常规煎煮。一般饭后服用以化痰散结，解毒消肿。外用适量，捣敷或研末调敷，可发泡、化痰散结，治疟疾及偏头痛。

**2. 炮制品与临床** 本品一般生用。

**3. 方药经验**

（1）猫爪草与僵蚕两药相使配伍，可增强化痰散结、解毒消肿之功，用于痰火郁结之瘰疬痰核。

（2）猫爪草与夏枯草两药相使配伍，可增强散结消肿、化痰解毒之功，用于痰火郁结之瘰疬痰核、乳痈、乳癖、蛇虫咬伤、头痛等。

（3）猫爪草与皂角刺两药配伍，可增强化痰软坚、消肿散结之功，用于痰核、痈肿疮疡等。皂角刺为皂荚树的棘刺，辛散温通力强，长于托毒排脓，活血消痈，可用于疮疡痈肿；还可以搜风杀虫，治麻风、疥癣。煎服 3～10g，外用适量，醋蒸取汁涂患处。

（3）猫爪草与大皂角两药均能消肿散结。大皂角又称皂荚、皂角、猪牙皂，性烈走窜，有小毒，入肺、大肠经，功能祛痰通窍开闭，通利气道，用于痰涎壅盛、关窍闭阻之中风、痰厥、癫痫、喉痹、咳逆上气、稠痰难咳；外用散结消肿，治疮肿未溃者；有通便作用，内服或外用灌肠能治大便燥结。多入丸散用 1～1.5g。外用适量，研末吹鼻取嚏或研末调敷患处。现代常用于肺脓肿、哮喘性支气管炎、面神经麻痹等属痰涎壅盛者。所含的皂荚苷有毒，对胃黏膜有强烈的刺激作用，致胃黏膜被破坏而吸收中毒。故用量过大、误食种子或豆荚均可致毒性反应。孕妇及咯血、吐血者忌服大皂角。

**4. 中成药应用**

（1）猫爪草胶囊：功效散结，消肿。主治瘰疬、淋巴结核未溃疡，亦可用于肺结核。

（2）益肺止咳胶囊：功效养阴润肺，止咳祛痰。主治慢性支气管炎引起的咳嗽咳痰。

【临床药学服务】

**1. 用药告知与监护**　本品剂量不宜过大，根据证候轻重选择药量。与其他化痰散结药同用时注意减量。注意观察局部皮肤的变化，以及疖肿的质地和颜色变化。忌食生冷、刺激性食物。

**2. 药物警戒实践**　疖肿后期，正不胜邪、疮毒内陷者忌用。孕妇慎用。

## 第二节　清化热痰药

### 川贝母

【处方常用名与给付】川贝母、川贝、小贝、松贝、青贝、炉贝。写川贝母、川贝、尖贝母、尖贝、米贝、青贝、岷贝、炉贝母、虎皮贝、雪山贝、知贝均付川贝母；写松贝、松贝母均付松贝；写平贝、北贝均付平贝；写伊贝、西贝均付伊贝。

【临床性效特征】川贝母味苦、甘，性微寒，归肺、心经。①清热化痰，长于润肺止咳，可用于痰热咳嗽，尤多用于肺热燥咳及肺虚久咳、痰少咽燥或痰中带血等症。②散结消痈，用于瘰疬、痈肿之未溃者及乳痈、肺痈等症。现代多用于慢性支气管炎、肺脓肿、甲状腺肿大、淋巴结肿大等证属痰热内蕴者。

【临床治疗实施】

**1. 用法用量** 煎服3~10g；研末服1~2g。内服入汤剂，或入丸、散或研末。常规煎煮。治疗咳嗽有痰或少痰，宜饭后服用。

**2. 炮制品与临床** 本品一般生用。

**3. 方药经验**

（1）川贝母与苦杏仁两者配伍，可增强润肺化痰、下气定喘止咳之功，用于肺虚久咳、痰少咽燥等；又可治外感风寒、痰热郁肺之咳嗽及咳吐黄痰。

（2）川贝母与知母两药配伍，可增强清肺润燥、止咳化痰之功，治疗燥热犯肺或阴虚生燥之干咳无痰，或痰少质黏、咳吐不利。

（3）川贝母与南沙参相使配伍，共奏养阴清热、润肺、化痰止咳之功，治疗阴虚肺燥有热之干咳少痰、咯血或咽干音哑等。

**4. 中成药应用**

（1）蜜炼川贝枇杷膏：功效清肺润燥，化痰止咳。主治肺燥咳嗽、痰黄而黏、胸闷、咽喉疼痛或痒、声音嘶哑。

（2）三号蛇胆川贝片：功效清热，祛痰，止咳。主治邪热壅肺或痰热阻肺、肺失宣降所致的咳嗽痰黄，或久咳痰多、咳吐不利。

【临床药学服务】

**1. 用药告知与监护** 本品为寒性之品，中病即止。剂量不宜过大，服药时宜饮食清淡，少食甜腻之品，忌食辛辣、刺激性食物。注意痰量及痰色的变化。

**2. 药物警戒实践** 脾胃虚寒及有湿痰者不宜用。低血压、糖尿病和青光眼患者及孕妇慎用。反乌头类中药，如天雄、川乌、草乌、附子、漏蓝子、侧子等。与降压药、阿托品等M胆碱受体阻滞剂联用时，用量不宜过大；不宜与酶制剂联用；不宜与碳酸氢钠等碱性较强的西药联用；不宜与地高辛、咖啡因、苯丙胺联用。

## 浙贝母

【处方常用名与给付】浙贝母、浙贝、大贝、象贝母、元宝贝。写浙贝母、浙贝、大贝、大宝贝、元宝贝、宝贝、珠贝、象贝、东贝、板贝均付浙贝母。

【临床性效特征】浙贝母味苦，性寒，入肺、心经。①清热化痰，清泻克伐力大，降泻肺气。常用于外感风热或痰热郁肺之咳嗽。②开郁散结，清热解毒化痰，用治火毒或痰热互结引起的瘰疬、瘿瘤及疮毒乳痈、肺痈吐脓。现代常用于急性支气管炎、小儿肺炎、淋巴结炎、肺脓肿等证属痰热壅肺者。

【临床治疗实施】

**1. 用法用量** 煎服5~10g；研细末冲服1~1.5g。内服入汤剂，或入丸、散。常规煎煮，宜饭后服用。外用适量，研末撒或调敷。

**2. 炮制品与临床** 本品一般生用。

**3. 方药经验**

（1）仙方活命饮中浙贝母与白芷、金银花三药配伍，可增强清热解毒、消肿散结、活血止痛之功，治疗各种疮痈疔疖红肿热痛，未溃者能消散，已溃者能排脓，为外科常用药。

（2）浙贝母与瓜蒌相须配伍，可增强清肺化痰之功，用于肺热、痰热内蕴之咳喘日久、痰黄、口燥咽干。

（3）浙贝母与玄参相使配伍，可增强清痰火、解热毒、散郁结、消瘰疬之功，用于痰火郁结之瘰疬、瘿瘤、痰核。

（4）浙贝母与海藻相须配伍，可增强清热化痰、软坚散结之功，治疗痰火郁结之瘰疬、瘿瘤、痰核。

（5）浙贝母与桑叶相使配伍，一表一里，可增强疏散风热、清肺止咳之功，用于外感风热、咳嗽痰黄之症。

（6）浙贝母与海浮石相使配伍，可增强清肺热、化热痰之功，治疗痰热壅肺、咳喘咳痰黄稠者。

（7）浙贝母与土贝母两药均性寒，清热解毒。土贝母为葫芦科植物假贝母的块茎，味苦，性寒，归肺、脾经。功能清热解毒，散结消肿，治疗乳痈、痰核、瘰疬。煎服3~15g。

**4. 中成药应用** 橘红丸（片、颗粒、胶囊）：功效清肺，化痰，止咳。主治痰热咳嗽，痰多、色黄黏稠，胸闷口干。

【临床药学服务】

**1. 用药告知与监护** 本品苦寒，宜中病即止，剂量不宜过大。服药时饮食宜清淡，忌食生冷、油腻食物。用药时注意观察痰量及痰色的变化。

**2. 药物警戒实践** 脾胃虚寒、大便溏薄者忌用。湿痰、痰质清稀者不宜单独使用。低血压、糖尿病和青光眼患者及孕妇慎用。反乌头类中药，如天雄、川乌、草乌、附子、漏蓝子、侧子等。与降压药联用时，用量不宜过大；不宜与地高辛、咖啡因、苯丙胺联用。

## 瓜 蒌

【处方常用名与给付】瓜蒌、药瓜、瓜蒌皮、蜜瓜蒌、瓜蒌子、全瓜蒌、栝楼、瓜蒌霜、瓜蒌仁。写瓜蒌壳、瓜蒌皮、蒌皮均付瓜蒌皮；写瓜蒌、瓜蒌实、全瓜蒌、黄瓜蒌均付全瓜蒌；写瓜蒌仁、瓜蒌子、蒌仁、蒌子均付瓜蒌仁；写炒瓜蒌皮付清炒或麦麸炒瓜蒌皮；写蜜蒌皮、炙蒌皮均付蜜炙瓜蒌皮；写炒瓜蒌仁、炒瓜蒌子、炒蒌仁均付炒瓜蒌仁；写瓜蒌霜、蒌仁霜、蒌霜、瓜霜均付瓜蒌霜。

【临床性效特征】瓜蒌味甘、微苦，性寒，主入肺、胃、大肠经。①清热化痰，润肺燥，常用于肺热、痰热之咳嗽胸闷，痰黄质稠、不易咳出。②散结宽胸，可通利胸膈之痹痛，用治痰热互结心下、升降失职的小结胸症，症见胸脘痞闷、按之则痛，咳痰黄稠；可开胸除痹，利气导痰，又为治痰饮停聚、胸阳遏阻而致的胸背疼痛、喘息咳唾等胸痹病的要药。③消痈散结，可治肺痈、肠痈、乳痈及痈疽等瘀热、热毒病证，对痈肿初成，未成脓者尤为适宜。④润肠通便，治胃肠津液不足、肠燥便秘。现代常用于支气管炎、肺源性心脏病、冠心病、带状疱疹、便秘等属痰热内蕴证。

【临床治疗实施】

**1. 用法用量** 煎服，全瓜蒌9~15g；瓜蒌皮6~10g；瓜蒌仁9~15g。内服入汤剂，或入丸、散。全瓜蒌和瓜蒌皮常规煎煮。瓜蒌仁打碎后煎煮。宜饭后服。外用适量，捣烂敷。

**2. 炮制品与临床** 生品清热涤痰，宽胸散结，润肠通便。蜜炙品润燥作用增强，适用于肺燥咳而便干结。制霜后通便滑利之性减弱。炒制品苦寒之性缓。

**3. 方药经验**

（1）瓜蒌枳实汤中瓜蒌与枳实两药相使配伍，共奏破气消痰、宽胸散结、消痞开结之功，治疗咳痰黄稠难咳、胸胁闷痛，伴大便秘结、腹满便秘。

（2）瓜蒌薤白半夏汤、半夏丸中瓜蒌与半夏两药相须配伍，可增强化痰散结、宽胸消痞之功，治疗痰浊所致的胸痹疼痛，亦可治痰热壅肺之胸膈塞满、气逆咳嗽、咳痰黄稠。

（3）瓜蒌与乳香、没药三药配伍，可增强解毒散结、消肿排脓、活血止痛之力，治疗痈肿未成或久溃不敛、乳痈、肠痈、肺痈。

（4）瓜蒌皮、瓜蒌子、全瓜蒌与天花粉四者同出一源。其中瓜蒌皮为瓜蒌外皮，长于清热化痰，利气宽胸，散结消肿，多用治痰热咳嗽、结胸、痈肿。瓜蒌子为瓜蒌种仁，偏于润燥化痰，润肠通便，多用治燥热咳嗽兼便秘。全瓜蒌包括皮、子及瓤，兼具皮、子之功，既清热化痰，利气宽胸，又润肠通便，散结消肿。天花粉为瓜蒌根，功善清气分无形之热，又能生津润燥，善治热病烦渴，燥热伤肺之干咳少痰、痰中带血等肺热燥咳证及内热消渴；又能消肿排脓疗疮，用治肺痈及疮疡初起、热毒炽盛，未成脓者可使消散，脓已成者可溃疮排脓。

**4. 中成药应用**

（1）清气化痰丸：功效清肺化痰。主治痰热阻肺所致的咳嗽痰多、痰黄稠黏、胸腹满闷。

（2）止咳橘红丸（胶囊、颗粒、口服液）：功效清肺，止咳，祛痰。主治痰热阻肺引起的咳嗽痰多、胸满气短、咽干喉痒。

（3）咳喘顺丸：功效宣肺化痰，止咳平喘。主治痰浊壅肺、肺气失宣所致的咳嗽、气喘、胸闷；慢性支气管炎、支气管哮喘、肺气肿见上述证候者。

【临床药学服务】

**1. 用药告知与监护** 根据病情及个体差异掌握剂量，区别证候轻重选择药量。注意痰量、色的变化。长期大量应用瓜蒌可引起胃部不适、恶心及轻度腹泻，用药时注意观察大便质地。忌油腻食物。

**2. 药物警戒实践**　脾虚便溏者及寒痰、湿痰证忌用。孕妇慎用。反乌头类中药，如天雄、川乌、草乌、附子、侧子等，恶干姜、牛膝。

## 竹　茹

【处方常用名与给付】竹茹、淡竹茹、竹皮、竹二青。写淡竹茹、竹二青、嫩竹茹、细竹茹、竹青绒均付生竹茹；写姜竹茹、炒竹茹均付姜竹茹。

【临床性效特征】竹茹味甘，性寒，入肺、心、胆、胃经。①清热化痰，用治肺热咳嗽，或痰热交阻上扰之胆胃不和、烦躁不眠、气逆呕哕等症。②清心胆热，除烦止呕，用于胃热或胃虚有热或痰热互结、胃失和降、气逆上冲的呃逆呕哕。现代常用于慢性支气管炎、急慢性胃炎、妊娠恶阻等证属痰热内蕴者。

【临床治疗实施】

**1. 用法用量**　煎服5~10g。内服入汤剂或入丸、散。常规煎煮，饭后服用。

**2. 炮制品与临床**　生品清热化痰。鲜品性寒凉，清热力强。姜竹茹清热力减，和胃止呕之功增强，适用于妊娠恶阻、胎动不安。

**3. 方药经验**

（1）温胆汤中竹茹与枳实两药相使配伍，可增强清肺胃热、化痰利胆、散结除痞、和胃降逆之功，用于治疗胆胃不和、胃气上逆、烦躁不眠、胸闷痰多等症。

（2）橘皮竹茹汤中竹茹与陈皮两药相使配伍，温清相济，可增强理气健脾、和胃降逆、消痰止呕之功，用于脾胃虚弱、寒热错杂之脘腹胀满、恶心呕吐、呃逆等。

（3）竹茹与半夏两药相须配伍，寒温并用，可增强化痰、除烦、止呕作用，用于痰浊咳嗽、呕吐，心烦不眠、胃热呕吐及痈疽肿痛、瘰疬痰核等。

**4. 中成药应用**

（1）小儿清肺化痰口服液（颗粒）：功效清热化痰，止咳平喘。主治小儿风热犯肺所致咳嗽，症见呼吸气促、咳嗽痰喘、喉中作响。

（2）小儿止嗽糖浆：功效润肺清热，止嗽化痰。主治小儿痰热内蕴所致发热，咳嗽痰黄、咳吐不爽，口干舌燥，腹满便秘，久嗽痰盛。

【临床药学服务】

**1. 用药告知与监护**　注意区别生制品功效差异。用药期间饮食宜清淡易消化，忌食生冷、油腻食物。注意痰量及色质的变化。

**2. 药物警戒实践**　寒痰咳喘、胃寒呕逆及脾虚泄泻者忌用。感寒夹湿作呕者及肺寒咳嗽者慎用。

## 竹　沥

【处方常用名与给付】竹沥、淡竹沥、竹油。写竹沥、竹沥水、淡竹沥、鲜竹沥、竹油均付竹沥。

【临床性效特征】竹沥味甘，性寒，滑利，入肺、心、肝经。①滑痰利窍，为痰家要药，涤痰泄热而开窍定惊，用于中风痰迷、惊痫癫狂及痰热咳喘，痰稠难咳、顽疾胶结。②清热降火，用于肺热痰壅、壮热烦渴。现代用于急慢性支气管炎、咽炎、癔症失语、流行性乙型脑炎等证属痰热闭阻者。

【临床治疗实施】

**1. 用法用量** 内服30~50g。为方便贮存可熬膏瓶贮，称竹沥膏。本品不需要入煎剂，单药冲服。治疗肺热痰盛，宜饭后服；治中风痰迷、惊痫可随需饮用。

**2. 炮制品与临床** 临床用生品。

**3. 方药经验** 竹沥与半夏、黄芩三药配伍，辛开苦降，可增强清肺热、化痰湿之功，用于治疗热痰久痰、痰稠难咳、咳喘证。

**4. 中成药应用** 祛痰灵口服液：功效清肺化痰。主治痰热壅肺所致咳嗽、痰多、喘促；急慢性支气管炎见上述证候者。

【临床药学服务】

**1. 用药告知与监护** 注意区别证候轻重选择药量，个体化给药。饮食宜清淡、少油、易消化。忌生冷、黏腻食物。用药中注意痰的色、质、量变化，注意神志改善情况。

**2. 药物警戒实践** 寒痰及便溏者忌用。孕妇慎用。

## 天竺黄

【处方常用名与给付】天竺黄、天竹黄、竺黄、竹膏。写天竺黄、竺黄、竹黄、天竹黄均付天竺黄。

【临床性效特征】天竺黄味甘，性寒，归心、肝经。①豁痰利窍，为清化热痰、凉心镇惊之良药，主治心肝有火、痰热惊搐、中风痰壅等。②清心凉肝定惊，小儿痰热惊痫、抽搐、夜啼用之尤宜。现代用于急慢性支气管炎、咽炎、癔症失语、流行性乙型脑炎等证属痰热闭阻者。

【临床治疗实施】

**1. 用法用量** 煎服3~9g，研粉冲服0.6~1g。研末吞服为佳。常规煎煮，宜饭后服。

**2. 炮制品与临床** 本品一般生用。

**3. 方药经验**

(1) 天竺黄与胆南星两药相使配伍，可增强清热化痰、息风定惊之功，用于治疗痰热惊风及癫痫。

(2) 天竺黄与黄芩两药相使配伍，可增强清肺泻火、降气化痰之功，用于治疗痰热壅盛、痰浊蕴肺所致胸闷气逆、咳嗽痰多等。

(3) 天竺黄与竹茹、竹沥三者均可清热化痰，治痰热咳喘。竹沥、天竺黄又可定惊，用治热病或者痰热而致的惊风、癫痫、中风昏迷、喉间痰鸣。其中天竺黄定惊之力尤胜，多用于小儿惊风、热病神昏。竹沥清热涤痰力强，成人惊痫中风、肺热顽痰胶结难咳者多用。竹茹长于清心除烦，多用治痰热扰心之心烦失眠，且可清热止呕。

**4. 中成药应用**

（1）保童化痰丸：功效清热化痰，止咳定喘。用于小儿痰热蕴肺兼感风寒所致的咳嗽痰盛、气促喘急、烦躁不安、头痛身热。

（2）牛黄抱龙丸：功效清热镇惊，祛风化痰。用于小儿风痰壅盛所致的惊风，症见高热神昏、惊风抽搐。

【临床药学服务】

**1. 用药告知与监护**　本品甘寒滑利，中病即止。应区别证候轻重选择药量，注意剂量不宜过大。宜清淡、少油、易消化食物，忌辛辣、生冷、刺激性食物。用药中注意观察痰的色、质、量变化，注意神志改善情况。

**2. 药物警戒实践**　无实火、无痰火者不宜。脾胃虚寒、大便溏泄者慎用。孕妇慎用。与降压药、抗心律失常药联用时用量不宜过大。

## 前　胡

【处方常用名与给付】前胡、蜜炙前胡。写前胡、南前胡、信前胡、北前胡、冬前胡、粉前胡、白前胡、鸡脚前胡、白花前胡、嫩前胡、软前胡、紫花前胡、硬前胡均付生前胡；写炒前胡付炒前胡；写蜜前胡、炙前胡均付蜜炙前胡。

【临床性效特征】前胡辛散苦降，性微寒，入肺经。①散风清热，用于外感风热头痛、恶寒发热、口干、咳嗽痰多。②降气化痰。用于风热、痰热壅肺，肺气不降，咳痰黄稠量多，或咳出不爽、喘满胸痞，亦可用于湿痰、寒痰证。现代常用于急慢性支气管炎、流感等证属表里同病、痰热内蕴者。

【临床治疗实施】

**1. 用法用量**　煎服 3～10g。入煎剂或丸、散剂。常规煎煮，饭后服。

**2. 炮制品与临床**　前胡生用降肺气，化痰涎，适用于痰热壅肺。蜜炙前胡，其寒性减，且润肺之功优，宜于久咳肺虚或燥咳痰少。炒制品寒凉之性和缓。

**3. 方药经验**　前胡与苦杏仁、桑白皮三药配伍，表里两清，可增强宣肺降气、止咳泻肺平喘之功，治疗外感风热或痰热壅肺之咳嗽痰黄、喘息不止。

**4. 中成药应用**　除痰止嗽丸：功效清肺降火，除痰止咳。主治肺热痰盛所致的咳嗽气逆、痰黄黏稠、咽喉疼痛、大便干燥。

【临床药学服务】

**1. 用药告知与监护**　应注意用量，适当配伍，中病即止。饮食宜清淡，忌食生冷、油腻、刺激性食物。注意观察痰量、色、质，兼外感者注意体温变化。

**2. 药物警戒实践**　因寒致咳、痰清稀呈泡沫状者忌用；血虚、阴虚燥咳、呛咳痰少者忌用。不宜与异丙肾上腺素联用。

## 桔 梗

【处方常用名与给付】桔梗、苦桔梗、白桔梗、玉桔梗。写桔梗、苦桔梗、南桔梗、北桔梗、白桔梗、玉桔梗、粉桔梗、老桔梗均付生桔梗；写炒桔梗付清炒桔梗。

【临床性效特征】桔梗味苦、辛，性平，主归肺经。①宣肺利咽，利肺气开闭塞，利胸膈咽喉开音，为肺经之要药。用于胸闷不畅、咽痛、音哑、失声诸症，无论虚实均可随症配伍。因其宣导肺气之功，也可治疗癃闭及便秘。②祛痰排脓止咳，有较好的祛痰作用，用于咳嗽痰多，无论属寒属热。③排脓消痈，用于咳嗽胸痛、咳痰腥臭之肺痈，及疮疡脓成不溃。④载药上行，为“舟楫之剂”。治疗上焦、头面部疾患时常加入桔梗，以引药上行，直达病所。现代常用于呼吸系统疾病、小儿消化不良性肠炎、排尿困难等属肺气不宣证。

【临床治疗实施】

**1. 用法用量** 煎服3~10g；作引经药用量不宜过大，入丸、散1~3g为宜。内服入汤剂或入丸、散。常规煎煮，饭后服用。

**2. 炮制品与临床** 本品一般生用。炒制后药性和缓，减少对胃刺激。

**3. 方药经验**

（1）桔梗甘草汤中桔梗与甘草两药相使配伍，可增强宣肺祛痰、解毒利咽、消肿排脓之功，治疗肺失宣降、咳嗽有痰、咽喉肿痛、肺痈吐脓、胸胁满痛。

（2）葱豉桔梗汤中桔梗与淡豆豉、葱白配伍，寒温并用，可增强宣通上下、辛散表邪之功，治疗外感风寒或风热，或温病卫分证病邪的辅助用药。

（3）桔梗与枳壳两药相使配伍，可增强祛痰排脓、行气消胀、宽胸快膈之功，治疗肺气不降、咳嗽痰喘、胸膈满闷、脘胀不适、大便不利等。

（4）桔梗与牛蒡子两药相使配伍，升降相因，可增强疏散风热、利咽喉、解毒消肿、通二便之功，用于肺气不宣之咳嗽痰多、咳痰不爽、咽喉肿痛、失声、肺痈咳吐脓痰、二便不通、痈肿疮毒等。

**4. 中成药应用**

（1）杏苏止咳颗粒（糖浆、露、口服液）：功效宣肺散寒，止咳祛痰。主治风寒感冒咳嗽、气逆。

（2）感冒舒颗粒：功效疏风清热，发表宣肺。主治风热感冒、头痛体困、发热恶寒、鼻塞流涕、咳嗽咽痛。

（3）复方川贝精片：功效宣肺化痰，止咳平喘。主治风寒感冒、痰喘引起的咳嗽气喘、胸闷、痰多；急慢性支气管炎见上述证候者。

【临床药学服务】

**1. 用药告知与监护** 注意用量及疗程。若与其他药物同用，应酌情减量。用药期间注意顾护脾胃，忌油腻、生冷食物。饮食宜清淡。观察食欲及有无咯血等。剂量过大能刺激胃黏膜，可引起轻度恶心，甚至呕吐。

**2. 药物警戒实践**　呕吐、呛咳、眩晕、阴虚火旺咯血等忌用；肺结核、支气管扩张者忌用。孕妇及胃溃疡、消化道出血者慎用。

## 胖大海

【处方常用名与给付】胖大海、膨大海、安南子。写胖大海、大海、通大海、大海子、安南子均付胖大海。

【临床性效特征】胖大海味甘，性寒，归肺、大肠经。①宣肺泄热，用于痰热交阻、肺气闭郁证，症见咳声重浊不扬、痰多稠黄、口苦咽干。②利咽开音，生津润燥，对肺热、燥热津伤所致的声音嘶哑、耗气伤阴以致咽痛失音均可使用。③润肠通便，适用于热结肠胃之便秘或兼发热、头痛、目赤等。现代常用于急慢性咽炎、支气管炎等属痰热交阻、肺气闭郁证。

【临床治疗实施】

**1. 用法用量**　煎服 2~3 枚。入散剂用量减半。沸水泡服或煎服。可不拘时服用。

**2. 炮制品与临床**　临床一般生用。

**3. 方药经验**

（1）胖大海与木蝴蝶两药相使配伍，可增强宣肺润燥、清肺利咽之功，为治咽喉肿痛之常用药。用于肺热咳嗽声哑、喉痹音哑、咽喉肿痛、头痛目赤、肝胃气滞及燥热便秘。

（2）胖大海与蝉蜕两药相使配伍，共奏散风热、清肺热、润肺生津之功。用于风热外感，或温病肺热较甚，阴津耗损，症见声音嘶哑或咽喉肿痛者。

**4. 中成药应用**　清喉利咽颗粒：功效清热利咽，宽胸润喉。主治外感风热所致的咽喉发干、声音嘶哑；急慢性咽炎、扁桃体炎见上述证候者。

【临床药学服务】

**1. 用药告知与监护**　轻症单用即可，重症注意配伍应用。与其他药物同用应注意用量。偶可见恶心、呕吐、腹痛、头晕及血尿等反应。饮食宜清淡，忌辛辣、生冷及刺激性食物。用药时注意观察咳嗽频次及声音、咽部红肿变化。

**2. 药物警戒实践**　脾虚便溏者忌服。

## 海　藻

【处方常用名与给付】海藻。写海藻、咸海藻、淡海藻、漂海藻、海草、海蒿子、羊栖菜均付海藻。

【临床性效特征】海藻味苦、咸，性寒，归脾、胃、肾经。①软坚散结，清热消痰，用于痰火凝聚之瘰疬瘿瘤、睾丸肿痛。②利水消肿，用于痰饮水肿、小便不利，但力弱，需配伍他药共用。现代临床用于颈部淋巴结核、地方性甲状腺肿、甲状腺良性肿瘤、单纯性肥胖、高血压等属痰热者。

【临床治疗实施】

**1. 用法用量** 煎服6~12g。内服入汤剂或入丸、散。常规煎煮，饭后服。

**2. 炮制品与临床** 临床一般生用。

**3. 方药经验**

(1) 大海藻汤中海藻与猪苓两药配伍，可增强消痰软坚、利水消肿之功，治疗痰饮水肿、胸胁胀闷之症。

(2) 海藻与夏枯草两药相使配伍，共奏清肝消痰、软坚散结、利水消肿之功，治疗肝郁化火之瘰疬痰核。

(3) 海藻与昆布两药功能相似，均能消痰软坚利水。两药相须配伍，可增强化痰软坚、消瘰化瘤、利水消肿之功，用于瘿瘤瘰疬之症。昆布又称咸昆布、咸海带、淡昆布、海带，味咸，性寒，入肝、胃、肾经，功能消痰软坚，用于瘿瘤瘰疬等；亦具利水消肿之功，用于治痰饮水肿。现代常用于地方性甲状腺肿大、乳腺增生、子宫肌瘤等证属痰阻气结或痰火互结者。用昆布治碘缺乏病补碘时，应注意高碘产生的不良反应。脾胃虚寒、消化不良者忌用。桥本氏甲状腺炎、甲状腺功能亢进者慎用。孕期、哺乳期不宜多用。不宜与异烟肼同用。煎服6~12g。

**4. 中成药应用**

(1) 内消瘰疬丸：功效化痰，软坚，散结。主治痰湿凝滞所致瘰疬，症见皮下结块、不热不痛。

(2) 消瘿丸：功效散结消瘿。主治痰火郁结所致瘿瘤初起；单纯性地方性甲状腺肿见上述证候者。

(3) 乳结康丸：功效疏肝解郁，化瘀祛痰，软坚散结，通络止痛。主治肝郁气滞，痰凝血瘀所致乳房肿块、胀痛、触痛、胸肋胀痛、胸闷不舒、抑郁易怒、诸症随情绪变化而加重；乳腺增生病见上述证候者。

【临床药学服务】

**1. 用药告知与监护** 注意剂量及疗程。与其他药物同用应注意用量。饮食宜清淡，忌食腥咸食物。长期用药须定期监测甲状腺功能。

**2. 药物警戒实践** 脾胃虚寒、消化不良者忌用。桥本氏甲状腺炎、甲状腺功能亢进者慎用。孕妇及哺乳期妇女不宜过用。反甘草。不宜与异烟肼同用。

## 黄药子

【处方常用名与给付】黄药子、黄药脂、黄药。写黄药子、黄药脂、黄药均付黄药子。

【临床性效特征】黄药子味苦，性寒；有毒，归肺、肝经。①清化热痰，散结消瘿，用于痰火互结所致瘿瘤结肿，或气滞血瘀所致癥瘕痞块。②凉血解毒，以毒攻毒，用于吐衄、咯血及热毒疮疡肿毒、咽喉肿痛、蛇虫咬伤。现代常用于甲状腺肿瘤、甲状腺肿、食管癌、胃癌、直肠癌、小儿哮喘、百日咳等属痰热郁滞证。

【临床治疗实施】

**1. 用法用量**　煎服5~15g，研末服1~2g。内服多用生品，入汤剂或入丸、散。常规煎服，宜饭后服用。外用适量，鲜品捣敷或磨汁涂疗疮痈。

**2. 炮制品与临床**　临床一般生用。

**3. 方药经验**　黄药子与海藻两药相使配伍，可增强化痰软坚、散结消瘿之功，适用于痰火郁结之瘿瘤瘰疬。

**4. 中成药应用**　增生平片：功效清热解毒，化瘀散结。主治食管和贲门上皮增生之热瘀内结证，症见呃逆、进食吞咽不利、口干口苦、咽痛、便干。

【临床药学服务】

**1. 用药告知与监护**　本品有毒，不宜过量或长期使用。疗程、用量、用法均应遵医嘱。与其他寒凉药物同用时注意减量。宜食熟软易消化之品，忌生冷、辛辣及刺激性食物。多服、久服可引起吐泻腹痛、食欲不振、恶心等消化道反应及肝肾损伤。注意监测肝、肾功能。

**2. 药物警戒实践**　脾胃虚弱者慎用。孕妇、哺乳期妇女、肝肾功能不全者忌用。不宜与四环素、红霉素、利福平及氯丙嗪合用。

## 海蛤壳

【处方常用名与给付】海蛤壳、蛤壳苦。写海蛤壳、海蛤、青蛤、文蛤均付生海蛤壳；写煅海蛤壳、煅海蛤均付煅海蛤壳；写生海蛤粉、海蛤粉、蛤粉均付生海蛤粉。

【临床性效特征】海蛤壳味苦、咸，性寒，归肺、胃经。①清肺化痰。用于痰热壅肺、肺失清肃之胸闷咳喘、咳痰黄稠。②软坚散结，用于痰火凝聚所致的瘰疬、痰核、瘿瘤等。③煅用有制酸止痛之效，用治胃痛泛酸证。④煅后外用有收湿敛疮之效，用治水火烫伤、湿疮等。现代常用于支气管肺炎、支气管扩张、淋巴结核、胃及十二指肠溃疡等属痰热、痰火证。

【临床治疗实施】

**1. 用法用量**　煎服10~15g。内服多用生品，入汤剂或入丸、散。入煎剂打碎先煎或煅制研粉包煎。宜饭后服用。外用适量。煅制研末外用敛湿疮。

**2. 炮制品与临床**　生品内服长于清肺化稠痰，软坚散结。煅制后内服有制酸止痛功效，外用治疗水火烫伤及湿疮。

**3. 方药经验**

（1）含化丸中海蛤壳与海藻相须配伍，可增强清肺消痰、软坚散结之功，治疗肺热痰热咳喘、痰黄质稠难咳及肝郁痰火所致瘰疬、瘿瘤。

（2）海蛤壳与瓦楞子两药相须配伍，增强化痰散结，制酸止痛之功。瓦楞子味咸，性平，归肺、胃、肝经。能化消顽痰，治痰黏稠难咳；化瘀散结消肿，治瘰疬痰核、癥瘕积聚痞块。煅用可制酸止痛，用于肝胃不和、胃痛嘈杂、泛吐酸水者；又用于支气管肺炎、颈部淋巴结核等属痰热、痰火郁结证。瓦楞子煎服9~15g，应打碎先煎，或研末服 1~3g。

【临床药学服务】

**1. 用药告知与监护** 区别生品与制品的药效差异。与其他寒凉药物同用时注意减量。可出现消化道不良反应，如胃脘不适、食欲不振等，宜饭后服用。注意观察食欲、二便等。忌生冷、黏腻等不易消化食物。

**2. 药物警戒实践** 中阳不足、脾胃虚寒、食少便溏者、慢性萎缩性胃炎患者慎用。肾炎、肾功能不全者不宜大量长期服用。

## 海浮石

【处方常用名与给付】海浮石、浮海石。写浮海石、广海石、海浮石、海乳石、海石均付海浮石；写煅浮海石均付煅海浮石；写飞海石付水飞海浮石。

【临床性效特征】海浮石味咸，性寒，质轻而浮，归肺、肾经。①清化热痰，用于痰热胶固、质稠难咳，久咳不愈且体实者。②软坚散结，用于瘰疬痰核。③通利水道，用于小便不利、血淋、石淋。现代常用于支气管肺炎、支气管扩张、颈部淋巴结核等属痰热、痰火郁结证。

【临床治疗实施】

**1. 用法用量** 煎服 10~15g。内服多用生品，入汤剂或入丸、散。入汤剂宜打碎，先煎。宜饭后服用。

**2. 炮制品与临床** 临床以生品或水飞、火煅后使用。生品清热化痰，软坚散结；水飞品利尿通淋；煅制品以软坚散结为主。

**3. 方药经验** 海浮石与贝母相使配伍，可增强清肺热、化热痰之功，治疗痰热壅肺、咳喘咳痰黄稠者。

**4. 中成药应用** 清热镇咳糖浆：功效清热镇咳祛痰。主治痰热壅肺所致的咳嗽痰黄；感冒、咽炎见上述证候者。

【临床药学服务】

**1. 用药告知与监护** 注意区别生品与制品的药效差异。根据证候轻重选择药量，与其他寒凉或金石类药物同用时注意减量。大剂量使用会出现胃脘不适、食欲不振等，宜食熟软易消化食物，忌寒凉及油腻、辛辣食物。监测食欲、二便等。

**2. 药物警戒实践** 脾胃虚寒、食少便溏者慎用。

## 礞　石

【处方常用名与给付】礞石、青礞石、金礞石。写青礞石、金礞石、礞石、飞礞石、煅礞石、煅金礞均付煅礞石。

【临床性效特征】礞石味咸，性平，药性镇坠峻猛，入肺、心、肝经。①下气消痰，用于顽痰及老痰在肺、咳逆喘急、痰多质稠难咳者。②平肝镇惊，为治惊痫之良药，用于治疗热痰壅肺引起的惊风抽搐、痰积惊痫、大便秘结者。现代常用于癫痫、精神分裂症等属痰浊闭阻心窍证。

【临床治疗实施】

**1. 用法用量**　煎服 10~15g，入丸、散服 3~6g。内服多煅用，入汤剂或入丸、散。宜打碎布包先煎。宜饭后服用。

**2. 炮制品与临床**　临床一般不生用。礞石煅用有效成分易于煎出，内服长于坠痰下气，平肝定惊。

**3. 方药经验**　礞石与沉香配伍，共奏坠痰降气、纳气平喘、平肝镇惊、化痰止咳之功，治疗痰热壅盛之咳喘痰稠难咳顽痰、老痰胶固，或痰火扰心所致的癫狂惊悸、大便秘结，或兼肺肾两亏之咳喘痰壅难咳、气短神疲。

**4. 中成药应用**　礞石滚痰丸：功效逐痰降火。主治痰火扰心所致癫狂惊悸，或喘咳痰稠、大便秘结。

【临床药学服务】

**1. 用药告知与监护**　本品重坠性猛，非痰热内结不化之实证不宜使用。与其他金石、贝壳类药物同用时注意减量。不可超剂量使用。临床过量使用会出现恶心、呕吐、腹泻等不良反应，一般与健脾和胃药配伍，宜食熟软易消化食物，忌食生冷、油腻食物。注意食欲变化及二便。

**2. 药物警戒实践**　脾虚胃弱者、小儿慢惊风者、内脏下垂者、孕妇、老人、婴幼儿忌用。不宜与泼尼松龙联用；不宜与维生素 C 同用。

## 第三节　止咳平喘药

### 苦杏仁

【处方常用名与给付】苦杏仁、光杏仁、炒杏仁、杏仁霜、杏仁。写苦杏仁、光杏仁、光杏、苦杏、杏仁、杏仁泥均付苦杏仁；写燁杏仁付燁杏仁；写炒杏仁付炒杏仁；写苦杏仁霜、杏仁霜均付苦杏仁霜；写甜杏仁、甜杏均付甜杏仁。

【临床性效特征】苦杏仁味苦，性微温，有小毒；入肺、大肠经。①止咳平喘，苦泄肃降，用于咳喘之证，无论外感内伤、寒热虚实均可配伍用之。②降气润肠，用于肠胃燥热，或津液不足所致的便秘。现代常用于慢性支气管炎、慢性咽炎等属肺失宣降者。

【临床治疗实施】

**1. 用法用量**　煎服 5~10g。内服入汤剂，或入丸、散剂。打碎入煎剂后下。宜饭后服用。

**2. 炮制品与临床**　生品降气止咳平喘，润肠通便，用于咳嗽气喘、胸满痰多、肠燥便秘，但有毒而罕用。燁杏仁长于润肺止咳、润肠通便，杀酶保苷，便于存储保证疗效。炒杏仁其苦泄之性减缓，多用于体虚脾弱之咳喘及肠燥便秘。杏仁霜除去油脂，润肠通便作用减缓。

**3. 方药经验**

（1）三拗汤中苦杏仁与麻黄两药配伍，一宣一降，可增强调理肺气、止咳平喘之功，用于风寒束表、肺气壅遏等咳喘实证。

（2）苦杏仁与桔梗配伍，升降相因，能增强理肺宣降、止咳平喘、润肠通便之功，治疗肺气失降而致腑气不通、气逆咳喘、胸闷兼大便不通者。

**4. 中成药应用**

（1）桑姜感冒片：功效散风清热，宣肺止咳。主治外感风热、痰浊阻肺所致的感冒，症见发热头痛、咽喉肿痛、咳嗽痰白。

（2）麻仁胶囊（软胶囊、丸）：功效润肠通便。主治肠热津亏所致便秘，症见大便干结难下、腹部胀满不舒；习惯性便秘见上述证候者。

（3）秋燥感冒颗粒：功效清燥退热，润肺止咳。主治感冒秋燥证，症见恶寒发热、鼻咽口唇干燥、干咳少痰、舌边尖红、苔薄白而干或薄黄少津。

【临床药学服务】

**1. 用药告知与监护** 本品有小毒，用量不宜过大。过量服用可导致中毒，表现为眩晕、心悸、恶心、呕吐等中毒反应，重者可出现昏迷、惊厥、瞳孔散大、对光反应消失、呼吸麻痹。注意监测呼吸、痰质，以及食欲、二便、血压等。忌服油腻生痰生湿之品。

**2. 药物警戒实践** 虚咳、阴虚咳喘及大便溏泻者及婴幼儿、孕妇慎用。不宜与可待因、吗啡、杜冷丁、苯巴比妥等具有中枢神经抑制作用的药物同用，不宜与酸性药物同时服用。

## 紫苏子

【处方常用名与给付】紫苏子、苏子、炒苏子、炙苏子、黑苏子、杜苏子。写紫苏子、黑苏子、杜苏子、苏子均付紫苏子；写炒苏子付清炒苏子；写炙苏子、蜜炙苏子均付蜜炙苏子。

【临床性效特征】紫苏子味辛，性温，质润降泄，入肺、大肠经。①消痰降气，止咳平喘，用于痰壅气逆之咳嗽气喘、痰多胸痞，甚则不能平卧之症。②润肠通便，用于肠燥便秘。现代常用于慢性支气管炎、高脂血症、习惯性便秘等属痰阻肺气不降者。

【临床治疗实施】

**1. 用法用量** 煎服 3~10g。内服入汤剂，或煮粥食，或入丸、散。捣碎入煎剂。宜包煎。宜饭后服用。

**2. 炮制品与临床** 紫苏子生用消痰降气，滑润大肠，用于痰喘便秘。炒紫苏子药性缓和，用于上盛下虚之咳喘。炙紫苏子则润肺止咳之功较优。

**3. 方药经验**

（1）紫苏子与厚朴相使配伍，可增强消痰顺气、止咳平喘、健脾和胃之功，治疗痰涎壅盛、咳喘、胸膈满闷、中满腹胀、恶心呕吐者。

（2）紫苏子与苦杏仁两者相须配伍，可增强宣降肺气、止咳平喘、润肠通便之功，治疗肺气上逆之呕吐胸满、咳喘不利及肠燥便秘。

**4. 中成药应用**

（1）止嗽咳喘宁糖浆：功效止咳定喘。主治慢性支气管炎、老年性支气管炎。

（2）降气定喘丸：功效降气定喘，祛痰止咳。主治痰浊阻肺所致的咳嗽痰多、气逆喘促；慢性支气管炎、支气管哮喘见上述证候者。

【临床药学服务】

**1. 用药告知与监护**　注意区别生品与制品的药效差异。偶见腹泻等不良反应，宜食清淡易消化食物，忌油腻、生冷食物。用药时注意呼吸、痰质，以及食欲、大便等。

**2. 药物警戒实践**　气虚、阴虚及肾虚咳喘者慎用。脾胃虚弱、长期腹泻者忌用；胃及十二指肠溃疡者忌服。

## 百　部

【处方常用名与给付】百部、肥白部、炙百部、蒸百部。写百部、百部根、肥百部、百部片均付生百部；写鲜百部、百部汁均付鲜百部；写蜜百部、炙百部均付蜜炙百部；写炒百部付清炒百部；写蒸百部、熟百部均付蒸百部。

【临床性效特征】百部味甘、苦，性微温，润降不燥，主入肺经。①下气止咳，无论寒热虚实、新久咳嗽均宜，尤以治阴虚劳咳、小儿顿咳为良。②杀虫灭虱，用于蛲虫、头虱、体虱等症。现代临床多用于急慢性支气管炎、百日咳、肺结核等属燥热干咳者。外用治疗体虱。

【临床治疗实施】

**1. 用法用量**　煎服 3~9g。内服煎汤治疗新旧咳嗽。常规煎煮。治咳喘，宜饭后服。外用适量，煎水洗或以医用酒精适量浸渍，用于体虱、阴虱；水煎液保留灌肠治蛲虫病。

**2. 炮制品与临床**　生用止咳或外用杀虱疗癣。蜜炙百部润肺止咳功效增强，尤宜于久咳、燥咳、痨咳及小儿痉咳。蒸百部药性平和，滋腻性少，新旧咳嗽皆可用之。

**3. 方药经验**

（1）百部汤中百部与南沙参两药相使配伍，可增强补肺阴、润肺燥、止咳喘之功，治疗阴虚肺燥有热之干咳少痰、咯血或咽干音哑等。

（2）百部与五味子两药相使配伍，可增强敛肺补肾、下气止咳之功，治疗咳嗽日久、肺肾不足、痰少、咽喉不利。

（3）百部与苦参两药配伍，寒温并用可增强燥湿、杀虫、止痒之功，用于蛲虫、阴道滴虫、头虱、疥癣等多种寄生虫病及皮肤疾患。

**4. 中成药应用**

（1）复方百部止咳糖浆（颗粒）：功效清热化痰止咳。主治痰热阻肺所致咳嗽、痰稠色黄；百日咳见上述证候者。

（2）百艾洗液：功效清热解毒，燥湿杀虫，祛风止痒。主治湿热下注所致阴痒，带下量多，尿频、急、数、痛，小便黄赤；霉菌性、滴虫性、细菌性阴道炎见上述证候者。

（3）小儿百部止咳糖浆：功效清肺，止咳，化痰。主治小儿痰热蕴肺所致的咳嗽痰多，痰黄黏稠、咳吐不爽，或痰咳不已、痰稠难出；百日咳见上述证候者。

【临床药学服务】

**1. 用药告知与监护**　注意区别生品与制品的药效差异。使用百部制剂偶可产生腹部灼烧感，口、鼻及咽喉发干，头晕，胸闷，厌食，少数患者可见腹痛和腹泻，偶见鼻出血等症状，用药时注意监测痰质，以及食欲、二便等。驱虫灭虱需在医生指导下用药。忌食辛辣、刺激性食物。

**2. 药物警戒实践**　脾虚便溏者不宜用。慢性肠炎、慢性胃炎者忌大量久服。不宜与酶制剂同用；不宜与碱性较强的西药同用，不宜与阿托品、氨茶碱同用；不宜与咖啡因、茶同用。

## 紫　菀

【处方常用名与给付】紫菀、炙紫菀、紫菀茸。写紫菀、紫菀片、紫菀头、软紫菀、正紫菀均付生紫菀；写蜜紫菀、炙紫菀均付蜜炙紫菀。

【临床性效特征】紫菀味辛、苦、甘，性微温，专入肺经。润肺下气，消痰止咳，用于咳嗽，无论外感内伤、病程长短、寒热虚实皆可使用，尤宜肺虚久咳、痰多，劳嗽或兼咯血者。现代常用于急慢性支气管炎、肺结核、支气管扩张等属燥热干咳者。

【临床治疗实施】

**1. 用法用量**　煎服5~10g。煎剂内服，外感咳嗽生用，肺虚久咳蜜炙用，或入丸、散。常规煎煮，宜饭后服用。

**2. 炮制品与临床**　生用开肺郁，化痰，多用于咳嗽实证；蜜炙紫菀增强润燥益肺之功较佳，常用于肺虚久咳，尤宜于肺燥伤阴者。

**3. 方药经验**

（1）止嗽散中紫菀与白前、百部配伍，可增强降气化痰、止咳之功，用于外感咳嗽、百日咳、久咳不已及多种咳嗽等，无论新久虚实之咳嗽均可。

（2）紫菀与阿胶两者配伍，共奏理肺滋肾、养阴润燥、祛痰止咳、养血止血之功，治疗肺虚久咳、痰中带血等，或支气管扩张引起的咯血诸症。

**4. 中成药应用**　止咳宝片：功效宣肺祛痰，止咳平喘。主治外感风寒所致的咳嗽、痰多清稀、咳甚而喘；慢性支气管炎、上呼吸道感染见上述证候者。

【临床药学服务】

**1. 用药告知与监护**　注意区别生品与制品的药效差异，根据证候轻重选择药量，与其他止咳平喘药同用时注意减量。宜清淡易消化食物，忌食生痰助湿之品。用药期间注意痰质及食欲、二便等。

**2. 药物警戒实践**　实热咳喘者慎用。

## 款冬花

【处方常用名与给付】款冬花、冬花、炙冬花。写款冬花、款冬、冬花均付生款冬花；写蜜冬花、炙冬花、炙款冬均付蜜炙款冬花；写炒冬花、炒款冬花均付清炒款冬花。

【临床性效特征】款冬花味辛、微苦，性温，主入肺经，长于润肺下气，止咳化痰。临床无论寒热虚实、病程长短之咳喘皆可随症配伍，尤宜于肺寒咳嗽者。

【临床治疗实施】

**1. 用法用量**　煎服5～10g。外感咳喘宜生用，内伤久咳宜炙用。常规煎煮，宜饭后服用。

**2. 炮制品与临床**　生用长于散寒止咳化痰；蜜炙润燥益肺之力较佳，常用于肺虚久咳，尤宜于肺燥伤阴者。炒制化痰止咳，用于脾湿痰多咳嗽。

**3. 方药经验**

（1）款冬花汤中款冬花与贝母两药相使配伍，可增强清肺润肺、止咳化痰之功，治疗肺热咳喘、痰黄浓稠者。

（2）款冬花与百合两药配伍，寒热相宜，可增强养阴生津、润肺止咳之功，治疗肺燥有痰或阴虚久咳不止、痰少咽干，甚或痰中带血者。

（3）款冬花与桔梗两药相须配伍，可增强润肺宣肺、化痰止咳之功，治疗肺痈咳吐脓血及内伤引起的各种咳嗽证。

**4. 中成药应用**　桔梗冬花片：功效止咳祛痰。主治痰浊阻肺所致的咳嗽痰多；支气管炎见上述证候者。

【临床药学服务】

**1. 用药告知与监护**　注意区别生品与制品的药效差异。偶可发生胃肠道反应，如恶心、呕吐，亦有失眠、心悸等症状。用药时注意监测痰质，以及食欲、二便等。忌食生痰助湿之品。

**2. 药物警戒实践**　肺痈咯脓血、肺炎有实热、高血压者忌单味大量服用。孕妇慎用。

## 枇杷叶

【处方常用名与给付】枇杷叶、炙杷叶、杷叶。写枇杷叶、枇杷丝、枇杷、杷叶、枇杷叶卷均付生枇杷叶；写炙杷叶、炙枇杷、蜜枇杷叶均付蜜炙枇杷叶。

【临床性效特征】枇杷叶味苦，性微寒，入肺、胃经。①止咳平喘，为治咳喘之要药。用于肺热或痰热咳嗽、咳痰黄稠，伴口苦咽干用之尤宜。②降逆止呕，用于胃热胃失和降，上逆呕吐、呃哕，或伴烦热口渴。现代常用于流感、呼吸道感染、百日咳、面部痤疮、胃炎等属肺胃积热证。

【临床治疗实施】

**1. 用法用量** 煎服6~10g。入汤剂或入丸、散。常规煎煮。煎剂治疗咳喘饭后服用，治疗呕吐可少量频饮，不拘饭前饭后。

**2. 炮制品与临床** 枇杷叶应刷去茸毛用。生用和胃降逆；蜜炙其性转平，偏润肺止咳，宜用于肺热伤津或肺燥气逆所致的干咳少痰、质黏难咳。

**3. 方药经验**

（1）枇杷清肺饮中枇杷叶与桑白皮两药相使配伍，可增强清肺泄热、止咳平喘之功，用于治疗肺热咳喘、发热口渴者。

（2）枇杷叶与芦根两药相使配伍，可增强清胃生津、和胃降逆之功，用于胃热津伤之消渴或热病、暑热之口渴不解，亦可用于胃热津伤、胃气不和之反胃呕吐。

（3）枇杷叶与竹茹两药相须配伍，可增强清热化痰、降逆止呕之功，用于肺热咳嗽、胃热呕吐、心烦不眠及胃虚呕吐等。

（4）枇杷叶与马兜铃均能清热化痰，止咳平喘，配伍应用可治肺热咳嗽气喘等。其中，枇杷叶降气止咳效果佳，又兼化痰降逆止呕，还可用于胃热呕吐、呃逆及热病口渴、消渴。马兜铃味苦、辛，性寒，归肺、大肠经。清肺化痰，止咳平喘，用于咳嗽痰喘属肺热者；清肠消痔，能清泄大肠实热，用治大肠蕴热所致的痔疮、肿痛出血。蜜炙马兜铃不仅可以矫味以避免恶心呕吐，又可润肺化痰，肺虚有热者亦适宜。煎服3~9g。现代常用于急慢性支气管炎、痔疮、肛周脓肿等属肺、大肠郁热证。不良反应监测及相关研究显示，马兜铃等药材含马兜铃酸使用不当可引起中毒、肾损伤、肝损伤。国家对含马兜铃酸的药材及其制剂实施严格监管，取消了关木通、广防己、青木香等药材标准，加强对含马兜铃、寻骨风、天仙藤和朱砂莲的中药制剂管理。2020年版《中国药典》（一部）未继续收载马兜铃。

**4. 中成药应用** 橘红梨膏：功效养阴清肺，止咳化痰。主治肺胃阴虚所致的久咳痰少、口干咽燥。

【临床药学服务】

**1. 用药告知与监护** 注意区别生品与制品的药效差异。饮食宜清淡易消化，忌食生痰助湿之品。注意痰质、食欲、二便等。注意有无呛咳等现象。

**2. 药物警戒实践** 胃寒呕哕、寒证咳嗽不宜。脾胃虚寒、食少便溏者忌用。

## 桑白皮

【处方常用名与给付】桑白皮、桑根白皮、桑皮、炙桑皮。写桑白皮、桑皮、白桑皮、桑根皮均付生桑皮；写蜜桑皮、炙桑白皮均付蜜炙桑白皮。

【临床性效特征】桑白皮味甘，性寒，主入肺经。①泻肺平喘，泄肺中伏火及肺中水饮之邪为长，用于身热、咳痰黄黏不易咳出。②利水消肿，为治水气浮肿之常用药，治疗肺气壅闭、胀满喘息、水道不行之水肿实证。现代常用于肺部感染、急性肾炎等属肺气壅闭、水道不行之证。

【临床治疗实施】

**1. 用法用量** 煎服6~12g。内服入煎剂或入丸、散剂。常规煎煮，宜饭后服用。

**2. 炮制品与临床** 生桑白皮长于泻肺行水，利水消肿；炙桑白皮可减缓凉泻之性，增强润肺止咳作用。

**3. 方药经验**

（1）泻白散中桑白皮与地骨皮两药相使配伍，共奏清肺散邪、止咳平喘之功，用于肺热咳喘、痰多稠黏、身热口渴、皮肤蒸热，日晡尤甚者；亦治阴虚火旺、咳喘兼心烦、手足心热。

（2）五皮饮中桑白皮与茯苓皮两药相使配伍，可增强利水、消肿之功，用于水肿、小便不利等。

（3）桑白皮与罗汉果两药配伍，共奏清泄肺热、止咳化痰之功，用于肺热咳喘、痰黄浓稠者。桑白皮尤善泻肺平喘、利水消肿。罗汉果味甘，性凉，入肺、大肠经。可清肺热，润肺燥，且可利咽止痛开音，常用治肺热或肺燥咳嗽、痰少咽干或咽痛失音。亦可生津，治肠燥便秘。现代常用于急慢性咽炎、支气管炎等属肺热或肺燥。煎服9~15g，或开水泡服。

**4. 中成药应用** 止咳平喘糖浆：功效清热宣肺，止咳平喘。主治外感风热、痰热阻肺所致的发热、咳嗽、气喘、痰多、咽痛、周身不适；感冒、急性支气管炎见上述证候者。

【临床药学服务】

**1. 用药告知与监护** 注意区别生品与制品的药效差异，根据证候轻重选择药量，与其他寒性止咳平喘药同用时注意减量。饮食宜清淡易消化，忌食生冷、油腻之品。注意食欲、二便变化，监测水、电解质。

**2. 药物警戒实践** 外感风寒、肺虚无火者不宜。咳痰色白量大者不宜单味服用。遗尿、尿频者忌大量久服。低血压患者禁用。

## 葶苈子

【处方常用名与给付】葶苈子、甜葶苈、苦葶苈、炒葶苈、炙葶苈。写葶苈子、葶苈、炒葶苈均付炒葶苈子；写南葶苈、苦葶苈均付南葶苈；写北葶苈、甜葶苈均付北葶苈。

【临床性效特征】葶苈子味辛、苦，性大寒，归肺、膀胱经。①泻肺平喘，泻肺中水饮及痰火，为肺家气分之药。用于痰涎壅盛、喉中痰鸣、咳喘胸闷而不得卧者。②利水消肿，用于饮邪内结、肺气闭塞、水气不化所致的腹水水肿、胸胁积水、小便不利，可使水湿之邪从下焦而解。现代常用于肺炎、胸腔积液、肺源性心脏病、心功能衰竭、百日咳、急性咽炎等属痰涎壅盛、肃降失司者。

【临床治疗实施】

**1. 用法用量** 煎服3~10g，研末服3~6g。入煎剂或入丸、散剂。常规煎煮，宜饭后服用。

**2. 炮制品与临床** 生用泻肺平喘，利水消肿。炒葶苈子可减缓其寒性，不易伤脾胃，临床较常使用。

**3. 方药经验**

（1）葶苈大枣泻肺汤中葶苈子与大枣两药配伍，缓峻制宜，以补助泻，泻肺行水、下气平喘而不伤正，治疗痰涎壅盛、咳喘胸满、肺气闭阻、喉中痰声辘辘，甚则咳逆上气不得卧、面目浮肿、小便不利等症。

（2）葶苈子与桑白皮、苦杏仁三药配伍，苦寒降泻肺气，可增强攻逐痰浊、泻肺平喘、通腑之功，治疗肺热喘嗽而兼腑气不通之症，或结胸、胸水及腹水肿满。

**4. 中成药应用**

（1）葶苈降血脂片：功效宣通导滞，消痰渗湿。主治痰湿阻滞所致的头晕目眩、四肢沉重、肢麻、胸闷、便秘；高脂血症见上述证候者。

（2）蠲哮片：功效泻肺除壅，涤痰祛瘀，利气平喘。主治支气管哮喘急性发作期热哮痰瘀伏肺证，症见气粗痰涌、痰鸣如吼、咳呛阵作、痰黄稠厚。

【临床药学服务】

**1. 用药告知与监护** 区别证候轻重选择药量，不可自行加大用量。与其他苦寒止咳平喘药同用时注意减量。注意顾护脾胃，忌食生冷、黏腻之品。注意尿量变化，及饮食变化，监测水、电解质。因苦泄之力较峻烈，宜用于正气尚实者。

**2. 药物警戒实践** 肾虚水肿、脾虚肿满者忌用；脾胃虚寒、大便滑泄者及孕妇禁用。久病体虚、虚喘者禁大量或单味久服。与降压药、利尿药、强心苷类药合用时剂量不宜过大。

## 白　果

【处方常用名与给付】白果、白果仁、白果肉、银杏、炒白果。写白果、白果仁、白果肉、银杏、银杏仁、银杏肉均付白果；写煨白果付煨白果。

【临床性效特征】白果味甘、苦、涩，性平；有毒，入肺经。①敛肺定喘化痰，为治哮喘痰咳之要药。②收涩固下，止带缩尿，用于妇女带下、色黄腥臭或色清质稀，小便白浊、遗尿等。现代常用于支气管哮喘、宫颈炎、阴道炎、带下等属痰浊阻肺及湿热下注者。

银杏叶味苦、涩，性平，功能敛肺平喘，活血止痛，化浊降脂。用于肺虚咳喘及瘀血阻络、痰浊内阻所致的胸痹心痛、中风偏瘫、高脂血症。

【临床治疗实施】

**1. 用法用量** 煎服5~10g。入煎前捣碎，常规煎煮。煎剂饭后服用。临床多制用。多入煎剂或丸、散剂。外用适量。去壳取仁捣碎，外敷患处治疗痤疮。银杏叶煎服3~9g，外用适量。

**2. 炮制品与临床** 去壳去仁捣碎服，生用有毒。煨制或炒用可使其毒性降低，临床用治气逆喘咳、带下病。

**3. 方药经验**

（1）定喘汤中白果与麻黄配伍，宣敛相因，可增强发散风寒、宣肺平喘、利水消肿之功，用于哮喘痰嗽、水肿实证。

（2）白果与五味子、山药三药配伍，可增强补脾养胃、补肾涩精、敛肺止咳之功，用于肺虚久咳及肺肾两虚喘咳或脾肾两虚之尿频、遗尿、带下清稀诸症。

（3）白果与桑白皮两药相须配伍，可增强止咳定喘化痰、止带缩尿之功，用于肺热咳喘及痰饮停肺之咳喘及各种原因引起的哮喘痰嗽。

（4）白果与胡颓子叶均可止咳定喘。胡颓子叶味酸，性平，归肺、大肠经。可温肺敛肺，下气长于平喘，临床多用于慢性喘息及咳嗽。还有止血止泻作用，用于咯血、吐血及久泻、久痢。现代常用于慢性支气管炎、慢性肠炎。内服煎汤9~15g；或研末服用。外用适量捣敷，或煎水熏洗。

**4. 中成药应用**　复方蛤青片：功效补气敛肺，止咳平喘，温化痰饮。主治肺虚咳嗽、气喘痰多；老年慢性支气管炎、肺气肿、喘息型支气管炎见上述证候者。

【临床药学服务】

**1. 用药告知与监护**　本品有毒，注意区别生品与制品的药效差异，内服宜用制品，且应严格控制剂量，不可多用，小儿尤当注意。根据证候轻重选择药量，不可自行加大剂量或延长用药时间。饮食宜清淡易消化，忌食生痰助湿之品。服用生品或用量过大可引起恶心呕吐、腹痛腹泻、发热、烦躁不安、惊厥、精神萎靡、呼吸困难、发绀、昏迷、瞳孔对光反应迟钝或消失，严重者可致呼吸中枢麻痹。用药期间注意监测呼吸、痰质及食欲等。

**2. 药物警戒实践**　咳嗽痰稠者不宜；外感初期或外邪未除者、脑出血者及儿童忌用。孕妇慎用。不宜与可待因、吗啡、杜冷丁、苯巴比妥等镇咳药、麻醉药同用。

## 洋金花

【处方常用名与给付】洋金花、白曼陀罗花、山茄花、风茄花。写洋金花、风茄、曼陀罗花均付洋金花。

【临床性效特征】洋金花味辛，性温；有毒，入肺、肝经。①平喘止咳，用治肺失宣降之咳喘，无论病程长短、虚实寒热均能奏效，尤宜于寒性哮喘，无痰或少痰者。②解痉定惊，临床常用治癫痫、小儿慢惊风见肢体痉挛、手足抽搐。③麻醉止痛，用于心腹冷痛、风湿痹痛、跌打损伤疼痛等症。古代有用作麻醉剂的记载。

【临床治疗实施】

**1. 用法用量**　煎服0.3~0.6g；研末或做卷烟吸入服用。宜分若干次用，1日量不超过1.5g。内服宜入丸、散剂。常规煎煮。平喘宜饭后服用；止痛镇痉可在疾病发作前暂用。外用适量，煎汤外洗或研末外敷。

**2. 炮制品与临床**　本品一般生用。

**3. 方药经验**

（1）洋金花与川乌两药配伍，可增强止痛之力，用于心腹冷病、风湿痹病、跌打损伤等。

（2）洋金花与制天南星、天麻三药配伍，可增强止痉、燥湿化痰之功。用于癫痫、小儿慢惊风症等。

**4. 中成药应用** 新型狗皮膏：功效祛风散寒，舒筋活血，活络止痛。主治风寒湿瘀所致痹病，症见腰腿疼痛、肌肉酸痛、筋脉拘挛、关节不利；或急性扭伤、风湿痛、神经痛。

【临床药学服务】

**1. 用药告知与监护** 本品有毒，区别证候轻重选择药量，应严格控制剂量与疗程，注意剂量精确。过量可致中毒，症见口干、恶心呕吐、皮肤潮红、心率异常、呼吸增快、瞳孔散大、视物模糊、步态不稳、嗜睡、意识模糊、谵妄、大小便失禁、狂躁不安甚至抽搐等。用药时注意监测呼吸、心跳、神志变化。忌食生冷之品。

**2. 药物警戒实践** 外感及痰热咳喘、青光眼、高血压、心动过速者禁用。体弱者慎用。孕妇、哺乳期妇女、儿童忌用。与镇静剂联用时，要酌情减量。

## 满山红

【处方常用名与给付】满山红、映山红、迎山红、红杜鹃。写满山红、映山红、迎山红、靠山红均付满山红。

【临床性效特征】满山红味苦，性寒，入肺经。善祛痰，止咳，平喘，适用于咳喘痰多气喘者。临床可单用，亦可配其他化痰止咳平喘药同用。现代多用于支气管炎、咳嗽等呼吸道疾病。

【临床治疗实施】

**1. 用法用量** 煎服6~12g。多入煎剂内服，亦可入丸、散。常规煎煮。煎剂饭后服用。

**2. 炮制品与临床** 临床一般生用。

**3. 方药经验**

（1）满山红与矮地茶两药相使配伍，可增强祛痰、止咳、平喘之功，用于肺热咳喘痰多或寒痰咳喘。矮地茶味辛、微苦，性平，归肺、肝经。化痰止咳、利湿活血，用于咳嗽痰中带血、跌打损伤。矮地茶煎服9~12g。

（2）满山红与桔梗两药相使配伍，宣降两合，可增强宣通肺气、化痰之功，用于肺热或痰热之咳嗽痰多，还可利咽开音，降逆止呕。

**4. 中成药应用** 复方满山红糖浆：功效止咳祛痰平喘。主治痰浊阻肺引起的咳嗽、痰多、喘急；急慢性支气管炎见上述证候者。

【临床药学服务】

**1. 用药告知与监护** 区别证候轻重选择药量。不可任意加大剂量或延长疗程。与其他寒性止咳平喘药同用时注意酌情减量。少数患者服用可引起消化道和神经系统症状，出现轻度头晕、胃肠不适、胃痛、头痛、胸闷、口干等症状。用药期间注意顾护脾胃。监测症状变化。忌生冷、黏腻食物。

**2. 药物警戒实践** 脾胃虚弱者慎用。孕妇、哺乳期妇女、儿童忌用。

## 华山参

【处方常用名与给付】华山参、热参。写华山参、热参、秦参、白毛参均付华山参。

【临床性效特征】华山参味甘，性温，有毒；入肺、心经。①温肺祛痰，平喘止咳，用于长年久咳哮喘、痰湿壅盛者，可短期见效。②安神镇惊，用于痰浊扰心的心神不安、惊悸失眠。现代常用于哮喘性支气管炎属寒痰壅盛者。

【临床治疗实施】

**1. 用法用量** 煎服0.1~0.2g。入汤剂，或入丸、散，或制成喷雾剂吸入，也可制成片剂。常规煎煮，宜饭后服。

**2. 炮制品与临床** 临床一般用制品，与甘草、麦冬、栀子、冰糖共煮后缓和药性，降低毒性，增强安神镇惊作用。

**3. 方药经验**

（1）华山参与桂圆两药配伍，可增强安神镇惊之功，用于痰浊蒙蔽、扰动心神之惊悸失眠，又可用于脾虚、心血不足之失眠多梦等。

（2）华山参与车前草配伍，温凉并用，可增强温肺祛痰、平喘止咳、利水消肿、清肺止咳之功，用于治疗水饮伏肺引起的咳喘等。

**4. 中成药应用** 华山参片：功效温肺平喘，止咳化痰。主治寒痰停饮犯肺所致的气喘咳嗽、吐痰清稀；慢性支气管炎、喘息性气管炎见上述证候者。

【临床药学服务】

**1. 用药告知与监护** 注意区别证候轻重选择药量；不宜多服、久服。与其他止咳平喘药同用时注意减量。误食过量易致中毒，出现口干口麻、头晕烦躁、瞳孔散大、心率加快、昏迷等。注意监测痰量、痰色、呼吸、心跳、神志变化。忌辛辣、刺激性食物。

**2. 药物警戒实践** 眼压高、青光眼患者禁用。大便秘结、内有火热、外感风热、痰热者不宜。前列腺肥大者慎用。孕妇、哺乳期妇女、儿童忌用。不宜与东莨菪碱、氨茶碱联用。

# 第十八章
# 安神药

安神药是以安定神志，治疗心神不宁病证为主的药物。本类药物包括矿石、贝壳与植物种仁类药。前者质重沉降，后者甘润滋养。本类药主入心、肝经，具有镇惊安神或养心安神之效，用治心神不宁的心悸怔忡、失眠多梦；亦可作为惊风、癫狂等病证的辅助药物。部分药物还兼有清热解毒、平肝潜阳、纳气平喘、敛汗、润肠、祛痰等作用，又可用治热毒疮肿、肝阳眩晕、自汗盗汗、肠燥便秘、痰多咳喘等。安神药的使用方法体现了《黄帝内经》中“惊者平之”的治疗法则。安神药根据功效及其主治证不同，可分为重镇安神和养心安神药两类。

**1. 重镇安神药**　多为矿石、贝壳类药物，质重沉降，主归心、肝经，功能镇心安神，平惊定志，平肝潜阳，主治实证的心神不安。适用于心神不宁的心悸怔忡、失眠多梦；亦可辅助治疗惊风、癫狂等病证。

**2. 养心安神药**　多为植物种子类药物，甘润滋养，功能滋养心肝，益阴补血，交通心肾，主治虚证的心神不安。适用于阴血不足、心脾两虚、心肾不交等导致的心悸怔忡、虚烦不眠、健忘多梦等。

本类药物多属对症治标之品，特别是矿石类重镇安神药及有毒药物，宜短暂用，应中病即止。部分矿物药宜入丸、散服，且易伤脾胃，不宜单用及久用，脾胃虚弱者慎用。临床应适当配伍健运脾胃之品。孕妇慎用重镇类药。矿石或贝壳类药入汤剂宜打碎先煎、久煎；有毒药物应控制用量，以防中毒。本类药物治疗失眠时，于睡前服用。治疗虚证心神不宁、失眠多梦时，注意与补益气血类药配伍使用。

## 第一节　重镇安神药

### 朱　砂

【处方常用名与给付】朱砂、辰砂、丹砂。写朱砂、丹砂、灵砂、辰砂、辰朱砂、飞朱砂、飞辰砂、水飞朱砂均付朱砂。

【临床性效特征】朱砂味甘，性寒，质重，专入心经。①重镇清心安神，为镇心、清火、安神定志的要药，主治心火亢盛、内扰神明的心神不宁、惊悸怔忡、烦躁不眠。②镇惊止痉，治温热病之热入心包或痰热内闭导致的高热烦躁、神昏谵语、惊厥抽搐，或小儿惊风、癫痫抽搐等。③清热解毒，内服或外用均可治疗疮疡肿毒、痈疽溃烂、红肿热痛，为治疗咽喉肿痛、口舌生疮等的良药。现代多用于高血压、心绞痛、失眠等属心火亢盛者，癫痫等属热入心包或痰热内闭者，痈疖、急慢性咽喉炎、口腔炎、口疮等属热毒壅盛者。

【临床治疗实施】

**1. 用法用量** 内服0.1~0.5g。入丸、散服，多用于安神清心。不宜入煎剂。用于安神宜睡前服，治疗温热病之热入心包或痰热内闭、高热烦躁适时服。外用适量，撒敷患处，疗疮解毒。

**2. 炮制品与临床** 朱砂有毒，入药只可生用，水飞入药，忌火煅。

**3. 方药经验**

（1）琥珀抱龙丸中朱砂与琥珀两药相须配伍，心肝同治，可增强清肝镇心、安神镇静之功，用于心肝火郁之心神不安、失眠多梦，或寐而不安、惊风及癫痫等。

（2）紫金锭中朱砂与雄黄两药相使配伍，可增强解毒杀虫、避瘟防腐之功，用于疮疡肿毒、咽喉肿痛、丹毒等。

（3）朱砂与芒硝两药相使配伍，外用可增强清热解毒、消肿止痛之功，用于痈肿初起；亦可取药末吹喉，用于心火热毒所致的口舌生疮、咽喉肿痛等。

**4. 中成药应用**

（1）红灵散：功效祛暑开窍，辟瘟解毒。主治中暑昏厥、头晕胸闷、恶心呕吐、腹痛泄泻。

（2）安宫牛黄丸：功效清热解毒，镇惊开窍。主治热病，邪入心包之高热惊厥、神昏谵语；中风昏迷、脑炎、脑膜炎、中毒性脑病、脑出血、败血症见上述证候者。

【临床药学服务】

**1. 用药告知与监护** 注意区别证候轻重选择药量。朱砂用量过大或过久会造成急性或慢性中毒，中病即止，不可随意延长疗程。急性中毒的症状表现为尿少或尿闭、浮肿，甚至昏迷抽搐、血压下降或因肾功能衰竭而死亡。慢性中毒者口有金属味、流涎，口腔黏膜充血、溃疡，牙龈肿痛、出血，恶心、呕吐、腹痛腹泻；肾脏损害可表现为血尿、蛋白尿、管型尿等。入药只宜生用，忌火煅。外用时不宜大面积用药。注意观察尿量，定期检测肝、肾功能，观察口腔有无异常味觉及流涎增多、有无浮肿等。

**2. 药物警戒实践** 非实热者不宜。肝肾功能不全者、孕妇及哺乳期妇女禁用；老年人、儿童忌用。应避免与茶碱、心得安及含溴、碘的物质（如溴化物、碘化物、三溴合剂、海藻、海带等）同用。避免高脂饮食或饮酒。

## 磁　石

【处方常用名与给付】磁石、灵磁石、活磁石、醋磁石、煅磁石。写磁石、磁石粉、灵磁石、活磁石、煅磁石均付煅磁石；写生磁石付生磁石。

【临床性效特征】磁石味咸，性寒，质重沉降，入心、肝、肾经。①镇惊安神，清心泄肝，镇摄浮阳，安神定志，用于肾虚肝旺、肝火上炎扰动心神或惊恐气乱所致的心神不宁、惊悸、失眠、癫痫及小儿惊痫。②平肝潜阳，治疗肝阳上亢之头晕目眩、急躁易怒。③聪耳明目，为治疗肝肾不足之耳鸣耳聋、目暗不明的良药。④纳气平喘，用于肾气不足、摄纳无权之虚喘。现代多用于高血压、失眠、癫痫属肾虚肝旺者；耳鸣、耳聋、眼花等属肝肾不足者；慢性气管炎、慢性支气管炎等属肾气不足者。

【临床治疗实施】

**1. 用法用量**　煎服9~30g，入丸、散1~3g。内服入汤剂或入丸、散。入汤剂宜打碎先煎。镇摄浮阳、安定神志宜睡前服；益肾纳气平喘宜饭后服。外用适量。

**2. 炮制品与临床**　生品长于平肝潜阳，镇惊安神，多用于惊悸、失眠、头晕目眩。煅制后寒凉之性减，聪耳明目、补肾纳气力强，且质地酥脆，易于粉碎及煎出有效成分。粉碎后外用有定痛止血作用，用于外伤出血等。

**3. 方药经验**

（1）磁朱丸中磁石与朱砂、神曲配伍，可增强摄纳浮阳、镇惊安神明目之功，又可顾护脾胃。用于心肾不交、心肝火旺的神志不安、精神分裂症、痴呆、心悸失眠、头晕眼花、耳聋耳鸣、癫痫。

（2）磁石与石菖蒲两药相须配伍，交通心肾，一镇一开，可增强益肾平肝安神、聪耳明目、豁痰开窍之功，用于肝阳夹痰、上蒙清窍之头痛头重、耳目不聪、夜寐失眠等。

（3）磁石与石决明两药相使配伍，增强重镇平肝、滋肾明目之功，用于肝阳上亢之头晕目眩、虚阳上扰之耳鸣耳聋等症。

（4）磁石与五味子两药相使配伍，共奏补益心养肾、摄纳固敛、明目之功，用于肝肾不足、视物模糊等。

**4. 中成药应用**　脑立清丸（胶囊）：功效平肝潜阳，醒脑安神。主治肝阳上亢、头晕目眩、耳鸣口苦、心烦难寐；高血压见上述证候者。

【临床药学服务】

**1. 用药告知与监护**　注意区别生品与制品的药效差异，区别证候轻重选择药量。不可长期服用，内服过量可导致中毒。因服后不易消化，故入丸、散。注意尿量、血压变化，定期检测肝、肾功能，观察有无恶心、眩晕及口唇红紫变化。忌食生冷、油腻之品。

**2. 药物警戒实践**　脾胃虚弱者、孕妇慎用。畏黄石脂。

## 龙　骨

【处方常用名与给付】龙骨、生龙骨、煅龙骨。写龙骨、花龙骨、白龙骨、五花龙骨、生龙骨均付生龙骨；写煅龙骨、煅花龙骨均付煅龙骨；写龙齿、青龙齿均付生龙齿；写煅龙齿付煅龙齿。

【临床性效特征】龙骨味甘、涩，性平，入心、肝、肾经。①重镇安神，用于心神不宁、心悸失眠、健忘多梦、惊痫抽搐、癫狂发作等。②平肝潜阳，用治肝阴不足、肝阳上亢所致的头晕目眩、烦躁易怒。③收敛固涩，止血止带，用治遗精滑精、尿频遗尿、崩漏带下、自汗盗汗、便血、久泻、带下等正虚滑脱症。④外用收湿敛疮，生肌止血，治疗湿疮痒疹、疮疡久溃不敛等。现代多用于高血压、失眠、癫痫、躁郁精神病、精神分裂症等属肝阴不足、肝阳上亢者；遗精遗尿、功能性子宫出血等属正虚不固者。

【临床治疗实施】

**1. 用法用量** 煎服 15~30g。内服入汤剂或入丸、散，入煎剂时宜打碎先煎。镇静安神睡前服；平肝潜阳、收敛固涩饭后服。外用适量。煅龙骨研细末敷患处，用治疮疡不愈合、湿疮痒疹。

**2. 炮制品与临床** 生品以镇惊安神、平肝潜阳力胜，善治神志失常及肝阳上亢证，多用于失眠怔忡、惊痫癫狂、眩晕。煅品具有收敛固涩及生肌敛疮之效，善治滑脱不禁、湿疹、自汗盗汗、遗精带下、崩漏下血、久泻及疮疡不愈等。

**3. 方药经验**

（1）金锁固精丸中龙骨与芡实两药相使配伍，可增强固肾健脾、涩精止遗之功，用于脾肾虚衰之遗精、早泄。

（2）桑螵蛸散中龙骨与桑螵蛸两药配伍，既补肾助阳，又增强固精缩尿止遗之功，用于肾阳虚衰、肾气不固之滑脱、遗精早泄、遗尿白浊、小便频数等。

（3）龙骨与珍珠母两药相使配伍，可增强镇心、平肝、潜阳、安神宁心之功，用于邪气凌心、神不内守而见心悸怔忡、惊狂烦躁、失眠健忘、神昏谵语等；也可用于肝阳上亢所致的头目眩晕、目赤耳鸣、心烦易怒等。

（4）龙骨与龙齿二者均有镇惊安神之功，用治惊痫癫狂、心悸失眠等。龙骨还有平肝潜阳之功，主治阴虚阳亢所致的烦躁易怒、头目昏花；又长于收敛固脱，可治疗多种体虚滑脱之症。龙齿性凉，在用法、用量上与龙骨相同。生龙齿功专镇惊安神，用于惊痫癫狂、失眠心悸。煅龙齿则略兼收涩之性。

**4. 中成药应用**

（1）强龙益肾胶囊：功效补肾壮阳，安神定志。主治肾阳不足所致阳痿早泄、腰腿酸软、夜寐不安。

（2）穿龙骨刺片：功效补肾健骨，活血止痛。主治肾虚血瘀所致的骨性关节炎，症见关节疼痛。

【临床药学服务】

**1. 用药告知与监护** 注意区别生、制品药效差异，根据证候轻重选择药量。注意监测血压变化，有无心悸、胸闷出现，观察过敏反应等。忌生冷、油腻、不易消化之品。

**2. 药物警戒实践** 湿热积滞者不宜使用。应避免与洋地黄类强心苷、心可定、心痛定等合用。

## 琥 珀

【处方常用名与给付】琥珀、血琥珀、红琥珀、琥珀屑（末）。写琥珀、真琥珀、碎珀、血珀、扇珀、云珀、琥珀屑、琥珀末、琥珀面、琥珀粉均付琥珀粉。

【临床性效特征】琥珀味甘，性平，入心、膀胱、肝经。①镇惊安神，主治心神不宁、心悸失眠、惊风、癫痫等。②活血通经，散瘀消癥，用治血瘀气滞之痛经闭经、心腹刺痛、癥瘕积聚。③利尿通淋，可用治淋证、癃闭、水肿等，因能散瘀止血，所以尤宜治疗血淋、石淋。现代多用于高血压、失眠、癫痫等属心肝热盛者；痛经闭经、胃及十二指肠溃疡出血、胆囊及肝胆恶性肿瘤等属血瘀气阻者；肾及输尿管结石、膀胱结石、膀胱炎、肾炎等属血瘀者。

【临床治疗实施】

**1. 用法用量** 内服1.5~3g。内服不入煎剂，研末冲服或蜂蜜调服，或入丸、散。用于失眠于睡前服，用于惊痫适时服，利水通淋及化瘀消癥饭后服。外用适量收敛生肌，研末外敷患处。

**2. 炮制品与临床** 本品用时捣碎，研成细粉用。

**3. 方药经验**

（1）琥珀散中琥珀与海金沙两药配伍，可增强破血行滞、化石通淋之功，用于湿热蕴结之石淋、血淋、小便癃闭等。

（2）琥珀与荆三棱、莪术三药配伍，可增强活血散瘀、止痛之功，用于瘀血壅滞之痛经、闭经、癥瘕、产后腹痛、恶露不绝、血淋、尿痛、癃闭、小便不利等。

（3）琥珀与滑石、甘草配伍，共奏活血定痛、清热解毒、利尿通淋之功，用于热淋血淋、尿道涩痛。

（4）琥珀与缬草两药均为兼有活血作用的安神药，用于心神不宁及瘀血内阻之症。琥珀为化石药，长于镇静安神，活血通经，散瘀消癥，利尿通淋。缬草味甘，性温，归心、肝经，具有安神、理气、活血止痛之功，长于养心安神，用于心肝血虚、心失所养；又兼理气止痛，用于气滞血瘀之脘腹胀痛。可用于心神不宁、失眠、惊风、癫痫、血瘀闭经、痛经、腰腿痛、跌打损伤、脘腹疼痛等。现代多用于失眠、心绞痛等属气血不足者；癫痫等属肝风内动者；痛经、坐骨神经痛、风湿性关节炎、胃肠道疾患等属气滞血瘀者。煎服3~6g，入煎剂，或入丸、散剂。外用适量。体弱阴虚者慎用；孕妇及哺乳期妇女慎用。

**4. 中成药应用**

（1）琥珀抱龙丸：功效清热化痰，镇静安神。主治饮食内伤所致的痰热型惊风，症见发热抽搐、烦躁不安、痰喘气急、惊痫不安。

（2）琥珀还睛丸：功效补益肝肾，清热明目。主治肝肾两亏、虚火上炎所致的内外翳障、瞳孔散大、视力减退、眼盲昏花、目涩羞明、迎风流泪。

【临床药学服务】

**1. 用药告知与监护**　本品甘淡渗利伤阴，根据证候轻重选择药量。用药中顾护脾胃，宜食熟软易消化食物，不可多服。观察食欲、二便等。注意尿量、血压变化。忌食辛辣、生冷、油腻、不易消化食物。

**2. 药物警戒实践**　小便频数者、阴虚内热者不宜使用。孕妇慎用。

## 第二节　养心安神药

### 酸枣仁

【处方常用名与给付】酸枣仁、炒枣仁。写酸枣仁、枣仁、炒枣仁、熟枣仁均付炒枣仁；写生枣仁付生枣仁。

【临床性效特征】酸枣仁味甘，性平，入心、肝经。①为益肝血、养心安神要药，主治心肝血虚失养所致的心悸怔忡、健忘失眠、多梦眩晕等。②收敛止汗，用治体虚自汗盗汗；并有敛阴生津止渴之功，可用治津伤口渴咽干。③柔肝缓急，用于肝阴血不足、心火内扰的烦躁起急等。现代多用于心悸、健忘、失眠、高血压、耳源性眩晕等属阴血虚者，自汗盗汗等属体虚者。

【临床治疗实施】

**1. 用法用量**　煎服10~15g，研末吞服1.5~2g。内服用生品或炒品，入汤剂或入丸、散。安神宜睡前用。

**2. 炮制品与临床**　生品性收而偏补，以养心安神力胜，多用于失眠、心悸。炒品味甘、酸，性平偏温，敛阴止汗力强，多用于自汗、盗汗。

**3. 方药经验**

（1）天王补心丹中酸枣仁与远志、五味子三药配伍，可增强滋阴养血、宁心安神、交通心肾、定智除烦之功，用于肝血不足、心肾不交之失眠、惊悸胆怯、虚烦、失眠及妇人脏躁证。

（2）酸枣仁与龙眼肉相使配伍，可增强补益心脾、养血和营、安神益智之功，用于思虑过度、劳伤心脾之面色萎黄、心悸怔忡、健忘失眠、多梦易惊等。

（3）酸枣仁与柏子仁相须配伍，可增强补肝养心安神、益阴敛汗润肠之功，用于心肝血虚之怔忡惊悸、失眠多汗、便秘等。

**4. 中成药应用**　枣仁安神颗粒（液）：功效养血安神。主治心血不足所致失眠、健忘、心烦、头晕；神经衰弱见上述证候者。

【临床药学服务】

**1. 用药告知与监护**　注意区别证候轻重选择药量。用药中顾护脾胃，宜食熟软易消化食物，忌辛辣、刺激性食物。超剂量内服可引起昏睡、嗜睡、知觉丧失。注意有无心悸、胸闷、口唇麻木出现，观察有无过敏反应。用药期间避免精细工作、驾车等。

**2. 药物警戒实践** 有实邪郁火、湿痰、邪热等所致的心神不安者忌用。孕妇及先兆流产者不宜单味大剂量用。幼儿不宜大量长期服用。一般不与巴比妥类药物合用。

## 柏子仁

【处方常用名与给付】柏子仁、柏子仁霜、炒柏子仁。写柏子仁、侧柏仁、柏仁、柏实、扁柏仁均付柏子仁；写柏子霜、柏仁霜、柏霜均付柏子仁霜。

【临床性效特征】柏子仁味甘，性平，质润，主入心、大肠经。①养心安神，用于心阴不足、心血亏虚，或心肾不交所致的心悸怔忡、虚烦不眠、头晕健忘、梦遗等。②润肠通便，是治疗阴虚血亏，老年、产后等肠燥便秘的要药。现代多用于失眠、心悸、心绞痛、便秘等属血虚者，盗汗、小儿癫痫等属阴血虚者。

【临床治疗实施】

**1. 用法用量** 煎服3~10g，常规煎煮。内服入汤剂或入丸、散。大便溏者宜用柏子仁霜。安神宜睡前服，润肠通便宜空腹服。外用适量。

**2. 炮制品与临床** 生品润肠通便力强，因其脂肪油有润肠致泻的作用，常用于肠燥便秘、虚烦失眠；炒品可使药性缓和，致泻作用减弱，呕吐的副作用消除，多用于虚烦失眠、心悸怔忡、阴虚盗汗等；制霜之品可消除呕吐和润肠致泻的副作用，适用于心神不安、虚烦失眠的脾虚便溏者。

**3. 方药经验**

（1）柏子仁汤中柏子仁与茯神两药相使配伍，可增强健脾益气、养心血、安心神之功，用于心脾气血不足之失眠、心神不宁证。

（2）养心汤中柏子仁与当归两药配伍，共奏养血、安神之功，用于肝血虚涩、脉络不畅之胸胁痛、多梦、虚烦、心悸不眠；另可用于血虚或夹瘀之闭经。

（3）柏子仁与五味子、人参三药配伍，可增强养心安神、滋肾涩精、敛肺止汗之功，用于虚烦不寐、怔忡心悸、阴虚盗汗、遗精泄泻等。

**4. 中成药应用** 柏子养心丸：功效补气养血安神。主治心气虚寒、心悸易惊、失眠多梦、健忘。

【临床药学服务】

**1. 用药告知与监护** 注意区别生、制品药效差异。治疗肠燥便秘时，宜中病即止。注意食欲、二便变化，观察有无呕吐及过敏反应。忌生冷、滑利食物。

**2. 药物警戒实践** 便溏及多痰者慎用。

## 灵　芝

【处方常用名与给付】灵芝、灵芝粉、紫芝、赤芝、木灵芝。写灵芝、灵芝粉、紫芝、赤芝、木灵芝均付灵芝。

【临床性效特征】灵芝味甘，性平偏温，入心、肺经。①补心血，益心气，安心神，可用治气血不足、心神失养所致的心神不宁、失眠惊悸等。②补肺化痰，止咳平喘，常可用治痰饮证，尤其对痰湿型或虚寒型疗效较好。③补养气血，治疗多种虚劳证。现代多用于失眠、心绞痛等属气血不足者，慢性气管炎、慢性支气管炎等属痰湿阻肺或虚寒者。

灵芝与孢子粉两者为同源药物，灵芝为子实体，孢子粉为灵芝的雌雄配子。灵芝孢子粉味甘、苦，性平，归心、肺、脾经，功能补气安神，健脾益肺。所含的药效成分，如灵芝多糖、灵芝多肽、三萜类、氨基酸、蛋白质等活性物质的量较丰富，故其药效强于灵芝。

灵芝与无柄灵芝、平盖灵芝、松杉灵芝四者均属灵芝属菌类，均可养心安神，止咳平喘，补气养血。无柄灵芝为担子果一年生，无柄，因颜色赤红色、表面形态相近于赤芝而常被人称为“无柄赤芝”。平盖灵芝又称“树舌”，为多年生子实体，子实体较大，无柄或几乎无柄。松杉灵芝为一年生子实体，有柄。

【临床治疗实施】

**1. 用法用量** 煎服 6~12g。研末吞服 1.5~3g。入汤剂或入丸、散或其他制剂，常规煎煮。灵芝孢子粉 6~12g 临床多装胶囊。安神治失眠宜睡前服；补益心肺，宜饭前服。

**2. 炮制品与临床** 临床一般用生品。

**3. 方药经验**

（1）紫芝丸中灵芝与人参两药配伍，共奏补气养血、安神之功，用治虚劳诸症。

（2）灵芝与酸枣仁两药配伍，共奏益气补血安神之功，用于气血不足、心神失养所致的失眠多梦。

**4. 中成药应用**

（1）益心宁神片：功效补气生津，养心安神。主治心气不足、心阴亏虚所致失眠多梦、心悸、记忆力减退；神经衰弱见上述证候者。

（2）活心丸：功效益气活血，芳香开窍，宣痹止痛。主治气虚血瘀、胸阳不振所致胸痹，症见胸闷、心痛、气短、乏力；冠心病、心绞痛见上述证候者。

【临床药学服务】

**1. 用药告知与监护** 区别证候轻重选择药量。注意有无上腹部压痛。忌生冷、辛辣、刺激性食物。

**2. 药物警戒实践** 肝炎伴溃疡病患者慎用。

## 合欢皮

【处方常用名与给付】合欢皮。写合欢皮、合欢、合欢片、夜合树皮、绒花树皮均付生合欢；写合欢花、绒球花、绒花均付合欢花。

【临床性效特征】合欢皮甘味，性平，入心、肝经。①解肝郁，安五脏，治疗情志不遂、忿怒忧郁、失眠多梦、烦躁不安等。②活血祛瘀，续筋接骨，可用于跌打损伤、筋断骨折、血瘀肿痛等。③消肿止痛，消散内外痈肿，可用治肺痈、疮痈肿毒。现代多用于抑郁、失眠等属肝气郁滞者，扭挫伤、肺脓肿、痈疖等属血瘀者。

合欢花为合欢树的花或花蕾，药性、功效、用法用量与合欢皮相似。理气解郁安神力胜。

【临床治疗实施】

**1. 用法用量** 合欢皮煎服6~12g，合欢花煎服5~10g。内服用生品，入汤剂或入丸、散。安神解郁宜饭前服，活血化瘀宜饭后服。外用适量。煎膏外用治跌打痈肿。

**2. 炮制品与临床** 临床一般用生品。

**3. 方药经验**

（1）解郁合欢汤中合欢皮与白芍两药相使配伍，可增强解郁和血、柔肝养心、定魄安神之功，用于肝气郁结、心神不宁而致的精神抑郁、焦虑恍惚、烦躁失眠等。

（2）合欢皮与丹参两药相使配伍，共奏养血活血、解郁除烦、安定心神之功，用于冠心病、心绞痛、胸痹等。

**4. 中成药应用** 夜宁糖浆（颗粒）：功效养血安神。主治心血不足所致失眠、多梦、头晕、乏力；神经衰弱见上述证候者。

【临床药学服务】

**1. 用药告知与监护** 区别证候轻重选择药量。用药中顾护脾胃，宜食熟软易消化食物，忌辛辣、刺激性食物。注意监测食欲、二便变化等。

**2. 药物警戒实践** 实邪郁火、湿痰、邪热等所致的心神不安者不宜单用。孕妇慎用。月经期妇女不宜单用此药。

## 远　志

【处方常用名与给付】远志、远志筒、制远志。写远志、远志肉、远志通、制远志、清远志均付甘草制远志；写炒远志、焦远志均付清炒或麦麸炒远志；写蜜远志、炙远志均付蜜炙远志；写朱远志付朱砂拌远志。

【临床性效特征】远志味苦、辛，性温，归心、肾、肺经。①宁心安神，强肾益智，交通心肾，是治疗心肾不交、心神不宁、失眠惊悸及健忘症的要药。②化痰开窍，用治痰阻心窍之癫痫抽搐、惊风发狂。③祛痰止咳，用治痰多黏稠、咳吐不爽或外感风寒、咳嗽痰多、咽喉不利及喉痹等。④消散痈肿，能疏通气血之壅滞，用治痈疽疮毒、乳房肿痛等。现代多用于失眠、健忘等属心肾不交者；癫痫、精神分裂症等属痰阻心窍者；急慢性气管炎、支气管炎等属痰涎阻肺者；痈疖、蜂窝组织炎、乳腺炎、急慢性咽喉炎、急慢性扁桃体炎等属气血壅滞者。

【临床治疗实施】

**1. 用法用量** 内服3~10g。内服入汤剂或入丸、散，常规煎煮。消散痈肿可单用研末，黄酒送服。治疗失眠宜睡前服，开窍醒神适时服，化痰止咳饭后服。外用适量，研末调敷。

**2. 炮制品与临床**　生品有刺激性，以解毒消肿为主，多用于痈疽肿毒、乳房肿痛；甘草制后可缓和其苦燥之性，又能消除刺喉感，以安神益智为主，多用于心神不宁、惊悸失眠、健忘；炒远志及焦远志缓和温燥之性；麸炒远志入脾经，化痰力增；蜜制后可润肺，多用于咳嗽痰多难咳出者。朱砂拌远志增强宁心安神之功，忌火。现已少用。

**3. 方药经验**

（1）开心散中远志与石菖蒲两药相须配伍，可增强祛痰开窍之功，用于痰气上冲、心窍受蒙所致的神志不清、昏愦不语或癫狂惊痫等，也用于痰浊气郁影响神明所致的心悸善忘、惊恐失眠、耳聋目昏等。

（2）远志与茯苓或茯神相使配伍，可增强交通心肾、化痰安神益志之功，用于心肾不交之惊悸、少气、失眠等。

（3）远志与桔梗、浙贝母配伍，可增强开郁宣肺、祛痰止咳之功，用于痰气郁滞、肺气失宣之咳嗽痰多、胸闷气喘。

（4）远志与郁金两药相使配伍，可增强凉血清心、豁痰安神、解郁除烦之功，用于痰气郁滞的怔忡、惊悸、健忘及神志不清等。

**4. 中成药应用**

（1）远志酊：功效祛痰。主治咳嗽不爽。

（2）眠安宁口服液：功效补养心脾，宁心安神。主治心脾两虚、心神不宁所致失眠多梦、气短乏力、心悸；神经衰弱见上述证候者。

【临床药学服务】

**1. 用药告知与监护**　注意区别生、制品的功效差别。有出血倾向者用量不宜过大。用药中顾护脾胃，宜食熟软易消化食物，忌食辛辣、刺激性食物。观察皮肤、尿量、血压变化及有无心悸出现。

**2. 药物警戒实践**　凡实热或痰火内盛者、胃溃疡及胃炎者、孕妇慎用。不宜与珍珠、藜芦、蛤蜊、蛴螬等同用。

# 第十九章
# 平肝息风药

平肝息风药是以平肝潜阳或息风止痉为主要作用，用于肝阳上亢或肝风内动证的药物。

本类药物多为介类、昆虫等动物药及矿物药，主入肝经，具有平肝潜阳、息风止痉等作用。主要用于肝阳上亢之头晕目眩及肝风内动之痉挛抽搐等症。平肝息风药的使用方法亦体现了《黄帝内经》中“惊者平之”的治疗法则。

平肝息风药根据功效及主治病证的不同，可分为平抑肝阳药和息风止痉药两类。

**1. 平抑肝阳药** 本类药多为质重之介类或矿石类，性偏寒凉，主入肝经；功能平抑肝阳或平肝潜阳。适用于肝阳上亢之头晕目眩、头痛、耳鸣及肝火上攻之面红、口苦、目赤肿痛、烦躁易怒、头痛头昏等。

**2. 息风止痉药** 本类药多为虫类，药性寒温兼具，主入肝经；功能息风止痉，抑制痉挛抽搐；主治肝风内动、惊厥等证。适用于温热病之热极动风、肝阳化风及血虚生风等所致的眩晕欲仆、项强肢颤、痉挛抽搐等症及风阳夹痰、痰热上扰之癫痫、惊风抽搐，或风毒侵袭引动内风之破伤风、角弓反张等。部分药尚有平肝潜阳、清泻肝火之功，又可用治肝阳之眩晕和肝火上攻之目赤、头痛等。

本类药物有性偏寒凉或性偏温燥之不同，故应区别使用。介类、矿石类药物入药宜打碎先煎、久煎。用药过程中当注意顾护脾胃。个别药物有毒，用量不宜过大。部分药物重镇潜降，孕妇及习惯性流产者忌用或慎用。脾虚慢惊者不宜用寒凉之品；阴虚血亏者当忌温燥之药。

## 第一节　平抑肝阳药

### 石决明

【处方常用名与给付】石决明、煅石决明、九孔决明、煅石决、生石决、生石决明、光底石决明。写石决明、生石决、光底石决、九孔石决均付生石决明；写煅石决明、煅石决均付煅石决明。

【临床性效特征】石决明味咸，性寒，质重，专入肝经。①平肝潜阳，为凉肝、镇肝之要药，既善平肝潜阳而治疗肝阳上亢之头晕目眩，又善清泻肝火而治疗肝火上攻之头晕头痛，因兼能滋养肝阴，故对肝肾阴虚、阴不制阳而致肝阳亢盛之头痛眩晕尤为适宜。②清肝明目，长于清肝火，益肝阴，有明目退翳之效，为治目疾之常用药。凡目赤肿痛、翳膜遮睛、视物昏花等症，无论虚实均可应用。现代多用于高血压、神经性头痛等属于肝阳上亢者；急性卡他性结膜炎、角膜炎、结膜炎等属肝火上炎者；视神经萎缩、青光眼、老年性早期白内障等属肝肾阴虚者。

【临床治疗实施】

**1. 用法用量** 煎服 6~20g。内服多用生品，入汤剂或入丸、散。入汤剂宜打碎先煎。平肝潜阳饭后服，治泛酸、烧心宜饭前服用。外用适量，煅用撒敷、水飞外用点眼。

**2. 炮制品与临床** 生品内服长于平肝潜阳，清肝明目，用于肝阳上亢之头晕目眩，肝火上攻之头晕头痛、目赤翳障等。煅制后内服有收敛、制酸止痛的功效，用于疮疡久溃不敛及胃痛泛酸；外用能收敛止血，用于外伤出血。

**3. 方药经验**

（1）石决明散中石决明与菊花相使配伍，共奏清肝养阴、清热消肿、明目退翳之功，用于治疗肝火上攻之目赤肿痛、羞明多泪、赤胬攀睛、翳膜遮睛、视物昏花。

（2）石决明与地黄两药配伍，标本兼顾，共奏养肾、平肝、滋阴明目之功，用于肝肾阴虚、肝阳眩晕及肝虚血少、目涩昏暗及热灼伤阴之筋脉拘急、手足肌肉瞤动、头目眩晕之症。

（3）石决明与龙胆两药相使配伍，可增强清肝镇肝、镇潜浮阳、息风解痉之功。用于肝火上炎、肝阳上亢之头痛头胀、头晕目眩及热极生风之四肢抽搐。

（4）石决明与紫贝齿两药均能平肝潜阳，清肝明目，用于肝阳上亢之头晕目眩及肝火上炎之目赤肿痛、翳膜遮睛、视物昏花等症。石决明为凉肝镇肝之要药，又能滋养肝阴，对肝肾阴虚、阴不制阳而致肝阳亢盛之头痛、眩晕尤为适宜。紫贝齿味咸，性平，入肝经。能平肝潜阳，镇惊安神，清肝明目，用于肝阳上扰之心神不宁、惊悸失眠、心烦多梦、肝阳上亢、肝热目赤肿痛、目生翳膜、视物昏花等。煎服 10~15g，外用适量。

**4. 中成药应用** 麝珠明目滴眼液：功效清热，消翳，明目。主治肝虚内热所致的视物不清，眼睛干涩不舒、不能久视。早、中期年龄相关性白内障见上述证候者。

【临床药学服务】

**1. 用药告知与监护** 注意区别证候轻重选择药量。石决明咸寒易伤脾胃，需掌握用药剂量，与其他寒凉药同用时注意减量，并配伍健脾和胃药。用药中顾护脾胃，宜食熟软易消化食物，并观察胃肠道反应、血压等。

**2. 药物警戒实践** 脾胃虚寒、食少便溏者慎用。慢性萎缩性胃炎患者不宜大量长期服用。肾炎、肾功能不全等肾病患者不宜大量长期服用。不宜与四环素类、异烟肼、利福平、维生素 C、洋地黄类药同用。

## 珍珠母

【处方常用名与给付】珍珠母、煅珍珠母、珠母、明珠母。写珍珠母、生珍珠母均付生珍珠母；写煅珍珠母、煅珠母均付煅珍珠母。

【临床性效特征】珍珠母味咸，性寒，质重，入心、肝经。①平肝潜阳，清肝明目，为清肝明目之要药。用于肝阳上亢的头晕目眩；肝火上炎之目赤肿痛、羞明畏光、目生翳障，以及肝虚之视物昏花。②镇惊安神，用于心悸怔忡、失眠多梦等心神不宁之症。③外用能燥湿收敛，用治湿疮瘙痒、溃疡久不收口、口疮等症。现代临床常用于口疮、消化道溃疡、老年性白内障、血管性头痛等。

珍珠味甘、咸，性寒，归肝、心经。安神定惊、明目消翳、润肤祛斑，用于心神不宁、心悸失眠、健忘多梦及惊风、高热、目赤肿痛、目翳、皮肤色斑。

【临床治疗实施】

**1. 用法用量** 煎服10~25g。内服用生品或火煅后用，入汤剂或入丸、散。入汤剂宜打碎，先煎，宜饭后服用。外用适量研粉撒布皮损处或制成眼药膏外用。珍珠内服0.1~0.3g，多入丸、散，外用适量。

**2. 炮制品与临床** 生品内服长于平肝潜阳，清肝明目，镇惊安神，多用于肝阳上亢之头晕目眩，肝火上攻之目赤翳障、视物昏花，心神不宁之惊悸失眠等。煅制后研细粉内服，能治胃酸过多；外用能燥湿收敛，用于湿疹瘙痒、溃疡久不收口、口疮等。

**3. 方药经验**

（1）珍珠母丸中珍珠母与酸枣仁两药相使配伍，可增强养阴血、安心神、镇惊之功，用于治疗虚烦不眠、惊悸多梦。

（2）甲乙归藏汤中珍珠母与白芍两药相使配伍，刚柔相济，共奏平肝潜阳、镇肝柔阴之功，用于治疗肝阴亏损、肝阳上亢之头晕目眩、胁肋疼痛、四肢拘挛。

（3）珍珠母与珍珠配伍，可增强镇静安神、平肝止痉的功效，用于失眠、心慌心悸、心神不宁、惊风抽搐、目赤肿痛等。珍珠功能镇惊安神，定惊止痉，多用于心神不宁、心悸失眠、健忘多梦及小儿急惊风、高热神昏、惊痫抽搐等；又能清肝经之热而明目退翳，用于肝经风热或肝火上攻之目赤涩痛、目生翳膜等。外用水飞成极细粉末，即珍珠粉。珍珠粉与珍珠功用相同，有清热解毒、生肌敛疮之功，多用于口舌生疮、牙龈肿痛、咽喉溃烂等口腔疾患；还能润肤祛斑，用于皮肤色斑。现代多将其用于化妆品中，防治皮肤色素沉着。

（4）珍珠与牛黄两药相须配伍，可加强清热解毒、凉肝息风、豁痰开窍、安神定惊之力，用于小儿痰热之急惊风、高热神昏、痉挛抽搐。两药配伍外用，可增强清热解毒、生肌敛疮之功，用于口舌生疮、牙龈肿痛、咽喉溃烂等。

**4. 中成药应用**

（1）珍珠胃安丸：功效行气止痛，宽中和胃。主治气滞所致的胃脘疼痛胀满、泛吐酸水、嘈杂似饥；胃及十二指肠溃疡见上述证候者。

（2）珍杉理胃片：功效调中和胃，行气活血，解毒生肌。主治寒热夹杂、气血阻滞所致的胃脘痛。症见胃痛、嗳气泛酸、腹胀、大便时溏时硬；十二指肠溃疡见上述证候者。

（3）复方珍珠暗疮片：功效清热解毒，凉血消斑。主治血热蕴阻肌肤所致的粉刺、湿疮，症见颜面部红斑、粉刺疙瘩、脓疱，或皮肤红斑丘疹、瘙痒；痤疮、红斑丘疹性湿疹见上述证候者。

（4）珍珠明目滴眼液：功效清肝，明目，止痛。主治眼胀眼痛、干涩不适、不能持久阅读等；早期老年性白内障、慢性结膜炎、视疲劳见上述证候者。

（5）复方珍珠散：功效收湿敛疮，生肌长肉。主治热毒蕴结所致的溃疡，症见疮面鲜活，脓腐将尽。

（6）珠黄吹喉散：功效解毒化腐生肌。主治热毒内蕴所致的咽喉口舌肿痛、糜烂。

【临床药学服务】

**1. 用药告知与监护**　与其他寒凉药同用时注意减量。用药中顾护脾胃，宜食熟软易消化食物。观察精神状态、胃肠功能、肝肾功能、血压等。脾胃虚者不宜单味久用，并应控制剂量。

**2. 药物警戒实践**　凡阳虚、气虚、外感风寒或内伤生冷者忌用。孕妇慎用，习惯性流产者不宜使用。镇降之品，气虚下陷证慎用；脾胃虚寒、食少便溏者慎用；老年人及婴幼儿不宜长期大量服用。肝肾功能障碍者不宜大量长期服用。不宜与四环素类、异烟肼、磷酸氯喹、磷酸可待因、硫酸亚铁、硫酸甲苯磺丁脲、洋地黄等同用。

## 牡　蛎

【处方常用名与给付】牡蛎、煅牡蛎、生牡蛎、左牡蛎、牡蛎壳。写牡蛎、生牡蛎、大牡蛎、左牡蛎均付生牡蛎；写煅牡蛎、煅牡粉、熟牡蛎均付煅牡蛎。

【临床性效特征】牡蛎味咸，性寒，质重，入肝经。①平肝潜阳，重镇安神。善治阴虚阳亢之头晕目眩及心神不安、惊悸怔忡、失眠多梦等症，亦可用治热病伤阴、虚风内动之四肢抽搐之症。②软坚散结，用于痰火郁结之痰核、瘰疬、瘿瘤及气滞血瘀之癥瘕积聚。③收敛固涩，止汗涩精，止血止带。④煅后可制酸止痛。现代临床多用于十二指肠溃疡、肺结核盗汗、高血压、淋巴结肿大等。

【临床治疗实施】

**1. 用法用量**　煎服 9~30g。入汤剂或入丸、散。入汤剂宜打碎先煎。用于重镇安神宜睡前服；用于平肝潜阳、软坚散结、收敛固涩宜饭后服；用于制酸止痛宜饭前服。外用适量，研末干撒，调敷或做扑粉，用于皮肤湿疹、湿疮。

**2. 炮制品与临床**　生品内服长于平肝潜阳，重镇安神，软坚散结，用治阴虚阳亢之头晕目眩、心神不安、惊悸怔忡；热病伤阴之虚风内动、四肢抽搐；痰火郁结之瘰疬痰核、瘿瘤、癥瘕积聚。煅制后内服长于收敛固涩，制酸止痛，用治遗精遗尿、崩漏带下、自汗盗汗等滑脱证及胃痛泛酸。

**3. 方药经验**

（1）消瘰丸中牡蛎与玄参两药相使配伍，共奏软坚散结、泻火解毒之功，用于痰火郁结之痰核、瘰疬、瘿瘤及气滞血瘀之癥瘕积聚。

（2）牡蛎散中牡蛎与黄芪两药相配，补敛结合，标本同治，共奏益气敛阴、固表止汗之功，用于治疗气阴不足之自汗、盗汗等。

（3）牡蛎与龙骨两药相须配伍，可增强重镇安神、平肝潜阳之功，用于治疗肝阳上亢之头晕目眩、心神不宁、惊悸失眠。煅牡蛎与煅龙骨两药相须配伍，可增强收敛固涩之力，用于遗精、遗尿、崩漏、带下、自汗、盗汗等滑脱证。

**4. 中成药应用**

（1）抑眩宁胶囊：功效平肝潜阳，降火涤痰，养血健脾，祛风清热。主治肝阳上亢、气血两虚所致眩晕。

（2）肾骨胶囊：功效滋阴潜阳，补肾壮骨。主治肝肾不足所致骨质疏松、小儿佝偻病，症见骨痛、肌肉痉挛、骨脆易折、小儿筋骨萎弱、囟门闭合较迟。

【临床药学服务】

**1. 用药告知与监护**　注意区别生、制品药效差异。根据证候轻重选择药量，不宜长期大剂量使用，与其他寒凉药物同用时注意减量。部分患者用药后会出现呕吐、腹泻等胃肠道不良反应。用药中顾护脾胃，饮食宜熟软易消化，忌生冷、油腻食物。用药中观察胃肠功能等。

**2. 药物警戒实践**　体虚而多寒者及肾阳虚、外感表证、便秘者忌用；对本品过敏者禁用。脾胃虚寒、食少便溏者及孕妇慎用。肾炎、肾功能不全等肾病患者不宜大量长期服用。不宜与麻黄、细辛、吴茱萸、辛夷同用。有研究称，不宜与四环素类、异烟肼等同用，不宜与洋地黄、维生素 C 合用。

## 赭　石

【处方常用名与给付】赭石、代赭石、代赭石粉、煅代赭石。写代赭石、生赭石、赭石、钉赭石、钉头石均付生代赭石；写煅赭石付煅赭石。

【临床性效特征】赭石味苦，性寒，主入肝、心、肺、胃经。①镇潜肝阳，又善清降肝火，为治疗肝阳上亢之头痛眩晕、目胀耳鸣、烦躁易怒之佳品。②重镇降逆，除肺胃气逆之要药，用于胃气上逆之呕吐、呃逆、噫气；肺气上逆之喘息。③凉血止血，用于气火上逆、迫血妄行之吐血、衄血及血热崩漏下血。现代多用于内耳眩晕症、小儿癫痫、高血压、呕吐呃逆等属肝阳上亢者。

【临床治疗实施】

**1. 用法用量**　煎服 10~30g，入丸、散 1~3g。内服用生品或火煅醋淬研粉用，入汤剂或研末入丸、散剂。入汤剂宜打碎，先煎。用于平肝潜阳、凉血止血时宜饭后服，用于重镇降逆宜少量多次不定时服。外用适量。研末调敷或撒涂。

**2. 炮制品与临床**　生品内服长于平肝潜阳，重镇降逆，用于肝阳上亢之头痛眩晕；

胃气上逆之呕吐、呃逆、噫气及肺气上逆之喘息。火煅醋淬后，长于凉血止血，用于血热吐衄及崩漏。

**3. 方药经验**

（1）镇肝熄风汤中赭石与怀牛膝两药相使配伍，可增强镇肝潜阳、清泻肝火之功，用于肝阳上亢之头晕目眩等。

（2）旋覆代赭汤中赭石与旋覆花两药相须配伍，可增强降逆止呕、消痰行水之功，用于治疗痰浊中阻、胃气上逆之呃逆、呕吐、噫气不止等症。

（3）赭石与生铁落两药配伍，可增强平肝重镇之功，用于惊悸、神志失常等。生铁落为重镇之品，味辛，性凉，归肝、心经。功能平肝镇惊，用于肝火扰心之神志失常、暴怒发狂、惊悸不安等。内服用生品或火煅醋淬后用，煎服 30~60g，入汤剂或入丸、散剂。外用适量。肝虚及中气虚寒者忌服。孕妇及习惯性流产者忌用。

**4. 中成药应用**　晕可平颗粒：功效镇肝潜阳。主治肝阳上亢所致头晕、目眩；耳源性眩晕见上述证候者。

【临床药学服务】

**1. 用药告知与监护**　本品苦寒重镇，药性沉降，不宜长期服用，与其他寒凉药同用时注意减量。赭石超量服用可出现头痛头晕、恶心呕吐、腹痛腹泻、呕血、便血、心悸、眩晕等症状。用药中顾护脾胃，宜食熟软易消化食物，忌食生冷黏腻食物。观察食欲、大便、血压等。

**2. 药物警戒实践**　凡外感风寒、内伤生冷、脾胃虚寒、肾阳虚衰者均不宜单味服用。肠炎、腹泻者忌单味长期服用。脱肛、子宫脱垂等中气下陷者忌用。孕妇慎用。老年人、婴幼儿及肝肾功能不全者不宜长期服用。不宜与附子、天雄等乌头类药物同用。有报道称，不宜与四环素族、异烟肼、利福平、泼尼松片、维生素 C 等合用。

## 蒺　藜

【处方常用名与给付】蒺藜、刺蒺藜、炒蒺藜、白蒺藜、盐蒺藜。写刺蒺藜、白蒺藜、蒺藜均付生蒺藜；写炒蒺藜付炒蒺藜。

【临床性效特征】蒺藜苦泄辛散，性微温，有小毒；专入肝经。①平抑肝阳，疏肝解郁，用于肝阳眩晕、肝郁之胸胁胀痛及乳房胀痛。②祛风明目，长于疏散肝经风热而明目退翳，用于风热上攻之目赤肿痛、翳膜遮睛。③祛风止痒，用于风疹瘙痒及白癜风。现代多用于高血压、血管神经性头痛等属肝肾阴虚、虚阳上扰者；角膜炎、结膜炎等属肝经风热者。

【临床治疗实施】

**1. 用法用量**　煎服 6~10g。入汤剂或入丸、散剂。常规煎煮，宜饭后服。外用适量，捣敷，或研末撒，或水煎洗患处。

**2. 炮制品与临床**　生品内服长于祛风，明目，止痒，用于风热目赤、翳膜遮睛及风疹瘙痒、白癜风等；炒后辛散之性减弱，长于平肝潜阳，疏肝解郁，用于肝阳上亢之头痛、眩晕及肝郁气滞之胸胁胀痛、乳房胀痛。

**3. 方药经验**

（1）白蒺藜散中蒺藜与决明子两药相使配伍，均能清肝明目，可增强疏散肝经风热、清肝明目退翳之功，用于风热目赤肿痛、多泪多眵或翳膜遮睛等。

（2）蒺藜与僵蚕两药相使配伍，可增强平肝祛风、镇惊止痛、化痰定惊、明目之功，用于肝风上扰之头痛头晕、眼花，痰热壅盛之惊痫抽搐、风疹瘙痒等。

（3）蒺藜与穿山甲两药相使配伍，均能透散，可增强疏肝散郁、活血祛瘀、通经下乳之功，用于肝郁气滞之乳汁不通、乳房作痛。

（4）蒺藜与罗布麻叶两药均有平抑肝阳之功，常治肝阳上亢之头晕目眩。然蒺藜尚有辛散之性，具有疏肝解郁、疏散肝经风热及祛风止痒等功效，用治肝郁气滞之胁肋、乳房胀痛，肝经风热上攻之目赤、翳障及风疹瘙痒等症。罗布麻叶味甘、苦，性凉，归肝经。既能平抑肝阳，清泄肝热，又能清热利尿，用于肝阳上亢之眩晕和肝火上攻之头痛，及水肿小便不利兼有热象者。煎服或开水泡服6~12g。

**4. 中成药应用**

（1）心脑舒通胶囊：功效活血化瘀，舒利血脉。主治瘀血阻络所致的胸痹心痛，中风恢复期的半身不遂、语言障碍，或动脉硬化等心脑血管缺血性疾患、高黏血症。

（2）开光复明丸：功效清热散风，退翳明目。主治肝胆热盛引起的暴发火眼、红肿痛痒，眼睑赤烂，云翳气蒙，羞明多眵。

【临床药学服务】

**1. 用药告知与监护** 用量不宜过大。蒺藜中毒后可见乏力思睡、头昏心悸、恶心呕吐、唇甲及皮肤黏膜呈青紫色，严重者可出现肺水肿、呼吸衰竭。用药中监测皮肤、精神状态、胃肠功能、肺功能、血常规及有无过敏反应等。忌生冷、油腻之品，禁酒。

**2. 药物警戒实践** 气虚血亏证慎用。孕妇慎用。

## 第二节　息风止痉药

### 羚羊角

【处方常用名与给付】羚羊角、羚羊角片、羚羊角粉、羚羊角丝。写羚羊角、羚角、羚角片均付羚羊角片；写羚角粉、羚羊角粉均付羚羊角粉。

【临床性效特征】羚羊角味咸，性寒，归肝、心经。①平肝息风止痉，为治肝风内动、惊痫抽搐之要药，用于温热病之热邪炽盛、热极动风所致的高热神昏、惊厥抽搐等症。②平抑肝阳，用治肝阳上亢之头晕目眩、烦躁失眠、头痛等。③清肝明目，用于肝火上炎之目赤肿痛、羞明多泪等。④清心凉肝，泻火解毒，有气血两清之效，常用于温热病壮热神昏、谵语躁狂，甚或痉厥抽搐及热毒斑疹等。现代多用于高热惊厥、癫痫、肺炎、麻疹等发热性疾病属热极生风者；高血压、神经性头痛等属肝阳上亢者；

流行性感冒、扁桃体炎、腮腺炎等属外感风热或温毒者。

【临床治疗实施】

**1. 用法用量**　煎服 1~3g。磨汁或研粉服 0.3~0.6g。内服入汤剂；或入丸、散。水煎时宜镑成薄片单煎两小时以上，亦可磨汁或研粉服。治疗高热随时服；凉血解毒饭后服。

**2. 炮制品与临床**　羚羊角入药多制成羚羊角片、羚羊角丝或羚羊角粉使用。

**3. 方药经验**

（1）羚角钩藤汤中羚羊角与钩藤两药相须配伍，清达透泄，可增强清肝热、息肝风、平肝阳、解热毒之功，用于治疗温热病热邪炽盛之高热、烦躁、神昏及惊厥抽搐等。

（2）羚羊角散中羚羊角与决明子两药相使配伍，可增强镇肝息风、清肝明目之功，用于肝火上炎之头痛、目赤肿痛、羞明流泪。

（3）紫雪丹中羚羊角与石膏两药相使配伍，可增强气血双清、凉血解毒、除烦醒神之功，用于治疗温热病之壮热神昏、谵语躁狂，甚或抽搐、热毒斑疹。

（4）羚羊角与石决明两药相使配伍，可增强平肝息风、清肝明目、清心解毒之功，用于肝风内动、惊痫抽搐、神昏谵语、狂躁及肝阳上亢之头晕目眩，肝火上攻之目赤肿痛或肝虚目昏。

（5）羚羊角与山羊角、水牛角皆为牛科动物的角，均为咸寒之品，均入心、肝经，均能清热解毒，用于温热病热入营血之高热烦躁、神昏狂乱、吐衄发斑、抽搐惊厥等。其中，羚羊角为牛科动物赛加羚羊的角，善清肝热，息风止痉，可用于肝经热盛所致的多种病变，尤为高热引动肝风所致的惊厥抽搐效果好，为治疗惊厥抽搐之要药；又能清肝明目，用于肝火炽盛所致的目赤头痛；可平降肝阳，用于肝阳上亢所致的头晕目眩等。山羊角为牛科动物青羊的角，功能平肝镇惊，多作为羚羊角的替代品使用，唯山羊角作用较弱，煎服 10~30g。水牛角为牛科动物水牛的角，又善清心热，清热凉血，泻火解毒；主治温热病热入营血之高热、神昏谵语及血热妄行之斑疹吐衄等。煎服 15~30g。内服入汤剂或入丸、散。入汤剂宜先煎。

**4. 中成药应用**

（1）金羚感冒片：功效疏风解表，清热解毒。主治风热感冒，症见发热头痛、咽干口渴；上呼吸道感染见上述证候者。

（2）羚羊角胶囊：功效平肝息风，清肝明目，散血解毒。主治肝风内动、肝火上扰、血热毒盛所致的高热惊痫、神昏惊厥、子痫抽搐、癫痫发狂、头痛眩晕、目赤翳障、温毒发斑。

（3）羚羊清肺颗粒（丸）：功效清肺利咽，清瘟止嗽。主治肺胃热盛感受实邪，症见身热头昏、四肢酸懒、咳嗽痰盛、咽喉肿痛、鼻衄咯血、口干舌燥。

【临床药学服务】

**1. 用药告知与监护**　本品不宜大剂量使用，与其他寒凉药同用时注意减量。用药中顾护脾胃，宜食熟软易消化食物。注意监测精神状态、过敏反应、血压、心功能等。

**2. 药物警戒实践** 脾虚慢惊者忌用；阴虚动风者禁用。过敏体质者、孕妇慎用。不宜与川乌、草乌、附子及小檗碱同用。羚羊角与镇静药、麻醉药同用时剂量不宜过大。

## 牛 黄

【处方常用名与给付】牛黄、西牛黄、京牛黄、丑宝、天然牛黄。写牛黄、丑宝、西牛黄、西黄、京牛黄、真牛黄均付天然牛黄；写人工牛黄付人工牛黄。

【临床性效特征】牛黄味甘，性凉，归心、肝经。①清心凉肝，息风止痉，常用治小儿急惊风之壮热神昏、惊厥抽搐等。②定惊安神，能清心化痰开窍而醒神，用于温热病热入心包或痰热蒙蔽心窍所致的神昏谵语、高热烦躁、口噤、痰鸣及中风、惊风、癫痫等。③清热解毒之良药，常用治火毒壅滞之咽喉肿痛、溃烂，口舌生疮，牙痛及痈疽疔毒等。现代多用于流行性脑脊髓膜炎、流行性乙型脑炎、脑出血等属热闭心包或痰热内闭者；高热惊厥属热盛动风者；高血压属肝火及痰热者。

【临床治疗实施】

**1. 用法用量** 内服 0.15~0.35g，多入丸、散。一般不入煎剂。外用适量。研末敷患处。

**2. 炮制品与临床** 牛黄入药多研为极细粉末使用。

**3. 方药经验**

（1）安宫牛黄丸、西黄丸中牛黄与麝香相使配伍，既可增强清心祛痰、开窍醒神之功，用于温热病热入心包及中风、惊风、癫痫等痰热阻闭心窍所致的神昏谵语、高热烦躁、口噤舌謇、痰涎壅塞等；又可增强清热解毒、活血散结、消肿止痛之功，用于乳岩、瘰疬痰核、流注恶疮等。

（2）安宫牛黄丸、牛黄散中牛黄与朱砂两药相须配伍，可增强化痰开窍、息风止痉、清心解毒之功，用于治疗温邪内陷、热入心包之神昏谵语、烦躁不安，中风痰热窍闭、神昏口噤及小儿热盛惊风等。

（3）痫症镇心丸中牛黄与胆南星两药相使配伍，可凉肝息风，清热化痰，用治痰热蒙闭清窍之癫痫仆倒、昏不知人、口吐涎沫、四肢抽搐等。

（4）牛黄与金银花两药相使配伍，能清热解毒，宣散风热，用于治疗火毒郁结之口舌生疮、咽喉肿痛、牙痛痈疽、疔毒疖肿等。

（5）体外培育牛黄和人工牛黄作为天然牛黄的替代品使用。两药的药性、功效与天然牛黄相似而力弱。用法用量与天然牛黄相似，目前已广泛应用于临床，以缓解天然牛黄药源之短缺。体外培育牛黄功能清心豁痰，凉肝息风，开窍解毒，适用于热病神昏、中风痰迷、惊痫抽搐、癫痫发狂、咽喉肿痛、口舌生疮、痈肿疔疮等。人工牛黄功能清热解毒，化痰定惊，多用于咽喉肿痛、口舌生疮、疮痈及痰热癫狂、小儿急惊风等。1 次 0.15~0.35g，多作配方用；外用适量敷患处。

**4. 中成药应用**

（1）牛黄上清胶囊（片、丸）：功效清热泻火，散风止痛。主治热毒内盛、风火上攻所致头痛眩晕、目赤耳鸣、咽喉肿痛、口舌生疮、牙龈肿痛、大便燥结。

（2）西黄丸：功效清热解毒，消肿散结。主治热毒壅结所致痈疽疔毒、瘰疬、流注、癌肿。

（3）安宫降压丸：功效清热镇惊，平肝潜阳。主治肝阳上亢、肝火上炎所致眩晕，症见头晕、目眩、心烦、目赤、口苦、耳鸣耳聋；高血压见上述证候者。

（4）牛黄清心丸：功效清心化痰，镇惊祛风。主治风痰阻窍所致头晕目眩、痰涎壅盛、神志混乱、言语不清及惊风抽搐、癫痫。

（5）牛黄蛇胆川贝散（滴丸、液）：功效清热，化痰，止咳。主治热痰、燥痰咳嗽，症见咳嗽、痰黄或干咳、咳痰不爽。

（6）牛黄醒消丸：功效清热解毒，活血祛瘀，消肿止痛。主治热毒郁滞、痰瘀互结所致的痈疽发背、瘰疬流注、乳痈乳岩、无名肿痛。

【临床药学服务】

**1. 用药告知与监护**　本品性寒易伤脾胃，注意疗程及用量并适当配伍，与其他寒凉药物同用时注意减量。用药中顾护脾胃，饮食宜熟软易消化，忌生冷、油腻、辛辣食物。牛黄过量内服可以引起中毒，出现血压下降、心率减慢、呼吸和循环衰竭等症状，用药中监测精神状态、血压变化、胃肠功能、心功能、过敏反应等。

**2. 药物警戒实践**　非实热证，脾胃虚寒、寒痰内停证等不宜使用。患有慢性肠炎等消化系统疾病者不宜长期服用。低血压患者不宜单味药使用或长期服用。孕妇、婴幼儿及老年人慎用。有报道认为，不宜与水合氯醛、苯巴比妥等镇静药同用，不宜与肾上腺素、阿托品同用。

## 钩　藤

【处方常用名与给付】钩藤、双钩藤、双钩。写钩藤、双钩耳、嫩钩耳、嫩钩藤、双钩藤、双钩、钩耳均付钩藤。

【临床性效特征】钩藤味甘，性凉，归肝、心包经。①清心凉肝，息风止痉，为治肝风内动、惊痫抽搐之常用药物，尤宜于热极生风、四肢抽搐及小儿高热惊厥等。②平抑肝阳，用于肝火上炎或肝阳上亢之头胀头痛、眩晕等。③具清疏之性，能清透热邪，可用于风热头痛、小儿肝热夜啼等。现代多用于高血压、血管神经性头痛、急性脑梗死等属肝阳上亢及肝阳化风者。

【临床治疗实施】

**1. 用法用量**　煎服 3～12g。内服入煎剂或丸、散剂。入煎剂宜后下，不宜久煎。治热极生风随时服；治肝阳头痛、眩晕饭后服。

**2. 炮制品与临床**　本品一般生用。

**3. 方药经验**

（1）羚角钩藤汤中钩藤与白芍两药相使配伍，标本兼顾，可增强养肝血、平肝阳、清热息风之功，用于肝阴肝血不足、肝体失养、肝阳偏亢所致的头痛眩晕、急躁易怒、失眠多梦等。

（2）钩藤与天麻相须配伍，可增强平肝息风之功，用于肝风内动、风痰上扰之头痛眩晕、抽搐、手足麻木等。

（3）钩藤与蝉蜕相使配伍，均能息风止痉，可增强清热凉肝、息风止痉之功，用于小儿急惊风之高热神昏、手足抽搐、夜啼不宁等。

（4）钩藤与龙胆草、菊花配伍，共奏清肝胆实火、平肝息风之功，用于肝火上炎、风热头痛、肝阳上亢之头目昏痛、目赤肿痛及肝经热盛动风所致的手足抽搐。

**4. 中成药应用**

（1）心脑静片：功效平肝潜阳，清心安神。主治肝阳上亢所致眩晕及中风，症见头晕目眩、烦躁不宁、言语不清、手足不遂，也可高血压属肝阳上亢证。

（2）天麻钩藤颗粒：功效平肝息风，清热安神。主治肝阳上亢所引起的头痛、眩晕、耳鸣、眼花、震颤、失眠；高血压见上述证候者。

（3）复方钩藤片：功效滋补肝肾，平肝潜阳。主治肝肾不足、肝阳上亢所致眩晕头痛、失眠耳鸣、腰膝酸软。

【临床药学服务】

**1. 用药告知与监护**　久用注意寒凉伤胃，用药中顾护脾胃，饮食宜熟软易消化，忌辛辣、刺激性食物。用药期间监测精神状态、血压变化、心率、胃肠功能等。

**2. 药物警戒实践**　脾胃虚寒、肾阳虚及外感风寒、内伤生冷等证不宜长期服用。昏迷、心动过缓、低血压患者不宜大量长期服用。先兆流产者慎用。老年人和婴幼儿不宜长期大量服用。不宜与肾上腺素及去甲肾上腺素同用。

## 天　麻

【处方常用名与给付】天麻、明天麻。写天麻、天麻片、赤箭、明天麻、明麻均付天麻片。

【临床性效特征】天麻味甘，性平，归肝经。①息风止痉，可治疗多种病因所致的肝风内动引起的惊痫抽搐之症，无论寒热虚实均可配伍应用。②平抑肝阳，为治眩晕、头痛之要药，无论虚证、实证均可配伍应用。③祛外风，通经络，止痛，常用治风中经络之肢体麻木、手足不遂、风湿痹痛等。现代多用于癫痫、高血压、中风恢复期等属肝风内动者；偏头痛、血管神经性头痛属肝阳上亢者。

【临床治疗实施】

**1. 用法用量**　煎服 3~10g；研末冲服 1~1.5g。内服入煎剂，或丸、散剂或研末冲服。常规煎煮。用于平抑肝阳、祛风通络多饭后服，用于息风止痉可不拘时服。

**2. 炮制品与临床**　天麻临床多蒸制，切片使用。蒸制品可提高息风止痉、平肝潜阳的作用。

**3. 方药经验**

（1）醒脾散中天麻与人参两药配伍，共奏息风止痉、补益脾气之功，用于脾虚之手足抽搐、肌肉搐动、小儿慢惊风。

（2）天麻与川芎相使配伍，可增强平肝息风、通络止痛之功，用于治疗头风攻注、偏正头痛、头晕欲倒等虚风上扰之症。

**4. 中成药应用**

（1）天麻首乌片：功效滋阴补肾，养血息风。主治肝肾阴虚所致头晕目眩、头痛耳鸣、口苦咽干、腰膝酸软、脱发、白发；脑动脉硬化、早期高血压、血管神经性头痛、脂溢性脱发见上述证候者。

（2）天麻丸：功效祛风除湿，活络止痛，补益肝肾。主治风湿瘀阻、肝肾不足所致的痹病，症见肢体拘挛、手足麻木、腰腿酸痛。

（3）天麻头痛片：功效养血祛风，散寒止痛。主治外感风寒、瘀血阻滞或血虚失养所致的偏正头痛、恶寒、鼻塞。

【临床药学服务】

**1. 用药告知与监护**　本品具有一定的镇静安神功效，若与镇静药、麻醉药同用，应注意减量。偶可引起面部灼热、乏力自汗、头晕眼花、头痛、恶心呕吐、胸闷心慌等。用药中监测精神状态、血压变化、心率、肾功能及有无过敏反应等。忌食辛辣、刺激性食物。

**2. 药物警戒实践**　阴虚火旺、血虚血燥、气血两虚、实热内炽而致肝风内动或肝阳上亢者不宜单味服用；孕妇慎用。老年人和婴幼儿不宜长期服用。天麻慎与镇静药、麻醉药、抗心律失常药、降血压药配伍。心动过缓、低血压患者不宜大量长期服用。不宜与免疫抑制药合用。

## 地　龙

【处方常用名与给付】地龙、广地龙、干地龙、蚯蚓。写地龙、广地龙、土地龙均付生地龙；写炒地龙、炮地龙、酒地龙、制地龙均付炒制地龙。

【临床性效特征】地龙味咸，性寒，归肝、肺、脾、膀胱经。①清热息风，定惊止痉，用于热极生风所致的神昏谵语、惊痫抽搐及小儿惊风、癫痫发狂等。②通络止痛，用于中风后经络不通、半身不遂、口眼㖞斜及痹病之肢麻拘挛，尤宜于关节红肿疼痛、屈伸不利之热痹。③清肺平喘，用于邪热壅肺之喘息不止、喉中有哮鸣音者。④通利水道，用于热结膀胱之小便不利或尿闭不通。现代多用于高热惊厥属痰热壅盛、引动肝风者；脑卒中恢复期及后遗症属痰瘀阻络者，急慢性支气管炎、喘息性支气管炎等属热痰阻肺等。

【临床治疗实施】

**1. 用法用量**　煎服 5～10g；鲜品 10～20g；研末吞服 1～2g。内服入煎剂或丸、散剂等，亦可用鲜品加食盐化水服。常规煎煮。用于平喘、通络多饭后服，用于清热息风不拘时服。外用适量，捣烂，或研末调敷用于利水、疗痈、通痹。

**2. 炮制品与临床** 地龙入药可生用、酒炙或用鲜品。生地龙功善清热息风，定惊止痉，平喘利水，主要用于高热之惊痫抽搐、癫狂等症。酒炙、炒制后便于粉碎，内服、外用均可，并能去腥矫味，增强通络止痛作用，多用于中风半身不遂、风寒湿痹及跌打损伤等。鲜地龙清热定惊力强，可与食盐同用化水内服治疗癫痫。

**3. 方药经验**

（1）小活络丹中地龙与川乌两药配伍，相反相成，共奏祛风通络、除湿止痛之功，用于风寒湿痹，症见肢体关节麻木、疼痛尤甚，屈伸不利。

（2）补阳还五汤中地龙与黄芪两药配伍，共奏息风止痉、益气通络之功，用于中风后气虚血滞、经络不通之半身不遂等。

（3）地龙与黄芩相使配伍，共奏清肺热、平喘息之功，用于邪热壅肺、肺失肃降之喘息不止、喉中哮鸣之肺热哮喘。

**4. 中成药应用**

（1）复方地龙胶囊：功效化瘀通脉，益气活血。主治缺血性中风中经络恢复期气虚血瘀证，症见半身不遂、口眼㖞斜、言语謇涩或不语、偏身麻木、乏力、心悸、气短、流涎、自汗。

（2）溶栓胶囊：功效清热定惊，活血通络。主治中风见半身不遂、肢体麻木，高血压见上述证候者。

【临床药学服务】

**1. 用药告知与监护** 与其他寒凉药同用时注意减量。用药中顾护脾胃，饮食宜熟软易消化，忌食生冷、刺激性食物。用药中监测精神状态、血压、心率、胃肠功能、凝血功能及有无过敏反应等。

**2. 药物警戒实践** 脾胃虚寒者慎用。慢性胃炎、肝炎、食少易呕者禁大量久服；心动过缓及低血压患者忌大量久服。有出血倾向者忌用。孕妇及先兆流产者不宜大量服用。老年人和婴幼儿不宜大量长期服用。过敏体质忌用。不宜与阿司匹林、吲哚美辛、左旋多巴等合用。

## 全　蝎

【处方常用名与给付】全蝎、全虫、淡全蝎、盐全蝎。写全蝎、全虫、淡全蝎、漂全蝎、伏蝎、盐全蝎、干蝎均付全蝎。

【临床性效特征】全蝎味辛，性平；有毒，归肝经。①息风止痉，为搜风定搐之要药，用于多种原因引起的痉挛抽搐。②散结消肿，能以毒攻毒，用于疮疡肿毒、瘰疬痰核等。③通络止痛，用于风寒湿痹日久不愈、筋脉拘挛、关节变形之顽痹，亦用于顽固性偏正头痛。现代多用于破伤风、风湿性关节炎、类风湿关节炎、中风后遗症、顽固性头痛、癌症等。

【临床治疗实施】

**1. 用法用量**　煎服3～6g；研末服0.6～1g。内服入煎剂或丸、散剂。常规煎煮。用于息风止痉不拘时服，用于通络止痛多饭后服。外用适量，研末调敷。

**2. 炮制品与临床**　临床多置沸水或沸盐水中煮至全身僵硬，捞出，阴干入药。

**3. 方药经验**

（1）撮风散中全蝎（蝎尾）与朱砂两药配伍，心肝并治，可增强息风止痉、安神镇静之功，用于治疗高热惊厥抽搐、烦躁不安、急慢惊风等。

（2）钩藤饮子中全蝎（蝎尾）与钩藤两药相须配伍，可增强平肝息风、通络止痛之功，治疗肝风内动之惊痫抽搐，中风后遗症引起的半身不遂，肝阳、肝风引起的顽固性头痛等。

（3）蝉蝎散、五虎追风散中全蝎与蝉蜕两药相使配伍，均能息风止痉，可增强疏散风热、息风定搐止痉之功，用于肝风内动之惊痫抽搐、小儿惊风及破伤风等症。

**4. 中成药应用**　珠珀保婴散：功效镇惊，祛风，化痰。主治小儿惊风气促、手足抽搐、痰涎壅盛。

【临床药学服务】

**1. 用药告知与监护**　本品有毒，注意剂量与疗程，中病即止。用药中顾护脾胃，饮食宜熟软易消化，忌辛辣、刺激性食物。易出现过敏反应，表现为全身性红色皮疹及风团、发热、全身剥脱性皮炎等。偶可引起蛋白尿、神经中毒，表现为面部咬肌强直性痉挛，用量过大可致头痛、头昏、血压升高、烦躁不安等。用药时注意观察精神状态，监测血压、血糖、肝功能、凝血机制及有无过敏反应等。

**2. 药物警戒实践**　血虚生风者慎用；昏迷患者禁用；肝炎患者忌用；过敏体质者忌用；孕妇忌用。低血压者不宜长期或大量服用；糖尿病患者不宜长期或大量服用；老年人和婴幼儿不宜大剂量服用。不宜与类固醇、降压药等合用。

## 蜈　蚣

【处方常用名与给付】蜈蚣、酒蜈蚣、焙蜈蚣、百足虫、百足。写蜈蚣、天龙、百足、大蜈蚣、长蜈蚣、制蜈蚣、川蜈蚣均付制蜈蚣；写蜈蚣末付蜈蚣末。

【临床性效特征】蜈蚣味辛，性温，善走窜，有毒；归肝经。①平肝息风，能搜风通络，内通脏腑，外达经络，为止痉要药。用于肝风内动、惊痫抽搐及破伤风痉挛等。②解毒散结，以毒攻毒，用于疮疡肿毒、瘰疬痰核等，亦为外科常用药。③通络消肿止痛，用于风湿顽痹、顽固性头痛等。④外用治毒蛇咬伤、无名肿毒。现代多用于恶性肿瘤、腮腺炎、风湿性关节炎、类风湿关节炎、破伤风、头痛等。

【临床治疗实施】

**1. 用法用量**　煎服3～5g；研末服0.6～1g。内服入煎剂或丸、散剂。常规煎煮。用于息风止痉随时服用，用于通络止痛多饭后服。外用适量，研末调敷治虫蛇咬伤。

**2. 炮制品与临床** 临床生品入药或焙制后使用。焙蜈蚣功同生品，但毒性降低，多用于急慢惊风、破伤风等痉挛抽搐之症及风湿顽痹、顽固性头痛等症。外用治疗疮疡肿毒、瘰疬痰核等。

**3. 方药经验**

（1）止痉散中蜈蚣与全蝎两药相须配伍，以毒攻毒，可增强镇肝息风、搜风通络之功，治疗各种原因引起的惊风、痉挛抽搐、手足颤抖、舌强语謇等症。且两药均攻毒散结，用治疮疡肿毒、瘰疬痰核等症。

（2）蜈蚣与钩藤两药相使配伍，可增强息风止痉、攻毒散结、通络止痛之功，用于肝风内动之痉挛抽搐、中风、半身不遂及顽固性头痛等。

**4. 中成药应用** 中风回春丸：功效活血化瘀，舒筋通络。用于痰瘀阻络所致的中风，症见半身不遂、肢体麻木、言语謇涩、口舌㖞斜。

【临床药学服务】

**1. 用药告知与监护** 本品有毒，应严格掌握剂量，用量不宜过大。用药中顾护脾胃，宜清淡饮食，忌食辛辣、刺激性食物。大量使用可出现恶心、呕吐、腹痛、腹泻、不省人事、心跳缓慢、呼吸困难、体温下降、血压下降等。用药期间观察精神状态、血压、心肺功能、血常规、胃肠功能及有无过敏反应等。

**2. 药物警戒实践** 血虚生风者不宜单味药大剂量服用。昏迷者、过敏体质者、孕妇及肝肾功能不全者忌用。老年人和婴幼儿不宜大剂量服用。

## 僵　蚕

【处方常用名与给付】僵蚕、白僵蚕、炒僵蚕。写僵蚕、白僵蚕、天虫、僵虫、均付生白僵蚕；写炒僵蚕付麦麸炒僵蚕。

【临床性效特征】僵蚕味咸、辛，性平，归肝、肺经。①息风通络止痉，兼可化痰定惊，可治多种原因之惊痫抽搐，尤宜于惊风、癫痫夹有痰热之证者，风中经络见口眼㖞斜、痉挛抽搐之症。②疏风止痛止痒，用于肝经风热上攻之头痛、目赤肿痛、咽喉肿痛及风疹瘙痒等。③化痰软坚散结，用治痰火郁结之瘰疬痰核等。现代多用于高血压、眩晕、面神经麻痹、破伤风、三叉神经痛、肿瘤等的治疗。

僵蛹是以蚕蛹为底物，经白僵菌发酵而成。僵蚕与僵蛹的功用相近，可替代僵蚕药用。现已制成片剂用于癫痫、腮腺炎、慢性支气管炎等疾病。

【临床治疗实施】

**1. 用法用量** 煎服 5～10g；研末服 1～1.5g。内服入煎剂或丸、散剂。常规煎煮。宜饭后服。外用适量，研末调敷。僵蛹煎服 4.5～9g。

**2. 炮制品与临床** 生品内服长于疏散风热，多用于肝经风热头痛、目赤肿痛、咽喉肿痛及风疹瘙痒等。炒制后内服长于息风止痉，化痰散结，多用于痰热惊痫抽搐及痰火郁结、瘰疬痰核等。

**3. 方药经验**

（1）白僵蚕散中僵蚕与荆芥相使配伍，共奏祛风清热、清利头目、疏风止痒、消肿散结之功。用于肝经风热上攻之头痛、目赤肿痛、风疹瘙痒等症。

（2）僵蚕与川芎两药配伍，风痰瘀并治，增强祛风化痰、通络止痛之功，用于痰瘀互结之头痛、头晕等。

（3）僵蚕与地龙、全蝎三药配伍，同为虫类药，走窜力强，可增强祛风止痛、息风止痉之功，用于肝风内动、惊痫抽搐及中风之口眼㖞斜、半身不遂，亦可治疗风热头痛。

（4）僵蚕与蝉蜕两药相使配伍，可增强疏风散热、祛风止痉之功，用于风热头痛、咽喉肿痛、风疹瘙痒及小儿惊风、破伤风等。

**4. 中成药应用**　晕复静片：功效化痰息风。主治痰浊中阻所致头晕、目眩、耳胀、胸闷、恶心、视物昏旋；梅尼埃病及晕动症见上述证候者。

【临床药学服务】

**1. 用药告知与监护**　根据证候轻重选择剂量与疗程。少数患者有口咽干燥、恶心、食欲减少、困倦等反应。用药中顾护脾胃，饮食宜熟软易消化，忌食生冷、油腻食物。用药期间监测胃肠功能、肝功能、凝血功能、呼吸道反应、过敏反应等。

**2. 药物警戒实践**　僵蚕内服可致过敏反应，可见痤疮样皮疹及过敏性皮疹，停药后均能消失，故过敏者禁用。孕妇慎服；血小板减少、凝血机制障碍及有出血倾向者慎用。

# 第二十章
# 开窍药

开窍药是具辛香走窜之性，以开窍醒神回苏为主要作用，用于闭证神昏的药物。所治神志昏迷属实证者临床称为闭证，以牙关紧闭、两手握拳为特征。本类药物药性辛香走窜，主入心经。心为君主之官，主神明，心窍闭则神明不主、神志昏迷。本类药物能开通闭塞之心窍，故有通关开窍、醒神回苏之功效，可使神昏的患者苏醒。主治闭证神昏，症见神志昏迷、口噤、手握、大便秘结、脉实有力等，常见于温病热入心包，或痰浊蒙蔽清窍，及惊风、癫痫、中风等所致的闭证。部分药物还有活血、止痛、行气、辟秽等功效。临床闭证有寒闭、热闭之不同，除须选择寒热针对性药物外，还应适当配伍，如寒闭者，宜配温里祛寒药；热闭者，宜配清热解毒药；闭证神昏兼惊厥抽搐者，宜配息风止痉药；闭证兼见烦躁不安者，宜配安神定惊药；痰浊壅盛者，宜配化湿、祛痰药。

本类药物多为救急、治标之品，应用时注意配伍。本类药物易耗伤正气，故只宜暂服，不可久用。因药性辛香走窜，故孕妇忌用或慎用。本类药物有效成分大多易挥发，故内服多不宜入煎剂，一般入丸、散剂服用。神志昏迷有虚实之别，虚证即脱证，实证即闭证。脱证治当补虚固脱，为本章药物所禁忌。

## 麝　香

【处方常用名与给付】麝香、麝香仁、当门子、元寸香。写麝香、整香、当门子、麝香仁、麝香子、散麝香、元麝香、元寸香、散香、寸香、元寸均付麝香。

【临床性效特征】麝香气味辛香，性温，走窜之性甚烈，入心、脾经。①醒神开窍。具较强的开窍通闭之效，为醒神回苏、治疗闭证神昏之要药，常用治寒闭，配伍后亦用于热闭。②活血通经，用于血滞经闭、癥瘕痞块等多种瘀血阻滞的病证。③催生下胎，用于难产、死胎及胞衣不下。④止痛消肿，用于胸痹心痛、跌打伤痛、风湿痹痛及疮疡肿毒、咽喉肿痛。内服、外用均有良效。现代临床多用于肝癌及食道、胃、直肠等消化道肿瘤，心腹痛及头痛等证属瘀血闭阻者。

麝香替代品、人工麝香现已广泛用于临床处方及制剂。近代研究从灵猫科动物大灵猫、小灵猫的香囊中采取的灵猫香，从仓鼠科动物麝鼠的香囊中采取的麝鼠香，具有与麝香相似的功效，可作外用或内服。另外，人工麝香与天然麝香的性能、功用基本相同。

【临床治疗实施】

**1. 用法用量**　内服0.03~0.1g。麝香内服只入丸、散剂，不宜入煎剂。开窍通闭适时服，活血散结、消肿止痛饭后服。外用适量，吹喉、吹鼻、点眼、调涂或入膏药中敷贴。

**2. 炮制品与临床**　本品一般生用。

**3. 方药经验**

（1）香桂散中麝香与肉桂两药配伍，共奏强通血脉、补元阳、催生下胎之功，用于难产、胎死胞宫或胞衣滞留难下。

（2）麝香与血竭相使配伍，均能活血化瘀止痛，为伤科要药，可增强活血化瘀、祛瘀止痛之力，用于跌打损伤、瘀阻疼痛等。

**4. 中成药应用**

（1）麝香保心丸：功效芳香温通，益气强心。主治气滞血瘀所致的胸痹，症见心前区疼痛、固定不移；心肌缺血所致的心绞痛、心肌梗死见上述证候者。

（2）麝香接骨胶囊：功效散瘀止痛，续筋接骨。主治跌打损伤，筋伤骨折，瘀血凝结，闪腰岔气。

（3）痧药：功效祛暑解毒，辟秽开窍。主治夏令贪凉饮冷，感受暑湿，症见猝然闷乱烦躁、腹痛吐泻、牙关紧闭、四肢逆冷。

【临床药学服务】

**1. 用药告知与监护**　本品辛散走窜，有耗气伤阴之弊，故气血亏虚的患者不宜长期服用。对消化道黏膜有刺激作用。使用不当可引起鼻衄、齿衄、吐血、便血、内脏出血及全身广泛性出血点。不可随意自行加大用量或延长用药时间，超量可引起肾功能衰竭，严重者可使呼吸中枢麻痹、昏迷、抽搐。用药期间监测尿常规、肾功能、血常规、凝血功能及有无过敏反应等。

**2. 药物警戒实践**　实热内炽、阴虚火旺、血虚血热证者及出血性疾病患者、脱证昏迷者、备孕期及月经期妇女忌用。孕妇禁用。肾病患者、老年人、儿童及运动员慎用。不宜与马钱子同用；不宜与普罗帕酮、奎尼丁等西药同用。服药期间不宜食生冷食物。

## 冰　片

【处方常用名与给付】冰片、艾片、梅片、龙脑、机制冰片。写龙脑香、龙脑、脑子、梅花片、梅花脑、冰片脑、梅片、片脑、天然冰片、上梅片、真梅片均付天然冰片；写机制冰片付机制冰片。

【临床性效特征】冰片味辛、苦，性微寒，归心、脾、肺经。①开窍醒神，为凉开之品，用于热病神昏、痰热内闭、暑热猝厥、小儿急惊等热闭证，配伍后也可用治寒闭。②外用清热消肿止痛，为五官科常用药，用治目赤肿痛、咽喉肿痛、口舌生疮及风热喉痹。③清热解毒，防腐生肌，用于水火烫伤及疮疡溃后不敛等。现代多用于急性昏迷、急性脑病、癫痫、脑震荡后遗症等属闭证神昏者。外用常用于急性结膜炎、急慢性咽炎、扁桃体炎、口腔炎及痈疖、烫伤等。

【临床治疗实施】

**1. 用法用量** 内服天然冰片 0.3~0.9g，机制冰片 0.15~0.3g。内服入丸、散剂，不宜入煎剂。治疗痰热闭窍适时服。外用适量，研末撒或调敷患处。

**2. 炮制品与临床** 本品一般生用。现代多用人工合成品，称为“机制冰片”。

**3. 方药经验**

（1）安宫牛黄丸中冰片与郁金两药配伍，可增强开窍醒神、凉血活血、行气化瘀之功，用于神昏、癫痫等。

（2）冰片与天南星两药相使配伍，一凉一温，可增强走窜升散、通窍开闭、祛经络风痰之功，用于中风痰厥、惊痫等出现的神志昏迷、牙关紧闭等症。

（3）冰片与黄柏两药配伍外用，均能清热解毒，消肿止痛。冰片外用尚能促进透皮吸收，可增强泻火解毒、消肿止痛、止痒、燥湿敛疮之功，用于目赤肿痛、喉痹口疮、疮痈及水火烫伤等。

**4. 中成药应用** 冰硼散：功效解毒，消肿止痛。主治热毒蕴结所致的咽喉疼痛、牙龈肿痛、口舌生疮。

【临床药学服务】

**1. 用药告知与监护** 与其他寒凉药物同用时注意减量。用药中顾护脾胃，宜食熟软易消化食物，忌食生冷、刺激性食物。观察精神状态、有无过敏反应等。不宜大剂量长期使用。冰片外用可致皮肤潮红、灼热瘙痒，可出现水肿性红斑及散在性红色丘疹等过敏反应。

**2. 药物警戒实践** 凡外感风寒、内伤生冷、脾胃阳虚、肾阳虚衰等证者，婴幼儿及老年人慎用。凡气血亏虚所致昏厥者及孕妇忌用。据研究冰片可促进药物通过血脑屏障，与镇静药、麻醉药等中枢神经抑制药同用时，需减少用药剂量，并谨遵医嘱。

## 苏合香

【处方常用名与给付】苏合香。写苏合香付苏合香。

【临床性效特征】苏合香味辛，性温，气香，入心、脾经。①温通辟秽，开窍醒神，为治寒闭神昏之要药，用于中风痰厥、惊痫等属寒邪、痰浊内闭者。②化浊开郁，祛寒止痛，用治痰浊、瘀血或寒凝气滞之胸腹冷痛、满闷等。现代多用于急性脑病、癫痫、脑震荡后遗症、冠心病、心绞痛等属湿痰阻滞者。

【临床治疗实施】

**1. 用法用量** 内服 0.3~1g。不宜入煎剂。内服宜入丸、散剂。用于温通辟秽、开窍醒神适时服。外用适量，可制成软膏；溶于酒精涂敷局部可治疗冻疮；与橄榄油混合外涂治疗烫伤、溃疡、疥癣。

**2. 炮制品与临床**　本品一般生用。

**3. 方药经验**

（1）苏合香丸中苏合香与麝香两药相须配伍，均为辛温开窍醒神之品，可增强温开、辟秽、醒神之功，用于寒邪或痰湿阻闭心窍之寒闭神昏、面青、身凉、苔白、脉迟。

（2）冠心苏合丸、苏冰滴丸中苏合香与冰片两药配伍，一凉一温，可增强化浊开郁、止痛之功，用于痰浊、血瘀或寒凝气滞之胸脘痞满、冷痛等症。

**4. 中成药应用**　冠心苏合滴丸（丸、胶囊、软胶囊）：功效理气，宽胸，止痛。主治寒凝气滞、心脉不通所致的胸痹，症见胸闷、心前区疼痛；冠心病、心绞痛见上述证候者。

【临床药学服务】

**1. 用药告知与监护**　根据证候轻重选择用量。注意准确辨证，用药中应注意病情的变化。本品具有一定的胃肠刺激，偶可引起咳嗽、恶心等不适，用药期间观察胃肠功能、血常规。注意疗程，中病即止。忌食辛辣、刺激性食物。

**2. 药物警戒实践**　本品开窍之力较强，脱证及热闭证禁用；外感风热或温热、实热内炽，阴虚火旺及血虚血热等症禁用；孕妇忌用。老年人不宜长期服用。烦躁汗多、咳嗽、吐血、滑精等阴血不足者，不宜单味长期服用。出血性疾病及凝血功能障碍者慎用；胃炎、胃溃疡、食管炎等患者慎用。

## 石菖蒲

【处方常用名与给付】石菖蒲、菖蒲、九节菖蒲。写石菖蒲、石菖均付石菖蒲片；写鲜石菖蒲付鲜石菖蒲。

【临床性效特征】石菖蒲味辛、苦性温，芳香走窜，入心、胃经。①开窍祛痰辟秽，长于开心窍、祛湿浊、醒神志，用于痰湿秽浊之邪蒙蔽清窍所致的神昏谵语、癫痫抽搐、头晕嗜睡等。②化湿开胃醒脾，用于湿阻中焦之脘腹胀闷、脘痞不饥、痞塞疼痛及噤口痢。③宁心益智，用于健忘、失眠、耳鸣、耳聋等。现代多用于多种脑病、癫痫、脑震荡后遗症等属痰蒙清窍者；健忘、失眠、耳鸣、耳聋属痰湿内阻者。

【临床治疗实施】

**1. 用法用量**　煎服3~10g，鲜品加倍。内服入汤剂或入丸、散。常规煎煮。用于开窍醒神随时服用，用于化湿和胃宜饭后服用。外用适量，研末涂敷或煎汤淋洗，治疗皮肤痈疥。

**2. 炮制品与临床**　干品或鲜品功效相似，能开心窍，宁心神，祛湿浊，醒神志。鲜品外用又可治疗痈疽、疥癣。

**3. 方药经验**

（1）菖蒲郁金汤中石菖蒲与郁金相使配伍，可增强芳化醒脑、化痰、开窍、祛瘀之功，用于湿温病热入心包或痰湿蒙蔽清窍所致的神志不清、癫痫、心悸、耳鸣、健忘等。

（2）石菖蒲与萆薢相使配伍，上下分消，可增强芳香化湿、宣壅开窍之功，用于尿液浑浊、膏淋等。

（3）石菖蒲与地龙相使配伍，痰瘀并化，可增强开窍通利、化浊宁神之功，用于偏头痛、瘀血头痛、小儿急惊风等。

**4. 中成药应用** 甘露消毒丸：功效芳香化湿，清热解毒。主治暑湿蕴结之身热肢酸、胸闷腹胀、尿赤黄疸。

【临床药学服务】

**1. 用药告知与监护** 注意顾护脾胃，饮食宜清淡、熟软、易消化，忌食生冷、油腻食物。监测胃肠功能、舌苔变化、精神状态。用量不宜过大，如服药后感觉不适，应立即停药观察。

**2. 药物警戒实践** 从事精细工作者不宜大量、长期服用。外感风热或温热、实热内炽，阴虚火旺及血虚血热证忌单味服用。阴血不足者禁用。胃溃疡患者慎用。老年人、婴幼儿不宜长期服用。不宜与麻黄同用；不宜与西药乙酰胆碱合用；不宜与硫酸亚铁等含铁制剂同用。

## 蟾　酥

【处方常用名与给付】蟾酥、蟾酥粉、酒蟾酥。写蟾酥付蟾酥锭；写蟾酥粉付蟾酥粉；写酒蟾酥付酒炙蟾酥。

【临床性效特征】蟾酥味辛，性温；有毒，归心经。①开窍醒神，辟秽化浊，嗅之能催嚏启闭，内服可用于暑湿秽浊或饮食不洁所致的腹痛闷乱、吐泻不止、神志昏迷等。②解毒散结，消肿止痛，可以毒攻毒，内服或外用均可用于恶疮、瘰疬、肿瘤、咽喉肿痛等。③蟾酥有较强的麻醉止痛作用，用治各种原因所致牙痛、癌性疼痛等各种疼痛。近年临床多用于各种癌肿，如肝癌、肠癌、白血病、乳腺癌、皮肤癌、肺癌等。

【临床治疗实施】

**1. 用法用量** 内服 0.015~0.03g。不入煎剂。丸、散内服开窍醒神，辟秽化浊，用于窍闭神昏随时服。外用适量，研末外敷，或点涂患处，或酒调敷患处，可解毒散结，消肿止痛，用于痈疽疔疮、瘰疬、咽喉肿痛、牙痛。

**2. 炮制品与临床** 本品一般生用。酒炙后减少刺激性，降低毒性，治疗发背、疔疮、痈毒、咽喉肿痛。

**3. 方药经验**

（1）蟾酥丸中蟾酥与麝香两药相须配伍，可增强解毒、活血、消肿、止痛之效，可用治痈疽恶疮。

（2）蟾酥与牛黄、雄黄三药配伍，可增强清热解毒、消肿止痛、敛疮生肌之功，外用治咽喉肿痛、溃疡糜烂、口舌生疮及疔疮痈肿等。

**4. 中成药应用**　六应丸：功效清热解毒，消肿止痛。主治火毒内盛所致喉痹、乳蛾，症见咽喉肿痛、口苦咽干、喉核红肿；咽喉炎、扁桃体炎见上述证候者，及疖痈疮疡、虫咬肿痛。

【临床药学服务】

**1. 用药告知与监护**　本品有毒，内服不可过量或久服，心血管疾病患者尤慎。有黏膜刺激作用，外用不可入目，不宜大面积涂敷。具有一定的强心作用，过量可致中毒，表现为消化系统、神经系统、循环系统等方面的症状。用药期间应观察心功能、胃肠功能、精神状态、体温等。用药期间忌食辛辣、刺激性食物及腌渍、烟熏类食品及烈性酒等。

**2. 药物警戒实践**　体弱血虚、脾胃虚寒、非实证者及孕妇、儿童忌用。蟾酥中某些成分，经水解后有强心作用，易引起心律失常，使用强心苷类药物时，不宜同时服用含蟾酥的中成药。不宜与地高辛等洋地黄类药物同用。

# 第二十一章
# 补虚药

补虚药是能补充人体气血阴阳之不足，改善脏腑功能，增强体质，提高抵抗疾病能力，用于各种虚证的药物，也称为补益药，主要治疗气虚、阳虚、血虚、阴虚等虚弱证候。补虚药的使用方法，属于《黄帝内经》中“虚则补之”“损者益之”治则，八法中“补法”范畴。本类药物多具甘味，药性寒温兼具。补阳药及大多数补气药、补血药的药性偏温；补阴药药性偏寒凉。

本类药物根据其功效和主要适应证的不同可分为以下四类。

**1. 补气药** 性味多甘平或甘温，主归脾、肺经；能补益脏腑之气，用于各种气虚证，尤其善补脾肺之气，最常用于脾气虚、肺气虚、心气虚、肾气虚等以气虚为主的证候。不同的药物补气特点有所差异，针对的气虚证候不同。

**2. 补阳药** 性味多甘温或咸温，或辛热，主归肾、脾经，以温补肾脾阳气为主，功能温补人体阳气，具有助肾阳、益心阳、补脾阳的功能，适用于肾阳虚弱、心阳不振、脾阳虚弱等证。

**3. 补血药** 性味多甘温或甘平，质地滋润，主归心、肝二经，兼归肾、肺、脾经。功能补血、养血、填精，适用于血虚证，症见面色苍白无华或萎黄、舌质较淡、脉细或细数无力等。本类药物兼有滋肾、润肺、补脾等功效，还可用治肝肾阴虚证、阴虚肺燥证或心脾气虚、气血不足之证。

**4. 补阴药** 性味多甘寒或偏凉，质润多汁，主归肺、胃经者，能补肺胃之阴；主归肝、肾经者，能滋养肝肾之阴；少数药可归心经，能养心阴。功能补阴、生津、润燥，适用于阴虚证。药物的特点及归经不同，可治疗不同脏腑的阴虚证。

本类药物无虚证者不宜滥用，以免导致阴阳平衡失调，气血不和，“误补益疾”；实邪、正气未虚者，误用补虚药有“闭门留寇”之弊。使用时应注意：①辨别气血阴阳之不同，选取具有针对性的补益药物。②补虚者旨在扶正祛邪，选药应分清主次，处理好邪正关系。③注意顾护脾胃。补气药与补血药药性多滋腻壅滞，可妨碍脾胃运化，易致中满气滞，可出现胸闷腹胀、食欲不振等，脾胃虚弱、痰湿内阻、腹满便溏者慎用。可配伍健脾消食药，以助运化。补阳药药性多温燥，易助火伤阴，故凡阴虚火旺患者应慎用，以免助火劫阴。④选择适当剂型。虚弱证一般病程较长，补虚药宜制成蜜丸、煎膏（膏滋）、片剂、口服液、颗粒剂或酒剂等，以便保存和服用；如入汤剂，应适当久煎，使药味尽出；个别挽救虚脱的补虚药，则常制成注射剂，以备急用。

## 第一节 补气药

### 人 参

【处方常用名与给付】人参、野山参、红参、园参、生晒参、白参、糖参、朝鲜参、高丽参。写人参、园参、生晒参、白参均付白参；写红参付红参；写糖参、糖白参、白糖参均付糖参；写高丽参、高丽人参、别直参均付高丽参；写参须应付参须。

【临床性效特征】人参味甘、微苦，性微温，归脾、肺、心、肾经。①大补元气，能扶危救脱。凡大病、久病及大吐泻、大失血等各种原因所致元气耗散、体虚欲脱、脉微欲绝之危重证候，单用大剂量浓煎服即奏效，为治虚劳内伤第一要药。②可补脾肺之气，为治脾肺气虚之主药。③可生津止渴，安神增智，用于热病气津两伤、身热口渴或消渴，气血亏虚之心悸、失眠、健忘等症。④有补虚强壮、益气助阳之功，可用治元气不足、命门火衰、阳痿宫冷等。现代用于肺肾两虚之糖尿病，癌症患者放化疗后，贫血、病毒性心肌炎、心律失常、心绞痛、白细胞减少症等属气虚不足者。

人参叶微甘性寒，功善解暑生津，清虚火，适用于暑热、热病伤津口渴及虚火牙痛等。人参叶含有与人参根类似成分，有相似的药理作用。

【临床治疗实施】

**1. 用法用量** 煎服 3~9g；挽救虚脱可用至 15~30g；野山参研末吞服，每次 2g，日服 2 次；人参叶煎服 3~10g。补益应从小剂量开始，煎汤服用，缓慢增加剂量。慢性病需久服者亦可熬膏，入丸、散。救急可频服，单用水煎服或隔水蒸服。复方中宜文火另煎分次兑服或研末吞服。补益宜清晨或上午服。胃肠道敏感者不宜空腹服用。

**2. 炮制品与临床** 生晒参长于补气生津安神，尤以清补为佳，用于气阴不足之肺虚喘咳、津伤口渴、内热消渴。红参以温补见长，有大补元气、复脉固脱、益气摄血之功，尤以温补见长，用于气血亏虚之脉微肢冷、气不摄血之崩漏下血，及心力衰竭、心源性休克。糖参功同生晒参而力逊。野山参药力雄厚，作用峻猛，收效迅速；园参药力淡薄，作用缓和，效力不及野山参。

**3. 方药经验**

（1）参附汤中人参与附子相使配伍，共奏益气固脱、回阳救逆之效。用于元气大伤、阳气暴脱之四肢逆冷、大汗淋漓、气喘息微、脉微欲绝等症。现代还研发出参附注射液用于临床急救。

（2）四君子汤中人参与白术、茯苓相须相使配伍，可增强益气健脾之功，用于脾虚不运，运化失职，症见肢倦乏力、食少便溏等症。同时具有较好的补气升举之力，可用于中气下陷之久泻脱肛、脏器下垂。

（3）人参鹿茸丸中人参与鹿茸两药相使配伍，可增强补益气血阴阳之功，为峻补之品，用于先天不足，或后天失养，或久病劳倦，或年高体衰，症见形体羸弱、腰膝酸软、四肢发凉、耳鸣耳聋等；以及男子阳痿、遗精，女子宫冷不孕。

（4）人参蛤蚧散中人参与蛤蚧两药相使配伍，共奏肺肾双补、纳气定喘之功，用于肺肾两虚或肾不纳气的虚喘。

（5）八珍汤中人参与熟地黄、当归配伍，相辅相成，共奏益气、养血、摄血之功，可治疗气血两虚之头晕心悸、失眠、月经过多、闭经、不孕等；亦可用于骤然出血而致的大汗淋漓、气短脉微之危重证候。人参与当归同用时，具有补气养血、活血化瘀的功效，用于心气不足、心血瘀滞所致的心悸、胸闷胸痛，及气血两虚之失眠、健忘等。

（6）白虎加人参汤中人参与石膏两药相使配伍，共奏清热泻火、益气生津之效，适用于热病后期气阴两伤之口渴、多汗、脉洪大无力者。

（7）人参核桃汤中人参与核桃仁两药相使，可增强补益肺肾、纳气定喘的功效，用于肺肾两虚、摄纳无权之久嗽虚喘。

（8）五味子汤、生脉散、补肺汤、九仙散中人参与五味子两药配伍，共奏滋补肺肾、止咳定喘之功，可用于久病喘咳，或肺气虚弱之久咳无力，亦可用于气阴两虚之干咳少痰、喘促自汗、心悸不宁、口干舌燥、舌红少苔脉虚大等。

（9）参苏饮中人参与紫苏两药配伍，共奏扶正祛邪、益气解表之功，多用于气虚外感之咳嗽痰多、气短乏力等。

**4. 中成药应用**

（1）人参保肺丸：功效益气补肺，止嗽定喘。主治肺气亏虚、肺失宣降所致的虚劳久咳、气短喘促。

（2）生脉饮（人参方）：功效益气，养阴生津。主治气阴两亏之心悸气短、自汗。

（3）人参归脾丸：功效益气补血，健脾养心。主治气血不足之心悸，失眠，食少乏力，面色萎黄，月经量少、色淡。

（4）人参养荣丸：功效温补气血。主治心脾不足、气血两亏见形瘦神疲、食少便溏、病后虚弱。

【临床药学服务】

**1. 用药告知与监护** 人参虽为补虚扶弱佳品，但必须辨证有气虚、气血两虚或阳气衰弱者才可使用，避免滥用。若长期大量服用人参或人参制剂，可产生“人参滥用综合征”，出现腹泻、皮疹、失眠、烦躁不安、神经过敏、体温升高、血压升高、忧郁、性欲亢进或性功能减退、头痛、心悸等不良反应。服药期间，若出现头痛、心悸、失眠、血压升高等症状应及时停药。用药期间监测食欲、睡眠、心率、血压等。人参有助火壅滞敛邪之弊。自身免疫疾病患者需在医师指导下应用。

**2. 药物警戒实践** 有出血倾向、舌红者及辨证属湿阻、热证湿热内盛，症见胸闷不舒、苔腻者不宜用。感冒、急性感染、自身免疫性疾病、乳腺炎、肥胖、高血压、心律失常、失眠、甲亢、痛风患者不宜单味大量使用。孕妇及哺乳期妇女不宜大剂量使用。运动员慎用。14 岁以下儿童不宜大量服用。器官移植患者、正在使用免疫抑制剂患者，应在就诊时告知医生、药师。人参反藜芦，畏五灵脂。不宜与利多卡因、胺碘酮、普萘洛尔、吩噻嗪类、呋塞米等合用；不宜与维生素C、烟酸、胃酶合剂等酸性强的药物合用；不宜与强心药物，如地高辛同用；不宜与硫酸亚铁等含金属的盐类药物合用。服药期间忌食萝卜、绿豆等。

## 西洋参

【处方常用名与给付】西洋参、洋参、西洋人参、花旗参。写西洋参、花旗参、西光参、洋参均付西洋参。

【临床性效特征】西洋参味苦、微甘，性凉，入心、肺、肾经。①善补气养阴，为治气阴两伤而有热者之佳品。常用于外感热病之热伤气阴、肺胃津枯之烦渴少气、体倦多汗，肺虚久咳。②清火生津，用于阴虚火旺之干咳少痰或痰中带血，燥热伤肺之咽干咯血等。现代多用于低血压状态、流行性出血热休克、恶性肿瘤放化疗反应、冠心病、心肌梗死、心力衰竭、糖尿病、高脂血症等。

【临床治疗实施】

**1. 用法用量** 煎服3~6g；宜从小剂量开始，逐渐增至6g。内服入煎剂，或入丸、散，或制成含片、口服液、胶囊、冲剂等。单味开水浸泡或水煎服。入复方需另煎兑服或研末吞服。

**2. 炮制品与临床** 本品一般生用。

**3. 方药经验**

（1）洋参保肺丸中西洋参与川贝母两药配伍，共奏益气养阴、清火润肺、止咳平喘之功，适用于阴虚肺弱日久，痰嗽咳喘、胸闷气短、口咽干燥、虚烦不安等。

（2）清暑益气汤中西洋参配麦冬、知母三药配伍，共奏益气养阴、清热降火之效，用于外感热病或内伤不足致气阴两虚之身热多汗、心烦口渴、气短乏力及肺胃津亏之口干舌燥等。

（3）西洋参与太子参两药药性均寒凉，功能益气养阴，宜用治热病后期，热势渐衰或热势已平，气阴不足之症。西洋参性寒凉，补气养阴、清火生津；太子参味甘、微苦，性平，入脾、肺经，既补气健脾，又养阴生津，为清补之品，适用于脾肺亏虚、气阴不足之证。因药力和缓，需大剂量方显疗效。煎服10~30g。

**4. 中成药应用**

（1）西洋参胶囊：功效补气养阴，生津。主治气虚阴亏所致的咳喘、烦躁体倦、口燥咽干。

（2）肾炎康复片：功效益气养阴，健脾补肾，清解余毒。主治气阴两虚，脾胃不足，湿热内停所致的神疲乏力，腰膝酸软，面目、四肢浮肿，头晕耳鸣；慢性肾炎、蛋白尿、血尿见上述证候者。

【临床药学服务】

**1. 用药告知与监护** 不宜自行加大药量。用药后监测食欲、大便、精神状态。作为保健用药也要考虑体质，切忌盲目进补。器官移植患者及自身免疫疾病患者需遵医嘱，不可自行用药。忌铁器。

**2. 药物警戒实践** 中阳衰微、胃有寒湿者忌服；产后不宜服用。红斑狼疮、干燥综合征等自身免疫性疾病者及儿童慎用。一般认为不宜与藜芦同用；不宜与维生素C、烟酸、胃酶合剂等药物合用；不宜与可待因、吗啡、哌替啶、苯巴比妥同用。服药期间忌食萝卜、绿豆等食物。

## 党　参

【处方常用名与给付】党参、潞党、台党、西党、狮头党。写党参、上党参、西党参、潞党参、台党参、台党、五台党、东党参、防党参、条党参、条党均付党参段；写炒党参可付清炒党参、麸炒党参、米炒党参、土炒党参。

【临床性效特征】党参味甘，性平，归脾、肺经。①善补中气，益肺气，常用于脾肺气虚证。②生津养血，用于气虚津伤、血虚及气血双亏等症。现代多用于高脂血症、贫血、冠心病、肿瘤手术放化疗后、功能性子宫出血、低血压、慢性支气管炎属寒饮痰阻者、前列腺肥大等属气血不足者。

【临床治疗实施】

**1. 用法用量** 煎服9~30g。内服入煎剂，亦可熬膏或入丸、散及制成其他中成药制剂。常规煎煮。宜饭前服。

**2. 炮制品与临床** 生品长于益气生津，多用于肺气亏虚、气血两亏、气津两伤；米炒后有焦香气，长于益气健脾止泻，多用于脾虚泄泻；蜜炙后可增强补中益气、润燥作用，多用于肺气亏虚、中气下陷等症。

**3. 方药经验**

（1）补中益气丸中党参与黄芪两药相须配伍，共奏补气健脾、升阳举陷之力，用于中气不足、升举无力、清阳下陷、久泻脱肛，或见脏器下垂。

（2）党参与熟地黄两药相使配伍，可增强补气生精养血之功，用于气血双亏、精血不足之面色萎黄、头晕、心悸、体弱乏力等。

（3）党参与麦冬、生地黄三药配伍，可增强益气、养阴、清热、生津之功，用于热伤气阴，或久病气虚，津液生化乏源，症见口渴气短、心虚脉微等。

（4）党参与明党参两药配伍，二者皆能补脾益肺，可增强益气养阴之功，用于肺阴不足、气虚咳喘。党参善补脾肺之气，又生津养血。明党参味甘微苦，性微寒，入肺、脾、肝经，能润肺化痰，滋阴止咳，养阴和胃，益气清热兼滋阴平肝，清肝降火；用于肺热咳嗽、肺胃阴虚之干咳少痰、咽干口燥、潮热盗汗、呕吐反胃、食少口干及肝阴不足、肝热上攻之眩晕目赤、疔毒疮疡。内服煎汤6~12g；或熬膏。

**4. 中成药应用**

（1）生脉饮（党参方）：功效益气，养阴生津。主治气阴两亏之心悸气短、自汗。

（2）健脾降脂颗粒：功效健脾化浊，益气活血。主治脾运失调、气虚血瘀型高脂血症，症见眩晕耳鸣、胸闷纳呆、心悸气短。

（3）蛤蚧党参膏：功效健脾胃，补肺肾，补中益气，益精助阳，止咳定喘。用于脾胃虚弱、肺气不足、体倦乏力及虚劳喘咳等症的辅助治疗。

【临床药学服务】

**1. 用药告知与监护**　剂量过大或应用不当可引起咽痛、头晕、视物模糊等，应从小剂量起始，逐渐增加药量。用药期间应观察患者精神状态、饮食等。宜清淡及易消化饮食，忌食萝卜、绿豆等食物。

**2. 药物警戒实践**　气滞、热盛者忌用。正虚邪实者不宜单独使用。反藜芦。不宜与硫酸亚铁、维生素 $B_1$、四环素、红霉素、林可霉素、利福平、洋地黄等同用。

## 黄　芪

【处方常用名与给付】黄芪、生黄芪、炙黄芪、口芪、北芪、箭芪、绵黄芪、黄耆。写黄芪、黄蓍、北黄芪、北芪、口黄芪、绵黄芪、西绵芪、绵芪、西芪均付黄芪；写炒黄芪付麦麸炒黄芪；写酒炒黄芪付酒炒黄芪；写盐炒黄芪付盐炒黄芪；写米炒黄芪付米炒黄芪；写蜜炒黄芪、蜜芪、炙黄芪、炙芪均付蜜炙黄芪。写红芪付红芪。

【临床性效特征】黄芪味甘，性温，归脾、肺经。①补脾肺之气，可补气升阳，益卫固表，对中气下陷之脏器脱垂、气虚体弱、肌表不固之自汗尤为适用。②利水消肿，治疗气虚之浮肿尿少。③补气摄血，用于气虚不摄之便血、崩漏等。④托疮生肌，用于气血不足、疮疡内陷、脓成不溃或久溃不敛，为“疮痈圣药”。⑤益气通痹，用于气虚血滞引起的痹痛麻木或半身不遂。⑥补气生血生津，常用于血虚，症见面色萎黄、消渴等症。现代常用于预防感冒及慢性肝病、肾病、胃病、白细胞减少症、糖尿病、慢性支气管哮喘、病毒性心肌炎、冠心病、血管炎等见气虚者的治疗。

红芪与黄芪性效归经、功效主治相似，用法用量相同。

【临床治疗实施】

**1. 用法用量**　煎服 9～30g。内服入煎剂或熬膏，入丸、散及其他中成药制剂。常规煎煮，宜饭前服。

**2. 炮制品与临床**　生黄芪主要用于表虚自汗、气虚水肿、疮毒内陷等。炒制及蜜炙后可增强补中益气之功，兼有润燥的特点，主要用于体虚劳倦、中气下陷、气虚失血、气虚便秘、肺虚喘促等。酒制后增加升提阳气之功。

**3. 方药经验**

（1）玉屏风散中黄芪与白术、防风三药配伍，可增强补脾肺气、利水祛湿、益卫固表、止汗之功，用于脾肺气虚之倦怠乏力、气短懒言；脾虚湿盛之水肿、痰饮；气虚卫表不固之自汗等。

（2）当归补血汤中黄芪与当归两药相须配伍，可增强益气生血之力，用于劳倦内伤，妇人经期、产后血虚发热，疮疡久溃难愈等气血不足诸症。

（3）补中益气汤中黄芪与升麻两药相使配伍，共奏补气升阳之功，用于脾气虚衰，升举无力，清阳下陷，症见乏力、食少纳呆、脱肛、阴挺、脏器下垂等症。

（4）黄芪桂枝五物汤中黄芪与桂枝两药相使配伍，共奏益气通脉、温经和血之功，用于气虚血亏、血行不畅所致的肌肉疼痛、肩臂麻木者。

（5）透脓散中黄芪与穿山甲两药相使配伍，可增强益气血、生肌肉、托疮溃脓之功，用于气血两虚之脓成难溃或已溃脓汁清稀、排出不畅等。

（6）防己黄芪汤中黄芪与防己两药相使配伍，升补与降泻相因，共奏益气行水之功，用于风邪外袭、水湿内阻之头面浮肿，小便不利之风水水肿。

**4. 中成药应用**

（1）黄芪精：功效补血养气，固本止汗。主治气虚血亏、表虚自汗、四肢乏力、精神不足或久病衰弱、脾胃不壮。

（2）润肺膏：功效润肺益气，止咳化痰。主治肺虚气弱所致的久咳痰少、气喘、自汗、胸闷；慢性支气管炎见上述症状者。

（3）慢支固本颗粒：功效补肺健脾，固表和血。主治慢性支气管炎稳定期之肺脾气虚证。症见乏力、自汗、恶风寒、咳嗽、咳痰、易感冒、食欲不振。

（4）黄芪生脉饮：功效益气滋阴，养心补肺。主治气阴两虚、心悸气短的冠心病。

（5）黄芪颗粒：功效补气固表，利尿，托毒排脓，生肌。主治气短心悸、自汗、体虚浮肿、慢性肾炎、久泻脱肛、子宫脱垂、痈疽难溃、疮口久不愈合。

（6）玉屏风颗粒（口服液）：功效益气，固表，止汗。主治表虚不固之自汗恶风、面色㿠白，或体虚易感风邪者。

【临床药学服务】

**1. 用药告知与监护** 本品甘温补气，能助湿生热，宜清淡及易消化饮食，忌食滋腻之品。观察服药后食欲、血压等情况。高血压、自身免疫性疾病及器官移植患者使用免疫抑制剂期间，均需遵医嘱。

**2. 药物警戒实践** 凡表实邪盛、内有积滞、疮疡初起或溃后热毒尚盛者忌用。甲亢、出血性疾病、自身免疫性疾病患者慎用。不宜与降压药合用；不宜与强心苷药物及肝素、华法林、阿司匹林等合用。

## 白 术

【处方常用名与给付】白术、於术、土白术、焦白术、麸炒白术。写白术、于白术、于潜术、于术、贡白术、白术片、炒白术均付麦麸炒白术；写生白术付生白术；写土炒白术、土白术、焦白术、黑白术均付土炒白术。

【临床性效特征】白术味甘、苦，性温，归脾、胃经。①补气健脾，适用于脾虚诸症。②燥湿利水，脾虚兼水湿停滞者尤宜。③止汗，用于气虚卫外不固之汗出。④安胎，用于孕妇脾胃气虚之胎动不安等症。现代多用于肝病、内耳眩晕、便秘属气虚者，腰腿痛及腹泻属寒湿者等。

【临床治疗实施】

**1. 用法用量**　煎服6~12g。内服入煎剂或熬膏，或入丸、散及其他中成药制剂。常规煎煮，宜饭前服。

**2. 炮制品与临床**　生白术以燥湿健脾、利水消肿为主，用于痰饮水肿、风湿痹痛等，又可通便。土炒白术长于补脾止泻，适用于脾虚食少、泄泻等；麸炒白术能缓和燥性，增强健脾作用，用于脾运不健、食少腹胀、倦怠乏力、表虚自汗、胎动不安等。

**3. 方药经验**

（1）四君子汤、参苓白术散中白术与茯苓两药相须配伍，可增强健运脾气、利水除湿之功，用于脾虚神倦乏力、食少、便溏等；亦可用于脾虚湿盛之四肢困倦、脘腹胀闷、泄泻、水肿、带下等。

（2）半夏白术天麻汤中白术与半夏两药相使配伍，可增强健脾燥湿化痰之功，用于脾湿生痰所致的头痛、眩晕、胸闷、呕恶等。

（3）痛泻要方中白术与白芍两药相使配伍，共奏健脾柔肝、缓急止泻之功，用于肝旺脾虚之肠鸣腹痛、大便泄泻、泻必腹痛、泻后痛缓等。

（4）理中丸中白术与干姜两药相须配伍，共奏温中健脾、散寒除湿之功，用于脾阳不足、寒湿中阻之食少腹胀、呕吐泻痢等症。

（5）枳术丸中白术与枳实两药相使配伍，可增强补虚健脾、行气导滞之功，用于脾胃虚弱、饮食停滞、脘腹胀满、不思饮食等。

**4. 中成药应用**

（1）肾炎温阳片：功效温肾健脾，化气行水。主治慢性肾炎脾肾阳虚证，症见全身浮肿、面色苍白、脘腹胀痛、纳少、便溏、神倦、尿少。

（2）固本咳喘片：功效益气固表，健脾补肾。主治脾虚痰盛、肾气不固所致的咳嗽、痰多、喘息气促、动则喘剧；慢性支气管炎、肺气肿、支气管哮喘见上述证候者。

（3）痹祺胶囊：功效益气养血，祛风除湿，活血止痛。主治气血不足，风湿瘀阻，肌肉关节酸痛，关节肿大、僵硬变形或肌肉萎缩，气短乏力；风湿性关节炎、类风湿关节炎、腰肌劳损、软组织挫伤属上述证候者。

（4）参苓白术丸：功效健脾，益气。主治体倦乏力、食少便溏。

【临床药学服务】

**1. 用药告知与监护**　区别选用不同制品。久用有伤阴之弊，注意顾护津液。宜清淡、易消化饮食，忌生冷、油腻食物。偶见过敏反应及消化道、神经系统不良反应，用药期间监测食欲、大便、血常规等。

**2. 药物警戒实践**　阴虚内热、津液亏耗燥渴、实胀气闷者慎用。不宜与抗菌药物链霉素、新霉素、磺胺类、灰黄霉素、降血糖药（甲苯磺丁脲、氯磺丙脲）及汞剂、碘剂、砷剂、抗组胺药、利尿药等合用。

## 山 药

【处方常用名与给付】山药、淮山药、怀山药、炒山药。写山药、薯蓣、生山药、怀山药、淮山药、怀药、淮山、毛山药、光山药均付生山药；写炒山药付麦麸炒山药或土炒山药。

【临床性效特征】山药味甘，性平，略兼涩性，归脾、肺、肾经。①补气养阴，为平补脾、肺、肾三经之药，适用于肺脾肾气阴不足之证。②补中兼涩，能收敛固摄，用于脾虚气弱之食少体倦、便溏或泄泻；肺虚气阴不足之气短多汗、久咳或虚喘；肾虚失固之腰酸腿软、遗精尿频、妇女白带过多。③益气养阴止渴，可用治阴虚内热之口渴多饮、消渴病之小便频数。现代多用于慢性腹泻、遗尿、肺结核、糖尿病、胃病、妇科带下病属气阴两虚者。

【临床治疗实施】

**1. 用法用量** 煎服15~30g，鲜品可加大剂量；研末吞服6~10g。内服入煎剂常规煎煮，或研末吞服，或入丸、散及其他中成药制剂。外用鲜品适量捣敷。

**2. 炮制品与临床** 生山药长于补肾益精，益脾肺之阴，多用于肾虚遗精、夜尿频多、肺虚喘咳、阴虚消渴等症。土炒山药以补脾止泻止带为主，多用于脾虚久泻、带下。麸炒山药以补脾健胃、益肺补气、益肾固精为主，多用于脾肾两虚之久泻不止、久咳喘息、尿频遗尿、梦遗精滑、带下等。

**3. 方药经验**

（1）玉液汤中山药与天花粉两药相须配伍，可增强益气养阴、生津止渴之力，用于热病伤津之心烦口渴及消渴等。

（2）参苓白术散中山药与白扁豆相须配伍，可增强健脾和中之功，利湿而不伤阴，用于脾胃气虚或脾虚夹湿之食少便溏、体倦乏力、带下过多等。

（3）山药与白扁豆配伍，共奏化湿、补气健脾之功，白扁豆味甘，性温，入脾、胃经，健脾化湿消暑，常用于脾虚湿盛之食少便溏、呕吐泄泻，尤对病后体虚者为宜。白扁豆、扁豆衣、扁豆花三者来源相同，分别以种子、种皮、花入药，均能健脾化湿，和中解暑，用于脾虚有湿、暑湿内蕴、脾失运化之吐泻、食欲不振、倦怠乏力等。然白扁豆健脾之力最强，多用于脾虚有湿诸证，煎服9~15g，入丸、散6~10g，鲜品加量，外用适量。扁豆衣健脾和胃之力逊于白扁豆，但清暑利湿之功优于白扁豆，适用于夏伤暑湿、湿邪偏重之呕吐泄泻、脚气水肿。煎服3~9g。扁豆花消暑化湿和胃、健脾祛湿之力逊于白扁豆，但解暑之功优于白扁豆，适用于暑湿内盛之发热泄泻，绞汁加水治酒毒伤胃。煎服3~9g。

**4. 中成药应用**

（1）六味地黄胶囊（颗粒、口服液、片、软胶囊、丸）：功效滋阴补肾。主治肾阴亏损之头晕耳鸣、腰膝酸软、骨蒸潮热、盗汗遗精、消渴。

（2）健胃消食片：功效健胃消食。主治脾胃虚弱所致的食积，症见不思饮食、嗳腐酸臭、脘腹胀满；消化不良见上述证候者。

【临床药学服务】

**1. 用药告知与监护**　本品药食两用，药性平和。内服注意饮食、血糖、大便及过敏反应等；外用易致皮肤过敏，应注意观察皮肤变化，若出现皮肤红肿瘙痒，立即停用。

**2. 药物警戒实践**　湿盛中满或有积滞者慎用。实热邪实者忌用。低血糖者不宜大量长期服用。不宜与维生素C、烟酸、谷氨酸及胃酶合剂等合用。忌油腻、辛辣刺激性食物。

## 甘　草

【处方常用名与给付】甘草、生甘草、炙甘草、甘草梢、粉甘草。写甘草、国老、甜草、国老草、蕲甘草、粉甘草、草梢、生甘草均付生甘草；写炙甘草、炙草均付蜜炙甘草。

【临床性效特征】甘草味甘，性平，入心、肺、脾、胃经。①补脾益气，可治脾胃虚弱、中气不足。②益气养心，可治气虚血亏之心动悸、脉结代及血虚脏躁。③润肺祛痰而止咳喘，可治肺失宣肃之痰多咳嗽。④缓急止痛，用治脘腹胀痛或四肢挛急作痛。⑤清热解毒、食毒及百药毒，用治痈疽疮毒，食物及药物中毒。⑥缓和药性，调和诸药，使药物的苦寒、辛热及峻烈之性趋于和缓，有“国老”之称。现代多用于胃及十二指肠溃疡、急慢性肝炎、慢性腹泻等属脾胃气虚者；心律失常属气血两虚者；亦用于支气管炎、支气管哮喘、慢性咽炎等。

【临床治疗实施】

**1. 用法用量**　煎服2～10g，大剂量可用至15～30g。入汤剂常规煎煮，或制成中成药制剂。外用适量。

**2. 炮制品与临床**　生甘草长于清热解毒，祛痰止咳，多用于肺热咳嗽、痰黄，咽喉肿痛，痈疽疮毒，药食中毒等；炙甘草以补脾和胃、缓急止痛、益气复脉为主，多用于脾胃虚弱、倦怠乏力、心动悸、脉结代、拘挛疼痛等；甘草梢即甘草之尾部细小部分，多生用，传统认为其功专清热通淋，适用于小便短赤、灼热涩痛、口舌生疮、胸闷心烦，心胃有热等。

**3. 方药经验**

（1）炙甘草汤中甘草与人参两药相须配伍，可增强健脾养心、安神定悸之功，用于脾虚气弱、气短乏力、心动悸、脉结代等。

（2）芍药甘草汤中甘草与白芍两药相使配伍，可增强益阴养血、缓急止痛之功，用于阴血不足、气血不和之胁肋脘腹胀痛或四肢拘挛疼痛。

（3）甘草与大枣、浮小麦或小麦配伍，甘缓滋补，共奏补脾和中、养心安神之功，用于心虚、肝郁所致之脏躁，症见精神恍惚、喜悲欲哭、睡眠不安，甚则言行失常等。大枣以补中益气、调补脾胃为主，常用于脾胃虚弱、倦怠乏力、食少便溏；又能养血安神，用于血虚面色萎黄、妇女脏躁、精神不安等症。煎服6～15g，大剂量可用至

10~30g。浮小麦味甘，性凉，归心经，除虚热、敛阴止汗，用于治疗骨蒸劳热自汗、盗汗。煎服15~30g，生用或炒香用。止汗宜炒用，退虚热宜生用。研末服1~3g。小麦味甘，性凉，入心、脾、肾经，养心，益肾，健脾和血。煎服30~60g。

（4）甘草与金银花两药相使配伍，可增强清热解毒、消肿散痈之功，用于热毒疮痈肿痛诸症。

**4. 中成药应用**

（1）炙甘草合剂：功效益气滋阴，通阴复脉。主治气虚血少、心动悸、脉结代。

（2）清热灵颗粒：功效清热解毒。主治感冒热邪壅肺证，症见发热、咽喉肿痛。

（3）胃得安片：功效和胃止痛，健脾消食。主治脾胃不和所致的胃脘痞满疼痛、腹胀、嗳气、纳呆食少、呕恶反酸、大便不调；慢性胃炎、胃及十二指肠溃疡见上述证候者。

【临床药学服务】

**1. 用药告知与监护**　长期大量使用可引起假性醛固酮增多症，出现水肿、血压升高、血钾降低等。用药期间宜低盐饮食，忌辛辣、油腻食物。监测血压、血钾、小便及神经系统症状，如头痛、头晕、四肢无力麻木等。用药期间出现浮肿、高血压等不良反应，立即减少用量或递减停用。

**2. 药物警戒实践**　湿盛而胸腹胀满及呕吐者忌服。水肿、肾病、高血压、低血钾、充血性心力衰竭等患者慎用。甘草反甘遂、大戟、芫花、海藻。不宜与奎宁、阿托品、盐酸麻黄碱等合用；不宜与强心苷合用；本品有排钾作用，不宜与噻嗪类利尿药同用；不宜与阿司匹林、水杨酸钠、糖皮质激素及利血平等同用。

## 刺五加

【处方常用名与给付】刺五加。写刺五加付刺五加。

【临床性效特征】刺五加味甘、辛、微苦，性温，归脾、肺、心、肾经。①补脾益肺，并略有祛痰平喘之功，多用于脾肺气虚之体倦乏力、食欲不振、久咳虚喘。②补肾助阳，强健筋骨，用于肾气不足、筋骨失养，症见腰膝酸痛、阳痿、小儿行迟、风湿痹病兼肝肾不足者。③益气养血，安神益志，用于心脾两虚、心神失养之失眠、健忘。现代多用于心脑血管疾病、神经衰弱、头痛、失眠等属心脾两虚者。

【临床治疗实施】

**1. 用法用量**　煎服9~27g。常规煎煮或泡酒。目前多作片剂、颗粒剂、口服液及注射剂使用。

**2. 炮制品与临床**　本品一般生用。

**3. 方药经验**

（1）刺五加与太子参两药相须配伍，可增强脾肺双补、益气生津之功，用于肺脾气虚，症见体倦乏力、食欲不振、久咳虚喘等。

（2）刺五加与杜仲两药相使配伍，共奏温肾助阳、强筋健骨之功，用于体虚乏力、腰膝酸软；亦可用于阳痿、小儿行迟及风湿痹病而兼肝肾不足者。

（3）刺五加与酸枣仁两药相使配伍，可增强补益心脾、宁心安神之功，用于心脾两虚、心神失养所致的心悸、失眠、健忘等。

**4. 中成药应用** 刺五加片（胶囊）：功效益气健脾，补肾安神。主治脾肾阳虚、体虚乏力、食欲不振、腰膝酸痛、失眠多梦。

【临床药学服务】

**1. 用药告知与监护** 超量使用时易出现失眠、过敏、忧郁、焦虑、心悸和血压升高等，应观察睡眠、精神状态。严格把握适应证和剂量，注意过敏反应。忌生冷、油腻食物。

**2. 药物警戒实践** 易伤阴助火，阴虚火旺者慎用。

## 绞股蓝

【处方常用名与给付】绞股蓝。写绞股蓝付绞股蓝。

【临床性效特征】绞股蓝味甘、苦，性寒，归脾、肺、肾经。①补气健脾，用于脾胃气虚之体倦乏力、纳食不佳。②生津止渴，用于脾胃气阴两伤之口渴、咽干、心烦。③化痰止咳，益肺气，清肺热，可用于气阴两虚、肺中燥热之咳嗽痰黏及肺气虚而痰湿内盛之咳嗽痰多者。④养心安神，用于心气阴亏损及心脾、气血双亏之心悸失眠、健忘多梦者。⑤清热解毒，可用治热毒疮疡。现代用于高脂血症、冠心病、心绞痛、慢性肾功能不全、慢性支气管炎、血管神经性头痛等。

【临床治疗实施】

**1. 用法用量** 煎服10~20g；研末吞服3~6g。入汤剂常规煎煮，或制成中成药制剂，或泡茶饮。

**2. 炮制品与临床** 本品一般生用。

**3. 方药经验**

（1）绞股蓝与太子参两药相须配伍，可增强益气养阴之功，用于气阴两虚之口渴、咽干、形瘦、乏力等。

（2）绞股蓝与半夏两药相使配伍，可增强补肺益气、燥湿化痰之功，用于脾肺气虚、痰浊壅肺之咳嗽气喘、痰多胸闷者。

（3）绞股蓝与丹参两药相须配伍，共奏益气活血之功，既能养心益气安神，又能降血脂，用于气虚血瘀、脉络瘀滞所致的胸痹、心悸、心痛等。

**4. 中成药应用** 金复康口服液：功效益气养阴，清热解毒。用于不宜手术、放化疗的原发性非小细胞肺癌属气阴两虚、热毒瘀阻证。或与化疗并用，有助于提高疗效，改善免疫功能，减轻化疗所致的白细胞下降的副作用。

【临床药学服务】

**1. 用药告知与监护** 用药期间注意监测血压、血脂、血糖、胃肠道症状等。把握剂量和适应证。忌食生冷等食物。

**2. 药物警戒实践** 本品寒凉，虚寒证忌用。与降血糖、降血压西药同用时注意功效叠加，需减量或适当增加用药间隔时间。

### 红景天

【处方常用名与给付】红景天。写红景天付红景天。

【临床性效特征】红景天味甘、苦，性平，归脾、肺、心经。①健脾益气，用治脾气虚弱之倦怠乏力等症，兼能止带，亦常用于脾虚带下证。②益气生血，用于血虚证。③补肺气，养肺阴，清肺热，用于肺阴不足之咳嗽痰黏，或有咯血者。④活血化瘀，可用于跌打损伤等瘀血证。现代多用于高原性红细胞增多症、神经衰弱、冠心病、心绞痛、高血压等属气虚血瘀者。

【临床治疗实施】

**1. 用法用量** 煎服 3~6g。外用适量。入汤剂或制成糖浆剂、胶囊等中成药制剂。常规煎煮。外用捣敷或研末调服。

**2. 炮制品与临床** 本品一般生用。

**3. 方药经验**

（1）红景天与山药两药相须配伍，可增强补肺健脾、益胃养阴之功，用于脾虚胃弱之肺气不足体倦乏力、食少纳呆、少气懒言等。

（2）红景天与沙参两药相使配伍，共奏养肺阴、补肺气、清肺热、止咳喘之功，用于热伤肺阴所致的干咳少痰、咽干口渴或咯血等。

（3）红景天与沙棘两药相须配伍，具有益肺补气、化痰祛瘀之功，均可用于肺气虚及气阴不足之口渴、咳嗽痰多及瘀血证。沙棘味酸、涩，性温，归脾、胃、肺、心经。健脾消食，止咳祛痰，活血化瘀。用量 3~10g。

**4. 中成药应用** 诺迪康胶囊：功效益气活血，通脉止痛。主治气虚血瘀所致的胸痹。症见胸闷、刺痛或隐痛、心悸气短、神疲乏力、少气懒言、头昏目眩；冠心病、心绞痛见上述证候者。

【临床药学服务】

**1. 用药告知与监护** 若出现皮疹、瘙痒等不良反应，应立即停药。用药期间监测血压、血黏度、精神状态等。严格把握剂量和适应证。

**2. 药物警戒实践** 脾胃寒凝者不宜长期服用。过敏体质者慎用本品。

## 第二节　补阳药

### 鹿　茸

【处方常用名与给付】鹿茸、鹿茸血片、鹿茸粉片、鹿茸片。写鹿茸、鹿茸片、二杠片、三岔片、毛角片、黄毛茸、关鹿茸均付鹿茸片；写血茸片、红粉片、血鹿茸、关嫩茸、嫩鹿茸均付血茸片；写鹿茸粉、酥鹿茸均付鹿茸粉；写鹿角、鹿角片均付鹿角片；写鹿角屑付鹿角屑；写鹿角粉付鹿角粉；写鹿角胶付鹿角胶；写鹿角霜付鹿角霜。

【临床性效特征】鹿茸味甘、咸，性温，入肝、肾经。①补肾阳益精血，为壮阳起痿之要药，用于肾阳不足、精血亏虚之阳痿早泄、宫冷不育、遗精滑精、遗尿尿频、耳鸣耳聋、神疲肢冷、腰酸乏力等。②填髓补精，强筋骨，调冲任，用于肝肾不足之筋骨痿弱，或小儿骨软、行迟齿迟、囟门不合等，及冲任不固之四肢厥冷、经多色黑的崩漏下血证。③托疮毒，又能温补精血，用于疮疡久溃不敛或阴疽内陷不起之证。现代多用于慢性肾炎、糖尿病、醛固酮增多症、甲状腺功能低下、性神经衰弱、肾上腺皮质功能减退、不孕症属肾阳不足者；功能性子宫出血、慢性盆腔炎属冲任不固者；肌肉深部脓疡、血栓闭塞性脉管炎属精血亏虚、久溃不敛者。

鹿角为雄鹿头上已骨化的角。味咸，性温，入肝、肾经，可作鹿茸替代品，补肾助阳，强筋健骨，活血消肿，用于肾阳虚之阳痿、腰酸及阴疽疮疡、乳痈初起；瘀血肿痛等。熟用温补，生用行血散瘀消肿。可内服、外敷。

鹿角胶为鹿角净水煎煮、浓缩制成的固体胶。味甘、咸，性温，温补力次之，长于温肾助阳、收敛止血，药力较鹿茸缓和，可用治虚劳羸弱、阴疽内陷及吐衄、崩漏、尿血而偏于虚寒者，不入煎剂，宜烊化冲服，脾虚便溏者忌服。

鹿角霜为鹿角熬膏后所存残渣。味咸，温补力最小，但不滋腻，有收敛之性，又能收敛止血，敛疮生肌。适用于脾肾阳虚之白带过多、遗尿尿频、崩漏下血及疮疡不敛。亦可用于肾阳不足又兼脾胃虚寒之呕吐食少、便溏而不受补者。

【临床治疗实施】

**1. 用法用量** 内服1~2g。从小剂量服起，逐渐加至常量。小量可缓解疲劳，大量可增强性功能。研末冲服，或入丸、散；亦可浸酒服用。用于补肾阳、益精血宜饭前服。鹿角水煎服5~15g。鹿角胶内服开水或黄酒烊化，每次1~3g，每日2~3次。鹿角霜煎服5~15g，或入丸、散，外用适量，撒敷。

**2. 炮制品与临床** 鹿茸为鹿科动物梅花鹿或马鹿等雄鹿头上尚未骨化，密生茸毛的幼角，经加工后，阴干或烘干，补肾阳、益精血的力量强，为补肾壮阳、益精血的要药。

**3. 方药经验**

（1）鹿茸丸中鹿茸与黄芪两药相使配伍，可增强补益气血、填精托毒、排脓之功，用于疮疡脓成不溃、久溃不敛或阴疽内陷等。

（2）鹿茸散中鹿茸与当归两药相使配伍，可增强补益肝肾、养血补虚、活血调经、固崩止带之功，用于肝肾不足、气血亏虚、冲任不固所致的月经不调、崩漏带下等。

（3）鹿茸四斤丸中鹿茸与肉苁蓉两药相须配伍，可增强补肾助阳、填精益髓、强筋健骨之功，用于肾阳不足之阳痿早泄、腰膝冷痛等，又可用于肝肾不足、精血亏虚之筋骨痿软等。

(4) 鹿茸大补汤中鹿茸与熟地黄相使配伍，可增强滋阴养血、助阳填精之功，用于肾虚阳痿、遗精、腰痛、眩晕、耳聋，及妇女阴寒带下、胞冷不孕等。

(5) 阳起石丸中鹿茸与阳起石两药相使配伍，可增强温肾壮阳起痿、补精填髓之功，用于肾阳不足之精血亏虚、阳痿早泄、宫冷不孕、遗精滑精、遗尿尿频、耳聋耳鸣、肢冷神疲等。

(6) 鹿茸与肉桂两药相须配伍，可增强补元阳、益精血之功，用于肾阳虚衰、气血不足诸证。

(7) 鹿茸与山药、阿胶三药配伍，脾肾双补，阴阳并补，共奏充益精血、强筋健骨之功，用于脾肾两虚所致的眩晕耳鸣、疲乏无力、腰膝酸软、阳痿遗精，冲任不固之月经过多、崩漏、带下等。

(8) 鹿茸与雪莲花相使配伍，可增强温肾壮阳、调理冲任之功，用于肾虚阳痿、风湿久痹、腰膝酸软、筋骨无力和下元虚冷、肝肾不足之崩漏下血。

**4. 中成药应用**

(1) 强肾颗粒（片）：功效补肾填精，益气壮阳。主治阴阳两虚所致的肾虚水肿、腰痛、遗精、阳痿、早泄、夜尿频数；慢性肾炎和久治不愈的肾盂肾炎见上述证候者。

(2) 鹿茸口服液：功效温肾，生精养血，补髓健骨。主治畏寒无力、血虚眩晕、腰膝痿软。

(3) 参桂鹿茸丸：功效补气益肾，养血调经。主治气虚血亏、肝肾不足引起的体质虚弱、腰膝酸软、头晕耳鸣、自汗盗汗、失眠多梦、宫寒带下、月经不调。

【临床药学服务】

**1. 用药告知与监护** 区别生品与制品及不同用药部位的药效差异。区别证候轻重选择药量，与其他温热药同用时注意减量。用药中顾护脾胃，宜食熟软易消化食物，少食生冷、辛辣刺激之品。注意观察用药后的舌象、脉象、饮水量、性功能等情况变化。服用鹿茸宜从小量开始，密切观察，缓缓增加，切不可骤用大量，以防阳升风动，助火动血，导致多种出血症状。

**2. 药物警戒实践** 阴虚阳亢、肾虚有火者不宜用。上焦有痰热及胃火旺盛者忌用；凡吐血下血、阴虚血热者、孕妇及儿童忌用；运动员慎用。

## 紫河车

【处方常用名与给付】紫河车、紫河车粉、胎盘粉。写紫河车、人胞、胎盘、胎衣、胞衣均付紫河车；写紫河车粉、人胞粉均付紫河车粉。写酒制紫河车付酒紫河车。

【临床性效特征】紫河车甘、咸，性温，入肺、肝、肾经。①补气血，益肝肾，可用于气血不足之消瘦乏力、精血不足之产后乳少及肝肾不足之劳嗽骨蒸。②助阳填精，补肺益肾，用于肺肾两虚、摄纳无权、呼多吸少之虚喘证。现代多用于慢性肾炎、糖尿病、醛固酮增多症、甲状腺功能低下、性神经衰弱、肾上腺皮质功能减退、更年期综合征属肾阳不足者；肺结核、支气管哮喘属肺肾两虚者。

【临床治疗实施】

**1. 用法用量**　内服2~3g，虚羸重症用量加倍。内服研末装胶囊吞服，或入丸、散剂。一般不入煎剂，宜饭前服。

**2. 炮制品与临床**　紫河车生用可以补肝肾，益精血，助肾阳，用于肾气不足、精血亏虚之宫冷不孕、小产少乳、阳痿精冷、腰酸耳鸣。酒制后功同，但可去腥气，减少胃肠道反应。

**3. 方药经验**

（1）河车大造丸中紫河车与牛膝相使配伍，可增强补益肝肾、养血益气、强筋壮骨之功，用于肾阳虚衰、精血不足所致的足膝无力、头昏耳鸣、男子遗精、女子不孕等。

（2）紫河车与当归相使配伍，可增强养血益气、补血活血之功，用于气血不足之产后乳汁缺少、面色萎黄、消瘦、体倦乏力等。

（3）紫河车与天冬、麦冬三药配伍，可增强温肾助阳、补肺益阴、滋阴润燥、敛肺止咳之功，用于肺肾两虚之虚咳及阴阳俱虚证。

**4. 中成药应用**

（1）胎产金丸：功效补肾填精，益气养血，化瘀调经。主治肾精亏损、气血两虚夹瘀所致的产后恶露不绝，症见失血过多、腰腹痛、足膝浮肿、倦怠乏力。

（2）紫河车胶囊：功效温肾补精，益气养血。主治虚劳消瘦、骨蒸盗汗、咳嗽气喘、食少气短。

（3）河车大造丸：功效滋阴清热，补肾益肺。主治肺肾两亏之虚劳咳嗽、骨蒸潮热、盗汗遗精、腰膝酸软。

【临床药学服务】

**1. 用药告知与监护**　气味易引起不适。用药中顾护脾胃，宜食熟软易消化食物，忌辛辣、油腻食物。注意观察体力、记忆力、呼吸及舌象等变化。

**2. 药物警戒实践**　阴虚火旺、胃气虚弱者不宜单独应用。妊娠慎用。儿童不宜服用。运动员禁用。

## 淫羊藿

【处方常用名与给付】淫羊藿、仙灵脾。写生淫羊藿付生淫羊藿；写淫羊藿、羊藿、仙灵脾、羊脂羊藿均付羊油炙淫羊藿；写酒羊藿付酒炒羊藿。

【临床性效特征】淫羊藿味辛、甘，性温，归肝、肾经。①益肝肾，壮肾阳，临床用于强阳起痿，是治疗阳痿的良药。②强筋骨，祛风湿，用于风湿痹痛偏于寒湿、四肢麻木不仁或筋骨拘挛等症。现代多用于慢性肾炎、甲状腺功能低下、性神经衰弱、肾上腺皮质功能减退、更年期综合征属肾阳不足者；风湿性关节炎、类风湿关节炎属风寒湿痹者。

【临床治疗实施】

**1. 用法用量** 煎服6~10g。一般入汤剂常规煎煮，或浸酒、熬膏及入丸、散服用。补肾阳可饭前服，用于祛风除湿饭后服。

**2. 炮制品与临床** 生淫羊藿长于祛风湿，多用于风寒湿痹、中风偏瘫、小儿麻痹。炙淫羊藿能温散寒邪，温肾壮阳，常用治肾阳不足、阳痿、宫冷不孕。酒制淫羊藿增加祛风湿之功。

**3. 方药经验**

（1）二仙汤中淫羊藿与巴戟天两药相须配伍，可增强补火助阳、暖宫散寒之功，用于肾阳不足所致的阳痿遗精、遗尿尿频、宫冷不孕等。

（2）仙灵脾散中淫羊藿与防风相使配伍，可增强益肝肾、强筋骨、祛风湿、止痹痛之功，用于风湿痹痛、肢体麻木、筋脉拘挛等，肾虚者尤宜。

（3）淫羊藿与肉苁蓉、熟地黄三药配伍，可增强补肾助阳、益精养血之功，用于肾阳不足、精血亏虚所致的阳痿早泄、女子月经不调、腰膝冷痛、便秘等。

**4. 中成药应用**

（1）健阳片：功效补肾助阳。主治肾阳不足所致的阳痿早泄。

（2）复方淫羊藿口服液：功效温补肾阳。主治肾阳虚衰所致的畏寒肢冷、腰膝酸软、头晕目眩、气短喘息、倦怠乏力。

（3）仙灵脾颗粒：功效补肾强心，壮阳通痹。主治阳痿遗精、筋骨痿软、胸闷头晕、气短乏力、风湿痹痛等。

【临床药学服务】

**1. 用药告知与监护** 区别生品与制品的药效差异，区别证候轻重选择药量，与其他温热药同用时注意减量。用药中顾护脾胃，宜食熟软易消化食物，忌食生冷、辛辣之物。注意观察口渴、性功能、精液质量、血糖等变化。

**2. 药物警戒实践** 阴虚火旺、相火易动者不宜服。阳强不痿者忌服。孕妇慎服。

## 巴戟天

【处方常用名与给付】巴戟天、巴戟肉、盐巴戟、巴戟、制巴戟。写巴戟天、巴戟肉、肉巴戟、肥巴戟、广巴戟、巴戟均付巴戟天；写炙巴戟天付制巴戟天；写盐巴戟付盐巴戟。

【临床性效特征】巴戟天味甘、辛，性温，入肝、肾经。①补肾助阳益精，用于阳痿宫冷、腰膝冷痛、下元虚冷、少腹冷痛、月经不调等。②强筋健骨祛寒，用治肾虚骨痿、步履艰难、肾虚腰膝酸软及风湿腰膝冷痛。现代多用于甲状腺功能低下、性神经衰弱、肾上腺皮质功能减退、更年期综合征属肾阳不足者；风湿性关节炎、类风湿关节炎属风寒湿痹阻者。

【临床治疗实施】

**1. 用法用量** 煎服3~10g。阳虚甚者可适当加大剂量。内服多入煎剂，常规煎煮，或入丸、散。用于补肾助阳宜饭前服。

**2. 炮制品与临床** 生巴戟天味辛而温，长于补肝肾，祛风湿，多用于肾虚兼风湿证。盐巴戟天主入肾，补肾助阳之功更强，常用于肾阳不足之阳痿早泄、宫冷不孕、小便频数。制巴戟天味甘，补益作用加强，且多配入补肾助阳、益气养血方中，适用于脾肾亏虚之胸中气短、腰腿疼痛、身重无力等。

**3. 方药经验**

(1) 地黄饮子中巴戟天与熟地黄相使配伍，可增强温肾助阳、滋阴养血之功，用于肾虚之阳痿、早泄、遗精等。

(2) 巴戟丸中巴戟天与牛膝两药相使配伍，可增强补肾助阳、强筋壮骨、祛风除湿、通络之功，用于腰膝疼痛、脚气水肿或肌肉萎缩无力及病程迁延日久而有肾虚表现等。

(3) 巴戟天与菟丝子两药相须配伍，可增强补肾壮阳、暖宫散寒、固精缩尿之功，用于肾亏之阳痿、遗精、女子胞宫虚冷、腰膝无力及崩漏带下等。

(4) 巴戟天与山茱萸两药相使配伍，可增强补肝肾、助肾阳、固精止遗之功，用于肾阳不足、下元不固所致的遗精滑精、带下淋沥、遗尿尿频等。

(5) 巴戟天与杜仲两药相使配伍，可增强补肝肾、强筋骨、散风湿之功，用于肝肾亏虚所致的腰膝疼痛、风湿痹痛等。

(6) 巴戟天与韭菜子两药相须配伍，可增强补肾壮阳、强筋健骨之功，用于肝肾不足之筋骨痿软、步履艰难、阳痿早泄等。巴戟天长于补肝肾，祛风湿；韭菜子味辛、甘，性温，归肝、肾经，长于温补肝肾，壮阳固精，强筋壮骨，用治肝肾不足之阳痿遗精、筋骨痿软之证。韭菜子煎服3～9g，汤剂入药，或入丸、散。外用适量。

**4. 中成药应用**

(1) 添精补肾膏：功效温肾助阳，补益精血。主治肾阳亏虚、精血不足所致的腰膝酸软、精神萎靡、畏寒怕冷、阳痿遗精。

(2) 巴仙苁蓉强肾胶囊：功效温补肾阳。主治肾阳不足所致的腰膝酸软、身冷畏寒等症。

【临床药学服务】

**1. 用药告知与监护** 区别生、制品药效差异，区别证候轻重选择药量，与其他温热药同用时注意减量。用药中顾护脾胃，宜食熟软易消化食物，忌食生冷、油腻、辛辣、刺激性食物。注意观察口渴、小便及性功能等变化。

**2. 药物警戒实践** 相火炽盛之泄精、尿赤、目赤目痛、烦躁口渴、大便秘燥者忌用。孕妇及儿童慎用。

## 仙 茅

【处方常用名与给付】仙茅、酒仙茅。写仙茅、独茅根、仙茅根均付仙茅片；写制仙茅、酒仙茅、蒸仙茅均付制仙茅。

【临床性效特征】仙茅味辛，性热；有毒，入肾、肝经。①温肾壮阳，可用治肾阳不足、命门火衰之阳痿精冷、早泄、遗尿尿频等，用于脾肾阳虚之脘腹冷痛、少食腹泻便溏等。②散寒除湿，用治久病寒湿之痹痛拘挛等症。现代临床多用于慢性肾炎、糖尿病、醛固酮增多症、甲状腺功能低下、肾上腺皮质功能减退、更年期综合征属肾阳不足者；风湿性关节炎、类风湿关节炎属风寒湿痹阻者。

【临床治疗实施】

**1. 用法用量** 煎服 3~10g。内服多入汤剂，亦可浸酒或入丸、散。常规煎煮。用于补肾助阳宜饭前服。外用适量。

**2. 炮制品与临床** 生仙茅以散寒祛湿为主，多用于寒湿痹痛之腰膝冷痛。酒仙茅不仅毒性降低，而且长于补肾壮阳，常用治阳痿精冷、尿频遗尿等。

**3. 方药经验**

（1）二仙汤中仙茅与淫羊藿两药相须配伍，可增强补肾壮阳、强筋健骨、祛风除湿之功，用于肾阳不足之阳痿遗精、遗尿尿频，风湿痹痛之腰膝痿软等。

（2）仙茅与金樱子相使配伍，一补一敛，可增强温肾助阳、固精缩尿之功，用于阳痿、精冷、滑泄无度等。

（3）仙茅与补骨脂、杜仲三药配伍，可增强温肾暖脾止泻、强筋健骨、祛风湿之功，用于脾肾阳虚之脘腹冷痛腹泻、阳痿遗精、腰膝酸痛无力等。

**4. 中成药应用** 骨仙片：功效补益肝肾，强壮筋骨，通络止痛。主治肝肾不足所致的痹病，症见腰膝关节疼痛、屈伸不利、手足麻木；骨质增生见上述证候者。

【临床药学服务】

**1. 用药告知与监护** 区分生、制品药效差异，区别证候轻重确定药量，与其他温热药同用时注意减量。顾护脾胃，宜食熟软易消化食物，少食辛辣、刺激性及难以消化之物。注意观察口渴、大便、小便、性功能及有无过敏反应等情况。本品有毒，不宜久服，过量可引起心律不齐等。

**2. 药物警戒实践** 阴虚火旺者忌服。阴虚发热、吐衄、血淋、遗精白浊、梦交，肾虚之虚火上炎、口干咽痛，血虚之偏枯痿痹，胃家邪热、胃家虚火之嘈杂易饥及真热假寒证等皆禁用。孕妇忌服；儿童及肝肾功能不全者忌用。

## 杜 仲

【处方常用名与给付】杜仲、厚杜仲、绵杜仲、生杜仲、川杜仲、炒杜仲、盐杜仲、焦杜仲、杜仲炭。写杜仲、板杜仲、块杜仲、厚杜仲、绵杜仲、川杜仲、炒杜仲、盐杜仲、焦杜仲、炙杜仲均付盐炙杜仲；写生杜仲付生杜仲；写杜仲炭付杜仲炭。

【临床性效特征】杜仲味甘，性温，入肝、肾经。①补益肝肾，助阳，用治肝肾不足、下元虚冷之阳痿遗精、遗尿、尿频。②强筋骨，壮腰膝，除风湿，为治疗腰膝酸痛、足胫痿软之要药。③调理冲任，固经安胎，用于肝肾亏虚、冲任不固之妊娠下血、胎动不安。现代多用于慢性肾炎、糖尿病、醛固酮增多症、高血压、甲状腺功能低下、肾上腺皮质功能减退属肾阳不足者；先兆性流产、习惯性流产属肝肾亏虚者。

【临床治疗实施】

**1. 用法用量**　煎服6~10g。入汤剂，或入丸、散。用于祛风湿、强筋骨可浸酒服。常规煎煮。用于肝肾亏虚证宜饭前服。外用适量。

**2. 炮制品与临床**　生杜仲长于益肝补肾，祛风湿。多用于头目眩晕、湿重腰痛。盐杜仲可直走下焦，增强补益肝肾作用，用于肾虚腰痛、阳痿遗精、胎元不固，且有利于调配、煎煮和粉碎，更好地发挥疗效。杜仲炭补益肝肾，止血，治肝肾虚弱、冲任不固之经水不净、崩漏下血。

**3. 方药经验**

（1）独活寄生汤中杜仲与独活两药相使配伍，可增强补益肝肾、强筋健骨、祛风除湿、通痹止痛之功，用于风湿腰痛、肢体冷重等。

（2）右归丸中杜仲与枸杞子、山药三药配伍，补阴助阳，可增强补肾阳、益脾气、涩肾精之功，用于肝肾亏虚之阳痿遗精、腰膝酸软无力等。

（3）杜仲与川芎、牛膝配伍，可增强补益肝肾、强筋健骨、祛风活血止痛的作用，用于肝胃亏虚所致腰膝酸软或外伤腰痛等。

（4）杜仲与鹿茸相须配伍，可增强补肾壮阳、生精益血的作用，用于肾虚阳痿、精冷不固、小便频数、腰膝酸痛等。

**4. 中成药应用**

（1）杜仲壮骨丸：功效补益肝肾，强壮筋骨，通络止痛。主治肝肾不足所致的痹病，症见腰膝关节疼痛、屈伸不利、手足麻木；骨质增生见上述证候者。

（2）强力天麻杜仲胶囊：功效散风活血，舒筋止痛。主治中风引起的筋脉掣痛、肢体麻木、行走不便、腰腿酸痛、头痛头昏等。

（3）杜仲降压片：功效补肾，平肝，清热。主治肾虚肝旺之高血压。

（4）杜仲颗粒：功效补肝肾，强筋骨，安胎，降血压。主治肾虚腰痛、腰膝无力、胎动不安、先兆流产、高血压。

【临床药学服务】

**1. 用药告知与监护**　区别生品与制品的药效差异，与其他温热药同用时注意减量。用药中顾护脾胃，饮食宜熟软易消化，慎食生冷黏滑之品。用药后观察二便、血压等情况。

**2. 药物警戒实践**　阴虚火旺者慎服。

## 续　断

【处方常用名与给付】续断、川断、川断肉、川续断、炒川断、炒续断、酒续断、盐续断。写续断、川续断、续断肉、川断肉均付生续断；写炒续断付清炒续断；写酒续断付酒炒续断；写盐续断付盐炙续断；写续断炭付续断炭。

【临床性效特征】续断味辛、苦，性微温，入肝、肾经。①补肝肾，行血脉，用于肝肾不足、寒湿痹阻者，见腰膝酸软、行走不便以及闭经等。②续筋接骨，消肿止痛生肌，用于跌打损伤、金疮、痈疽溃疡，为骨伤科之要药。③止血安胎，用治肝肾不足、冲任不固所致的崩漏带下和胎动不安等症。现代多用于甲状腺功能低下、神经衰弱、肾上腺皮质功能减退属肾阳不足者；先兆流产、习惯性流产属肝肾亏虚者；风湿性关节炎、类风湿关节炎属肝肾不足者；跌打损伤、骨折属瘀血阻络者。

【临床治疗实施】

**1. 用法用量** 煎服 9~15g。常作水煎剂入药，亦可入丸、散，浸酒服用长于治疗肝肾亏虚之腰膝疼痛等。常规煎煮。用于补肝肾、强筋骨宜饭前服。外用适量。

**2. 炮制品与临床** 临床续断常生用，为强壮筋骨之要药，用于肝肾亏损的腰膝酸痛、四肢筋挛疼痛及脚软。酒续断多用于风湿痹痛、跌打损伤。盐续断多用于腰膝酸软等肾虚证。治崩漏下血宜炒用。续断炭则长于止血。

**3. 方药经验**

（1）续断与鹿茸、艾叶三药配伍，可增强滋补肾阳、益精血、散寒调经、固冲止血之功，用于肾阳不足、下元虚冷之阳痿不举、遗精滑泄、遗尿尿频，或用于妇科崩漏下血不止等。

（2）续断与山药两药相须配伍，可增强壮阳益阴、固精止遗之功，用于遗精滑精等。

（3）续断与木瓜两药相须配伍，可增强活血化瘀、舒筋活络之功。用于脚膝折损、筋缩疼痛、屈伸不利等。

**4. 中成药应用** 尪痹颗粒（片）：功效补肝肾，强筋骨，祛风湿，通经络。主治肝肾不足、风湿阻络所致的尪痹，症见肌肉、关节疼痛，局部肿大、僵硬畸形，屈伸不利，腰膝酸软，畏寒乏力及类风湿关节炎见上述证候者。

【临床药学服务】

**1. 用药告知与监护** 区别证候轻重选择药量，与其他温热药物同用时注意减量。用药中顾护脾胃，宜食熟软易消化食物，不宜食生冷油腻之品。用药期间注意观察体温、食欲、肢体功能、二便等。

**2. 药物警戒实践** 阴虚火旺者忌服。风湿热痹者慎用。

## 肉苁蓉

【处方常用名与给付】肉苁蓉、淡苁蓉、甜苁蓉、碱苁蓉、干苁蓉、盐大芸、大芸、淡大芸、酒苁蓉。写肉苁蓉、漂苁蓉、淡苁蓉、干苁蓉、甜苁蓉、淡大芸、大芸均付肉苁蓉片；写盐制苁蓉付盐苁蓉；写酒苁蓉、酒大芸均付酒制苁蓉。

【临床性效特征】肉苁蓉味甘、咸，性温，归肾、大肠经。①补肾阳，益精血，用于肾阳不足、精血亏虚所致的男子阳痿不起、遗精早泄，女子崩漏带下、经闭、不孕等。②润肠通便，用于肠燥津枯之便秘。现代多用于醛固酮增多症、甲状腺功能低下、肾上腺皮质功能减退属肾阳不足者；老年性便秘属肾虚津亏者。

【临床治疗实施】

**1. 用法用量**　煎服6~10g。作汤剂入药，或入丸、散，亦可浸酒服用。常规煎煮。用于补肾通便宜饭前服。外用适量。

**2. 炮制品与临床**　生苁蓉补肾、滑肠通便力胜，多用于肾气不足之肠燥便秘、白浊。酒苁蓉补肾助阳之力明显增强，多用于肾阳虚之阳痿、腰痛、不孕。淡苁蓉在漂洗过程中水溶性成分流失，可直接影响药效，致药力下降，应引起重视。盐苁蓉既能补肾阳、益精血，又能润肠通便，用于肾阳虚衰之阳痿遗精、腰膝酸痛、宫寒不孕及肠燥便秘。

**3. 方药经验**

（1）锁阳固精丸中肉苁蓉与锁阳相须配伍，可增强补肾阳、益精血、固精关、润肠之功，用于肾虚所致的阳痿、腰膝冷痛、精血不足、遗精、早泄、崩漏、带下、大便秘结等。

（2）菟丝子丸中肉苁蓉与菟丝子相须配伍，可增强壮阳益精之功，用于肾虚所致的阳痿、腰膝冷痛等。

（3）苁蓉润肠丸中肉苁蓉与沉香相使配伍，共奏补肾益精、润肠通便、行气止痛之功，用于老人虚秘、小腹不适等。

（4）地黄饮子中肉苁蓉与山茱萸配伍，可增强补肾益精、填精养血、强筋健骨之功，用于肾虚所致的阳痿遗精、腰膝冷痛、老年便秘、不孕等。

（5）肉苁蓉与补骨脂相须配伍，可增强补益肝肾、强筋骨、壮阳益精血、固精缩尿之功，用治肾虚所致的腰痛、酸楚无力、阳痿早泄、妇女不孕、崩漏带下等。

**4. 中成药应用**

（1）苁蓉益肾颗粒：功效补肾填精。主治肾气不足之腰膝酸软、记忆减退、头晕耳鸣、四肢无力。

（2）苁蓉通便口服液：功效润肠通便。主治老年便秘、产后便秘。

（3）复方苁蓉益智胶囊：功效益智养肝，活血化浊，健脑增智。主治轻、中度血管性痴呆属肝肾亏虚兼痰瘀阻络者。症见智力减退、思维迟钝、神情呆滞、健忘，或喜怒不定、腰膝酸软、头晕耳鸣、失眠多梦等。

（4）蚕蛾公补片：功效补肾壮阳，养血填精。主治肾阳虚损之阳痿早泄、性功能衰退。

【临床药学服务】

**1. 用药告知与监护**　区别生、制品药效差异，区别证候轻重选择药量，与其他温热药同用时注意减量。用药中顾护脾胃，宜食熟软易消化食物，不宜食油腻、生冷食品。用药期间观察二便、性欲等情况。

**2. 药物警戒实践**　阴虚火旺者、腹泻便溏者忌服。胃肠湿热而大便干结不宜用。孕妇慎服。

## 锁 阳

【处方常用名与给付】锁阳、盐锁阳、锁严子。写锁阳、锁阳片均付锁阳片；写盐锁阳付盐锁阳。

【临床性效特征】锁阳味甘，性温，入肝、肾、大肠经。①补肾助阳，益精血，强筋健骨，可用治精血不足之筋骨无力、小儿发育不良症。②润肠通便，用于血虚津枯及阳虚推动无力之便秘。现代多用于慢性肾炎、甲状腺功能低下、肾上腺皮质功能减退、更年期综合征属肾阳不足者；习惯性便秘属肾虚津亏者。

【临床治疗实施】

**1. 用法用量** 煎服5~10g。多作汤剂使用，或入丸、散剂与酒剂。宜久煎。饭前服可增强补肾之功。外用适量。

**2. 炮制品与临床** 锁阳多生用，有益精兴阳之功，可用于肾阳虚之阳痿、遗精、精冷不育之症。盐锁阳可增强补肾的作用。

**3. 方药经验**

（1）锁阳固精丸中锁阳与补骨脂、菟丝子配伍，共奏补肾、壮阳、固精、强筋健骨之功，用于肾阳不足、命门火衰所致的阳痿不举、腰膝冷痛、遗精遗尿、精冷不育等。

（2）虎潜丸中锁阳与熟地黄、龟甲配伍，共奏补肝肾、益精髓、强筋健骨之功，用于腰膝酸软、足软无力、步履艰难等。

（3）锁阳与牛膝两药配伍，可增强补益肝肾、祛风湿、强筋健骨之功，用于肝肾亏虚之腰膝、筋骨萎软无力等。

**4. 中成药应用**

（1）锁阳固精丸：功效温肾固精。主治肾阳不足所致的腰膝酸软、头晕耳鸣、遗精早泄。

（2）锁阳补肾胶囊：功效补肾壮阳，填精固肾。主治肾阳虚或肾阴虚引起的阳痿、遗精、早泄等症。

【临床药学服务】

**1. 用药告知与监护** 区别证候轻重选择药量，与其他温热药同用时注意减量。用药中顾护脾胃，宜食熟软易消化食物，慎食辛辣之品。注意观察大便情况。

**2. 药物警戒实践** 阴虚阳亢、脾虚泄泻、实热便秘及阳强易举而精不固者忌用。

## 补骨脂

【处方常用名与给付】补骨脂、破故纸、黑故子、盐补骨脂、盐骨脂。写补骨脂、破故纸、故纸、骨脂、破纸、黑故子均付清炒补骨脂；写盐故子、盐骨脂均付盐炙补骨脂；写酒骨脂付酒炙补骨脂；写生补骨脂付生补骨脂。

【临床性效特征】补骨脂味苦、辛，性温，入肾、脾经。①补肾壮阳，常用治疗命门火衰、虚寒喘嗽、腰膝冷痛及肾虚阳痿等症。②固精缩尿，用治遗尿尿频、遗精滑泄等症。③温脾暖肾，用治五更泄泻及脾虚腹泻等症。④纳气平喘，用于肾不纳气、虚寒喘咳、滑胎、带下等症。⑤外用可治疗白癜风。现代多用于慢性肾炎、甲状腺功能低下、肾上腺皮质功能减退、更年期综合征属肾阳不足者；慢性结肠炎、过敏性结肠炎属脾肾阳虚者；支气管哮喘属肾不纳气者。

【临床治疗实施】

**1. 用法用量** 煎服6~10g。内服多入汤剂，或入丸、散剂。宜捣碎、久煎。用于脾肾阳虚诸症宜饭前服。外用适量，以医用酒精浸泡后涂患处可治疗白癜风。

**2. 炮制品与临床** 生补骨脂辛热而燥，温肾壮阳作用强，长于温补脾肾，止泄泻，多用于脾肾阳虚之五更肾泄；外用治银屑病、白癜风。炒补骨脂易于煎出，长于温脾肾。盐补骨脂辛窜温燥之性和缓，并引药入肾，可增强补肾纳气之功，多用于阳痿遗精、肾虚腰痛、肾虚哮喘等。酒补骨脂性效类似于盐补骨脂。

**3. 方药经验**

（1）青娥丸中补骨脂与杜仲两药相须配伍，可增强补肝益肾、壮阳缩尿之功，用于肝肾不足、下元虚冷之阳痿、遗精等。

（2）破故纸丸中补骨脂与小茴香两药相使配伍，可增强暖肝温肾、缩尿止遗、行气止痛之功，用于遗尿尿频、疝气疼痛等。

（3）补骨脂与核桃仁两药相须配伍，可增强补益肺肾、补肾助阳、纳气平喘之功，用于肾阳不足、命门火衰、阳痿不举、腰膝冷痛，又可治肾不纳气之虚寒喘咳等。核桃仁味甘，性温，皮涩质润，入肺、肾、大肠经。可补肾纳气，敛肺定喘，兼可温肺，用治肺肾不足之虚寒喘咳；可润肠通便，适用于老年人或病后津液不足之便秘。现代多用于支气管哮喘属于肺肾不足、肾不纳气者；习惯性便秘、老人与产后便秘、痔疮术后便秘等属阴血不足或阳虚不能推动者。煎服6~9g，外用适量。

（4）补骨脂与肉桂两药相使配伍，可增强补火助阳、温脾止泻、散寒止痛之功，用于肾虚命门火衰之腰膝冷痛等。

**4. 中成药应用** 复方补骨脂颗粒：功效温补肝肾，强壮筋骨，活血止痛。主治肾阳虚亏、腰膝酸痛、腰肌劳损及腰椎退行性病变等。

【临床药学服务】

**1. 用药告知与监护** 区别生、制品的药效差异。根据证候轻重确定药量。与其他温热药物同用时注意减量。用药中顾护脾胃，宜食熟软易消化食物，慎食生冷之品。注意观察大便、饮水及皮肤色泽变化等情况，定期检查肝肾功能。外用可治白癜风，在局部用药后应照射日光5~10分钟，弱光可照20分钟后洗去药液，以防起疱。注意保护正常皮肤。

**2. 药物警戒实践** 凡阴虚火动、梦遗、尿血、小便短涩及目赤、口苦舌干、大便燥结、内热作渴、火热目赤、易饥嘈杂、湿热痿证者，皆不宜服用。孕妇慎服，有肝病史者慎用。

## 益智仁

【处方常用名与给付】益智仁、益智、炒益智仁、盐益智仁、煨益智仁。写益智仁、益智、益智子均付益智仁；写盐益智、制益智均付盐益智。

【临床性效特征】益智仁味辛，性温，归脾、肾经。①温中散寒，可开胃止泻，摄涎唾，除呕吐，解冷痛。②补肾助阳，缩尿固精，用治遗尿遗精、白浊，妇人崩漏、带下诸症。现代多用于慢性肾炎、糖尿病、肾上腺皮质功能减退、更年期综合征属肾阳不足者；慢性胃肠炎、胃及十二指肠溃疡属脾胃虚寒证者。

【临床治疗实施】

**1. 用法用量** 煎服3~10g。常入汤剂，或入丸、散服用。常规煎煮。用于下焦虚寒宜饭前服。外用适量。

**2. 炮制品与临床** 生益智仁辛温而燥，以温脾止泻、收摄涎唾为主，多用于腹痛吐泻、口涎自流。盐益智仁性缓和，专行下焦，长于固精缩尿，可用治肾气虚寒之遗精早泄、遗尿尿频、小便白浊。

**3. 方药经验**

（1）益智桑螵蛸散中益智仁与桑螵蛸两药相使配伍，既补且涩，共奏益肾助阳、固精收敛之功，用于肾阳亏虚所致的遗精滑精、遗尿尿频等。

（2）分清饮中益智仁与茯苓两药配伍，可增强温肾壮阳、健脾利湿、固精缩尿作用，用于下元虚冷、气化功能失调之小便淋沥不畅、小便混浊及脾肾阳虚泄泻等。

（3）缩泉丸中益智仁与乌药、山药三者配伍，可增强温肾助阳、健脾敛气、止遗缩尿之功，用于肾阳不足、膀胱虚冷之小便频数及小儿遗尿等；脾气虚弱之涎唾不摄。

（4）益智仁与党参两药相使配伍，可增强暖肾补脾、益气摄唾之功，用于脾胃虚寒之涎唾过多、涎水自流等。

**4. 中成药应用**

（1）健脑丸：功效健脑益智，养心安神。主治用脑过度、记忆减退、神经衰弱、头晕目眩、失眠多梦、心烦易倦、畏寒体虚、身亏腰痛。

（2）混元丸：功效健脾益肾。主治小儿先天不足、后天失调，脾胃虚弱引起的体质软弱、发育不良、面黄肌瘦、饮食少进、遗尿便溏。

【临床药学服务】

**1. 用药告知与监护** 区别生、制品的药效差异，区别证候轻重选择药量，与其他温热药物同用时注意减量。用药中顾护脾胃，宜食熟软易消化食物，慎食生冷之物。注意观察小便、食欲变化，及唾液腺分泌情况等。

**2. 药物警戒实践** 阴虚火旺或因热遗精、崩带者忌服。凡因热呕吐、气逆因怒、小便余沥因水涸精亏内热，泄泻因湿火暴注者禁用。

## 菟丝子

【处方常用名与给付】菟丝子、菟丝饼、吐丝子、炒菟丝子、盐菟丝子、酒菟丝饼。写菟丝子、菟丝、川菟丝均付炒菟丝子；写酒菟丝子付酒炒菟丝子；写盐菟丝子付盐炙菟丝子；写生菟丝子付生菟丝子。

【临床性效特征】菟丝子味辛、甘，性平，归脾、肝、肾经。①补肾养肝，固精缩尿，既补肾阴又补肾阳，可用治肾虚腰痛、双足乏力、阳痿遗精、小便不禁、尿有余沥及消渴等肾虚精关不固之症。②补脾止泻，用治脾肾阳虚之便溏泄泻、食少倦怠。③固元安胎，用治妇女妊娠期肾气不足之胎动不安、滑胎。④益精明目，用于肝肾阴精不足之视物昏花。现代多用于慢性肾病、糖尿病、甲状腺功能低下、神经衰弱、肾上腺皮质功能减退、更年期综合征属肾阳不足者；内耳眩晕属肝肾不足者；中心性视网膜炎、视神经炎属肝肾不足者；慢性胃肠炎、胃及十二指肠溃疡属脾肾阳虚者；先兆性流产、习惯性流产属肝肾不足者。

【临床治疗实施】

**1. 用法用量** 煎服6~12g。内服常入汤剂，或入丸、散，或泡酒服用，或煮熟捣烂做饼。常规煎煮，补肝肾饭前服。外用适量，治疗白癜风。

**2. 炮制品与临床** 生菟丝子长于养肝明目，多用于目暗不明。盐菟丝子平补肝肾，并能增强补肾固涩之功，用于阳痿早泄、遗精滑泄、胎元不固等。酒菟丝不仅可增强温补脾肾之功，而且能增强煎出效果，多用于阳痿遗精、脾虚便溏或泄泻。炒菟丝子功似生品，炒后可提高有效成分煎出率。

**3. 方药经验**

（1）驻景丸中菟丝子与熟地黄、车前子三药配伍，补泻相兼可增强滋补肝肾、壮阳道、益精血之功，用于阳痿遗精、腰酸腿软、头晕耳鸣及眼花等。

（2）五子衍宗丸中菟丝子与五味子两药相使配伍，可增强补阳益阴、敛肺滋肾、涩精止泻、补肾涩精之功，用于阳痿遗精、久不生育等。

（3）菟丝子与山药二者配伍，可增强温肾健脾益气、收敛止带之功，用于脾肾不足之尿浊滴沥、带下过多。

（4）菟丝子与楮实子两者均能补肝肾、明目，用于肝肾亏损之视物昏花。菟丝子补阴益阳，用于肾阴阳两虚之目疾尤当。楮实子味甘，性寒，归肝、肾经。滋肾清肝，补肝肾阴血明目利尿，主治肝肾不足之腰膝酸软、虚劳骨蒸、头晕目昏及肝火亢盛之目翳昏花，或肝肾阴血不足之目疾等，又治水肿胀满。煎服6~12g，入汤剂，也可入丸、散或浸酒、熬膏服用。

**4. 中成药应用**

（1）孕康糖浆：功效健脾固肾，养血安胎。主治肾虚和气血虚弱导致的先兆流产、习惯性流产。

（2）五子衍宗丸：功效补肾益精。主治肾虚精亏所致的阳痿不育、遗精早泄、腰痛、尿后余沥。

【临床药学服务】

**1. 用药告知与监护** 区别生、制品的药效差异。用药中顾护脾胃，宜食熟软易消化食物，忌食生冷、致泻食品。注意观察食欲、血糖、大便等情况。

**2. 药物警戒实践** 阴虚火旺、大便热燥、小便短赤者忌服；阳强者禁用。

## 沙苑子

【处方常用名与给付】沙苑子、沙苑蒺藜、潼蒺藜、潼沙苑、盐沙苑子、炒沙苑子。写沙苑子、沙蒺藜、沙苑蒺藜、潼关蒺藜、潼蒺藜、关蒺藜均付生沙苑子；写炒沙苑子付清炒沙苑子；写盐沙苑付盐炒沙苑子。

【临床性效特征】沙苑子味甘，性温，入肾、肝经。①补肾固精，用治肾虚阳痿、遗精早泄、小便淋沥、带下过多。②养肝明目，用治目暗不明、头昏目花等症。现代多用于中心性视网膜炎、视神经炎、玻璃体混浊属肝肾不足者。

【临床治疗实施】

**1. 用法用量** 煎服9~15g。临床多入汤剂，或入丸、散。适当久煎。饭前服可加强补肝肾之功。外用适量。

**2. 炮制品与临床** 沙苑子生品缩尿力强，多用于肝虚目昏、尿频遗尿。炒沙苑子利于煎煮，用治肾虚精关不固等。盐沙苑子性平和，能平补阴阳，并可引药入肾，增强补肾固精作用。

**3. 方药经验**

（1）经进萃仙丸中沙苑子与金樱子相须配伍，可增强补肾益精、固精缩尿、止遗止泻之功，用于肝肾不足之遗精滑精、目暗不明等。

（2）沙苑子与决明子相使配伍，可增强益肾养肝、清肝明目之功，用于肝肾亏虚之目暗不明、目赤肿痛等。

（3）沙苑子与芡实两药相使配伍，可增强补肾健脾、固精缩尿之功，用于肾虚遗精、遗尿尿频等。

**4. 中成药应用** 金锁固精丸：功效固精涩精。主治肾虚不固、遗精滑泄、神疲乏力、四肢酸软、腰痛耳鸣。

【临床药学服务】

**1. 用药告知与监护** 区别证候轻重选择药量，与其他温热药同用时注意减量。用药中顾护脾胃，宜食熟软易消化食物，慎食生冷之物。注意观察症状变化。

**2. 药物警戒实践** 阴虚火旺、阳强易举、小便不利者忌服。肾与膀胱热者禁用。

## 蛤蚧

【处方常用名与给付】蛤蚧、酒蛤蚧、制蛤蚧、酥蛤蚧、蛤蚧粉、对蛤蚧、蛤蚧尾。写蛤蚧、对蛤蚧、双蛤蚧均付对蛤蚧；写酥制蛤蚧、酥蛤蚧、制蛤蚧均付酥制蛤蚧。写酒蛤蚧付酒炙蛤蚧。

【临床性效特征】蛤蚧为血肉有情之物，味咸，性平，入肺、肾经。①补益肺肾，助阳益精，用于肾阳不足、精血亏虚所致的阳痿、消渴、小便淋沥、水道不畅等症。②纳气平喘，用于肺肾久虚导致的多种虚证喘咳。现代多用于慢性肾炎、糖尿病、神经衰弱、肾上腺皮质功能减退、更年期综合征属肾阳不足者。

【临床治疗实施】

**1. 用法用量**　煎服 3～6g，研末服每次 1～2g，1 日 3 次。也可 1～2 对浸酒。可作汤剂及丸剂、散剂、酒剂服用。常规煎煮。饭前服可加强补益之功。

**2. 炮制品与临床**　蛤蚧多生用，宜去除头、足，可治肺肾两虚、摄纳无权之虚喘劳嗽。酒炙蛤蚧可增强补肾壮阳作用，多用于肾阳不足、精血亏损。酥蛤蚧与生品功用相同，制后易粉碎，腥气减。

**3. 方药经验**

（1）蛤蚧丸中蛤蚧与贝母两药配伍，可增强补肺、清热、化痰止咳、定喘之功，用于肺虚而有痰热的咳喘。

（2）蛤蚧与北沙参、五味子三药配伍，可增强补肺益肾、养阴润肺、敛肺止咳之功，用于肺肾两虚之久咳气喘及肺结核之咳嗽。

（3）蛤蚧与益智仁两药配伍，可增强温补肾阳、固本培元、益精养血之功，用于肾虚阳痿、遗精遗尿等。

（4）蛤蚧与蛤蟆油配伍，均补肺益肾，可增强补肺益肾、填精、补虚扶羸之功，用治肺肾不足之久咳、虚弱羸瘦、劳嗽咯血、肾不纳气之虚喘等。蛤蚧长于滋补肺肾，用于劳嗽咯血。蛤蟆油味甘、咸，性平，归肺、肾经，擅长补肾益精，养阴润肺，强壮体魄，补虚扶羸，可用于病后、产后伤血耗气，虚弱羸瘦，神衰盗汗及肺肾阴伤之劳嗽咯血等症。且蛤蟆油阴阳并补，可用于肾虚精亏、阳痿宫冷等症。煎服 3～10g，多入丸、散剂内服，亦可用水浸泡，炖服。孕妇及儿童慎用，运动员禁用。

**4. 中成药应用**

（1）蛤蚧定喘胶囊（丸）：功效滋阴养肺，止咳平喘。主治肺肾两虚、阴虚肺热所致的虚劳久咳、胸满郁闷、自汗盗汗。

（2）蛤蚧补肾胶囊：功效益肾，填精，补血。主治身体虚弱、真元不足、小便频数。

（3）参芪蛤蚧补浆：补肺益肾，益精助阳，益气定喘。主治体弱气虚、精神倦怠、阴虚喘咳、虚劳消渴、阳痿等症。

（4）五加参蛤蚧精：功效补肺气、益精血。主治元气亏损之肺虚咳嗽、病后衰弱。

【临床药学服务】

**1. 用药告知与监护**　区别证候轻重选择药量。用药中顾护脾胃，宜食熟软易消化食物，忌辛辣、油腻、燥热食物。注意观察呼吸、二便等反应。注意有无过敏反应。

**2. 药物警戒实践**　阴虚火旺、风寒及实热咳嗽、大便溏者忌服。妊娠无虚象者慎服；运动员慎用。

## 胡芦巴

【处方常用名与给付】胡芦巴、芦巴子、胡芦巴子。写葫芦巴、葫巴子、葫巴、芦巴均付胡芦巴；写盐胡巴、炒胡巴均付盐炒胡芦巴。

【临床性效特征】胡芦巴苦，温，入肾经。能温肾阳，逐寒胜湿，止痛。可用于寒湿脚气及寒疝腹痛证。现代多用于急慢性睾丸炎、附睾炎、睾丸鞘膜积液、睾丸结核、小肠疝、阴囊肿痛、小儿脐周腹痛属肾阳不足、寒湿凝滞下焦者。

【临床治疗实施】

**1. 用法用量** 煎服5~10g。多入汤剂，宜久煎，或入丸、散。饭前服。外用适量。

**2. 炮制品与临床** 生品温肾阳、逐痰散寒止痛力强。盐制品温肾壮阳之力强，可用于肾阳虚之阳痿早泄、遗精遗溺、疝痛、腰痛诸症。

**3. 方药经验**

（1）胡芦巴丸中胡芦巴与吴茱萸两药相使配伍，可增强温肾助阳、暖下元、散寒湿、止疼痛之功，用于肾阳虚衰或肝脉寒凝之胁痛、腹痛、睾丸痛、疝气痛等。

（2）胡芦巴与木瓜两药配伍，可增强助阳散寒、舒筋活络、除湿止痛之功，用于寒湿脚气、足膝冷痛、胫肿无力等。

（3）胡芦巴与巴戟天相须配伍，可增强温肾助阳、散寒止痛、强筋健骨之功，用于肾阳虚弱之遗精阳痿、疝气疼痛等。

（4）胡芦巴与干姜相使配伍，可增强温中散寒止痛之功，用于中焦虚寒所致的腹痛腹泻等。

（5）胡芦巴与阳起石两药配伍，均性温归肾经，具温补肾阳之功，均治肾阳不足证。胡芦巴兼能逐寒湿、止疼痛，主治肾阳不足而有寒湿之腹痛、疝痛、脚气肿痛。阳起石味咸，性温，入肾经，药性峻烈，温肾壮阳，可用治劳伤过度、老年肾亏或久病及肾所致命门火衰、肾阳不足而出现的腰膝酸冷、阳痿滑精、阳衰无子，或女子带下清冷、宫寒不孕、癥瘕崩漏等症。煎服3~6g，入汤剂，或入丸、散。外用适量。

**4. 中成药应用** 强阳保肾丸：功效补肾助阳，主治肾阳不足所致的腰酸腿软、精神倦怠、阳痿遗精。

【临床药学服务】

**1. 用药告知与监护** 区别证候轻重选择药量，与其他温热药同用时注意减量。用药中顾护脾胃，宜食熟软易消化食物，慎服辛辣之品。注意观察病证改善情况。

**2. 药物警戒实践** 阴虚火旺及有湿热者忌服。孕妇慎服。

## 海狗肾

【处方常用名与给付】海狗肾、腽肭脐。写海狗肾、制海狗肾、制海肾、腽肭脐、海肾均付海狗肾。

【临床性效特征】海狗肾味甘、咸，性大热，归脾、肝、肾经。①暖肾壮阳，可用治命门火衰引起的阳痿精衰证。②温补脾阳，用治虚损劳伤诸症。③补肝益肾，益精补髓，强腰膝，壮筋骨，可用治肝肾阴虚之腰膝痿弱。现代多用于甲状腺功能低下、性功能低下、肾上腺皮质功能减退、精少不孕症、更年期综合征属肾阳不足者。

【临床治疗实施】

**1. 用法用量** 煎服 3~9g，研末服 1~5g。可入煎剂，临床多入丸、散、胶囊或泡酒服。另煎为宜。用于补肾壮阳宜饭前服。外用适量。

**2. 炮制品与临床** 本品一般生用。

**3. 方药经验**

（1）腽肭脐丸中海狗肾与人参、阳起石三药配伍，可增强补肾阳、益精血的功效，用于肾阳不足、精血亏虚所致的阳痿早泄、宫冷不孕、遗精滑精、遗尿尿频、耳鸣耳聋、肢冷神疲等。

（2）海狗肾与海马二者相须配伍，可增强温肾壮阳益精功效，用于肾阳不足之阳痿精冷、宫寒不孕、腰膝酸软、遗精遗尿。

**4. 中成药应用** 海马三肾丸：功效补肾壮阳。主治阳痿、滑精、腰痛腿酸。

【临床药学服务】

**1. 用药告知与监护** 区别证候轻重选择药量，与其他温热药同用时注意减量。不宜久用。用药中顾护脾胃，宜食熟软易消化食物，忌食油腻黏滑及辛辣、刺激之品。注意观察食欲、性欲、精液质量、二便等情况。

**2. 药物警戒实践** 阴虚火旺及骨蒸劳嗽者、脾胃夹有寒湿者、前列腺增生者忌用。运动员禁用。孕妇慎服。

## 海 马

【处方常用名与给付】海马、大海马。写海马、制海马、酥海马、炙海马均付制海马。

【临床性效特征】海马味甘、咸，性温，入肝、肾经。①暖肾助阳，用于肾阳虚衰之阳痿、遗尿、肾虚喘咳。②活血散结，用治积聚疼痛、跌打损伤及肌肉腐溃之疮疡肿毒、恶疮发背。现代多用于慢性肾炎、性功能减退、肾上腺皮质功能减退、更年期综合征属肾阳不足者；慢性支气管哮喘属肾虚摄纳无权者；肌肉深部脓疡属气血凝滞者。

【临床治疗实施】

**1. 用法用量** 煎服 3~9g。本品多入丸、散剂及酒剂，也可作汤剂使用。另煎为宜。饭前服补肾力强。外用适量。研末敷患处，用于外伤肿痛。

**2. 炮制品与临床** 本品一般生用。

**3. 方药经验**

（1）海马保肾丸中海马与鹿茸、蛤蚧三药配伍，可增强补肾壮阳之功，用于肾阳虚、精血不足所致的畏寒肢冷、阳痿早泄、宫冷不孕、小便频数、腰膝冷痛及摄纳无权的喘咳证。

（2）海马拔毒散中海马与穿山甲两药配伍，共奏活血化瘀、破瘀消癥之效，用于气血凝滞、营卫不和、经络阻塞、肌肉腐溃之疮疡肿毒。

**4. 中成药应用**

（1）海马多鞭丸：功效补肾壮阳，填精益髓。主治肾精亏虚所致的腰腿酸软、疲乏无力、阳痿不举、遗精早泄。

（2）海马补肾丸：功效滋阴补肾，强壮健脑。主治气血两亏，肾气不足见身体衰弱、面黄肌瘦、心跳气短、腰酸腿疼、健忘虚喘。

（3）海马巴戟胶囊：功效温肾壮阳，填精益髓。主治气血两亏见体质虚弱、精力不足、阳痿、早泄等症。

【临床药学服务】

**1. 用药告知与监护**　区别证候轻重选择药量。与其他温热药物同用时注意减量。用药中顾护脾胃，宜食熟软易消化食物，慎食生冷、辛辣、刺激性食物。用药期间注意症状变化，并注意有无过敏反应。

**2. 药物警戒实践**　阴虚火旺及阴虚阳亢者忌用；孕妇忌服；运动员禁用。过敏患者及高血压患者慎用。

## 第三节　补血药

### 当　归

【处方常用名与给付】当归、秦归、马尾归、云归、川当归、岷当归。写当归、油当归、油归、秦当归、秦归、川当归、云当归、马尾当归均付当归片；写当归头付当归头；写当归尾、归尾均付当归尾；写全当归、全身归、全归均付全当归；写酒当归、酒炒当归、酒洗当归均付酒当归；写土炒当归付土炒当归；写醋当归、醋炒当归均付醋当归；写当归炭付当归炭。

【临床性效特征】当归味辛、甘，性温，入心、脾、肝经。①养血补虚，为补血良药，可治心肝血虚之面色萎黄、眩晕心悸及劳倦内伤，或血虚阳浮发热者。②活血调经，止痛，凡血虚、血滞、气血不和、冲任失调之月经不调、经闭痛经皆可随证配伍应用。③散寒止痛，可除血虚、血瘀、血寒所致的虚寒腹痛、跌打损伤、瘀血肿痛及血瘀之心腹刺痛、产后腹痛、恶露不下、风湿痹痛、关节疼痛等诸痛证。③润肠通便，用治年老体弱、妇女产后血虚津枯之肠燥便秘。现代多用于贫血、月经病、疮痈溃破不收口属血虚者。

【临床治疗实施】

**1. 用法用量** 煎服6~12g。本品内服多入汤剂，常规煎煮，也可入丸、散剂服用。宜饭前服用。

**2. 炮制品与临床** 生当归质润，长于补血调经，润肠通便，多用于血虚便秘、血虚体亏、痈疽疮疡等。酒当归功善活血补血调经，多用于血瘀之经闭、痛经、月经不调、风湿痹痛等。炒当归既能补血，又不致滑肠，多用于血虚便溏、腹中时痛及中焦虚寒腹痛。当归炭以止血和血为主，多用于崩漏下血、月经过多、血虚出血。醋当归增强活血化瘀、理气止痛作用。当归可分为头、身、尾三个部位，既可分别入药（称为当归头、当归身、当归尾），又可合而用之（全当归）。中医传统认为，止血宜用当归头，补血宜用当归身，破血宜用当归尾，补血活血宜用全当归。

**3. 方药经验**

（1）四物汤中当归与白芍、熟地黄三药相使配伍，共奏填精益髓、养血理血、止痛之功，用于心血不足所致的心悸不宁；肝血不足所致的头晕耳鸣、筋脉挛急、月经量少、精亏；血虚血瘀所致的妇女月经不调、痛经等。

（2）济川煎中当归与肉苁蓉两药相使配伍，可增强补阳益阴、养血补血、润肠通便之功，用于肾虚、血燥便秘等。

（3）当归饮子中当归与荆芥两药配伍，可增强补血活血、散风活血之功，用于产后血虚、风动昏仆、不省人事之急救，或血虚生风之手足抽搐、肢体震颤、皮肤瘙痒等。

（4）芍药汤中当归与芍药两药相使配伍，可增强养血柔肝、活血行血、止痛之功，用于痢疾腹痛、大便脓血，肝脾不和之腹中拘急作痛等。

（5）当归与火麻仁两药相使配伍，可增强润肠通便之功，用于血虚之肠燥便秘等。

**4. 中成药应用**

（1）养血当归糖浆：功效补气血，调经。主治贫血虚弱、产后体虚、萎黄肌瘦、月经不调、行经腹痛。

（2）养血清脑颗粒：功效养血平肝，活血通络。主治血虚肝旺所致的头痛眩晕、心烦易怒、失眠多梦。

（3）当归苦参丸：功效凉血，祛湿。主治血燥湿热引起的头面生疮、粉刺疙瘩、湿疹刺痒、酒渣鼻赤。

【临床药学服务】

**1. 用药告知与监护** 区分生、制品的药效差异，根据证候轻重选择药量。根据病证特点选择合适配伍。服用本品可出现大便溏软，停药后可自行缓解。用药期间观察食欲、月经量、二便、血常规等变化。忌生冷黏腻食物。

**2. 药物警戒实践** 湿热中阻、肺热痰火、阴虚阳亢等忌用；大便泄泻者慎用。低血压患者、出血性疾病患者不宜大量长期服用。孕妇慎服；妇女崩漏经多者慎用。畏菖蒲、海藻、生姜。不宜与降压药、肝素、华法林、阿司匹林等药物合用。

## 熟地黄

【处方常用名与给付】熟地黄、熟地、怀熟地、大怀熟、熟地黄炭。写熟地、熟地黄均付熟地黄；写熟地炭、熟地黄炭均付熟地黄炭；写酒熟地付酒熟地黄。

【临床性效特征】熟地黄味甘，性微温，归肝、肾经。①填精益髓，用于肾阴不足之腰膝酸软、骨蒸潮热、盗汗心烦、多梦遗精；肝肾不足、精血亏虚之眩晕耳鸣、须发早白。②养血补虚，治心肝血虚之面色萎黄、眩晕耳鸣。熟地黄炭可治疗血虚出血。现代临床用于多种贫血、腰肌劳损等属精血亏虚者。

【临床治疗实施】

**1. 用法用量** 煎服9~15g。本品多入汤剂，也可入丸、散剂，或煎膏、浸酒服用。宜充分浸泡，常规煎煮。饭前服用为佳。外用适量。

**2. 炮制品与临床** 清蒸熟地黄滋阴补血，益精填髓，有滋腻碍胃之弊。酒蒸制后，主补阴血，通血脉，并使之补而不腻。熟地黄炭补血止血，善治崩漏等血虚出血证。

**3. 方药经验**

（1）六味地黄丸中熟地黄与山茱萸、山药三药配伍，可增强滋补肝肾、益血养精、固涩精气之功，用于肝肾不足之头晕耳鸣、腰膝酸软无力、阳痿遗精、尿频、盗汗等。

（2）阳和汤中熟地黄与麻黄两药相使配伍，可增强补肾填精、散寒通滞之功，用于寒湿阻滞之阴疽、贴骨疽、流注及肾虚之寒饮喘咳等。

（3）都气丸中熟地黄与五味子两药相使配伍，共奏补肾纳气、敛肺止咳之功，用于肾虚不能纳气之咳嗽气喘、呼多吸少等。

**4. 中成药应用**

（1）归芍地黄丸：功效滋肝肾，补阴血，清虚热。主治肝肾两亏，阴虚血少导致的头晕目眩、耳鸣咽干、午后潮热、腰腿酸痛、足跟疼痛。

（2）复方地黄补肾酒：功效补肾养阴。主治肾虚所致之腰膝酸软、神疲乏力、头晕耳鸣、面色无华。

【临床药学服务】

**1. 用药告知与监护** 区别证候轻重选择药量及确定疗程长短。适当配伍健脾开胃之品，以免黏腻碍胃。忌油腻、黏滑、生冷食物。注意观察食欲、二便、呼吸、血常规等变化。

**2. 药物警戒实践** 气滞痰多、脘腹胀痛、食少便溏者忌服。糖尿病患者、单纯性肥胖患者忌单味大量长期服用。忌葱、蒜、萝卜、茶叶、葡萄酒、海带等。

## 何首乌

【处方常用名与给付】何首乌、首乌、制首乌、生首乌。写何首乌、首乌、干首乌、首乌片、制首乌、熟首乌均付制何首乌；写生首乌、生何首乌均付生何首乌；写鲜首乌、鲜何首乌均付鲜何首乌。

【临床性效特征】何首乌味苦、甘、涩，性微温，入肝、心、肾经。①制首乌长于补肝肾，益精血、乌须发、强筋骨，为滋补之良药。常用治肝肾不足、精血亏虚之头晕眼花、心悸乏力、须发早白、腰膝酸软等及肝肾阴亏之遗精、崩漏、带下等症。②生首乌长于解毒、消痈，可用治痈疽疮疡、瘰疬痰核等；还能截疟，止痒用于久疟气血两虚者及风燥瘙痒等；也有补益精血、润肠通便之功，用于年老体弱、久病、产后、血虚津亏之肠燥便秘。现代临床多用于多种贫血、先天发育障碍、老年骨折久不愈合、习惯性便秘属精血亏虚者。

【临床治疗实施】

**1. 用法用量** 煎服3~6g。内服多入汤剂，也可入丸、散；或熬膏、浸酒服用。充分浸泡，常规煎煮。宜饭前服用。外用适量，煎水洗、研末撒或调涂治疗皮肤瘙痒等。

**2. 炮制品与临床** 生首乌具有截疟、解毒消痈、润肠通便的作用，主治瘰疬疮痈、风湿瘙痒、肠燥便秘及高脂血症。制首乌味甘而厚，功善补肝肾，益精血，乌须发，强筋骨，多用于血虚之面色萎黄、眩晕耳鸣、须发早白、腰膝酸软、肢体麻木、崩漏带下等。

**3. 方药经验**

（1）七宝美髯丹中何首乌与怀牛膝两药相使配伍，可增强补益肝肾、益精养血、强筋壮骨之功，用于肝血不足所致的头晕、目眩、肢体麻木等。

（2）当归饮子中何首乌与白蒺藜两药配伍，共奏益肾平肝、疏散风热、养血止痒之功，用于血虚生风之头晕头痛、失眠、皮肤瘙痒等。

（3）何人饮中何首乌与人参两药相使配伍，共奏补肝养血、益气健脾之功，用于疟久不愈、气血两虚诸症。

（4）何首乌与夜交藤两者均来源于蓼科植物何首乌，具有补血作用。何首乌为其块根入药，夜交藤为其藤茎或带叶藤茎入药。首乌藤味甘、性平，入心、肝经，补阴养血，养心安神，用于阴虚血少之失眠多梦、心悸怔忡、头目眩晕等；又能通经活络，祛风止痒，为治疗血虚身痛、风湿痹痛及风疹疥癣等皮肤瘙痒症的常用药。煎服9~15g，入汤剂或入丸、散。外用适量。

（5）何首乌与白首乌名字相似，然而何首乌来源于蓼科植物，白首乌则有多种植物来源，其中以萝藦科植物耳叶牛皮消的块根较为常用，又叫耳叶白首乌。两者功效相似，均有补益精血之功，皆治精血亏虚之腰膝酸软、眩晕耳鸣等。白首乌性质平和，滋补之力较弱，兼有健脾之功，用于病情较轻者；且无截疟解毒、润肠通便之功。煎服9~15g，外用适量。

**4. 中成药应用**

（1）生血宝颗粒：功效滋补肝肾，益气生血。主治肝肾不足、气血两虚所致的神疲乏力、腰膝酸软、头晕耳鸣、心悸、气短、失眠、咽干、纳差食少；化疗所致的白细胞减少、缺铁性贫血见上述证候者。

(2) 乌麦益智合剂：功效养心补肾，安神益智。主治心肾两虚之健忘、失眠、多梦、心悸、心烦。

(3) 首乌延寿片：功效补肝肾，养精血。主治肝肾两虚、精血不足而致的头晕目眩、耳鸣健忘、鬓发早白、腰膝酸软。

【临床药学服务】

**1. 用药告知与监护** 区分生、制品药效差异，使用生、制首乌需遵医嘱。注意根据病证适当配伍。区别证候轻重选择药量。不可自行加大剂量或延长用药时间。注意肝功能、血脂、食欲、二便等变化情况。关注何首乌致肝损伤的易感人群，做好预防和干预措施。忌葱、蒜等刺激性食物和生冷食物等。

**2. 药物警戒实践** 外感热病患者及外感病邪未解者忌用；大便溏泄及湿痰较重者忌用；孕妇及肝功能不全者忌用生品。既往有肝炎病史者慎用。低血糖患者不宜大量长期服用。有报道认为，不宜与碱性药物联用；不宜与肾上腺皮质激素药合用；不宜与肾上腺素、去甲肾上腺素、异丙肾上腺素、醛固酮等药同用。

## 白 芍

【处方常用名与给付】白芍、白芍药、杭白芍、亳白芍。写白芍、白芍药、白芍片、杭白芍、东白芍、杭芍、东芍、皖白芍、川白芍、皖芍、川芍均付生白芍；写炒白芍付清炒或麦麸炒白芍；写土炒白芍付土炒白芍；写酒白芍付酒炙白芍；写醋白芍付醋炙白芍；写白芍炭付白芍炭。

【临床性效特征】白芍味苦、酸，性微寒，入肝、脾经。①补血敛阴，平抑肝阳，常用治肝阳亢盛之头痛眩晕、目赤肿痛，又用于肝脾血虚之面色萎黄、头晕眼花、心悸乏力。②调经止痛，可治月经不调、崩漏下血、经行腹痛。③敛阴止汗，为止汗之佳品，用于表虚自汗恶风、阴虚盗汗不止。④补肝血，敛肝阴，柔肝急，有缓解痉挛、缓急止痛之功，既可治血虚肝旺之气郁胁痛，肝脾不和之腹部挛急作痛或肝血不足、筋脉失养之四肢挛急作痛；又可治脾虚肝郁之腹痛泄泻及下痢脓血、里急后重。现代临床多用于贫血、月经不调、高血压等属阴血不足者。

【临床治疗实施】

**1. 用法用量** 煎服 6～15g。本品内服多入汤剂，也可入丸、散。常规煎煮。宜饭前服。外用适量。

**2. 炮制品与临床** 生白芍擅长养血敛阴，平抑肝阳，多用于血虚之月经不调、痛经、崩漏、头痛、眩晕、耳鸣、烦躁易怒及自汗、盗汗等。炒白芍寒性稍缓，以养血敛阴为主，多用于肝旺脾虚之肠鸣腹痛、泄泻，或泻痢日久、腹痛喜按喜温等。酒白芍酸寒之性减缓，善于和中缓急止痛，多用于胁肋疼痛、腹痛等。醋白芍主入肝经而长于收敛，功能敛血止血，疏肝解郁。土炒白芍健脾，增强柔肝和脾、止泻的作用，主治肝旺脾虚之泄泻，或泻痢日久喜温喜按等。制炭则增强收涩之性，长于止血。

**3. 方药经验**

（1）镇肝熄风汤、三甲复脉汤中白芍与龟甲相使配伍，可增强敛阴潜阳、柔肝息风之功，用于肝肾不足、肝阳上亢眩晕之头痛及热病伤津、虚风内动之手足瘛疭等。

（2）芍药汤中白芍与木香相使配伍，可增强行气活血、缓急止痛之功，适用于气血凝滞之腹痛下痢等。

**4. 中成药应用**

（1）当归芍药颗粒：功效养血疏肝，健脾利湿，活血调经。主治血虚、肝郁、脾虚型原发性痛经。

（2）桂芍镇痫片：功效调和营卫，清肝胆。主治各种类型的癫痫。

（3）参芍片：功效活血化瘀，益气止痛。主治气虚血瘀所致的胸闷、胸痛、心悸、气短；冠心病、心绞痛见上述证候者。

【临床药学服务】

**1. 用药告知与监护**　区分生、制品的药效差异。根据证候轻重选择药量，合适配伍。用药中顾护脾胃，宜清淡饮食，慎食生冷、油腻食物。注意观察食欲、血糖、二便等变化。

**2. 药物警戒实践**　阳衰虚寒、外感风寒、内伤生冷、脾胃虚寒、肾阳虚衰、气虚自汗、阳虚汗出者忌用；伤寒病在上焦之阳结、疹出不畅者忌用。婴幼儿、孕妇慎服。月经不调属虚寒者不宜单味药大量服用；老年人不宜大量长期服用。传统认为反藜芦。不宜与降血压药、强心苷类药物、肝素、华法林、阿司匹林、茶碱等药物合用。

## 阿　胶

【处方常用名与给付】阿胶、阿胶丁、阿胶珠。写阿胶、驴皮胶、血皮胶、黑驴胶、冬皮胶、驴胶、阿井胶、东阿胶、真阿胶、陈阿胶、贡阿胶均付阿胶块；写阿胶珠、胶珠均付阿胶珠；写阿胶粉付阿胶粉。

【临床性效特征】阿胶甘，平，入肝、肺、肾经。①填精补血，为补血佳品，常用于血虚之面色萎黄、头晕目眩、心悸乏力等。②养血止血，有较好的止血作用，对咯血、吐血、尿血、便血、崩漏下血等多种出血证均有良好的疗效。③滋阴润肺，用治热邪伤阴之虚烦不眠、真阴欲竭之手足搐颤、虚风内动及肺虚燥热之干咳少痰或痰中带血，燥热伤肺之气逆而喘、干咳无痰、鼻燥咽干。现代临床多用于肺结核、贫血、闭经、宫血等属阴血不足者。

【临床治疗实施】

**1. 用法用量**　内服 3~9g。本品内服多烊化兑入汤剂服，阿胶珠可以与群药共煎。宜饭前服。

**2. 炮制品与临床**　阿胶擅长滋阴补血，用于血虚之面色萎黄、眩晕心悸、心烦失眠、血虚生风等。阿胶珠以蛤粉炒阿胶而成者，降低了滋腻之性，又矫正了不良气味，善于益肺润燥，用于阴虚咳嗽、久咳少痰或痰中带血。阿胶珠以蒲黄炒阿胶而成者，止血安络为主，用于阴虚咯血、崩漏、便血。

**3. 方药经验**

（1）黄连阿胶汤中阿胶与白芍、黄连三药配伍，可增强滋阴养血止血、清心安神、柔肝除烦之功，用于心肾不交、阴虚火旺之失眠及阴虚血少所致的各种出血证。

（2）清燥救肺汤中阿胶与麦冬两药相使配伍，可增强养阴润燥、止咳止血之功，用于热病伤阴之舌红少津、虚劳咳嗽、咳痰不爽或痰中带血等。

（3）黄土汤中阿胶与白术两药相使配伍，共奏补气健脾、补血止血之功，用于脾气虚统血无权之便血、吐血等。

（4）大定风珠中阿胶与龟甲两药配伍，可增强补血养阴、息风止痉之功，用于温热病后期真阴欲绝、阴虚风动之手足瘛疭等。

**4. 中成药应用**

（1）山东阿胶膏：功效补益气血，润燥。主治气血两虚所致的虚劳咳嗽、吐血、崩漏、胎动不安。

（2）复方阿胶浆：功效补气养血。主治气血两虚所致的头晕目眩、心悸失眠、食欲不振及贫血。

（3）阿胶补血口服液：功效滋阴补血，补中益气，健脾润肺。主治久病体弱、血亏目昏、虚劳咳嗽。

【临床药学服务】

**1. 用药告知与监护** 区分生、制品药效差异。根据证候轻重选择药量。根据病证特点选择合适配伍。本品性质黏腻有碍消化，用药期间饮食宜清淡易消化，慎食油腻、黏滑、生冷之品。不可自行加大剂量和延长疗程。注意观察血常规、食欲、二便等变化。

**2. 药物警戒实践** 脾胃虚弱者慎用；瘀血阻滞、外感热病及外感病邪未解者慎用。肾炎及肾功能不全等肾病患者不宜单味药大量长期服用。畏大黄。

## 龙眼肉

【处方常用名与给付】龙眼肉、桂圆、桂圆肉。写龙眼肉、广桂圆、桂圆肉、桂圆、龙眼、泡圆、元肉均付龙眼肉。

【临床性效特征】龙眼肉味甘，性温，归心、脾经。①补心安神，养血益脾，既不滋腻，又不壅滞，为滋补良药，适用于思虑过度、劳伤心脾所致的惊悸怔忡、失眠健忘、食少体倦、脾虚气弱、统摄无权之崩漏便血。②补气养血，治气血亏虚之面色萎黄、月经量少色淡等。现代临床多用于失眠、贫血、营养不良者。

【临床治疗实施】

**1. 用法用量** 煎服9~15g。本品内服多入汤剂，也可浸酒、熬膏服用，还可直接嚼食。常规煎煮。饭后服为佳。

**2. 炮制品与临床** 本品一般生用。

**3. 方药经验**

（1）归脾汤中龙眼肉与人参、远志、当归配伍，可增强气血同补、补养心脾、安神益智之功，适用于劳伤心脾之惊悸怔忡、失眠健忘及脾虚气弱、统摄无权之崩漏、便血等。

（2）龙眼肉与柏子仁两药相使配伍，可增强养心安神之功，用于心血不足之心悸怔忡、心烦意乱、多梦少寐等。

（3）龙眼肉与石菖蒲两药相使配伍，可增强养心醒神之功，用于心血虚、心气不足之健忘、头晕、神疲等。

（4）龙眼肉与百合两药相须配伍，可增强清心安神、镇静之功，用于心血亏虚之失眠多梦、心悸怔忡等。

**4. 中成药应用**　升气养元糖浆：功效益气，健脾，养血。主治气血不足、脾胃虚弱所致的面色萎黄、四肢乏力。

【临床药学服务】

**1. 用药告知与监护**　区别证候轻重选择药量。根据病证特点选择合适配伍。本品甘温易助热，不宜大量服食。注意观察食欲、二便、睡眠等情况。慎食生冷、黏滑之品。

**2. 药物警戒实践**　内有实热者忌用。内有郁火、湿阻中满者或阳气盛者慎用。糖尿病患者不要单味药长期使用。孕妇不宜久服。

## 第四节　补阴药

### 北沙参

【处方常用名与给付】北沙参、沙参。写北沙参、北条参、辽沙参均付北沙参。

【临床性效特征】北沙参味甘、微苦，性微寒，入肺、胃经。①养肺阴，清肺热，可用治热伤肺阴所致的干咳少痰、咽干口渴，阴虚劳热之咳嗽咯血及肺虚之燥咳或劳嗽久咳等。②养胃生津，用于温热病邪热伤津或胃阴不足之口燥咽干、烦热口渴等。现代多用于红斑狼疮、白塞综合征、慢性肾炎蛋白尿及肺炎等属热邪伤阴或阴虚内热者。

【临床治疗实施】

**1. 用法用量**　煎服5~12g，鲜品加量。入汤剂或丸、散及中成药制剂。常规煎煮。宜饭前服。

**2. 炮制品与临床**　本品一般生用。

**3. 方药经验**

（1）沙参麦冬汤中北沙参与天花粉相须配伍，共奏养肺阴、清肺热、润肺燥、益胃生津之功，既可用于燥伤肺阴及阴虚肺热所致的干咳少痰；又可用于外感热病伤阴或久病伤阴所致的胃阴亏虚，症见咽干口渴、大便干燥、舌红少苔等。

（2）北沙参与川贝母两药相使配伍，共奏润肺化痰之功，用于肺燥咳嗽、痰黏难咳等。

**4. 中成药应用** 阴虚胃痛颗粒：功效养阴益胃，缓急止痛。主治胃阴不足所致的胃脘隐隐灼痛、口干舌燥、纳呆干呕；慢性胃炎、慢性消化性溃疡见上述证候者。

【临床药学服务】

**1. 用药告知与监护** 宜清淡易消化饮食。用药期间注意观察咳嗽、食欲、大便等情况。注意有无过敏反应。

**2. 药物警戒实践** 感受风寒而致咳嗽及肺胃虚寒者忌服。心功能不全等心脏病患者不宜大剂量使用。不宜与藜芦同用。

## 南沙参

【处方常用名与给付】南沙参、大沙参。写南沙参、大沙参、空泡参、泡沙参、泡参均付生南沙参；写鲜南沙参付鲜南沙参；写炒南沙参付清炒南沙参；写米炒南沙参付米炒南沙参；写蜜南沙参付蜜炙南沙参。

【临床性效特征】南沙参味甘，性微寒，入肺、胃经。①清肺热，养肺阴，祛痰，用于热伤肺阴或风温燥邪侵袭肺卫，灼伤肺阴所致的咳嗽少痰、咽干口渴及阴虚劳热之咳嗽咯血。②养胃阴而生津液，兼补益脾气，用于温热病邪热伤津，或气阴不足之口燥咽干、烦热口渴等症。现代多用于冠心病、心肌炎、慢性气管炎、食管炎等属阴虚者。

【临床治疗实施】

**1. 用法用量** 内服9~15g，鲜品加量。入汤剂或入丸、散及中成药制剂。临床常规煎煮。宜饭前服。外用适量。

**2. 炮制品与临床** 本品一般生用。蜜制后增强润肺之功。炒制后增强养胃之功。生品清热力强。

**3. 方药经验**

（1）南沙参与桑叶两药相使配伍，可增强清肺润燥、止咳化痰之功，用于温燥之邪袭肺、灼伤肺阴所致的咳嗽少痰、咽干口渴等。

（2）南沙参与生地黄两药相须配伍，可增强清胃热、养胃阴、生津液之功，用于热邪伤津，或胃阴不足之口燥咽干、烦热口渴等。

（3）南沙参与北沙参配伍，可增强养阴清肺、益胃生津之功，用治热病伤阴、阴虚燥咳及津伤口渴。然南沙参兼能化痰益气，用于肺热燥咳、劳嗽有痰及气津两伤之证；北沙参滋阴力强，用于燥咳无痰、阴虚劳嗽及胃阴伤甚者，均不宜与藜芦同用。

**4. 中成药应用** 参贝北瓜膏：功效益气健脾，润肺化痰，止咳平喘。主治气阴两虚、痰浊阻肺所致的咳嗽气喘、痰多津少。

【临床药学服务】

**1. 用药告知与监护**　用药期间监测食欲、大便、皮肤黏膜变化等。宜清淡易消化饮食。

**2. 药物警戒实践**　感受风寒而致咳嗽及肺胃虚寒者忌服。不宜与藜芦同用。

## 百　合

【处方常用名与给付】百合。写百合、白百合、玉百合、南百合、宣百合、川百合、大百合均付生百合；写鲜百合付鲜百合；写蜜百合、炙百合均付蜜炙百合；写百合粉付百合粉；写蒸百合付蒸百合。

【临床性效特征】百合味甘，性微寒，入心、肺经。①润肺止咳，用治肺热久咳及劳嗽咯血。②清心安神，用治热病伤阴、余热未清之虚烦失眠、心烦口渴，甚则神志恍惚、沉默寡言，亦可用于百合病邪郁日久之心烦口渴且小便赤涩者。③鲜品外用可治溃疡肿痛。现代多用于萎缩性胃炎、神经衰弱等属阴虚内热者；亦用于老年性便秘、带状疱疹等。

【临床治疗实施】

**1. 用法用量**　煎服6~12g，鲜品加量。内服宜入煎剂。水煎服、蒸食、煮粥食或拌蜜蒸食可养心肺之阴，安神止咳。外用适量。治疮肿不溃用鲜品与盐捣泥外敷患处。

**2. 炮制品与临床**　生百合长于清心安神，多用于余热未清、虚烦惊悸、失眠多梦、精神恍惚。蜜百合长于滋阴润肺止咳，多用于肺虚久咳、肺痨咳嗽、痰中带血及肺阴亏损、虚火上炎等。蒸百合寒性略减，兼归胃经，善于养阴润肺和胃，多用于肺燥咳嗽、心烦失眠及胃脘痛等。

**3. 方药经验**

（1）百合固金汤中百合与贝母、麦冬三药配伍，共奏清热化痰、润肺止咳之功，用于热灼津伤、肺失清肃之咳嗽气喘、痰中带血等。

（2）百合鸡子黄汤中百合与鸡子黄配伍，共奏滋养心肺、清心安神、补虚除烦安神之功，用于百合病，心肺阴虚或邪郁日久之精神恍惚、心神不宁、心烦口苦，且小便赤涩者。

**4. 中成药应用**　百合固金丸（口服液）：功效养阴清肺，化痰止咳。主治肺肾两虚之燥咳少痰、痰中带血、咽干喉痛。

【临床药学服务】

**1. 用药告知与监护**　本品虽药食两用，但性寒润，需辨别体质，在医生或药师的指导下使用。用药期间需顾护脾胃功能，忌生冷、油腻食物。观察食欲、大便等是否改变。

**2. 药物警戒实践**　风寒咳嗽、中寒便溏者忌服。

## 麦 冬

【处方常用名与给付】麦冬、麦门冬、寸冬。写麦冬、麦门冬、寸麦冬、大麦冬、寸冬、去心麦冬、杭麦冬均付麦门冬；写鲜麦冬付鲜麦门冬；写炒麦冬付清炒或米炒麦门冬；写朱麦冬付朱砂拌麦门冬。

【临床性效特征】本品味甘、微苦，性微寒，入肺、胃、心经，为滋养清润之品。①养阴清热润肺，用治燥热伤肺之干咳痰黏，或肺肾阴虚之劳嗽咯血。②滋阴降火，用于阴虚火旺之鼻衄，肺阴不足、肺失清肃之音哑、咽痛、白喉等症。③益胃生津，润肠通便，用于热病津伤之烦热口渴、肠燥便秘。④清心除烦安神，既可用于阴虚火旺、心肾不交之心烦失眠、梦遗健忘，又可用于外感热病温邪入营之神昏谵语、心烦不寐。现代多用于冠心病、糖尿病、萎缩性胃炎、急性病毒性心肌炎、肺结核咯血等属气阴两虚者。

【临床治疗实施】

**1. 用法用量** 煎服 6~12g。鲜品适当加量。宜入煎剂，或熬膏，或入丸、散剂，或其他中成药制剂。常规煎煮。宜饭前服。

**2. 炮制品与临床** 本品一般生用。朱砂拌麦冬不宜加热，增强清心除烦安神之功；炒制品寒性减，益胃生津。

**3. 方药经验**

（1）玄麦甘桔汤中麦冬与玄参、桔梗三药配伍，共奏养阴润燥清热、宣肺祛痰利咽之功，用于肺阴不足、虚热内扰而致的咽喉干痒肿痛、干咳少痰、急慢性咽喉炎、扁桃体炎见咽痛音哑等。

（2）增液汤中麦冬与生地黄两药配伍，清热生津、滋阴润燥力增强，用于热伤津液之肠燥便秘等。

（3）生脉饮中麦冬与人参、五味子三药配伍，共奏补肺养心、滋肾敛肺、益气生津之功。用于暑热汗多，耗气伤津之乏力气短、咽干口渴；心气阴伤之心悸、怔忡、汗出、多梦、虚烦；肺虚久咳、气阴两伤之干咳少痰、气短自汗、口干咽燥等。

（4）麦冬与桑叶两药配伍，能增强清肺润燥、散风热、止咳止血之功，用于燥伤肺阴之身热咳喘、咯血、咽干鼻燥等。

**4. 中成药应用** 二冬膏：功效养阴润燥。主治肺阴不足引起的燥咳痰少、痰中带血、鼻干咽痛。

【临床药学服务】

**1. 用药告知与监护** 根据体质与病情，把握剂量和疗程。宜清淡易消化饮食，若出现不适，应停药观察或咨询医生。用药期间注意观察食欲、大便等。

**2. 药物警戒实践** 脾胃虚寒、便溏、风寒感冒、痰湿咳嗽者忌服。据文献记载，恶款冬花，畏苦参、青葙子。

## 天　冬

【处方常用名与给付】天冬、天门冬。写天冬、天门冬、大天冬、肥天冬、明天冬均付天门冬；写鲜天冬付鲜天冬；写蜜天冬、炙天冬均付蜜炙天冬；写炒天冬付清炒天冬；写朱天冬付朱砂拌天门冬。

【临床性效特征】天冬味甘、苦，性寒，入肺、肾经。①清肺化痰，滋肾润燥，生津止渴，为治肺肾阴虚有热之佳品，可用治燥咳痰黏、咽干咯血、虚劳咳嗽。②滋阴降火，治阴虚火旺之潮热盗汗、梦遗滑精或内热消渴；③润肠通便，用治热病伤津，甚则阴亏血少之肠燥便秘，可滋阴润燥，润肠通便。现代多用于乳腺小叶增生、恶性淋巴瘤、百日咳、肺结核咯血、口腔黏膜病等属气阴两虚者。

【临床治疗实施】

**1. 用法用量**　煎服 6～12g。鲜品加量。入汤剂或入丸、散等。常规煎煮。宜饭前服。

**2. 炮制品与临床**　本品一般生用。蜜炙后增强润肺滋阴之功；炒制后寒性缓和。朱砂拌制不宜入煎剂，不宜加热。

**3. 方药经验**

（1）二冬汤、月华丸中天冬与麦冬两药相须配伍，可增强养阴清肺润燥之功，同治肺热燥咳、劳嗽咯血、内热消渴及肠燥津枯便秘。

（2）三才汤中天冬与人参、地黄三药配伍，共奏滋阴清热、益气、生津润燥之功，用于热病后期气阴两伤之乏力气短、咽干口渴等。

（3）天冬与川贝母两药相使配伍，可增强滋阴润肺、清热化痰之功，用于痰热壅肺、热灼津伤之痰黏难咳等。

**4. 中成药应用**　河车大造丸：滋阴清热，补肾益肺。主治肺肾两亏导致的虚劳咳嗽、骨蒸潮热、盗汗遗精、腰膝酸软。

【临床药学服务】

**1. 用药告知与监护**　药性寒，易伤中焦阳气。与其他寒凉药配伍时注意适当调整剂量。把握剂量和适应证，不宜超剂量使用。宜清淡易消化食物。注意观察大便、食欲等。

**2. 药物警戒实践**　虚寒泄泻、痰湿内盛、外感风寒咳嗽者忌用。

## 石　斛

【处方常用名与给付】石斛、鲜石斛、铁皮石斛、金钗石斛、霍石斛、耳环石斛。写金石斛、金钗石斛均付干金钗石斛；写川石斛、大黄草、中黄草均付川石斛；写小黄草、细黄草、环草、霍石斛均付霍石斛；写西枫斗、枫石斛、耳环石斛均付枫石斛；写鲜金石斛、鲜金钗均付鲜金石斛；写鲜铁皮石斛、鲜石斛均付鲜铁皮石斛。

【临床性效特征】石斛味甘，性微寒，入胃、肾经。①养胃生津，滋阴清热。用治热病伤津烦渴，或胃热伤阴之舌干咽燥、虚热不退，或内热消渴。②滋肾明目，强腰膝，用治阴虚视弱及腰膝软弱等症。现代多用于萎缩性胃炎、慢性咽炎、胃酸缺乏症、急性热病恢复期等属胃阴不足者。

石斛根据来源可细分为铁皮石斛、金钗石斛、耳环石斛等。处方入药时，不同品种的石斛作用各有偏重，铁皮石斛滋阴清热生津力强；金钗石斛作用和缓；耳环石斛生津而寒凉性弱，可以代茶饮。

【临床治疗实施】

**1. 用法用量** 煎服干品6~12g，鲜品15~30g。宜入煎剂，或熬膏或入丸、散等中成药制剂。亦可泡水代茶饮。入汤剂宜先煎。宜饭后服用。

**2. 炮制品与临床** 鲜石斛清热生津力强，热病伤津者多用；一般阴虚口干渴者用干石斛。

**3. 方药经验**

（1）石斛夜光丸中石斛与枸杞子相须配伍，共奏滋养肝肾、益精明目之功，用于肝肾阴虚、眼目失养而致的目暗不明、视物昏花等。

（2）清暑益气汤中石斛与西洋参相使配伍，共奏益气养阴、生津退热之功，用于暑热之邪伤津耗气，症见体倦少气、口渴汗多、脉虚数；亦可用于小儿夏季热、久热不退、烦渴体倦属气阴不足者。

（3）石斛与麦冬、天花粉三药配伍，可增强滋肾益胃、滋阴润燥、生津退热之功，用于热病伤及胃阴之咽干口渴、舌红少津及阴虚消渴等。

**4. 中成药应用**

（1）石斛夜光丸：功效滋阴补肾，清肝明目。主治肝肾两亏、阴虚火旺之内障目暗、视物昏花。

（2）养阴生血合剂：功效养阴清热，益气生血。主治阴虚内热、气血不足所致的口干咽燥、食欲减退、倦怠无力；肿瘤患者放疗见上述证候者。

（3）复方鲜石斛颗粒：功效滋阴养胃，清热解酒，生津止渴。主治胃阴不足之口干咽燥、饥不欲食、舌红少津，酒后津枯虚热，酒醉烦渴。

【临床药学服务】

**1. 用药告知与监护** 根据病证轻重选择品种与剂量。不宜长期大剂量使用。宜清淡易消化饮食。注意观察食欲、大便、血糖变化等，出现腻苔应暂时停药。

**2. 药物警戒实践** 湿温病尚未化燥伤津者及脾胃虚寒、大便溏薄、舌苔厚腻者忌用。胃溃疡、心功能不全、糖尿病患者及孕妇慎用。不宜与阿托品同用。

## 玉　竹

【处方常用名与给付】玉竹、肥玉竹、葳蕤。写玉竹、葳蕤、萎蕤、肥玉竹、明玉竹、玉竹片均付生玉竹；写制玉竹、蒸玉竹、熟玉竹均付制玉竹；写炒玉竹付清炒玉竹或麦麸炒玉竹。

【临床性效特征】玉竹味甘，性平，入肺、胃经。①滋阴润肺止咳，养胃生津止泻，补而不腻，无敛邪之弊，常用治阴虚外感之发热咳嗽、咽痛口渴等。②善治肺胃阴虚燥热之证及消渴证。现代多用于心血管疾病、高脂血症、萎缩性胃炎等属气阴不足证。

【临床治疗实施】

**1. 用法用量**　煎服 6~12g。宜入煎剂，或熬膏，或入丸、散及其他中成药制剂。常规煎煮。宜饭前服。

**2. 炮制品与临床**　生玉竹以养阴清热、生津止渴为主，多用于阴虚感冒、燥热口渴等。蒸玉竹以滋阴益气为主，多用于虚劳干咳、热病伤阴、虚劳发热等。

**3. 方药经验**

（1）沙参麦冬汤、益胃汤中玉竹与沙参、麦冬三药配伍，可增强养阴清肺止咳、益胃生津止渴之功，用于阴虚肺燥之干咳少痰、舌红少津等；亦可用于热病伤津口渴及阴虚消渴。

（2）加减葳蕤汤中玉竹与薄荷两药配伍，共奏养阴清热、发散解表、清利头目之功，用于素体阴虚之外感风热，症见头痛身热、微恶风寒、心烦口渴等。

（3）玉竹与生地黄、天花粉三药配伍，可增强清热养阴润燥、生津止渴之功，用于热病伤津之烦热口渴及阴虚消渴。

**4. 中成药应用**　养阴降糖片：功效养阴益气，清热活血。主治气阴不足、内热消渴，症见烦热口渴、多食多饮、倦怠乏力；2 型糖尿病见上述证候者。

【临床药学服务】

**1. 用药告知与监护**　本品作用和缓，注意配伍使用，区别证候轻重选择剂量和疗程。用药期间注意观察血压、呼吸、心律等。若出现不适，需停药观察或及时就医。宜清淡易消化饮食，忌生冷、油腻食物。

**2. 药物警戒实践**　脾胃虚弱、痰湿内蕴、中寒便溏者忌用。因本品有降血糖和升血压作用，故低血糖和高血压患者用时需慎重，不宜大量长期服用。不宜与降压药同用。

## 黄　精

【处方常用名与给付】黄精、制黄精、滇黄精。写黄精、大黄精、鸡头黄精、姜形黄精、肥黄精、制黄精、熟黄精均付制黄精；写酒黄精付酒炙黄精；写生黄精付生黄精。

【临床性效特征】黄精味甘，性平，归脾、肺、肾经，功能滋肾润肺，补脾益气，为平补脾、肺、肾三脏气阴之药。①用于肺阴不足之燥咳少痰、舌红少苔；肺肾阴虚之潮热盗汗、劳嗽咯血。②用于脾胃气虚之倦怠乏力、食少便溏，脾胃阴虚之口干食少、大便干燥。③用于肝肾虚或肾阴精不足，腰膝酸软、耳鸣健忘、脱发白发等。现代多用于慢性胃炎、低血压、慢性支气管炎、白细胞减少症、糖尿病等属气阴不足证。

【临床治疗实施】

**1. 用法用量** 煎服 9~15g，鲜品 30~60g。入汤剂、熬膏或入丸、散。常规煎煮。外用适量，水煎洗或以酒、醋泡涂。

**2. 炮制品与临床** 生黄精刺激咽喉，临床少用。制黄精能增强补气养阴、健脾润肺之功，多用于肺虚燥咳、体倦乏力、口干食少、内热消渴等。酒黄精滋而不腻，善于补肾益血，多用于肾虚精亏之头晕目眩、腰膝酸软。

**3. 方药经验**

（1）黄精与枸杞子两药相须配伍，可增强补肺脾气、养肝肾精血之功，用于肝肾不足之腰膝酸软、头晕耳鸣、须发早白、两目干涩、视物昏花、消渴等。

（2）黄精与制首乌两药相须配伍，可增强滋补肝肾、填精益血之功，用于先天禀赋不足或病后虚弱、精血亏虚所致的眩晕耳鸣、腰膝酸软、须发早白等。

**4. 中成药应用** 精乌胶囊（颗粒）：功效补肝肾，益精血。主治肝肾亏虚所致的失眠多梦、耳鸣健忘、须发早白。

【临床药学服务】

**1. 用药告知与监护** 区分生制品效用特点。不宜单味大剂量长期服用，需合理配伍应用。本品质地黏腻，易助湿滞气。宜清淡易消化饮食，忌食油腻、辛辣食物。用药期间注意观察食欲、舌苔、大便等。

**2. 药物警戒实践** 脾胃虚寒便溏、气滞腹胀者慎服。

## 枸杞子

【处方常用名与给付】枸杞子、甘枸杞、宁枸杞、枸杞、杞果。写枸杞子、枸杞、杞子、杞果、宁枸杞、北枸杞、川枸杞、南枸杞、野枸杞均付枸杞子。

【临床性效特征】枸杞子味甘，性平，入肝、肾经。①平补阴阳，为补肝肾、益精血之佳品。常用治肝肾阴虚之头晕目眩、腰膝酸软、遗精，血虚之面色萎黄、须发早白、失眠多梦，内热伤津之消渴等症。②明目，用于肝肾精血不足之视物昏花、眼目干涩等。③兼润肺燥，用治肺肾阴虚之虚劳咳嗽。现代多用于萎缩性胃炎，高脂血症，老年人听力减退、视力减退等属肝肾阴虚者，以及银屑病等。

【临床治疗实施】

**1. 用法用量** 煎服 6~12g。入汤剂，常规煎煮；或熬膏、浸酒或入丸、散，亦可泡水，代茶饮。外用适量。

**2. 炮制品与临床** 本品一般生用。

**3. 方药经验**

（1）左归饮中枸杞子与熟地黄两药相须配伍，可增强滋补肝肾之阴、填精益髓之功，用于肾阴不足、精血亏少之腰膝酸软、头晕目眩、遗精滑泄、自汗盗汗、口燥咽干等。

（2）杞菊地黄丸中枸杞子与菊花两药相使配伍，共奏滋肾养肝、清肝明目之力，用于肝肾阴虚所致的两眼昏花、视物不明，或眼睛干涩、迎风流泪等。

（3）枸杞子与楮实子两药相使配伍，可增强补肝肾、养阴血、明目之功，用于肝肾阴血不足之腰膝酸软、须发早白、视物昏花、不孕不育、阳痿早泄等。

（4）枸杞子与女贞子两药相须配伍，可增强补肝肾之阴、明目之功，用于肝肾阴虚之目暗不明、视物昏花、腰酸耳鸣、须发早白等。

**4. 中成药应用** 降糖舒胶囊：功效益气养阴，生津止渴。主治气阴两虚所致的消渴病，症见口渴、多饮、多食、多尿、消瘦、乏力；2 型糖尿病见上述证候者。

【临床药学服务】

**1. 用药告知与监护** 本品虽味甘性平，但临床发现仍易生热，不宜久服或大量使用。宜清淡易消化饮食，忌生冷、油腻食物。注意观察食欲、血压、血糖等。

**2. 药物警戒实践** 脾虚便溏、泄泻、实热邪盛者忌用。血压不稳者不宜单味大剂量长期服用；乳腺炎、乳腺增生患者不宜单味大剂量使用。不宜与庆大霉素、妥布霉素、阿托品等合用。

## 墨旱莲

【处方常用名与给付】墨旱莲、旱莲草、鳢肠。写墨旱莲、旱莲草、旱莲、醴肠草、墨汁草均付墨旱莲。

【临床性效特征】墨旱莲味甘、酸，性寒，入肝、肾经。①滋阴益肾养肝，用治肝肾阴虚所致的头晕目眩、须发早白及腰膝酸软等症。②凉血止血，可治阴虚血热之多种出血证。现代多用于痢疾、冠心病、出血性疾病、扁平疣、斑秃、带状疱疹、急性肾炎、霉菌性阴道炎等。

【临床治疗实施】

**1. 用法用量** 煎服 6~12g。常规煎煮、熬膏、捣汁或入丸、散；外用适量，研末撒或捣汁滴鼻。

**2. 炮制品与临床** 干品滋阴益肾，凉血止血。鲜品可捣汁内服治白喉。

**3. 方药经验** 墨旱莲与女贞子相须配伍，可增强滋补肝肾阴之功，用于肝肾阴虚所致的头晕目眩、视物昏花、目暗不明、须发早白、腰膝酸软等。

**4. 中成药应用** 二至丸：功效补益肝肾，滋阴止血。主治肝肾阴虚之眩晕耳鸣、咽干鼻燥、腰膝酸痛、月经量多。

【临床药学服务】

**1. 用药告知与监护** 宜食熟软易消化的食物。注意观察大便、食欲等。把握剂量和适应证，不宜大剂量久服。

**2. 药物警戒实践** 脾胃虚寒、大便溏泄、肾阳虚者忌用。

## 女贞子

【处方常用名与给付】女贞子、女贞实、冬青子。写女贞子、冬青子、女贞实、冬青实均付生女贞子；写制女贞、酒女贞、蒸女贞、炒女贞均付酒蒸女贞子。

【临床性效特征】女贞子味甘、苦，性凉，入肝、肾经。①滋补肝肾。用于肝肾阴虚之头昏目眩、耳鸣、腰膝酸软。②明目乌发，用于肝肾精血不足之目暗视弱、须发早白等症。③滋阴退热，为清补之品，补而不腻，用治阴虚有热者。现代多用于白细胞减少症、慢性肝炎、高脂血症、心律失常、老年虚性便秘、脱发等属肝肾阴虚者。

【临床治疗实施】

**1. 用法用量** 煎服6~12g。入汤剂，或入丸、散，常规煎煮。外用适量，熬膏外用。

**2. 炮制品与临床** 生女贞子长于滋阴润燥，常用于阴虚肠燥便秘。酒蒸女贞子长于滋补肝肾，多用于肝肾阴虚之目暗不明、消渴等。

**3. 方药经验** 女贞子与熟地黄两药相须配伍，可增强滋补肝肾、养血滋阴、明目之功，治疗肝肾不足之须发早白、视物昏花、腰膝酸软、低烧虚热等。

**4. 中成药应用**

（1）益龄精：功效滋补肝肾，养阴清热。主治肝肾亏虚所致的头昏目眩、耳鸣、心悸失眠、腰膝酸软；高血压见上述证候者。

（2）参茜固经颗粒：功效益气养阴，清热，活血止血。主治气阴两虚、热迫血行所致的月经失调，症见经行提前、经血量多有血块、经水淋沥不净、口干喜饮、体倦乏力、面色少华、脉细或弦细；功能性子宫出血、子宫肌瘤、放置宫内节育环后出血见上述证候者。

【临床药学服务】

**1. 用药告知与监护** 根据适应证及病情需要选择适当剂量。宜清淡易消化饮食。若出现腹胀、腹泻等不适应停药观察或就医。用药期间注意观察饮食、大便等。

**2. 药物警戒实践** 脾胃虚寒泄泻及阳虚者忌用。糖尿病患者不宜大量使用。不宜与碱性药物同用。

## 桑 椹

【处方常用名与给付】桑椹、桑椹子、黑桑椹。写桑椹、黑桑椹、桑子均付干桑椹；写鲜桑椹付鲜桑椹。

【临床性效特征】桑椹味甘、酸，性寒，入肝、肾经。①滋阴补血，用治阴血亏虚之眩晕耳鸣、目暗昏花、失眠及须发早白等症。②生津润燥止渴，润肠通便，用治津伤口渴或消渴及阴血亏虚之肠燥便秘。现代多用于糖尿病、老年便秘、睡眠障碍等属肝肾阴虚者。

【临床治疗实施】

**1. 用法用量** 煎服9~15g，鲜品适当加量，桑椹膏10~30g。入汤剂，或熬膏，或浸酒，或入丸、散，或生啖。常规煎煮。鲜品捣汁服。桑椹膏温开水送服。

**2. 炮制品与临床** 临床一般生用。

**3. 方药经验**

（1）桑椹与生地黄、天花粉诸药配伍，可增强滋阴清热、生津止渴、润燥滑肠之功，用于津伤口渴、内热消渴及肠燥便秘。

（2）桑椹与黑芝麻两药相须配伍，可增强益肝肾、养精血、润肠燥之功，用于肝肾精血不足之发育不良、早衰、须发早白、脱发、毛发稀疏、视物昏花、迎风流泪、眼干以及皮肤干燥、津枯便秘等。黑芝麻味甘，性平，入肝、肾、大肠经，功能补肝肾，益精血，可治肝肾亏虚、精血不足之须发早白、头晕眼花等症；又质润多脂，兼润肠燥，善治血虚津枯之肠燥便秘。煎服9~15g，入汤剂宜捣碎，或入丸、散。

（3）桑椹与桑叶、桑枝、桑白皮四药均源于桑科落叶乔木桑树，因入药部位不同，功效各异，习称“桑四药”。桑叶以树叶入药，善疏肺肝二经风热，又平肝润肺，明目凉血，主治风热感冒、头痛目赤、燥热咳嗽，肝阳上亢之头晕目赤及血热吐衄。桑枝味微苦，性平，归肺、肾经。以嫩枝入药，为祛风湿药，功能祛风通络，善行上肢又行水消肿，善治风湿痹痛之拘挛麻木，无论寒热均可；又治脚气水肿，但药力弱，单用效差。煎服9~15g。桑白皮以根皮入药，为止咳平喘药，善泻肺热而行痰水，有泻肺平喘、利水消肿之功，用治肺热咳喘痰多、肺气壅实之水肿胀满及面目浮肿、小便不利等。桑椹以果穗入药，功善滋阴补血，生津润肠，用于肝肾不足、阴血亏虚之眩晕耳鸣、目暗失眠、须发早白及热盛津伤之口渴、阴虚消渴、肠燥便秘。

**4. 中成药应用**

（1）遐龄颗粒：功效滋补肝肾，生精益血。主治肝肾亏损、精血不足所致的神疲体倦、失眠健忘、腰膝酸软。

（2）首乌丸：功效补肝肾，强筋骨，乌须发。主治肝肾两虚之头晕目花、耳鸣、腰酸肢麻、须发早白；亦可用于治疗高脂血症。

【临床药学服务】

**1. 用药告知与监护** 虽为药食两用之品，不可过量长期服用。用药期间注意观察大便、食欲等情况，若出现发热、腹痛、便血等不适症状应停药并报告医生。忌生冷、油腻食物。

**2. 药物警戒实践** 脾胃虚寒、腹泻便溏者勿服。小儿不宜多食鲜品。糖尿病患者不宜大量或长期服用。

## 龟 甲

【处方常用名与给付】龟甲、制龟甲、龟板、制龟板、败龟板、龟板胶。写龟甲、龟板、蕲龟板、玄武板、败龟板、炙龟板、炒龟板均付醋炙龟板；写生龟板付生龟板；写龟板胶付龟板胶。

【临床性效特征】龟甲味甘、咸，性寒，质重潜降，入肝、心、肾经。①滋阴潜阳，退虚热，用于阴虚阳亢、虚风内动、阴虚发热与骨蒸劳热。②益肾健骨，养肝强筋，用治肝肾亏虚、筋骨失健所致的腰脚痿软及小儿囟门不合等症。③养血补心，安神益智，用治心虚惊悸、失眠健忘。④固经止血，用于妇女崩漏及月经过多等症。现代多用于慢性肾炎蛋白尿、甲亢、结核病、糖尿病、高血压及动脉硬化、小儿发育不良、脑震荡及脑外伤恢复期等属肝肾亏虚者。

【临床治疗实施】

**1. 用法用量** 煎服 9～24g。内服入汤剂、熬膏或入丸、散。入汤剂宜打碎先煎。饭前服用于益肾健胃，养心补血。止血可饭后服用。外用适量，烧灰研末敷。

**2. 炮制品与临床** 生龟甲长于滋阴潜阳，退虚热，多用于阴虚阳亢、肝风内动、阴虚内热证。制龟甲以益肾健骨、养血补心为主，多用于肾虚骨软、心虚惊悸、失眠健忘。醋制便于粉碎，促进入肝清积，散结软坚。龟甲胶以滋阴益精、补血止血为主，多用于阳痿遗精、崩中漏下。

**3. 方药经验**

（1）虎潜丸、大补阴丸中龟甲与熟地黄两药相须配伍，可增强填补真阴、潜阳制火之功，用于阴液亏损、虚热内生之骨蒸潮热、心烦易怒、盗汗遗精等；又可增强滋肾益精、强筋健骨之功，用于肾精不足、筋骨不健之腰膝酸软、小儿囟门不合等。

（2）龟鹿二仙胶中龟甲与鹿角两药相使配伍，共奏填精助阳之功，用于精血不足、阴阳俱虚，症见梦遗滑泄、消瘦少气、腰膝酸软疼痛等。

（3）大定风珠、三甲复脉汤中龟甲与鳖甲、牡蛎三药配伍，共奏滋阴潜阳、清热息风之功，用于热病后期阴液亏耗、筋脉失养所致的虚风内动之证等。

（4）固经丸中龟甲与黄芩、黄柏配伍，寒温并用，共奏补肝肾、退虚热之功，用于阴虚血热、冲任不固之崩漏、月经过多等。

**4. 中成药应用**

（1）妙济丸：功效补益肝肾，祛湿通络，活血止痛。主治肝肾不足、风湿瘀阻所致的痹病，症见骨节疼痛、腰膝酸软、肢体麻木拘挛。

（2）健步强身丸：功效补肾健骨，宣痹止痛。主治肝肾不足、风湿阻络所引起的筋骨酸软、腰腿酸痛、足膝无力、行走艰难。

（3）养阴降压胶囊：功效滋阴潜阳，平肝安神。主治肝肾阴虚、肝阳上亢所致的眩晕、头痛、颈项不适、目眩、耳鸣、烦躁易怒、失眠多梦；高血压见上述证候者。

（4）三宝胶囊：功效益肾填精，养心安神。主治肾精亏虚、心血不足所致的腰酸腿软、阳痿遗精、头晕眼花、耳鸣耳聋、心悸失眠、食欲不振。

（5）固经丸：功效滋阴清热，固经止带。主治阴虚血热所致的月经先期，经血量多、色紫黑，赤白带下。

【临床药学服务】

**1. 用药告知与监护** 本品可引起过敏反应，若出现头晕、心悸、胸闷等不适，立即停药就诊。监测血压、心率、小便等。忌辛热食物，忌酒。

**2. 药物警戒实践**　脾胃虚寒及有寒湿者忌用。孕妇慎用。肾病患者不宜大量长期服用。据报道不宜与四环素类药合用。

## 鳖　甲

【处方常用名与给付】鳖甲、生鳖甲、醋制鳖甲、上甲。写鳖甲、团鱼甲、炙鳖甲、醋鳖甲、制鳖甲、九肋鳖甲均付醋炙鳖甲；写生鳖甲付生鳖甲；写鳖甲胶付鳖甲胶。

【临床性效特征】鳖甲味咸，性寒，入肝、肾经。①滋阴潜阳，退虚热除蒸，用治热病伤阴之虚风内动、阴虚发热及骨蒸潮热等。②软坚散结，治久疟、疟母之肝脾肿大及癥瘕。现代多用于肝硬化、肝脾肿大、再生障碍性贫血等。

【临床治疗实施】

**1. 用法用量**　煎服9~24g。内服入汤剂、熬膏或入丸、散。入汤剂宜先煎。外用适量，烧灰研末撒或外敷。

**2. 炮制品与临床**　生鳖甲以滋阴清热、息风为主，用于阴虚潮热、手足搐动。制鳖甲以软坚散结为主，用于癥瘕、经闭。鳖甲胶以滋阴退蒸、补血止血为主，多用治骨蒸劳热、劳嗽咯血。

**3. 方药经验**

（1）青蒿鳖甲汤中鳖甲与青蒿两药相使配伍，共奏清热透络、凉血退蒸、除阴分伏邪之功，用于温病后期阴液已伤，邪伏阴分，而见夜热早凉、热退无汗、舌红少苔、脉细数。

（2）秦艽鳖甲散、清骨散中鳖甲与秦艽、地骨皮配伍，可增强滋阴清热、凉血退蒸之功，用于阴虚内热、劳热骨蒸、潮热盗汗、低热等。

（3）柴胡鳖甲丸中鳖甲与柴胡、白芍配伍，共奏滋阴养血、柔肝止痛、软坚消癥之功，用于慢性肝病晚期肝脾大、疼痛，腹胀或五心烦热，或低烧不退等。

（4）鳖甲与桃仁、大黄配伍，共奏活血化瘀、软坚消癥之功，用于疟疾日久不愈、胁下痞硬、疟母及癥瘕、经闭等。

**4. 中成药应用**　肝复乐片：功效健脾理气，化瘀软坚，清热解毒。主治肝郁脾虚为主的原发性肝癌，症见上腹肿块、胁肋疼痛、神疲乏力、食少纳呆、脘腹胀满、心烦易怒、口苦咽干。

【临床药学服务】

**1. 用药告知与监护**　使用时需注意过敏反应。注意监测皮肤、血压、心率及消化道症状。若出现皮疹、瘙痒、皮炎等过敏反应或恶心呕吐、纳呆、腹泻等消化道反应，应停药并及时就诊。

**2. 药物警戒实践**　脾胃虚寒、食少便溏者忌用；孕妇忌用。肾病患者不宜大量长期服用。不宜与四环素族、异烟肼、洋地黄、磷酸盐、硫酸盐同用。

第二十二章

# 收涩药

收涩药是以收敛固涩为主要功效，常用于治疗各种滑脱不禁证的药物，又称固涩药。滑脱证是指因正气虚损、固摄无权而致机体精微物质外泻的病证。临床多表现为自汗、盗汗、久泻、滑精、遗尿、带下等。

本类药多为酸涩之品，长于固摄收敛，以入心、肺、脾、肝、肾、大肠诸经为主。针对滑脱不禁证的具体表现，本类药物分别具有止汗、敛肺止咳、涩肠止泻、固精缩尿、收敛止血、固崩止带等作用。

收涩药根据功效及其主治证可分为三类。

**1. 收敛止汗药**　药性多甘平或甘凉，主归心、肺经，功能止汗，主治因气阴亏虚导致的自汗、盗汗等。凡气分热盛、表证、营卫不和等实证汗出，一般不宜使用本类药物。

**2. 敛肺涩肠药**　药性寒温皆有，多酸涩收敛，归肺经或大肠经，功能敛肺止咳喘，主治肺虚喘咳久治不愈或肺肾两虚、摄纳无权的虚喘证；又涩肠止泻，主治脾虚或脾肾两虚所致的久泻、久痢等及滑脱不禁证。邪气亢盛，或食积腹泻者不宜使用收涩止泻药。

**3. 固精缩尿止带药**　药性寒温皆有，多酸涩，主归肾、膀胱经，功能固精缩尿止带，主治肾气不固所致的遗精、滑精、遗尿、尿频、带下等。部分药物还兼有补肾等功效，可达标本兼治之功。外邪内侵、膀胱湿热下注所致的遗精、尿频等不宜使用本类药物。

收涩药重在治标，若主治的滑脱病证因正气虚弱、固摄无力所致，需与相应的补益药配伍同用，才能标本兼顾。在祛邪方中使用时，要注意避免“闭门留寇”。若表邪未解或湿热内蕴所致的汗出、泻痢、带下、血热出血及郁热未清者均不宜单用收涩药。

## 第一节　收敛止汗药

### 麻黄根

【处方常用名与给付】麻黄根。写麻黄根付麻黄根。

【临床性效特征】麻黄根味甘、涩，性平，入心、肺经。为收敛止汗之要药。对于自汗、盗汗既可外用，又可内服；既可单用，又可配伍。现代临床常用于自主神经功能紊乱症见多汗者。

【临床治疗实施】

**1. 用法用量**　煎服3~9g。内服入汤剂或入丸、散。常规煎煮。治疗盗汗宜睡前服。外用适量，研粉撒扑。

**2. 炮制品与临床**　本品一般生用。

**3. 方药经验**

（1）麻黄根散中麻黄根与黄芪、当归三药配伍，共奏益气固表、补血止汗之功，用于产后气血虚弱、虚汗不止。

（2）牡蛎散中麻黄根与牡蛎相使配伍，可增强收敛止汗之功，用于体虚多汗、自汗及阴虚有热盗汗等。

（3）麻黄根与生地黄两药相使配伍，共奏清热滋阴、收敛止汗之功，用于阴虚内热、虚烦不眠、潮热盗汗等症。

（4）麻黄根与浮小麦两药相须配伍，能实腠理，固皮毛，协同止汗，治气虚自汗、阴虚盗汗等。

**4. 中成药应用**　复芪止汗颗粒：功效益气，固表，敛汗。主治气虚不固所致的多汗、倦怠、乏力。

【临床药学服务】

**1. 用药告知与监护**　根据病情确定用药疗程。若与其他止汗药同用，应注意用量。饮食宜清淡，忌辛辣、生冷食物。注意观察心率、血压变化。

**2. 药物警戒实践**　表证汗出、湿热及实热汗出者忌用。不宜与发汗解表药同用。

## 第二节　敛肺涩肠药

### 五味子

【处方常用名与给付】五味子、南五味子、北五味子。写五味子、五味、北五味子、北味均付生北五味子；写南五味子、南味均付南五味子；写炒五味付清炒五味子；写蒸五味子付蒸五味子；写蜜五味付蜜五味子；写酒五味付酒五味子；写醋五味付醋五味子。

【临床性效特征】五味子味酸、涩、甘，性温，归肺、心、肾、脾经。对于各种滑脱不禁证，可达标本兼治之功。①益气固表止汗，又能滋阴敛汗，为治疗自汗、盗汗的常用药。②敛肺止咳，益肺补肾，纳气止喘，用于肺虚咳嗽或肺肾两虚之久嗽虚喘诸症。③温补脾肾，益胃生津，涩肠止泻，涩精止遗，用于脾虚或脾肾两虚之久泻久痢，热病伤津之口干口渴，以及阴虚消渴、遗精、滑精等。④收敛心气，滋肾补阴，宁心安神，用于阴血亏虚、心神失养或心肾不交之心悸、失眠、多梦等。还有降酶作用。现代临床多用于哮喘、支气管炎等病属肺虚或肺肾两虚者；慢性腹泻属脾肾虚寒者；前列腺炎、精囊炎等所致的遗精、早泄、遗尿、尿频属肾虚不能固藏者；糖尿病证属气阴两虚者等。

【临床治疗实施】

**1. 用法用量** 煎服2~6g。内服入汤剂，亦入丸、散剂，也可制成酊剂、冲剂、片剂、糖浆剂等。常规煎煮。用于收敛固涩宜饭后服。

**2. 炮制品与临床** 敛肺止咳以生用为佳；补虚以酒制较好；醋制后其收涩作用增强；蜜炙后补肾肺优，用于久咳虚喘。炒五味子长于收敛止汗，敛肠止泻；蒸五味子增强温补作用，用于心肾两虚滑精、梦遗。

**3. 方药经验**

（1）四神丸中五味子与肉豆蔻两药相须配伍，可增强补脾肾、温中涩肠、止泻之功，用于久泻、久痢。

（2）五味子与山茱萸两药相使配伍，共奏补肾益精、敛肺涩精、固气止喘之功，用于肺肾两虚之咳嗽气喘、呃逆、滑精、腰痛。

**4. 中成药应用**

（1）护肝片：功效疏肝理气，健脾消食，降低转氨酶。主治慢性肝炎及早期肝硬化。

（2）如意定喘片：功效宣肺定喘，止咳化痰，益气养阴。主治气阴两虚所致的久咳气喘、体弱痰多；支气管哮喘、肺气肿、肺心病见上述证候者。

（3）七味都气丸：功效补肾纳气，涩精止遗。主治肾不纳气所致的喘促、胸闷、久咳、气短、咽干、遗精、盗汗、小便频数。

（4）益气复脉胶囊（颗粒）：功效益气复脉，养阴生津。主治气阴两亏引起的心悸、气短、脉微、自汗；冠心病、心绞痛、衰老见上述证候者。

（5）参精止渴丸：功效益气养阴，生津止渴。主治气阴两亏、内热津伤所致的消渴，症见少气乏力、口干多饮、易饥、形体消瘦；2型糖尿病见上述证候者。

【临床药学服务】

**1. 用药告知与监护** 注意区别不同制品效用特点。用量不宜过大，不可随意加大药量。疗程不宜过长。注意顾护脾胃，忌食对胃肠有刺激性的食物。注意监测肝功能的变化；注意观察有无泛酸、胃痛等消化道不适及过敏反应的出现。

**2. 药物警戒实践** 表邪未解、内有实热、咳嗽初起、麻疹初发者忌服。孕妇慎用。不宜与磺胺类药物、氨基糖苷类药物、强心苷类药物、氢氧化铝、氨茶碱、呋喃妥因、利福平、阿司匹林、吲哚美辛、咖啡因、肾上腺素、红霉素等同用。

## 乌　梅

【处方常用名与给付】乌梅、熏梅、酸梅、梅实、乌梅肉、制乌梅、乌梅炭。写乌梅、乌梅肉、大乌梅、软乌梅、青梅子均付乌梅肉；写醋制乌梅付醋乌梅；写乌梅炭付乌梅炭。

【临床性效特征】乌梅味酸、涩，性平，归肝、脾、肺、大肠经。①敛肺止咳，生津止渴，用于肺虚久咳或干咳无痰，虚热消渴、烦热口渴等病证。②涩肠止泻，用于正气虚弱之久泻久痢。③安蛔止痛，和胃止呕，用于蛔厥腹痛、呕吐、胆道蛔虫症等。④炒炭能收敛止血，固冲止漏，临床多用于崩漏、便血、尿血等。⑤外用能消疮毒，去胬肌死肉。现代临床多用于喘息型支气管炎、肺气肿、哮喘等证属肺虚久咳者；慢性结肠炎、慢性菌痢证属正气虚弱、久泻不止者；功能性子宫出血等属冲任不固者，以及胆道蛔虫症。

【临床治疗实施】

**1. 用法用量** 煎服6~12g。内服入汤剂，或入丸、散剂；常规煎煮。杀蛔虫宜空腹服用。外用适量，捣烂以局部消肿解毒；制炭外敷，以疗胬肉凸出。

**2. 炮制品与临床** 生津止渴、敛肺止咳多用生乌梅或乌梅肉；和胃安蛔宜醋制；炒炭后乌梅涩性增强，内服更适宜涩肠止泻，固崩止血，可治疗久泻久痢、崩漏下血等，外敷消疮毒，治胬肉外凸。

**3. 方药经验**

（1）地榆丸中乌梅与诃子、地榆三者配伍，共奏清热凉血、收敛涩肠止血之功，长于治下部出血证，症见便血、痔血。

（2）乌梅与黄连两药相使配伍，共奏清热泻火、生津止渴之功，用于虚热消渴。

（3）乌梅与花椒两药相使配伍，可增强安蛔止痛、温胃散寒、杀虫之功，用于虚寒蛔厥腹痛。

**4. 中成药应用**

（1）十味玉泉胶囊：功效益气养阴，生津止渴。主治气阴两虚所致的消渴病，症见气短乏力、口渴喜饮、易饥烦热；2型糖尿病见上述证候者。

（2）固肠止泻丸（结肠炎丸）：功效调和肝脾，涩肠止痛。主治肝脾不和所致的泄泻，症见腹痛腹泻、两胁胀满；慢性结肠炎见上述证候者。

（3）乌梅丸：功效缓肝调中，清上温下。主治蛔厥，久痢，厥阴头痛，症见腹痛下痢、颠顶头痛时发时止、烦躁呕吐、手足厥冷。

【临床药学服务】

**1. 用药告知与监护** 区别生品与不同制品的药效差异。使用中顾护脾胃，忌食油腻、不易消化食物。注意观察有无烧心、反酸等症状出现。

**2. 药物警戒实践** 表邪未解、内有实热积滞者忌服。胃酸过多者慎用。有研究称不宜与磺胺类药物、氨基糖苷类药物、氢氧化铝、氨茶碱、呋喃妥因、利福平、阿司匹林、吲哚美辛、维生素$B_{12}$、红霉素等同用。

## 五倍子

【处方常用名与给付】五倍子、文蛤、百虫仓。写五倍子、倍子、五倍、百虫仓、杜倍、角倍均付干五倍子；写炒五倍付炒五倍子。

【临床性效特征】五倍子味酸、涩，性寒，入肺、大肠、肾经，以收敛固涩见长，广泛用于多种滑脱不禁证。①敛肺止咳，用于肺虚久咳及虚热咳嗽。②涩肠止泻，用治泻痢不止、久泻便血等症。③收敛止汗，用于自汗、盗汗。④涩精止遗，用治肾虚之遗精滑精。⑤收敛止血，多用于崩漏下血、便血、尿血、鼻衄、牙龈出血、外伤出血等。⑥清热解毒，收湿敛疮，用于热毒疮痈、头疮癣癞、湿疮风痒、牙疳、疮口不敛者。现代临床多用于慢性支气管炎、肺气肿、慢性腹泻、自汗盗汗、遗精、盆腔炎、子宫脱垂等属正气虚弱者。

【临床治疗实施】

**1. 用法用量** 煎服3~6g。内服入汤剂，或入丸、散剂，可止血敛汗，固精涩肠敛肺；常规煎煮，宜饭后服。外用适量，研末外敷或煎汤熏洗，可解毒消肿，收湿敛疮。

**2. 炮制品与临床** 临床一般生用。炒制品加强收敛之性，且便于吸收。

**3. 方药经验**

（1）五倍子与茯苓两药配伍，可增强健脾补中、涩肠止泻之功，用于脾虚湿盛之泻痢不止、久泻便血。

（2）五倍子与枯矾两药配伍，共奏收湿敛疮、消肿生肌之功，研末加甘油调成糊状，涂于患处，解热毒，蚀腐肉，敛湿疮。

**4. 中成药应用**

（1）参蛇花痔疮膏：功效清热燥湿，消肿止痛。主治痔疮风伤肠络、湿热下注证（内痔、外痔），症见便血、肛门红肿热痛。

（2）小儿健脾贴膏：功效温中健脾，和胃止泻。主治脾胃虚寒所致的小儿消化不良，症见大便次数增多、内含不消化物。

（3）复方珍珠口疮颗粒：功效燥湿，生肌止痛。主治心脾湿热证，症见口疮周围红肿、中间凹陷、表面黄白、灼热疼痛，口干，口臭，舌红；复发性口腔溃疡见上述证候者。

【临床药学服务】

**1. 用药告知与监护** 注意用药疗程及剂量，不宜单味长期、大量使用。注意顾护脾胃，忌辛辣、刺激性食物。观察食欲、二便等。

**2. 药物警戒实践** 表邪未解或肺有实热之痰咳、积滞未清之泻痢者忌服。不宜与麻黄素、奎宁等生物碱、含氨基比林成分的药物、硫酸亚铁盐、洋地黄类强心药、利福平、磺胺类药物、氢氧化铝、胃蛋白酶、红霉素、林可霉素等配伍。

## 罂粟壳

【处方常用名与给付】罂粟壳、粟壳、米壳、御米壳。写罂粟壳、生粟壳、粟壳、罂壳、米壳、鸦片壳均付罂粟壳；写蜜粟壳付蜜炙罂粟壳；写醋制罂粟壳付醋罂粟壳。

【临床性效特征】罂粟壳味酸、涩，性平；有毒，入肺、大肠、肾经。①敛肺止咳，治肺虚久咳。②涩肠止泻，治脾肾虚弱之久泻、久痢。③固精止遗，用于肾虚不固之遗精滑泄。④麻醉止痛，用于心腹筋骨诸痛。现代临床多用于慢性菌痢、阿米巴痢疾、溃疡性结肠炎等引起的慢性腹泻日久不愈者；喘息型支气管炎、肺气肿等病所致久咳不止者等。

【临床治疗实施】

**1. 用法用量**　煎服3~6g。内服入汤剂，或入丸、散剂。常规煎煮。宜饭后服用。

**2. 炮制品与临床**　本品蜜炙止咳作用好，可增强敛肺止咳作用。醋炒可增强止泻、止痛作用。

**3. 方药经验**

（1）罂粟壳与木香、黄连三药配伍，寒温并用，散收并举，共奏清热燥湿、行气止痛、涩肠止痢之功，用于湿热痢疾日久不愈、反复发作所致的休息痢。

（2）罂粟壳与麻黄两药相使配伍，宣敛开阖，共奏调肺宣降、止咳平喘之功，用于咳嗽已久、肺气不收、干咳少痰、咳嗽不止等。

**4. 中成药应用**

（1）强力枇杷露（胶囊）：功效清热化痰，敛肺止咳。主治痰热伤肺所致的咳嗽经久不愈，痰少而黄或干咳无痰；急慢性支气管炎见上述证候者。

（2）肠胃宁片：健脾益肾，温中止痛，涩肠止泻。主治脾肾阳虚所致的泄泻，症见大便不调，五更泄泻、时带黏液，伴腹胀腹痛、胃脘不舒、小腹坠胀。

（3）咳速停胶囊：补气养阴，润肺止咳，益胃生津。主治感冒及慢性支气管炎引起的咳嗽、咽干、咳痰、气喘。

【临床药学服务】

**1. 用药告知与监护**　本品用量宜轻，需在医师指导下使用，控制疗程及用量，易成瘾，不宜久服。注意监测呼吸、心率、血压、神志、瞳孔等的变化。

**2. 药物警戒实践**　肺经火盛或风寒外束而邪气未散之咳嗽，肠胃积滞之泻痢者忌服；孕妇及儿童禁用；运动员禁用。本品属于麻醉药品管制品种，在种植、生产加工、流通供应，以及处方应用与中成药研制生产中应严格监督管理，严禁非法生产、贩卖及非法使用。

## 诃　子

【处方常用名与给付】诃子、诃黎勒、诃黎。写诃子肉、诃黎勒、大诃子均付生诃子；写炒诃子、煨诃子均付炒诃子。

【临床性效特征】诃子味苦、酸、涩，性平，归肺、大肠经。①涩肠止泻，用于脾气虚亏或脾肾虚寒之正虚邪恋，久泻久痢及肠风下血等。②敛肺止咳，用治肺气虚弱久咳证。③清肺利咽开音，用于肺虚金破失声。现代临床多用于肠道慢性感染、溃疡性结肠炎、阿米巴痢疾属脾气虚亏或脾肾虚寒者；哮喘等属肺气虚弱者；以及急慢性喉炎、失声、声音嘶哑等。

藏青果味苦、涩，性寒。为诃子未成熟的果实，功效同诃子，开音效果更佳。

【临床治疗实施】

**1. 用法用量** 煎服3~10g。内服入汤剂，或入丸、散剂及糖浆剂等。常规煎服。宜饭后服。藏青果，煎服1.5~5g。

**2. 炮制品与临床** 生品长于敛肺利咽，多用于肺虚久咳、咽痛失音；制诃子（炒诃子肉、煨诃子）性略偏温，以涩肠止泻力胜，用于久泻久痢。

**3. 方药经验**

（1）诃子与五味子相须配伍，共奏补肺利咽、敛肺止咳之功，补而兼收，用于肺虚久咳等。

（2）诃子与黄连相使配伍，可增强清热燥湿、涩肠止痢之功，用于湿热泻痢日久、腹痛、里急后重、便下脓血等。

（3）诃子或藏青果与桔梗、甘草三药配伍，敛肺开音，共奏清肺利咽、清热解毒、祛痰止咳之功，用于音嘶、音哑等。

（4）诃子与白果两药配伍，可增强敛肺止嗽、平喘之功，用于虚火旺盛之夜间咳嗽。

**4. 中成药应用**

（1）抱龙丸：功效祛风化湿，健脾和胃。主治脾胃不和、风热痰内蕴所致的腹泻、食乳不化、恶心呕吐、大便稀有不消化物。

（2）清音丸：功效清热利咽，生津润燥。主治肺热津亏之咽喉不利、口干舌燥、音哑失声。

【临床药学服务】

**1. 用药告知与监护** 区别生品、制品的药效差异。本品与其他涩肠止泻药合用时，应注意剂量。注意观察二便情况。注意顾护脾胃，忌生冷、黏腻及刺激性食物。

**2. 药物警戒实践** 外有表邪、内有湿热积滞者忌用；前列腺肥大者忌用。不宜与生物碱、亚铁盐制剂、碳酸氢钠制剂、异烟肼、酶制剂、磺胺类药物等合用。孕妇不宜长期大量服用。

## 石榴皮

【处方常用名与给付】石榴皮、石榴壳、酸石榴皮。写石榴皮、石榴壳、桉石榴、酸榴皮均付生石榴皮；写炒石榴皮付炒石榴皮；写榴皮炭付石榴皮炭。

【临床性效特征】石榴皮味酸、涩，性温，入大肠经。①涩肠止泻，用于中气虚弱导致的久泻久痢、脱肛等。②杀虫止痛，可用于蛔虫、钩虫、绦虫等多种肠道寄生虫病引起的腹痛等。③收敛止血止带，可用于便血、崩漏、妇女赤白带下等。现代临床多用于慢性结肠炎、慢性菌痢、阿米巴痢疾等证属中气虚弱者，及蛔虫病、绦虫病、钩虫病等多种寄生虫病。

【临床治疗实施】

**1. 用法用量** 煎服3~9g。内服入汤剂，或入丸、散剂，以涩肠止泻，杀虫止痛。常规煎煮。宜饭后服用。外用适量，研末敷止血；煎汤熏洗治疗脱肛。外用可随时用。

**2. 炮制品与临床** 生用涩肠止泻杀虫；炒用治疗肠滑脱肛；炒炭用于止血。

**3. 方药经验**

（1）石榴皮散中石榴皮与槟榔两药配伍，可增强杀虫、消积、止痛之功，用于蛲虫病等肠道寄生虫病。

（2）石榴皮与黄连两药相使配伍，可增强清热、燥湿、止泻之功，用于久痢而湿热邪气未尽者。

（3）石榴皮与赤石脂、肉豆蔻三药配伍，可增强温中涩肠、止泻之功，用于久泻、久痢、脱肛诸症。

（4）石榴皮与黄芪、升麻三药配伍，共奏涩肠止泻、健脾升阳、升清固脱之功，用于脾胃衰弱、气虚下陷所致的久泻及脱肛。

**4. 中成药应用** 泻定胶囊：功效温中燥湿，涩肠止泻。主治小儿轻、中度急性泄泻寒湿证，症见泄泻清稀，甚则水样、肠鸣、食少，舌苔薄白或白腻。

【临床药学服务】

**1. 用药告知与监护** 区别生品、制品的药效差异。本品不宜大剂量使用，不宜久用。注意顾护脾胃。注意检测肝功能的变化。

**2. 药物警戒实践** 痢疾积滞未清者忌服。孕妇及哺乳期妇女慎用；肝肾功能不全者慎用。不宜与红霉素、利福平、异烟肼、酶制剂、硫酸亚铁、葡萄糖酸钙、氢氧化铝、维生素 $B_1$ 等同用。作为驱虫药使用时，忌油腻食物。

## 肉豆蔻

【处方常用名与给付】肉豆蔻。写肉豆蔻、玉蔻、肉蔻、煨肉蔻均付煨肉蔻；写炒肉豆蔻、肉豆蔻均付麦麸炒肉豆蔻；写肉蔻霜付肉蔻霜。

【临床性效特征】肉豆蔻味辛，性温；归脾、胃、大肠经。①暖脾胃，固大肠，止泄泻，治脾胃虚寒兼中焦气滞之腹泻胀满、水泻无度或五更泄泻等。②温中行气止痛，用于寒凝气滞而致的脘腹胀痛、食少反胃作痛者。现代临床多用于慢性菌痢、溃疡性结肠炎、阿米巴痢疾、急慢性胃炎、胃及十二指肠溃疡、胃肠神经官能症等属脾胃虚寒者。

【临床治疗实施】

**1. 用法用量** 煎服 3～10g。内服需煨熟去油，入汤剂，或入丸、散剂。常规煎煮。宜饭后服用。

**2. 炮制品与临床** 临床多煨制后用，可增强温中止泻功能。麸炒及制霜后增加温中效用，减少油脂。

**3. 方药经验**

（1）四神丸中肉豆蔻与补骨脂、吴茱萸三药配伍，可增强温中暖肾、散肝寒、行气消胀、涩肠止泻之功，用于脾肾阳虚之虚冷泄泻、五更泄泻、肠鸣腹痛，具标本兼治之功。

（2）肉豆蔻与木香两药配伍，可增强温中醒脾、行气止痛之功，用于脾胃虚寒或脾胃受寒、气机阻滞所致的食少呕吐、胃脘疼痛等。

**4. 中成药应用**　开胃健脾丸：功效健脾和胃。主治脾胃虚弱、中气不和所致的泄泻、痞满，症见食欲不振、嗳气吞酸、腹胀泄泻；消化不良见上述证候者。

【临床药学服务】

**1. 用药告知与监护**　区别生品与制品，生品有滑肠作用，可致泄泻。本品用量不宜过大。注意观察有无精神或神经系统异常症状。忌辛辣、油腻食物。

**2. 药物警戒实践**　湿热泻痢及胃热疼痛者忌用；孕妇忌用。胆囊炎、胆石症患者慎用；围孕期妇女慎用。不宜与镇静药、麻醉药等合用。

## 赤石脂

【处方常用名与给付】赤石脂、赤石土、红高岭。写赤石脂、赤石脂粉、煅赤石脂、煅赤石均付煅赤石脂。

【临床性效特征】赤石脂味甘、酸、涩，性温，入胃、大肠经。①涩肠止泻，固脱，用于脾胃虚弱，或因命门火衰、脾土失其温煦而致的久泻、完谷不化及中气不足、气虚下陷之脱肛者。②止血止带，可治崩漏下血、便血及带下等。③外用收湿敛疮，生肌收口，用于疮疡溃烂久不收口及湿疹、湿疮脓水浸淫等。现代临床多用于慢性菌痢、溃疡性结肠炎、阿米巴痢疾等导致的慢性腹泻证属脾肾亏虚者；功能性子宫出血等属正气亏虚、病久难愈者。

【临床治疗实施】

**1. 用法用量**　煎服 9～12g。内服入汤剂，亦入散剂。入汤剂先煎。作为吸附性止泻药，用于久泻久痢者。外用适量。研细末敷患处或调敷患处，以敛疮收湿。

**2. 炮制品与临床**　研末水飞，或煅后水飞用。

**3. 方药经验**

（1）桃花汤中赤石脂与干姜、粳米三药配伍，共奏温补脾胃、散寒温中、涩肠止泻之功，用于脾肾阳衰、肠失固摄所致的便下脓血、日久不愈等。

（2）赤石脂与禹余粮两药相须配伍，可增强收敛固脱、止泻止痢、止血止带之功。用于久泻久利、痢下脓血、肠滑不能收摄者。禹余粮味甘、涩，性微寒，入脾、胃、大肠经，能实脾胃，涩大肠而止泻，治中焦虚弱，或脾肾阳虚、固摄无权之久泻、久痢。又能收敛止血，善治崩漏、便血等下部出血证；固涩止带，可用于下元不足、带脉不固之带下量多清稀者。煎服 9～15g，入汤剂，亦入丸、散剂。本品研末或水飞后取细末，适量外敷，可用于皮肤溃疡等症。孕妇慎用。

（3）赤石脂与海螵蛸相使配伍，可增强收敛止血之功，用于治疗妇女漏下出血、日久不止者。

**4. 中成药应用**

（1）固本益肠片：功效健脾温肾，涩肠止泻。主治脾肾阳虚所致泄泻，症见腹痛绵绵、大便清稀或有黏液血便、食少腹胀、腰酸乏力、形寒肢冷；慢性肠炎见上述证候者。

（2）生肌散：功效解毒生肌。主治热毒壅盛、气血耗伤所致的溃疡，症见疮面脓水将尽、久不收口。

（3）安坤赞育丸：功效益气养血，调补肝肾。主治气血两虚、肝肾不足所致的月经不调、崩漏、月经量少或淋沥不尽、神疲乏力、腰腿酸软、白带量多。

【临床药学服务】

**1. 用药告知与监护** 本品用量不宜过大及疗程过长，中病即止。服药期间饮食宜清淡，忌油腻、辛辣食物。顾护脾胃，注意观察大便情况。

**2. 药物警戒实践** 湿热积滞泻痢者忌服。孕妇慎用。畏官桂。不宜与维生素 C、四环素、土霉素等合用。

## 第三节 固精缩尿止带药

### 山茱萸

【处方常用名与给付】山茱萸、枣皮、山萸、杭山萸、杭萸肉、炙山萸、酒炙山茱萸、山茱萸。写山茱萸、山萸肉、山萸、萸肉、枣皮、杭萸肉、浙萸肉、蒸枣皮均付蒸山萸肉；写酒山萸、酒制山茱萸均付酒山萸；写生山萸付生山萸肉。

【临床性效特征】山茱萸味酸、涩，性温，入肝、肾经。①补益肝肾，收敛固涩，固精缩尿，不论肾阴虚、肾阳虚或肾精不足之滑精、遗尿、带下病，均为要药。②收敛止血，固冲任，用于肝肾亏损、冲任不固之崩漏、月经过多。③收敛止汗，可治久病虚脱或大汗、误汗之大汗淋漓、肢冷、脉微者。本品与养阴生津之品同用亦治消渴。现代多用于遗精、滑精、小便失禁、阳痿、崩漏等证属肝肾不足、下元不固者。

【临床治疗实施】

**1. 用法用量** 煎服 6~12g。内服入汤剂，亦入丸、散剂等。常规煎服。宜饭后服。

**2. 炮制品与临床** 生用能补益肝肾，收敛固涩。蒸制后补肾涩精、固精缩尿力优；酒制后温通滋补力强。

**3. 方药经验**

（1）山茱萸与附子、肉桂/桂枝配伍，共奏益肾、补阴、助阳之功，用于肾阳不足之腰酸畏冷、气怯神疲。

（2）山茱萸与人参两药相使配伍，可增强益气、敛汗、固脱之功，用于久病虚脱或大汗、误汗之大汗淋漓、肢冷、脉微者。

（3）山茱萸与当归、白芍三药配伍，可增强补肝肾、固冲任、调经水之功，用于肝肾亏损、冲任不固之崩漏、月经过多。

**4. 中成药应用** 麦味地黄口服液（丸）：功效滋肾养肺。主治肺肾阴亏所致的潮热盗汗、咽干咯血、眩晕耳鸣、腰膝酸软。

【临床药学服务】

**1. 用药告知与监护** 不宜大剂量长期服用。用药期间注意观察有无消化道不适症状及血压波动。顾护脾胃，忌滋腻食物。

**2. 药物警戒实践** 湿热而致小便淋涩、便秘、实汗、血热妄行、胃溃疡、胃酸过多者忌大量久服。不宜与磺胺类药物、氨基糖苷类药物、氢氧化铝、氨茶碱、呋喃妥因、利福平、阿司匹林、吲哚美辛等同用。

## 覆盆子

【处方用名】覆盆子、覆盆。写覆盆子、覆盆、酒覆盆均付酒覆盆。

【临床性效特征】覆盆子味酸、甘，性微温，入肝、肾、膀胱经。①固精缩尿，滋肾助阳，用于肾虚而精气不固之遗精滑精、遗尿尿频、阳痿早泄，以及不育、不孕。②补肝肾，益精血而明目，多用于肝肾不足之目暗不明。现代临床多用于各种原因引起的遗精滑精、尿频遗尿、小便失禁、阳痿、不孕等证属肝肾不足者。

【临床治疗实施】

**1. 用法用量** 煎服6~12g。内服入汤剂，亦入丸、散剂。常规煎煮。宜饭后服。

**2. 炮制品与临床** 可生用。酒制后增强了温补作用。

**3. 方药经验**

（1）五子衍宗丸中覆盆子与菟丝子、枸杞子三药配伍，可增强补肾益精、固精止遗、温脾止泻、明目安胎之功，用于遗精早泄、不育不孕。

（2）覆盆子与桑螵蛸两药相须配伍，可增强补益肝肾、固精缩尿之力，用于肝肾不足之遗精、尿频、遗尿等。

**4. 中成药应用** 肾宝合剂：功效温补肾阳，固精益气。主治肾阳亏虚、精气不足所致的阳痿遗精、腰腿酸痛、精神不振、夜尿频多、畏寒怕冷、月经过多、白带清稀。

【临床药学服务】

**1. 用药告知与监护** 用量不宜过大。注意观察小便情况。长期使用需遵医嘱。注意顾护脾胃，忌生冷、油腻食物。

**2. 药物警戒实践** 肾虚有火、小便短涩者慎用。

## 桑螵蛸

【处方常用名与给付】桑螵蛸。写桑螵蛸、桑蛸、团螵蛸、长螵蛸、黑螵蛸均付蒸桑螵蛸；写盐螵蛸付盐螵蛸。

【临床性效特征】桑螵蛸味甘、咸，性平，归肝、肾经。①补肾气，固精关，缩小便，为治疗肾虚不固、膀胱失约之遗精滑精、遗尿尿频、白浊之良药，而以缩尿见长。②补肾助阳，用于肾阳不足之阳痿。现代多用于遗尿、遗精、滑精属肾虚者。

【临床治疗实施】

**1. 用法用量** 煎服5~10g。内服入汤剂，亦入丸、散剂等。常规煎煮。宜饭后服。

**2. 炮制品与临床** 临床多用制品。生用不宜贮存，虽可补肾固精，但易令人泄泻。蒸制后可消除泄泻的副作用。盐制后可引药下行，增强益肾固精、缩尿止遗作用。

**3. 方药经验**

（1）桑螵蛸散中桑螵蛸与远志、龙骨三药配伍，共奏调补心肾、固精止遗缩尿之功，用于心肾两虚之尿频或遗尿、遗精、滑精、心神恍惚、健忘。

（2）桑螵蛸与黄芪两药相使配伍，共奏补肾健脾益气、固精缩尿之功，用于肾亏气弱、收摄无权之遗精滑精、遗尿，或小便清长频数等。

（3）桑螵蛸与菟丝子两药相使配伍，可增强补益下元、固精缩尿止遗之功，用于下元亏损之腰膝酸软乏力、阳痿遗精、遗尿尿频、带下等。

**4. 中成药应用** 乌鸡白凤丸（片）：功效补气养血，调经止带。主治气血两虚、身体瘦弱、腰膝酸软、月经不调、崩漏带下。

【临床药学服务】

**1. 用药告知与监护** 注意区别生品与制品的药效差异。本品与同类药物配伍时应注意剂量。注意观察有无泛酸烧心、胃痛等消化道不适及过敏反应等。注意顾护脾胃。

**2. 药物警戒实践** 阴虚火旺或内有湿热之遗精、膀胱湿热之小便短数者忌用。不宜与旋覆花配伍。

## 金樱子

【处方常用名与给付】金樱子。写金樱子、金樱肉、金樱皮、金樱壳均付金樱子；写蜜金樱子付蜜金樱子；写盐制金樱子付盐金樱子。

【临床性效特征】金樱子味酸而涩，性平，入肾、膀胱、大肠经。①固精止遗止滞，缩小便，可治肾气不足、下元不固而致的遗精滑精、尿频遗尿、崩漏带下等。②收涩止泻，治久泻久痢等。现代临床多用于遗精滑精、宫颈炎、阴道炎、盆腔炎、慢性结肠炎等证属脾肾亏虚、下元不固者。

【临床治疗实施】

**1. 用法用量** 煎服6~12g。内服入汤剂，或熬膏或制成丸剂，亦入散剂等。常规煎服。宜饭后服。

**2. 炮制品与临床** 生品酸涩，固涩止脱力强；炒制及蜜制品可以补中涩肠，用于脾虚久泻久痢；盐制品加强走肾、固精止遗作用。

**3. 方药经验**

（1）水陆二仙丹、金樱丸中金樱子与芡实两药相须配伍，可增强益肾固精、补脾止泻、缩尿止带之功，用于脾肾两虚之久泻久痢、小便频数，以及肾气不固导致的男子遗精、白浊，女子赤白带下。

（2）金樱子与白术、茯苓三药配伍，可增强益气、健脾、止泻之功，用于脾虚不运所致的便溏泄泻日久不愈，伴食少纳呆、倦怠乏力、腰酸腹痛者。

**4. 中成药应用** 金樱子膏：功效补肾固精。主治肾虚不固所致的遗精、遗尿、白带过多。

【临床药学服务】

**1. 用药告知与监护** 区别生品与制品选用。大剂量可引起腹痛和便秘，用量不宜过大。注意顾护脾胃，注意观察二便情况。

**2. 药物警戒实践** 实火、邪实者不宜使用。小便不利、癃闭者忌用。胃溃疡者不宜大剂量服用。不宜与奎宁、麻黄碱、阿托品、强心苷类药物、降糖药、水杨酸制剂、排钾利尿药等同用。

## 海螵蛸

【处方常用名与给付】海螵蛸、乌贼骨。写海漂蛸、乌贼骨、制乌贼、墨鱼骨、乌贼、海蛸均付炒海螵蛸；写海蛸炭、煅海蛸均付煅海螵蛸。

【临床性效特征】海螵蛸味咸、涩，性温，入肾、脾经。①固精止带，可用于肾失固藏而致的遗精滑精、带下清稀量多等。②收敛止血，可用于多种出血证，以崩漏、吐血、便血多用。③燥湿制酸止痛，用于脾胃虚寒之呕酸疼痛。④外用收湿排脓，敛疮生肌，用治皮肤湿毒而致疮疡流水久不愈者。现代临床多用于神经衰弱、前列腺炎、精囊炎等引起的遗精、滑精证属肾气不足、精关不固者；宫颈炎、盆腔炎、阴道炎所致带下；功能性子宫出血；胃痛反酸、皮肤湿疹、阴囊湿疹等。

【临床治疗实施】

**1. 用法用量** 煎服 5～10g。内服入汤剂，亦入丸、散剂等。常规煎煮。宜饭后服用。外用适量，研末外敷患处以收涩敛疮。

**2. 炮制品与临床** 生用长于固精止带、制酸止痛。炒制收敛性强，长于止血止带、敛疮。煅制后止血、止带作用更为显著，且收湿敛疮治疗湿疹湿疮。

**3. 方药经验**

（1）乌及散中海螵蛸与白及两者相使配伍，收敛止血之功甚著，用于咯血、吐血、便血、胃溃疡等出血证。

（2）白芷散中海螵蛸与白芷两药相使配伍，共奏燥湿排脓、固精止带、收湿敛疮之功，用于下元不固及湿邪下注之赤白带下病。

（3）固冲汤中海螵蛸与山茱萸、五倍子三药配合，共奏补益肝肾、收敛固摄、固冲摄血、止血止带之功，用于肾虚遗尿、崩漏、带下等。

（4）海螵蛸与刺猬皮两药配伍，可增强收敛止血、固精止遗之功，用于便血、痔血等出血证及遗精、滑精等，还有良好的制酸止痛作用，可用于胃痛泛酸；外用能收湿敛疮，治湿疮、湿疹、溃疡不敛等。刺猬皮味苦，性平，归胃、大肠、肾经，长于固精缩尿止遗，适用于肾虚之遗精、滑精、遗尿、尿频；能收敛止血，善治便血痔血等下消化道出血证；可化瘀止痛，用于气血瘀滞、胃痛、反胃呕吐者。煎服 3～10g；研末服 1.5～3g。外用适量，研末撒或调敷。

**4. 中成药应用**

（1）快胃片：功效制酸和胃，收敛止痛。主治肝胃不和所致的胃脘疼痛、呕吐反酸、纳食减少；浅表性胃炎、胃及十二指肠溃疡、胃窦炎见上述证候者。

（2）复胃散胶囊：功效补气健脾，制酸止痛，收敛止血。主治脾胃气虚所致的胃痛吞酸，胃脘疼痛、喜温喜按，食减形瘦，四肢倦怠，泛吐酸水，吐血，黑便；胃及十二指肠溃疡见上述证候者。

【临床药学服务】

**1. 用药告知与监护**　本品与制酸剂配伍使用时，应注意剂量，不宜长期大量使用。注意观察大便情况。忌辛辣、油腻食物。

**2. 药物警戒实践**　阴虚有热者不宜多用。便秘患者及表邪未净者不宜服用。急性肠炎、急性痢疾者忌用。不宜与四环素、异烟肼、洋地黄、磷酸盐、硫酸盐、单胺氧化酶抑制剂、铁剂、青霉素类、头孢菌素类、呋喃妥因等合用。

## 莲　子

【处方常用名与给付】莲子、藕实。写莲子、莲实、莲仁、莲子肉、莲肉、湘莲子、建莲子、白莲子均付莲子肉；炒莲肉付清炒或麦麸炒莲子肉。

【临床性效特征】莲子味甘、涩，性平，归脾、肾、心经。①益肾固精，固涩止带，常用治肾气不足、精关不固之遗精、滑精，脾虚肾虚之带下、小便白浊。②收涩止泻，常用于脾虚久泻、食欲不振或脾肾两虚之久泻不止。③补心血，安心神，益肾气，用治心肾不交而虚烦、心悸失眠等症。现代临床多用于结肠炎、细菌性痢疾所致腹泻证属脾虚久泻者；前列腺炎、精囊炎等引起的遗精、滑精证属肾气不足、精关不固者；宫颈炎、阴道炎所致的带下证属脾肾亏虚者；神经官能症导致的失眠属心脾两虚、心肾不交者。

【临床治疗实施】

**1. 用法用量**　煎服6~15g。内服入汤剂，亦入丸、散剂或煮粥。常规煎煮。宜饭后服。

**2. 炮制品与临床**　生用治心肾不交之虚烦不宜去心。炒莲子可增强健脾止泻作用，适用于脾虚泄泻。

**3. 方药经验**

（1）参苓白术散中莲子与山药相须配伍，可增强益肺健脾养肾、补益气阴、收涩止泻之功，用于脾胃气虚、运化失健、湿浊下注所致的便溏泄泻、食少纳呆、消瘦乏力、面色无华、胸脘痞闷等。

（2）莲子与酸枣仁两药相使配伍，可增强养心安神、交通心肾、补脾益肾之功，用于心脾不足、气血两虚之心悸失眠、怔忡健忘等。

（3）莲子与金樱子两药相须配伍，可增强益肾固精、固涩止带之功，用于肾虚精关不固所致的遗精、滑精及带下等症。

（4）莲子、莲子心、莲须、莲房、荷叶与荷梗来源于莲的不同用药部位，处方时应予区别。莲子为莲的干燥成熟种子，可固精止带，补脾止泻，益肾养心。莲子心味苦，性寒，归心、肾经。为莲子中的青嫩胚芽，可清心除烦，止血涩精，用治温热神昏、血热吐衄、崩漏、肾虚之遗精滑精，用量2~5g。莲须味甘、涩，性平，为莲花的雄蕊，可清心固肾，涩精止血，用于梦遗滑精、遗尿、吐衄崩漏，用量3~5g。莲房味苦、涩，性温，为莲的成熟花托，又名莲蓬壳，可消瘀止血，用于下部出血、痔疮脱肛、皮肤湿疹；炒炭止血力增强，用量5~10g。荷叶味苦，性平。为莲的叶片，可清暑利湿，升阳止血，用于暑月湿证及血热出血证，用量3~10g。荷梗味苦，性平，为莲的叶柄或花柄，可清暑解热，理气化湿。用于暑湿胸闷不适、食欲不振，用量10~15g。

**4. 中成药应用** 止泻灵颗粒：功效健脾益气，渗湿止泻。主治脾胃虚弱所致的大便溏泄、饮食减少、腹胀、倦怠懒言；慢性肠炎见上述证候者。

【临床药学服务】

**1. 用药告知与监护** 大剂量使用易出现消化不良。饮食宜清淡，忌辛辣、油腻食物。注意观察有无消化道症状。

**2. 药物警戒实践** 大便燥结者不宜单味使用。高血糖者不宜大剂量长期服用。

## 芡 实

【处方常用名与给付】芡实、鸡头米、炒芡实。写芡实、芡实米、鸡头实、芡实仁均付生芡实；写炒芡实付清炒芡实。

【临床性效特征】芡实味甘、涩，性平，归脾、肾经。①益肾固精，可治肾虚不固之腰膝酸软、遗精滑精。②健脾除湿，收敛止泻，治脾虚湿盛之久泻不愈。③补益脾肾，固涩止带，可用治带下病。现代临床多用于神经衰弱，前列腺炎、精囊炎等引起的遗精、遗尿，急慢性肠炎、细菌性痢疾等所致的腹泻，宫颈炎、阴道炎等所致的带下日久不愈等。

【临床治疗实施】

**1. 用法用量** 煎服9~15g。煎服入汤剂，亦入丸、散剂等。常规煎服。宜饭后服。

**2. 炮制品与临床** 生品补脾肾兼祛湿，用于遗精、带下、白浊兼湿者尤宜。炒品补脾和固涩力加强，适用于脾虚泄泻、精关不固证。

**3. 方药经验**

（1）玉锁丹中芡实与乌梅肉相须配伍，可增强健脾益肾、固精缩尿、止遗止带之功，用于脾肾久虚、精失固摄所致的梦遗漏精、尿频遗尿。

（2）芡实与茯苓相使配伍，可增强健脾益气、收敛止泻止带之功，用于脾肾气虚之带下、尿频、白浊等。

**4. 中成药应用**

（1）全鹿丸：功效补肾填精，健脾益气。主治脾肾两亏所致的老年腰膝酸软、神疲乏力、畏寒肢冷、尿次频数、崩漏带下。

（2）除湿白带丸：功效健脾益气，除湿止带。主治脾虚湿盛所致的带下病，症见带下量多、色白质稀及纳少、腹胀、便溏。

【临床药学服务】

**1. 用药告知与监护** 区别生品与制品的药效差异。大剂量使用会出现消化不良。饮食宜清淡，忌辛辣、油腻食物。注意监测血糖，观察二便情况及有无过敏反应。

**2. 药物警戒实践** 湿热所致的遗精白浊、尿频、带下、泻痢者忌用；外感、气郁痞胀、溺赤便秘者忌用；产后恶露不尽者忌用。

## 椿 皮

【处方常用名与给付】椿皮、臭椿皮、樗白皮。写椿根皮、椿皮、椿白皮均付生椿皮；写炒椿皮付炒椿皮。

【临床性效特征】椿皮苦、涩，性寒；入肝、胃、大肠经。①清热燥湿，收敛止痢，治湿热泻痢，久泻久痢。②收涩止带，为止带之常用药物，用于湿热下注的赤白带下、经浊淋沥等症。③清热收敛止血，尤宜用于血热崩漏、月经过多、便血痔血者。④杀虫，内服治蛔虫腹痛；外洗治疥癣瘙痒。现代临床多用于阴道炎、宫颈炎、慢性结肠炎、细菌性痢疾、阿米巴痢疾、功能性子宫出血、痔疮出血、消化道出血等。

【临床治疗实施】

**1. 用法用量** 煎服6~9g。内服入汤剂。常规煎煮。饭后服用。外用适量，煎汤外洗，用于疮疡作痒。

**2. 炮制品与临床** 生用清热燥湿、收敛止痢；炒用增强止泻止血之功。

**3. 方药经验**

（1）椿皮与诃子两药相使配伍，可增强清热燥湿、涩肠止痢之功，用于痢疾日久不愈及休息痢等。

（2）椿皮与藿香、荆芥三药配伍外用，可增强燥湿止痒之功，用于阴痒、带下、皮肤疮癣等。

（3）椿皮与黄柏、白芷三药配伍，可增强清热解毒、燥湿止痒之功，煎汤外洗用于湿热带下、带下异味等。

**4. 中成药应用** 白带丸：功效清热，除湿，止带。主治湿热下注所致的带下病，症见带下量多、色黄、有味。

【临床药学服务】

**1. 用药告知与监护** 区别生品与制品的药效差异。本品不宜长期连续服用，不可自行增加剂量。用药期间顾护脾胃，忌辛辣、生冷、刺激性食物。注意监测肝功能、肾功能变化。

**2. 药物警戒实践** 出血性胃溃疡患者禁用。脾胃虚寒者、孕妇及肝肾功能不全者慎用。

第二十三章
# 涌吐药

涌吐药是以促使呕吐，用于毒物、宿食、痰涎等停滞在胃脘或胸膈以上所致病证的药物，又名催吐药。本类药物为矿石类或草木类药，性味多苦寒，主归胃经，或兼归肺、肝经等，均具毒性，有升浮性能，以促使呕吐为共有功效，能涌吐毒物、宿食、痰涎等。适用于误食毒物，停留胃中而未被吸收；或宿食停滞不化，尚未入肠，胃脘胀痛；或痰涎壅盛，阻于胸膈或咽喉，呼吸急促；或痰浊上涌，蒙蔽清窍，癫痫发狂等症。本类药物的使用方法，属于《黄帝内经》中“其高者，因而越之”治则，八法中“吐法”范畴，旨在因势利导，驱邪外出，以达到治疗疾病的目的。

本类药物毒性较大，作用峻猛，易伤脾胃，损耗正气，现代临床已很少使用，仅适用于体壮邪实者，限于某些特定情形，只可暂投，不可连服或久服。使用时，需遵循医生及药师的指导。凡老人、儿童、妇女胎前产后，高血压、心脏病、肺结核、慢性咳喘、胃溃疡出血等患者忌用。必须由小剂量开始，逐渐加量，并注意中病即止。若服用常用量后未能诱发呕吐，可饮热开水，或用翎毛探喉以助涌吐。若药后呕吐不止，应立即停药，并积极采取措施，及时解救。呕吐后不宜立即进食，宜适当休息，待胃肠功能恢复，方可进食少量流质或半流质食物，以免胃气受伤。用药时忌食油腻、辛辣及难消化食物。

## 常　山

【处方常用名与给付】常山、鸡骨常山、炒常山、恒山。写常山、鸡骨常山、黄常山均付生常山；写醋常山付醋炒常山；写炒常山、酒炒常山均付酒炒常山。

【临床性效特征】常山味苦、辛，性寒；有毒，归肺、肝、心经。①升散涌吐力猛，善涌吐痰饮，适用于胸中痰饮证。②祛痰截疟，为治疟之良药，适用于各种疟疾，尤以治间日疟、三日疟较好。现代多用于疟疾、梅核气等属痰饮停聚者。

【临床治疗实施】

**1. 用法用量**　煎服 5~9g。入汤剂或入丸、散。常规煎煮。治疟宜在寒热发作前半天或两小时服用。外用适量，研末吹鼻。

**2. 炮制品与临床**　生品善上行，长于涌吐痰涎，用于胸中痰饮证。醋炒常山可减轻恶心、呕吐的副作用，使毒性降低，可祛痰截疟，还可治疗心律失常。酒炒涌吐作用减弱，长于截疟，用于疟疾寒热往来。

**3. 方药经验**

（1）保安汤中常山与青蒿两药配伍，可增强截疟、除疟疾寒热之功，用于各种类型疟疾，尤宜于证属湿热偏盛者。

（2）常山与鳖甲配伍，可增强祛痰截疟、散结消癥之功，用于疟久不愈，而成疟母者以及痰核瘰疬。

（3）常山与黄芪、人参三药配伍，共奏益气扶正、祛痰截疟、除山岚瘴气之功，用于虚人久疟、疟疾日久损伤正气。

（4）常山与草果、槟榔三药均能截疟，用于疟疾寒热往来。常山与草果又可燥湿祛痰，但常山功偏祛热痰，截湿疟，尤宜于证属湿热偏盛者；又能涌吐痰涎，用治胸中痰饮证。草果气味芳香，可辟秽化浊，尤宜于证属寒湿偏盛者，并用治瘴疟；又能燥湿行气，用治湿阻气滞证。槟榔功偏驱虫消积，行气利水，常用于肠道寄生虫病、食积气滞证、脚气水肿等。

【临床药学服务】

**1. 用药告知与监护**　本品有毒，易伤正气，使用时应控制用量，不可过大。疗程及使用剂量需遵医嘱，中病即止。用于催吐时，宜注意顾护胃气，观察精神状态、食欲等。截疟时有催吐的副作用。服药期间清淡饮食，忌葱、蒜等辛辣之品，忌茶。

**2. 药物警戒实践**　孕妇禁用；老人及儿童忌用。体虚者慎用；肝肾功能不全者慎用。

## 瓜　蒂

【处方常用名与给付】瓜蒂、甜瓜蒂、甜瓜把。写瓜蒂、甜瓜蒂均付瓜蒂。

【临床性效特征】瓜蒂味苦，性寒；有毒，归脾、胃经。①涌吐热痰、宿食，适用于痰火郁结胸中所致的癫痫发狂、喉痹喘息等症，及宿食内停、脘腹胀满之症；亦适用于误食毒物，尚停留于胃者。②清热祛湿退黄，适用于湿热黄疸。现代多用于食物中毒、精神分裂症属痰热壅盛者。

【临床治疗实施】

**1. 用法用量**　煎服2.5～5g；入丸、散0.3～1g。内服入汤剂或入丸、散。常规煎煮。外用适量，研末适量吹鼻治疗黄疸，待鼻中流出黄水即停药。

**2. 炮制品与临床**　本品一般生用。

**3. 方药经验**

（1）瓜蒂散中瓜蒂与赤小豆两药配伍，共奏涌吐痰食、利湿退黄之功，用于热痰壅滞胸膈、宿食停滞胃脘、误食毒物不久及湿热黄疸、水肿等症。

（2）三圣散中瓜蒂与藜芦、防风三药配伍，可增强祛风、导滞、涌吐痰涎宿食之功，用于风痰之中风、癫痫，及误食毒物尚未吸收者。藜芦味苦、辛，性寒，入肺、胃经。功善宣壅导滞，涌吐风痰，适用于风痰所致的中风、癫痫、喉痹，亦治误食毒物尚未吸收者。内服不入煎剂，0.3～0.6g入丸、散。外用有攻毒疗癣、杀虫止痒作用，用于疥癣、秃疮等病证。外用研末，适量油或水调涂。肝肾功能不全者忌用；孕妇忌服。老人及儿童慎用。不宜与细辛、赤芍、白芍、人参（人参叶、红参、参须）、丹参、玄参、南沙参、北沙参、苦参、西洋参、党参等同用。

（3）瓜蒂与甘草两药配伍，可增强涌吐毒物、清热解毒作用，又可缓和瓜蒂药性，用于药食中毒等症。

**4. 中成药应用** 鼻塞通滴鼻液：功效清热解毒、消肿通窍。主治急慢性鼻炎、慢性单纯性鼻炎所致的鼻塞、流涕。

【临床药学服务】

**1. 用药告知与监护** 本品有毒，用量及疗程需遵医嘱，中病即止。用于催吐时，注意顾护胃气，忌食辛辣、生冷及刺激性食物。用于催吐宜注意精神状态、食欲等；吹鼻用于湿热黄疸，注意鼻中流出黄色液体即停药。

**2. 药物警戒实践** 体虚、胃弱、失血及上焦无实邪者忌用；孕妇、老人及儿童禁用；肝肾功能不全者慎用。

## 胆　矾

【处方常用名与给付】胆矾、蓝矾、石胆。写胆矾、蓝矾、石胆、生胆矾均付生胆矾；写煅胆矾均付煅胆矾。

【临床性效特征】胆矾味酸、涩、辛，性寒；归肝、胆经；有毒，涌吐作用峻猛。①涌吐痰涎毒物而开闭塞，适用于痰涎壅盛之喉痹喉风、风痰癫痫、误食毒物等症。②外用有解毒收湿之功，可用于口、目诸窍之火热证，如风眼赤烂、口疮、牙疳等；亦有蚀疮祛腐之功，可用于疮痈肿毒漫肿不溃、胬肉高凸疼痛等症。现代多用于食物中毒、癫痫属风痰热壅盛者，化脓性皮肤病属湿毒内蕴者。

【临床治疗实施】

**1. 用法用量** 内服0.3~0.6g。内服入丸、散或温水化服。临床一般不入煎剂。外用适量，研末撒或调敷，或以水溶化后外洗；亦可吹喉。用于催吐限服一次。

**2. 炮制品与临床** 胆矾生用或煅后研末用均有涌吐、解毒收湿、蚀疮祛腐之功，用于痰盛喉痹、风痰癫痫、误食毒物等病证。

**3. 方药经验**

（1）二圣散中胆矾与僵蚕两药配伍，共奏涌吐痰涎、祛风化痰散结之功，研末外用于痰盛喉痹喉风等。

（2）胆矾散中胆矾与胡黄连两药配伍，共奏清热燥湿解毒、收湿消疮之功，外用于口疮牙疳。

**4. 中成药应用**

（1）复方蟾酥丸：功效消解疮毒。主治痈疽、疔疮。

（2）肤净康洗剂：功效清热解毒，去腐生肌，止痛止痒。主治急慢性皮炎、皮肤瘙痒、手癣足癣。

【临床药学服务】

**1. 用药告知与监护**　无论内服或外用，用量均不宜过大。用于催吐时，注意顾护正气。注意精神状态、血压、食欲等。忌食刺激性食物。

**2. 药物警戒实践**　体虚者、疮疡久溃不收属气血两亏者、糖尿病患者合并皮肤感染者、孕妇、老人、儿童及肝肾功能不全者禁用。对硫酸铜过敏者禁用。

# 第二十四章
# 攻毒杀虫止痒药

攻毒杀虫止痒药是以攻毒杀虫、燥湿止痒，用于疥癣、湿疹瘙痒、疮痈肿毒等病证的药物。

本类药物多为矿石类与草木类。多数药物具有毒性，临床以外用为主，有解毒疗疮、杀虫截疟、燥湿止痒等作用，主要用治疥癣、湿疹、疮痈疔毒等皮肤科、外科病证。部分药物还可用治麻风、梅毒、虫蛇咬伤、癌肿等病证。此类药物治法属于“八法”之中的“消法”范畴。

本类药物的外用方法因病因药而异，主要有研末外撒，或煎汤洗渍及热敷、浴泡、含漱，或用油脂与茶水调敷，或制成软膏涂抹，或制成药捻、栓剂栓塞等。本类药物大部分有毒，故体虚患者慎用。即使外用，剂量也不宜过大，不宜大面积或长期持续使用。内服应严格控制剂量，宜入丸、散剂，使其缓慢吸收，不可过量或持续应用。严格遵守炮制法度，以减毒而确保用药安全。

## 雄　黄

【处方常用名与给付】雄黄、明雄黄、腰黄、雄精。写雄黄、雄黄粉、飞雄黄、明雄黄、腰黄、雄精均付雄黄。

【临床性效特征】雄黄味辛，性温燥；有毒，归肝、大肠经。①解毒疗疮，为临床治疮毒要药，常用于痈疮疔毒之症。②外用杀虫，燥湿，用于湿疹疥癣、虫蛇咬伤、虫积腹痛等。③内服祛痰截疟定惊，可用于哮喘、疟疾、惊痫等症。现代多用于皮肤化脓性炎症、湿疹、疥疮、虫蛇咬伤、皮肤肿瘤等属热毒或痰湿壅盛者。

【临床治疗实施】

**1. 用法用量**　内服 0.05～0.1g。内服入丸、散，不入煎剂。外用适量，研末敷，香油调搽或烟熏。

**2. 炮制品与临床**　临床通常研成细粉或水飞用。切忌火煅。

**3. 方药经验**

（1）醒消丸中雄黄与乳香、没药配伍，共奏攻毒疗疮、活血消肿止痛之效，用于痈肿疮毒。

（2）雄黄与白矾两药配伍，可增强燥湿解毒、杀虫止痒之功，外用于皮肤湿疹瘙痒、瘙痒浸淫。

(3)雄黄与砒石两药配伍，可增强攻毒杀虫、蚀死肌、祛腐肉之功，外用于痈疽恶疮脓成不破，或脓破腐肉不脱等症。雄黄与砒石两药均为含砷化合物类药，有毒，外用攻毒杀虫，治疗痈疽疮毒疥癣；内服化痰平喘截疟，治疗寒痰哮喘、疟疾等病证。雄黄攻毒杀虫之功尚可用于肠道寄生虫病、毒蛇咬伤等。砒石性热有大毒，外用攻毒杀虫力猛，有强烈的蚀疮祛腐作用，还可用于痈疽恶疮腐肉不脱、痔疮、牙疳、瘰疬等症。内服 0.001~0.003g，入丸、散，不可作酒剂服用。外用适量，研末撒或调敷；或入膏药贴敷。

**4. 中成药应用**

(1)醒消丸：功效行气活血，解毒消肿。主治气滞血瘀、邪毒结聚所致的痈疽肿痛、坚硬疼痛。

(2)七珍丸：功效定惊豁痰，消积通便。主治小儿急惊风，症见身热、昏睡、气粗、烦躁、痰涎壅盛、停乳停食、大便秘结。

【临床药学服务】

**1. 用药告知与监护** 内服宜慎。注意区别内服和外用的功效差异。外用不宜大面积涂敷，亦不宜长期使用。内服不可过量或久服。宜清淡饮食，忌辛辣、燥热食物。用药过程中应观察局部皮肤有无红、痒或色素沉着、皮肤角化，指甲色泽等变化，注意监测肝、肾、心功能及血常规。

**2. 药物警戒实践** 血虚、阴亏者忌用；胃溃疡患者及孕妇、哺乳期妇女禁用；肝肾功能不全者及儿童、老年人忌用。不宜与含铁制剂、硝酸盐类药物合用。

## 硫　黄

【处方常用名与给付】硫黄、石硫黄。写硫黄、石硫黄、制硫黄均付制硫黄。

【临床性效特征】硫黄味酸，性温；有毒，归肾、大肠经。①外用有杀虫攻毒、燥湿止痒之功，常用于疥癣、湿疹瘙痒、阴疽疮疡等皮肤疾患，尤为治疥疮之要药。②内服能补火助阳，温阳通便，可用于肾阳不足、命门火衰所致的虚喘冷哮、阳痿、便秘等症。现代多用于疥疮、真菌感染之皮肤病、湿疹、皮肤浅表的化脓性炎症等属湿热毒盛者。

【临床治疗实施】

**1. 用法用量** 内服 1.5~3g。炮制后入丸、散内服助阳散寒。临床不入煎剂。宜饭后服用。外用适量，研末敷，或香油调敷患处，或烧烟熏疗皮肤顽疮疥癣，与葱白捣敷脐上疗遗尿。

**2. 炮制品与临床** 生硫黄只供外用，长于杀虫攻毒，燥湿止痒。制硫黄毒性下降，功偏补火助阳，温阳通便。

**3. 方药经验**

(1)半硫丸中硫黄与半夏两药相伍，共奏助阳开秘、散结消痞、利肠通便之功，用于阳虚阴盛、寒滞肠胃、大肠传导无力之虚冷便秘。

（2）硫黄与轻粉两药相使配伍，以毒攻毒，可增强攻毒燥湿、杀虫止痒、收湿敛疮之功，外用于疥癣等皮肤病。

（3）硫黄与白矾两药相使配伍，可增强杀虫攻毒、收湿止痒之功，外用于湿疹、湿疮、疥癣等皮肤瘙痒。

**4. 中成药应用**

（1）参茸黑锡丸：功效回阳固脱，坠痰定喘。主治肾阳亏虚、痰浊壅肺所致的气喘、四肢厥冷、大汗不止、猝然昏倒、腹中冷痛。

（2）冰黄肤乐软膏：功效清热燥湿，活血祛风，止痒消炎。主治湿热蕴结或血热风燥引起的皮肤瘙痒；神经性皮炎、湿疹、足癣及银屑病瘙痒见上述证候者。

【临床药学服务】

**1. 用药告知与监护** 区别内服与外用的药效差异。外用不宜大面积涂敷或长期使用。用药过程中注意局部皮肤有无干燥、皲裂等。治疗疥癣时注意日常起居的卫生，患者穿用过的枕巾、衣物、鞋袜等宜日光曝晒或煮沸消毒。内服不宜过量或久服。用药时注意有无纳呆、口干等表现。忌辛辣、燥热、油腻食物。贮藏置干燥处，防火。

**2. 药物警戒实践** 阴虚火旺者、湿热痿痹者、孕妇、肝肾功能不全者及儿童忌用。不宜与朴硝、芒硝、玄明粉同用；不宜与氯丙嗪、硫苯妥钠等对中枢神经有抑制作用的药物合用。

## 白　矾

【处方常用名与给付】白矾、明矾、枯矾、矾石。写白矾、明矾、生白矾、生明矾均付生白矾；写煅白矾、枯矾均付煅白矾。

【临床性效特征】白矾味酸、涩，性寒；归肺、脾、肝、大肠经。①外用有解毒杀虫、收湿止痒之功，常用于湿疹、湿疮、疥癣等皮肤瘙痒证，为皮肤科常用之品。②内服能收敛止血，涩肠止泻，清热消痰，退黄疸，常用于吐衄下血、创伤出血、久泻久痢及中风痰厥、癫痫、癫狂、痰饮咳喘、湿热黄疸等症。现代多用于疥疮、真菌感染的皮肤病、湿疹等属湿热内蕴者；皮肤浅表的化脓性炎症属热毒壅盛者；肠结核属气虚不固者；精神分裂症、癫痫等属痰涎壅盛者。

【临床治疗实施】

**1. 用法用量** 内服0.6~1.5g。临床不入煎剂，内服入丸、散。宜饭后服用。外用适量，研末撒布、调敷或化水洗患处。

**2. 炮制品与临床** 生品长于解毒杀虫，燥湿止痒，清热消痰，退黄疸。白矾煅后称枯矾，多外用，长于收湿敛疮，止血化腐，涩肠止泻。

**3. 方药经验**

（1）白金丸中白矾与郁金两药配伍，共奏清心祛痰、解郁开窍、凉血醒神之功，用于痰热蒙蔽心窍之癫狂、癫痫等症。

（2）白矾与五倍子两药配伍，可增强酸涩之性及涩肠固脱、收敛止泻止血之功，用于久泻、久痢，也可用治便血、崩漏下血等出血证。

（3）白矾与煅石膏两药配伍，共奏收湿止痒、敛疮生肌之功，外用于湿疹瘙痒、湿疮等症。

（4）白矾与胆矾配伍，可增强燥湿祛痰之功，可治癫痫、口疮等。白矾外用长于收湿止痒，并能解毒杀虫；煅后外用长于收湿敛疮，止血化腐，故常用于疥癣、湿疮、湿疹瘙痒、阴痒带下、鼻衄齿衄、鼻息肉等。胆矾有毒，外用可蚀疮祛腐，用于肿毒不溃或胬肉疼痛等。

**4. 中成药应用**

（1）羊痫风丸：功效息风止惊，清心安神。主治痰火内盛所致的癫痫，症见抽搐、口角流涎。

（2）外搽白灵酊：功效通经活血。主治经络阻隔、气血凝滞所致的白癜风，症见白斑不对称、色泽苍白、边缘清楚。

【临床药学服务】

**1. 用药告知与监护**　区别内服与外用功效差异。化水外洗患处时，注意控制药物浓度，不可自行加大用量。外用于手足等部位时不可长期或大量使用，以免对汗腺造成损伤。外用时注意观察皮肤及黏膜反应。与其他寒凉药同用时注意减量。用药时顾护脾胃，宜食熟软易消化食物，忌生冷、黏腻食物。内服时注意观察患者食欲、二便等。用药期间定期检查血、尿常规，电解质情况。

**2. 药物警戒实践**　体虚胃弱及无湿热痰火者、孕妇、肝肾功能不全者、儿童及老年人忌用。

## 蛇床子

【处方常用名与给付】蛇床子、蛇床、蛇米、蛇床实。写蛇床子、生蛇床、蛇床均付蛇床子；写炒蛇床子、制蛇床子付炒蛇床子。

【临床性效特征】蛇床子味辛、苦，性温；有小毒，入肾经。①外用有燥湿杀虫、祛风止痒之功，常用于阴部湿痒、湿疹、疥癣等，为外治皮肤瘙痒之常用药。②内服温肾壮阳之功，常用于阳痿、宫冷不孕；兼可温散寒邪，用于寒湿带下、湿痹腰痛。现代多用于湿疹、疥疮、真菌感染的皮肤病等属湿热内蕴者；男子性功能障碍、女子不孕症等属阳虚内寒者。

【临床治疗实施】

**1. 用法用量**　煎服 3～10g。内服入汤剂或入丸、散。常规煎煮。饭后服用于温阳散寒。外用适量，多煎汤熏洗患处，也可研末调敷患处，煎剂外洗适时用。

**2. 炮制品与临床**　生品外用有燥湿杀虫、祛风止痒之功；内服可温肾壮阳；炒制可以减毒，去辣味，其作用与生品相同。

**3. 方药经验**

（1）蛇床子与苦参相使配伍，寒热并用，可增强祛风燥湿、杀虫止痒之功，外用于湿疹、疥癣、阴痒带下等症。

（2）蛇床子与菟丝子相使配伍，可增强补肾助阳、益肾填精之功，用于肾阳不足之腰膝酸软、阳痿、宫冷不孕。

（3）蛇床子与杜仲相使配伍，共奏补肾阳、强筋骨、散寒湿、除痹痛之功，用于寒湿久痹兼肾虚者，症见筋脉拘急、腰膝酸软、关节疼痛。

**4. 中成药应用**

（1）妇炎平胶囊：功效清热解毒，燥湿止带，杀虫止痒。主治湿热下注所致的带下量多、色黄味臭，阴部瘙痒；滴虫、霉菌、细菌引起的阴道炎、外阴炎见上述证候者。

（2）狗皮膏：功效祛风散寒，活血止痛。主治风寒湿邪、气血瘀滞所致的痹病，症见四肢麻木、腰腿疼痛、筋脉拘挛，或跌打损伤、闪腰岔气、局部肿痛；或寒湿瘀滞所致的脘腹冷痛、经行腹痛、寒湿带下、积聚痞块。

（3）蛇床子酊：功效燥湿止痒。主治神经性皮炎。

【临床药学服务】

**1. 用药告知与监护**　区别内服与外用的功效差异。本品有毒，有类激素样作用，不宜大量久服，需在医生或药师指导下应用。用药期间注意有无口干、食欲减退等。外用时注意皮肤变化。用药时忌食辛辣、燥热、油腻食物及发物。

**2. 药物警戒实践**　阴虚火旺或下焦有湿热者不宜内服。孕妇、哺乳期妇女忌服。儿童慎用。

## 樟　脑

【处方常用名与给付】樟脑、潮脑、脑子。写樟脑粉、油樟脑、樟脑均付樟脑。

【临床性效特征】樟脑味辛，性热，气味芳香，燥烈走窜，有毒，归心、脾经。①外用除湿杀虫，温散止痛，用于疥癣、湿疮、牙痛、跌打伤痛等症。②内服开窍辟秽化浊，用于感受疫疠秽浊之气或夏季感受风寒暑湿之气所致的痧胀腹痛、吐泻，甚则昏厥之症。现代多用于食物中毒等属湿浊内闭者；疥疮、真菌感染的皮肤病、外伤疼痛等。

【临床治疗实施】

**1. 用法用量**　内服0.06~0.15g。内服入丸、散，或用酒化服。不入煎剂。宜饭后服用。外用适量，研末撒或入软膏敷搽患处。

**2. 炮制品与临床**　本品一般生用。

**3. 方药经验**

（1）樟脑与硫黄两药配伍，均有攻毒杀虫、除湿止痒之功，外用于疥疮瘙痒难忍等。

（2）樟脑与冰片两药配伍，寒热相制；辛香走窜，开窍止痛，用于神昏窍闭证等。

**4. 中成药应用**

（1）黄花油：功效消炎，止痒，杀菌。主治虫咬皮炎、毛囊炎。

（2）清风油：功效祛风，止痛。主治伤风感冒、头晕、头痛、舟车晕浪、风湿骨痛、牙痛、蚊叮虫咬、皮肤瘙痒。

【临床药学服务】

**1. 用药告知与监护**　本品有毒，区别内服与外用的功效差异。内服宜慎，控制剂量。外用时控制使用面积，不可长期使用。用药期间清淡饮食。禁食辛辣、油腻食物。注意观察食欲、皮肤过敏等。注意检查尿常规。

**2. 药物警戒实践**　气虚阴亏、脾胃虚弱、热证者忌服。孕妇、哺乳期妇女、儿童及肝肾功能不全者忌用。

## 木鳖子

【处方常用名与给付】木鳖子、木鳖、土木鳖。写木鳖子付木鳖子；写木鳖子霜付木鳖子霜。

【临床性效特征】木鳖子味苦、微甘，性凉；有毒，归肝、脾、胃经。①攻毒疗疮，消肿散结，兼能生肌止痛。常用于疮疡肿毒、瘰疬、乳痈、痔疮肿痛、疥癣、秃疮等症。②通行经脉，可用于风湿痹痛、筋脉拘挛、麻木瘫痪。现代多用于皮肤化脓性炎症证属热毒壅盛者；淋巴结核、慢性淋巴结炎证属痰火郁结者。

【临床治疗实施】

**1. 用法用量**　内服0.9~1.2g。内服多入丸、散。不入煎剂。宜饭后服用。外用适量，研末用油或醋调涂患处；或煎汤熏洗患处。

**2. 炮制品与临床**　木鳖子去壳取仁，捣碎用，长于攻毒疗疮，消肿散结；制霜后毒性降低，功用与木鳖子相似。

**3. 方药经验**

（1）乌龙膏中木鳖子与草乌、半夏三药配伍，可增强消肿散结、通络止痛之功，外用于痈肿诸毒、漫肿不消者。

（2）神效千捶膏中木鳖子与乳香、没药三药相配，共奏攻毒疗疮、消肿散结、活血止痛之功，用于疮疡、疔毒初起，瘰疬，臁疮等症。

**4. 中成药应用**

（1）东方活血膏：功效祛风散寒，活血化瘀，舒筋活络。主治风寒湿邪所致的痹病，症见肩臂腰腿疼痛、肢体麻木。

（2）小金丸（胶囊）：功效散结消痈，化瘀止痛。主治痰气凝滞所致的瘰疬、瘿瘤、乳岩、乳癖，症见肌肤或肌肤下肿块一处或数处、推之能动，或骨及骨关节肿大、皮色不变、肿硬作痛。

【临床药学服务】

**1. 用药告知与监护** 本品有毒，严格掌握适应证，控制疗程与剂量。用药中顾护脾胃，不宜食寒凉、油腻食物。关注患者食欲、二便、精神状态等。

**2. 药物警戒实践** 体虚、胃寒者忌服；孕妇、哺乳期妇女、儿童、肝肾功能不全者忌用。

## 土荆皮

【处方常用名与给付】土荆皮、土槿皮。写土荆皮、土槿皮、金钱松皮均付土荆皮。

【临床性效特征】土荆皮味辛，性温；有毒，归肺、脾经。外用杀虫止痒，有良好的杀虫疗癣、祛湿止痒作用，主要用于体癣、手足癣、头癣、顽癣、牛皮癣等各种癣证，也用于湿疹及皮肤瘙痒。现代多用于真菌和白色念珠菌感染性皮肤病及神经性皮炎等。

【临床治疗实施】

**1. 用法用量** 外用适量。本品只供外用，不可内服。酒或醋浸涂搽，或研末调涂患处。

**2. 炮制品与临床** 本品一般生用。

**3. 方药经验**

（1）土荆皮与雄黄两药配伍，可增强攻毒杀虫、燥湿止痒之功，用于外治疥癣。

（2）土荆皮与木槿皮两药皆有祛湿杀虫止痒之功，均为外用治疗疥癣的常用药。木槿皮味苦，性寒，归大肠、肝、心、肺、脾、胃经。清热燥湿、杀虫止痒，为治皮肤疥癣之良药，用治疗各种癣证。木槿皮亦可内服，有解毒利湿止血之功，用于湿热带下、泻痢及肠风下血等症。煎服3~9g。外用适量。给药方式以外用为主，外用酒浸或醋浸涂搽，或研末调涂患处，用于杀虫疗癣。

**4. 中成药应用** 癣湿药水（鹅掌风药水）：功效祛风除湿，杀虫止痒。主治风湿虫毒所致的鹅掌风、脚湿气，症见皮肤丘疹、水疱、脱屑，伴有不同程度瘙痒。

【临床药学服务】

**1. 用药告知与监护** 本品有毒，仅供外用，避免黏膜处接触药液。使用面积不可过大。饮食宜清淡，忌辛辣、发散食物。用药中需注意日常起居卫生，穿用过的枕巾、衣物、鞋袜等宜日光曝晒或煮沸消毒。用药期间注意有无新发皮损。

**2. 药物警戒实践** 孕妇、婴幼儿禁用。

## 蜂 房

【处方常用名与给付】蜂房、露蜂房、野蜂房、马蜂窝、蜂巢。写蜂房、露蜂房、黄蜂窝、黄蜂巢、炒蜂房均付炒蜂房；写生蜂房付生蜂房。

【临床性效特征】蜂房味甘、平，性善走窜，归胃经。①攻毒破积，杀虫止痒，用于疮疡肿毒、乳痈、瘰疬、癌肿、多种癣证、皮肤瘙痒，为外科常用之品。②祛风止痛，常用于风湿痹痛、牙痛等症。现代多用于皮肤浅表的化脓性炎症、淋巴结核、多形性红斑等属热毒壅盛者；疥疮、真菌感染的皮肤病、风湿性关节炎、类风湿关节炎等属风湿热毒蕴结者。

【临床治疗实施】

**1. 用法用量** 煎服3~5g。内服用炒制品，入汤剂或研末服。常规煎煮。宜饭后服用。外用适量，生品研末，用油调敷或煎水漱口，或熏洗患处。

**2. 炮制品与临床** 生品有攻毒杀虫、祛风止痒、止痛功效；炒制品功效与生品相似，炒后可降低偏性，增强疗效，内服多用炒制品。

**3. 方药经验**

（1）宣毒散中蜂房与天南星两药相使配伍，可增强攻毒散结、消肿止痛之效，外用于疮肿初发。

（2）蜂房膏中蜂房与玄参两药相须配伍，可增强攻毒散结消肿之功，用于痰核、瘰疬、无名肿毒。

（3）蜂窝散中蜂房与细辛两药配伍，共奏祛风、散寒、消瘤、止痛之功，用于牙痛、肿痛、跌打外伤。

**4. 中成药应用** 麝香风湿胶囊：功效祛风散寒，除湿活络。主治风寒湿闭阻所致的痹病，症见关节疼痛、局部畏恶风寒、屈伸不利、手足拘挛。

【临床药学服务】

**1. 用药告知与监护** 区别生品与制品。在医生指导下使用，不宜超量及延长疗程。饮食宜清淡，忌食辛辣、刺激性食物。用药期间注意观察有无浮肿、尿少、倦怠乏力、恶心呕吐等症状出现，观察尿常规情况，定期监测肝肾功能。

**2. 药物警戒实践** 血虚者、肾功能不良者及孕妇忌用。消化系统慢性疾病者、过敏体质者、老人及儿童慎用。

第二十五章

# 拔毒化腐生肌药

拔毒化腐生肌药是以外用拔毒化腐、生肌敛疮为主要作用的药物。此类药属于“八法”之中的“消法”范畴。

本类药物为金石类药。临床以外用为主，具有拔毒消肿、化腐排脓、生肌敛疮等功效，主要用于痈疽疮疡溃后脓出不畅，或溃后腐肉不去、新肉难生、伤口难以愈合之症；部分药物还可用于癌肿、梅毒、皮肤湿疹瘙痒、口疮、喉证、目赤翳障等病证。现代临床多用于体表局部化脓性炎症、湿疹、疥疮、癣证、恶性肿瘤等。

本类药物有毒，有的甚至毒性剧烈，有较强的刺激性，即使外用，剂量也不宜过大，不宜大面积或长期持续使用。内服更应慎重，需遵循医生及药师指导，严格控制剂量；中病即止，不可过量用药。内服不入煎剂，常入丸、散使用，以利于药物缓慢溶解吸收或控制用量。体虚者、老年及儿童、肝肾功能不全者均不可使用此类药物；孕妇及哺乳期妇女均忌用。外用时应根据病性、病位、药性特点及剂型的不同，而进行相应的选择。如研末外撒；或用香油与茶水调敷；或制成软膏涂抹；或制成药捻、栓剂栓塞；或煎汤熏洗浸泡及热敷等。对某些药有过敏史者，禁用该药。在用药过程中，如出现过敏等不良反应，应立即停药。重金属类矿物药如升药、轻粉、砒石等，禁用于头面部，以防损容。制剂时应严格遵守炮制及制剂法度，以减轻其毒性，确保临床用药安全。

## 轻　粉

【处方常用名与给付】轻粉、腻粉、汞粉、水银粉。写轻粉、水银粉、银粉、腻粉、汞粉均付轻粉。

【临床性效特征】轻粉味辛，性寒；有毒，归大肠、小肠经。①外用攻毒杀虫止痒，并能收湿敛疮，用于疥癣、梅毒、疮疡溃烂等症。②内服能通利二便，逐水退肿，可用于水肿、鼓胀、二便不利诸症，现已不用。现代多用于疥疮、真菌感染的皮肤病、皮肤浅表的化脓性炎症、梅毒、玫瑰糠疹、慢性毛囊皮脂腺炎症等属热毒壅盛者。

【临床治疗实施】

**1. 用法用量**　外用适量，用药面积不可过大。外用研末调涂或干掺、制膏外贴，用于湿疹、梅毒疮烂等。内服 0.1~0.2g，入丸、散，或装入胶囊服，功偏利水通便，用于水肿、鼓胀、二便不利等症。忌入汤剂。内服宜慎。

**2. 炮制品与临床** 轻粉宜避光干燥处保存，用时研细末。

**3. 方药经验**

（1）生肌玉红膏中轻粉与当归、血竭三药配伍，共奏攻毒祛腐、活血止痛、敛疮生肌之功，外用于疮疡久溃不敛。

（2）蛤粉散中轻粉与海蛤壳粉两药相伍，共奏攻毒敛疮、收湿止痒杀虫之功，外用于黄水疮、湿疹瘙痒。

（3）舟车丸中轻粉与甘遂、大戟三药配伍，可增强逐水、峻下、消肿之功，用于水肿胀满、二便不利形证俱实者。

**4. 中成药应用** 生肌玉红膏：功效解毒，祛腐，生肌。主治热毒壅盛所致的疮疡，症见疮面色鲜、脓腐将尽或久不收口；亦可治乳痈。外用，切忌入口

【临床药学服务】

**1. 用药告知与监护** 本品毒性甚烈，可致汞中毒，外用为主。内服宜慎，且服后应立即漱口，以免口腔糜烂和损坏牙齿。需遵从医嘱用药，严格控制使用面积与疗程。外用注意使用面积。用药过程中应观察局部皮肤有无潮红、水肿、糜烂等。用药期间监测饮食、二便、肝肾功能等。

**2. 药物警戒实践** 体虚者、糖尿病患者合并皮肤感染者、肝肾功能不全者、儿童、哺乳期妇女及孕妇忌用。

## 升 药

【处方常用名与给付】升药、红粉、红升、黄升、三仙丹、红升丹、白降丹、黄升丹。写三仙丹、三仙散均付三仙丹；写红升丹付红升丹；写黄升丹付黄升丹；写白降丹付白降丹。

【临床性效特征】升药味辛，性热；有大毒，归肺、脾经。外用功专拔毒化腐排脓，为外科要药。①用于痈疽溃后脓出不畅；或腐肉不去，新肉难生，伤口难以愈合之证。②用于湿疮、黄水疮、顽癣及梅毒等病证。现代多用于皮肤浅表的化脓性炎症、梅毒等属毒邪壅盛者。

【临床治疗实施】

**1. 用法用量** 外用微量。不入煎剂。不可内服。仅供外用拔毒化腐排脓，多配煅石膏研极细粉末，干掺或调敷，或制成药捻插入疮口。因其性峻烈，仅用于痈疽溃后脓出不畅；或腐肉不去、新肉难生、伤口难以愈合之症。

**2. 炮制品与临床** 升药是由水银、火硝和白矾升华而成，故称三仙丹。结晶偏红色称为红升丹；颜色偏黄称为黄升丹；颜色偏白者称为白降丹。临床多研细末外用。

**3. 方药经验** 升药与煅石膏两药配伍，可增强攻毒祛腐排脓、收湿敛疮生肌之功，外用于痈疽疮疡溃后脓出不畅；或腐肉不去、新肉难生、伤口难以生肌收口之症。通常根据疮痈溃疡面脓腐的多少调整两药的用量比例，如升药与煅石膏的用量比为 1∶9 者，称九一丹，其拔毒力较轻而收湿生肌力较强，治溃疡后期脓毒较轻、疮口不敛者。

若比例为2∶8者，称八二丹；比例为3∶7者，称七三丹；比例为1∶1者，称五五丹；比例为9∶1者，称九转丹。随着本品用量的增多，毒性增加拔毒祛腐排脓之力逐步增强。

**4. 中成药应用** 消炎癣湿药膏：功效杀菌，收湿，止痒。主治头癣、体癣、足癣、慢性湿疹、滋水瘙痒、疥疮。

【临床药学服务】

**1. 用药告知与监护** 本品有大毒，只供外用，不能内服，不可过量或持续使用。微量撒于疮面需薄匀，否则可引起疼痛。使用面积不可过大。用药期间监测胃肠功能、肝肾功能等。

**2. 药物警戒实践** 体弱者、糖尿病患者、疖痈反复发作者、老人、儿童、肝肾功能不全者、孕妇及哺乳期妇女禁用。创面过大时不宜用；黏膜、口眼附近、乳头、脐中不宜用；外疡腐肉已去或脓水已尽者不宜用。

## 炉甘石

【处方常用名与给付】炉甘石、飞甘石、制炉甘石、生甘石、浮水甘石。写炉甘石、飞甘石、煅甘石均付炉甘石。

【临床性效特征】炉甘石味甘，性平，归肝、胃、脾经。①解毒明目退翳，收湿止泪止痒，为眼科外用要药。常用于目赤翳障、烂弦风眼等症。②收湿敛疮生肌，常用于疮疡溃后不敛、皮肤湿疹湿疮等症。现代多用于急性结膜炎、睑缘炎等属肝经风热者；皮肤溃疡、湿疹、梅毒等属湿热蕴毒者。

【临床治疗实施】

**1. 用法用量** 不可内服。外用适量，研末撒布或调敷，水飞点眼、吹喉。不入煎剂。

**2. 炮制品与临床** 炉甘石宜炮制后外用，有火煅、醋淬及火煅后用三黄汤（黄连、黄柏、大黄）淬等制法，煅后水飞用。有解毒明目退翳、收湿止泪止痒之功，用于目赤翳障、烂弦风眼、疮疡溃后不敛、皮肤湿疹湿疮等症。

**3. 方药经验**

（1）炉甘石与玄明粉两药相使配伍，共奏清热解毒、明目退翳之功，用于目赤暴肿、目赤翳障等。

（2）炉甘石与煅石膏两药配伍，可增强收湿止痒、敛疮生肌之功，外用于湿疹、湿疮、疮疡不敛等症。

**4. 中成药应用**

（1）拔毒生肌散：功效拔毒生肌。主治热毒内蕴所致的溃疡，症见疮面脓液稠厚、腐肉未脱、久不生肌。

（2）白敬宇眼药：功效清热消肿，止痛止痒。主治肝胃火盛所致的暴发火眼、眼边刺痒、溃烂肿痛、胬肉攀睛、云翳多蒙、视物昏花、迎风流泪。

【临床药学服务】

**1. 用药告知与监护**　宜炮制后用。专供外用，不作内服。不宜长期使用。注意观察用药部位皮肤变化，若出现红肿、烧灼感等应立即停药，并将局部药物清洗干净，及时向医师咨询。

**2. 药物警戒实践**　过敏体质者忌用。皮肤糜烂性渗出及毛发部位禁用。

## 硼　砂

【处方常用名与给付】硼砂、月石砂、蓬砂。写硼砂、蓬砂、朋石均付硼砂；写煅硼砂付煅硼砂。

【临床性效特征】硼砂味甘、咸，性凉，归肺、胃经。①外用有清热解毒、消肿防腐功效，为口腔、咽喉及眼科外治常用药，用于咽喉肿痛、口舌生疮、目赤翳障等症。②内服有清肺化痰之功，能清肺热而化痰浊，用于肺热咳嗽。③解毒消肿，用于痰热咳嗽并伴有咽喉肿痛。现代多用于清洁创面。

【临床治疗实施】

**1. 用法用量**　内服宜慎，1.5~3g。入丸、散。不入煎剂。外用适量，研极细末干撒或调敷患处，或温水溶解，清洗创面。

**2. 炮制品与临床**　硼砂临床可生用或煅用。生品寒性较大，外用长于清热解毒，消肿防腐；煅制后寒凉之性减弱，具收敛之性，长于解毒消肿，收湿敛疮生肌。

**3. 方药经验**

（1）冰硼散中硼砂与冰片两药相使配伍，共奏清热解毒、消肿止痛、敛疮生肌之功，用于咽喉肿痛、口舌生疮、目赤肿痛、目赤翳障等症。

（2）硼砂与玄明粉两药相使配伍，可增强清热泻火、解毒消肿之功，用于肝火上攻所致的目赤肿痛、目生翳障胬肉、火眼等目疾。

**4. 中成药应用**

（1）九华膏：功效清热消肿，止痛生肌。主治湿热郁阻大肠所致的外痔、内痔嵌顿、直肠炎、肛窦炎，亦可用于内痔术后。

（2）八宝眼药散：功效消肿止痛，退翳明目。主治肝胃火盛所致的目赤肿痛、眼缘溃烂、畏光怕风、眼角涩痒。

【临床药学服务】

**1. 用药告知与监护**　本品现以外用为主，用量不宜过大，一般不作内服。用药期间注意观察患者精神状态、胃肠功能、肝肾功能及皮肤反应等。

**2. 药物警戒实践**　阴虚津亏、体虚之人忌用。孕妇慎用。

附篇

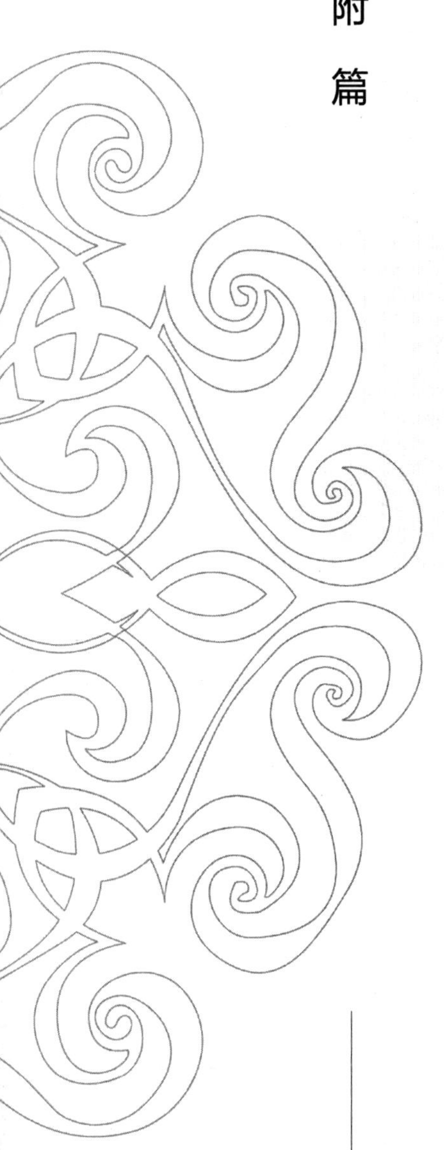

# 临床用药撷菁

# 第二十六章
# 临床辨证选药

## 第一节　概述

辨证是对证候的辨析，以确定证候的原因、性质、病位和正邪交争的综合情况，从而根据证来确立治法，根据治法开具处方以治疗疾病。中医学的辨证论治是临床诊治特色，旨在提高中医的临床诊治水平，提高临床疗效。

我们以临床常见辨证方法为纲，突破药物功能章节所限，根据脏腑辨证、病因辨证、气血津液辨证、六经辨证、卫气营血辨证、三焦辨证、经络辨证进行分类，结合我们临床用药经验论述证候分型、临床表现、辨证要点及用药示例，体现以各辨证方法为纲的临床综合用药思考，以期阐述基于不同辨证方法的用药规律，为临床各科治疗用药提供借鉴，为药学服务奠定坚实基础。

内容以列表形式阐释，突出辨证（病）用药特点，旨在加强临床选药的针对性和指导性。可为临床中药师开展处方审核、处方点评及用药分析提供参考，同时供中医专业、中西医结合专业从事临床、教学和科研人员，以及中医药院校各专业学生参考使用。

## 第二节　常见辨证用药

### 一、脏腑辨证

**1. 心与小肠病辨证**　见表26-1。

**表26-1　心与小肠病辨证**

| 常见证候 | 临床表现 | 辨证要点 | 用药选择示例 |
| --- | --- | --- | --- |
| 心气阳虚 | 心悸怔忡，胸闷气短，活动后加重，面色淡白或㿠白，或有自汗，舌淡苔白，脉虚，为心气虚；若兼见畏寒肢冷，心痛，舌淡胖，苔白滑，脉微细，为心阳虚；若突然冷汗淋漓，四肢厥冷，呼吸微弱，面色苍白，口唇青紫，神志模糊或昏迷，则是心阳暴脱的危象 | 心气虚证以心脏及全身功能活动衰弱为辨证要点；心阳虚证以在心气虚证的基础上出现虚寒症状为辨证要点；心阳暴脱证以在心阳虚的基础上出现虚脱亡阳症状为辨证依据 | 炙甘草、人参、白术、龙眼肉、黄芪、灵芝、附子、肉桂、薤白、红景天、刺五加 |

续表

| 常见证候 | 临床表现 | 辨证要点 | 用药选择示例 |
| --- | --- | --- | --- |
| 心阴血虚 | 心悸怔忡，失眠多梦，为心血虚与心阴虚的共有症。若兼见眩晕，健忘，面色淡白无华，或萎黄，口唇色淡，舌色淡白，脉象细弱等症为心血虚。若见五心烦热，潮热，盗汗，两颧发红，舌红少津，脉细数为心阴虚 | 心血虚证以心的常见症状与血虚证共见为辨证要点；心阴虚证以心的常见症状与阴虚证共见为辨证依据 | 大枣、甘草、北沙参、酸枣仁、丹参、熟地黄、阿胶、女贞子、小麦、柏子仁、鸡子黄、当归、百合 |
| 心火亢盛 | 心中烦怒，夜寐不安，面赤口渴，溲黄便干，舌尖红绛，或生舌疮，脉数有力。甚则狂躁谵语，或见吐血衄血，或见肌肤疮疡，红肿热痛 | 本证以心及舌、脉等有关组织或器官出现实火内炽的症状为辨证依据 | 栀子、金银花、连翘、莲子心、黄芩、黄连、牛黄、竹沥、天竺黄、冰片 |
| 心脉痹阻 | 心悸怔忡，心胸憋闷疼痛，痛引肩背内臂，时发时止为共有症。若痛如针刺，并见舌紫暗有瘀斑、瘀点，脉细涩或结代为瘀阻心脉；若为闷痛，并见体胖痰多，身重困倦，舌苔白腻，脉沉滑为痰阻心脉；若剧痛暴作，并见畏寒肢冷、得温痛缓，舌淡苔白，脉沉迟或沉紧为寒凝之象；若疼痛而胀，且发作时与情志有关，舌淡红，苔薄白，脉弦为气滞之证 | 本证一般以胸部憋闷疼痛，痛引肩背内臂，时发时止为辨证依据 | 川芎、瓜蒌、薤白、丹参、桃仁、红花、赤芍、郁金、延胡索、苏木、蒲黄、枳实、桂枝、半夏 |
| 痰迷心窍 | 面色晦滞，脘闷作恶，意识模糊，语言不清，喉有痰声，甚则昏不知人，舌苔白腻，脉滑；或精神抑郁，表情淡漠，神志痴呆，喃喃自语，举止失常；或突然仆地，不省人事，口吐痰涎，喉中痰鸣，两目上视，手足抽搐，口中如作猪羊叫声 | 本证以神志不清、喉有痰声、舌苔白腻为辨证依据 | 枳实、瓜蒌、薤白、远志、半夏、陈皮、麝香、苏合香、冰片、石菖蒲 |
| 痰火扰心 | 发热气粗，面红目赤，痰黄稠，喉间痰鸣，躁狂谵语，舌红苔黄腻，脉滑数，或见失眠心烦，痰多胸闷，头晕目眩，或见语言错乱，哭笑无常，不避亲疏，狂躁妄动，打人毁物，力逾常人 | 本证外感、内伤皆可见到，其中外感热病以高热、痰盛、神志不清为辨证依据；内伤杂病中，轻者以失眠心烦、重者以神志狂乱为辨证依据 | 栀子、黄芩、黄连、郁金、胆南星、浙贝母、陈皮、竹茹、远志、麝香、冰片 |
| 小肠实热 | 心烦口渴，口舌生疮，小便赤涩，尿道灼痛，尿血，舌红苔黄，脉数 | 本证以心火热炽及小便赤涩灼痛为辨证依据 | 木通、灯心草、泽泻、淡竹叶、生地、玄参、白茅根 |

**2. 肺与大肠病辨证**　见表 26-2。

**表 26-2　肺与大肠病辨证**

| 常见证候 | 临床表现 | 辨证要点 | 用药选择示例 |
|---|---|---|---|
| 肺气虚 | 咳喘无力，气少不足以息，动则益甚，体倦懒言，声音低怯，痰多清稀，面色㿠白，或自汗畏风，易于感冒，舌淡苔白，脉虚弱 | 本证一般以咳喘无力、气少不足以息和全身功能活动减弱为辨证依据 | 人参、党参、太子参、西洋参、黄芪、五味子、蛤蚧 |
| 肺阴虚 | 干咳无痰，或痰少而黏，口燥咽干，形体消瘦，午后潮热，五心烦热，盗汗，颧红，甚则痰中带血，声音嘶哑，舌红少津，脉细数 | 本证以肺病常见症状和阴虚内热证共见为辨证依据 | 南北沙参、麦冬、天冬、玉竹、百合、川贝母、天花粉 |
| 风寒束肺 | 咳嗽痰稀薄色白，鼻塞流清涕，微微恶寒，轻度发热，无汗，苔白，脉浮紧 | 本证以咳嗽兼见风寒表证为辨证依据 | 麻黄、桂枝、紫苏、荆芥、防风、羌活、白芷、细辛、苍耳子 |
| 寒饮客肺 | 咳嗽气喘，痰稀色白，形寒肢凉，舌淡苔白，脉迟缓 | 本证以咳喘突然发作，伴见寒象为辨证依据 | 麻黄、桂枝、干姜、白前、杏仁 |
| 风热犯肺 | 咳嗽痰稠色黄，鼻塞流黄浊涕，身热，微恶风寒，口干咽痛，舌尖红苔薄黄，脉浮数 | 本证以咳嗽与风热表证共见为辨证依据 | 黄芩、金银花、连翘、薄荷、牛蒡子、桑叶、菊花、玄参、柴胡、升麻、鱼腥草 |
| 热邪壅肺 | 咳嗽痰稠色黄，气喘息粗，壮热口渴，烦躁不安，甚则鼻翼扇动，衄血咯血，或胸痛咳吐脓血腥臭痰，大便干结，小便短赤，舌红苔黄，脉滑数 | 本证以肺病的常见症状和里热证共见为辨证依据 | 黄芩、栀子、石膏、知母、桑白皮、葶苈子、牛蒡子、鱼腥草、天花粉、浙贝母、金荞麦 |
| 燥邪犯肺 | 干咳无痰，或痰少而黏、不易咳出，唇、舌、咽、鼻干燥，或身热恶寒，或胸痛咯血，舌红苔白或黄，脉数 | 本证以肺系症状表现干燥少津为辨证依据 | 知母、川贝母、蜜桑叶、蜜百部、蜜紫菀、蜜款冬、南沙参、麦冬 |
| 痰湿阻肺 | 咳嗽痰多、质黏色白易咳，胸闷，甚则气喘痰鸣，舌淡苔白腻，脉滑 | 本证以咳嗽痰多质黏、色白易咳为辨证依据 | 半夏、陈皮、莱菔子、天南星、佛手、桔梗、紫苏、白扁豆 |
| 大肠湿热 | 腹痛，下痢脓血，里急后重，或暴注下泻、色黄而臭，伴见肛门灼热，小便短赤，身热口渴，舌红，苔黄腻，脉滑数或濡数 | 本证以腹痛、排便次数增多，或下痢脓血，或下黄色稀水为辨证依据 | 黄连、白头翁、秦皮、穿心莲、车前子、通草 |
| 大肠液亏 | 大便秘结干燥、难以排出、常数日一行，口干咽燥，或伴见口臭、头晕等症，舌红少津，脉细涩 | 本证以大便干燥、难于排出为辨证依据 | 火麻仁、郁李仁、柏子仁、黑芝麻、知母、生地黄、玄参、桑椹、杏仁、瓜蒌仁、蜂蜜、决明子 |
| 大肠虚寒 | 利下无度，或大便失禁，甚则脱肛，腹痛隐隐，喜按喜温，舌淡苔白滑，脉弱 | 本证以下利无度、腹凉腹痛为辨证依据 | 木香、砂仁、干姜、炒白术、乌梅、诃子、五味子、芡实、灶心土 |

**3. 脾与胃病辨证** 见表26-3。

**表26-3 脾与胃病辨证**

| 常见证候 | 临床表现 | 辨证要点 | 用药选择示例 |
|---|---|---|---|
| 脾气虚 | 纳少腹胀，饭后尤甚，大便溏薄，肢体倦怠，少气懒言，面色萎黄或㿠白，形体消瘦或浮肿，舌淡苔白，脉缓弱 | 本证以运化功能减退和气虚证共见为辨证依据 | 党参、白术、人参、黄芪、山药、太子参、茯苓、大枣、饴糖、红景天 |
| 脾阳虚 | 腹胀纳少，腹痛喜温喜按，畏寒肢冷，大便溏薄清稀，或肢体困重，或周身浮肿，小便不利，或白带量多质稀，舌淡胖，苔白滑，脉沉迟无力 | 本证以脾运失健和寒象表现为辨证依据 | 干姜、肉桂、附子、砂仁、黄芪、白术、乌药、高良姜 |
| 脾虚气陷 | 脘腹重坠作胀，食后尤甚，或便意频数，肛门坠重；或久痢不止，甚或脱肛；或子宫下垂；或小便浑浊如米泔；伴见气少乏力，肢体倦怠，声低懒言，头晕目眩，舌淡苔白，脉弱 | 本证以脾气虚证和内脏下垂为辨证依据 | 升麻、葛根、柴胡、党参、黄芪、白术、茯苓、山药 |
| 脾不统血 | 便血，尿血，肌衄，齿衄，或妇女月经过多、崩漏等；常伴见食少便溏，神疲乏力，少气懒言，面色无华，舌淡苔白，脉细弱等 | 本证以脾气虚证和出血共见为辨证依据 | 人参、党参、白术、黄芪、仙鹤草、阿胶及多种炭类药 |
| 寒湿困脾 | 脘腹痞闷胀痛，食少便溏，泛恶欲吐，口淡不渴，头身困重，面色晦黄，或肌肤、面目发黄，黄色晦暗如烟熏，或肢体浮肿，小便短少，舌淡胖，苔白腻，脉濡缓 | 本证以脾的运化功能发生障碍和寒湿中遏的表现为辨证依据 | 砂仁、藿香、白豆蔻、草豆蔻、吴茱萸、苍术、白术、陈皮、干姜、佩兰 |
| 湿热蕴脾 | 脘腹痞闷，纳呆呕恶，便溏尿黄，肢体困重，或面目、肌肤发黄，色泽鲜明如橘皮，皮肤发痒，或身热起伏，汗出热不解；舌红，苔黄腻，脉濡数 | 本证以脾的运化功能障碍和湿热内阻症状为辨证依据 | 黄芩、黄连、车前子、通草、金钱草、茵陈、大黄 |
| 胃阴虚 | 胃脘隐痛，饥不欲食，口燥咽干，大便干结，或脘痞不舒，或干呕呃逆，舌红少津，脉细数 | 本证以胃病的常见症状和阴虚证共见为辨证依据 | 北沙参、麦冬、五味子、当归、地黄、女贞子、墨旱莲、鳖甲、玉竹、石斛 |
| 寒邪客胃 | 胃脘冷痛，轻则绵绵不已，重则拘急剧痛，遇寒加剧，得温则减，口淡不渴，口泛清水，或恶心呕吐，或伴见胃中水声辘辘，舌苔白滑，脉弦或迟 | 本证以胃脘疼痛和寒象共见为辨证依据 | 高良姜、干姜、乌药、吴茱萸、生姜、小茴香、胡椒、丁香、花椒、檀香 |
| 胃火炽盛 | 胃脘灼痛，吞酸嘈杂，或食入即吐，或渴喜冷饮，消谷善饥，或牙龈肿痛，齿衄口臭，大便秘结，小便短赤，舌红苔黄，脉滑数 | 本证以胃病常见症状和热象共见为辨证依据 | 黄连、栀子、石膏、知母、芦根、竹茹、茵陈、龙胆草、金钱草 |
| 食滞胃脘 | 胃脘胀闷疼痛，嗳气吞酸或呕吐酸腐食物，吐后胀痛得减，或矢气便溏，泻下物酸腐臭秽，舌苔厚腻，脉滑 | 本证以胃脘胀闷疼痛、嗳腐吞酸为辨证依据 | 陈皮、枳实、枳壳、木香、香附、砂仁、苏梗、乌药、沉香、神曲、藿梗 |

**4. 肝与胆病辨证**　见表 26-4。

**表 26-4　肝与胆病辨证**

<table>
<tr><th>常见证候</th><th colspan="2">临床表现</th><th>辨证要点</th><th>用药选择示例</th></tr>
<tr><td>肝气郁结</td><td colspan="2">胸胁或少腹胀闷窜痛，胸闷喜太息，情志抑郁易怒，或咽部梅核气，或颈部瘿瘤，或癥块。妇女可见乳房作胀疼痛，月经不调，甚则闭经</td><td>本证以情志抑郁，肝经所过部位发生胀闷疼痛，及妇女月经不调等作为辨证依据</td><td>柴胡、香附、川芎、青皮、枳壳、郁金、延胡索、玫瑰花、佛手、香橼</td></tr>
<tr><td>肝火上炎</td><td colspan="2">头晕胀痛，面红目赤，口苦口干，急躁易怒，不眠或噩梦纷纭，胁肋灼痛，便秘尿黄，耳鸣如潮，吐血衄血，舌红，苔黄，脉弦数</td><td>本证以肝脉循行部位的头、目、耳、胁表现的实火炽盛症状作为辨证依据</td><td>龙胆、栀子、牡丹皮、柴胡、川楝子、赤芍、郁金</td></tr>
<tr><td>肝血虚</td><td colspan="2">眩晕耳鸣，面白无华，爪甲不荣，夜寐多梦，视力减退或雀目，或见肢体麻木，关节拘急不利，手足震颤，肌肉跳动，妇女常见月经量少、色淡，甚则经闭，舌淡，苔白，脉弦细</td><td>本证以筋脉、爪甲、两目、肌肤等失血濡养及全身血虚的病理现象为辨证依据</td><td>当归、酸枣仁、柏子仁、合欢皮、熟地黄、鸡血藤、龙眼肉</td></tr>
<tr><td>肝阴虚</td><td colspan="2">头晕耳鸣，两目干涩，面部烘热，胁肋灼痛，五心烦热，潮热盗汗，口咽干燥，或见手足蠕动，舌红少津，脉弦细数</td><td>本证以肝病症状和阴虚证共见为辨证依据</td><td>女贞子、熟地黄、玄参、龙眼肉、白芍、墨旱莲、鹿角胶、鸡血藤、女贞子</td></tr>
<tr><td>肝阳上亢</td><td colspan="2">眩晕耳鸣，头目胀痛，面红目赤，急躁易怒，心悸健忘，失眠多梦，腰膝酸软，头重脚轻，舌红少苔，脉弦有力</td><td>本证以肝阳亢于上、肾阴亏于下的症状表现作为辨证依据</td><td>石决明、珍珠母、羚羊角、罗布麻叶、牛膝、龙骨、牡蛎</td></tr>
<tr><td rowspan="4">肝风内动</td><td>肝阳化风</td><td>眩晕欲仆，头摇而痛，项强肢颤，语言謇涩，手足麻木，步履不正，或猝然昏倒，不省人事，口眼㖞斜，半身不遂，舌强不语，喉中痰鸣，舌红苔白或腻，脉弦有力</td><td>本证根据患者平素具有肝阳上亢的表现，结合突然出现肝风内动的症状为辨证依据</td><td>天麻、钩藤、石决明、白蒺藜、罗布麻叶、磁石、桑叶、菊花、防风、僵蚕</td></tr>
<tr><td>热极生风</td><td>高热神昏，燥热如狂，手足抽搐，颈项强直，甚则角弓反张，两目上视，牙关紧闭，舌红或绛，脉弦数</td><td>本证以高热与肝风共见为辨证依据</td><td>羚羊角、钩藤、菊花、龙胆、夏枯草、白芍、牛膝、水牛角、山羊角</td></tr>
<tr><td>阴虚动风</td><td>见肝阴虚及肝风临床表现</td><td>本证以肝阴虚与肝风共见为辨证依据</td><td>女贞子、龟甲、鳖甲、黄精、桑寄生、枸杞子</td></tr>
<tr><td>血虚生风</td><td>见肝血虚及肝风临床表现</td><td>本证以肝血虚与肝风共见为辨证依据</td><td>熟地黄、当归、白芍、枸杞子、桑椹、制首乌、阿胶</td></tr>
<tr><td>寒滞肝脉</td><td colspan="2">少腹牵引睾丸坠胀冷痛，或阴囊收缩引痛，受寒则甚，得热则缓，舌苔白滑，脉沉弦或迟</td><td>本证以少腹牵引阴部坠胀冷痛为辨证依据</td><td>吴茱萸、桂枝、白芍、肉桂、干姜、荔枝核、小茴香、丁香</td></tr>
</table>

续表

| 常见证候 | 临床表现 | 辨证要点 | 用药选择示例 |
| --- | --- | --- | --- |
| 肝胆湿热 | 胁肋胀痛，或有痞块，口苦，腹胀，纳少呕恶，大便不调，小便短赤，舌红苔黄腻，脉弦数；或寒热往来，或身目发黄，或阴囊湿疹，或睾丸肿胀热痛，或带浊阴痒等 | 本证以右胁肋部胀痛、纳呆、尿黄、舌红苔黄腻为辨证依据 | 黄芩、茵陈、藿香、荔枝核、虎杖、龙胆、金钱草、苦参、车前草 |
| 胆郁痰扰 | 头晕目眩耳鸣，惊悸不宁，烦躁不寐，口苦呕恶，胸闷太息，舌苔黄腻，脉弦滑 | 本证以眩晕耳鸣或惊悸失眠、舌苔黄腻为辨证依据 | 半夏、天南星、陈皮、金钱草、川楝子、黄芩、青蒿 |

**5. 肾与膀胱病辨证** 见表26-5。

**表26-5 肾与膀胱病辨证**

| 常见证候 | 临床表现 | 辨证要点 | 用药选择示例 |
| --- | --- | --- | --- |
| 肾阳虚 | 腰膝酸软而痛，畏寒肢冷，尤以下肢为甚，精神萎靡，面色㿠白或黧黑，舌淡胖苔白，脉沉弱；或男子阳痿，女子宫寒不孕；或大便久泄不止，完谷不化，五更泄泻；或浮肿，腰以下为甚，按之没指，甚则腹部胀满，全身肿胀，心悸咳喘 | 本证以全身功能低下伴见寒象为辨证依据 | 附子、干姜、肉桂、桂枝、鹿茸、补骨脂、益智仁、巴戟天、淫羊藿、锁阳、枸杞子、蛇床子、韭菜子、芡实、金樱子、杜仲、沙苑子 |
| 肾阴虚 | 腰膝酸痛，眩晕耳鸣，失眠多梦，男子遗精早泄，女子经少经闭，或见崩漏，形体消瘦，潮热盗汗，五心烦热，咽干颧红，溲黄便干，舌红少津，脉细数 | 本证以肾病主要症状和阴虚内热证共见为辨证依据 | 熟地黄、黄柏、知母、菟丝子、玄参、天冬、麦冬、五味子、百合、石斛 |
| 肾精不足 | 男子精少不育，女子经闭不孕，性功能减退；小儿发育迟缓，身材矮小，智力和动作迟钝，囟门迟闭，骨骼痿软；成人早衰，发脱齿摇，耳鸣耳聋，健忘恍惚，动作迟缓，足痿无力，精神呆钝等 | 本证以生长发育迟缓、生殖功能减退及成人早衰表现为辨证依据 | 山茱萸、熟地黄、菟丝子、黄精、枸杞子、补骨脂、阿胶、紫河车、鹿角胶、龟甲胶 |
| 肾气不固 | 神疲耳鸣，腰膝酸软，小便频数而清，或尿后余沥不尽，或遗尿失禁，或夜尿频多；男子滑精早泄，女子白带清稀，胎动易滑，舌淡苔白，脉沉弱 | 本证以肾气、膀胱不能固摄等症状为辨证依据 | 山茱萸、鹿茸、巴戟天、补骨脂、锁阳、肉苁蓉、金樱子、龙骨、牡蛎、桑螵蛸、蛤蚧 |
| 肾不纳气 | 久病咳喘，呼多吸少，气不得续，动则喘息益甚，自汗神疲；声音低怯，腰膝酸软，舌淡苔白，脉沉弱；或喘息加剧，冷汗淋漓，肢冷面青，脉浮大无根；或气短息促，面赤心烦，咽干口燥，舌红，脉细数 | 本证以久病咳喘、呼多吸少、气不得续、动则益甚和肺肾气虚表现为辨证依据 | 磁石、蛤蚧、核桃仁、补骨脂、冬虫夏草、白果、人参 |
| 膀胱湿热 | 尿频尿急，排尿艰涩，尿道灼痛，尿黄赤浑浊或尿血，或有砂石，小腹痛胀迫急，或伴见发热，腰酸胀痛，舌红苔黄腻，脉滑数 | 本证以尿频、尿急、尿痛、尿黄为辨证依据 | 车前子、木通、黄柏、苍术、牛膝、薏苡仁、龙胆、淡竹叶、灯心草、白茅根 |

**6. 脏腑兼症辨证** 见表26-6。

**表26-6 脏腑兼症辨证**

| 常见证候 | 临床表现 | 辨证要点 | 用药选择示例 |
|---|---|---|---|
| 心肾不交 | 心烦不寐，心悸健忘，头晕耳鸣，腰酸遗精，五心烦热，咽干口燥，或伴见腰部下肢酸困发冷，舌红，脉细数 | 本证以失眠，伴见心火亢、肾水虚的症状为辨证依据 | 夜交藤、黄连、肉桂、知母、栀子、朱砂、五味子、生地、莲子心 |
| 心肾阳虚 | 畏寒肢冷，心悸怔忡，小便不利，肢体浮肿，或唇甲青紫，舌淡暗或青紫，苔白滑，脉沉微细 | 本证以心肾阳气虚衰、全身功能活动低下为辨证依据 | 人参、黄芪、鹿茸、附子、肉桂、干姜、杜仲、沙苑子、桂枝 |
| 心脾两虚 | 心悸怔忡，失眠多梦，眩晕健忘，面色萎黄，食欲不振，腹胀便溏，神倦乏力，或皮下出血，妇女月经量少、色淡、淋沥不尽，舌质淡嫩，脉细弱 | 本证以心悸失眠、面色萎黄、神疲食少、腹胀便溏和慢性出血为辨证依据 | 人参、黄芪、白术、甘草、当归、熟地黄、阿胶、合欢皮、龙眼肉、夜交藤、仙鹤草 |
| 心肝血虚 | 心悸健忘，失眠多梦，眩晕耳鸣，面白无华，两目干涩，视物模糊，爪甲不荣，肢体麻木，震颤拘挛，妇女月经量少、色淡，甚则经闭，舌淡苔白，脉细弱 | 本证以心肝病变的常见症状和血虚证共见为辨证依据 | 酸枣仁、熟地黄、白芍、当归、山茱萸、枸杞子 |
| 心肺气虚 | 心悸咳喘，气短乏力，动则尤甚，胸闷，痰液清稀，面色㿠白，头晕神疲，自汗声怯，舌淡苔白，脉沉弱或结代 | 本证以心悸咳喘与气虚证共见为辨证依据 | 人参、党参、干姜、白术、黄芪、西洋参、太子参、绞股蓝、红景天 |
| 脾肾阳虚 | 面色㿠白，畏寒肢冷，腰膝或下腹冷痛，久泻久痢，或五更泄泻，或下利清谷，或小便不利，面浮肢肿，甚则腹胀如鼓，舌淡胖，苔白滑，脉沉细 | 本证以腰膝、下腹冷痛，久泻不止，浮肿等与寒证并见为辨证依据 | 杜仲、沙苑子、附子、干姜、肉豆蔻、吴茱萸、菟丝子、仙茅、益智仁、补骨脂 |
| 脾肺气虚 | 久咳不止，气短而喘，痰多稀白，食欲不振，腹胀便溏，声低懒言，疲倦乏力，面色㿠白，甚则面浮足肿，舌淡，苔白，脉细弱 | 本证以咳喘、纳少、腹胀便溏与气虚证共见为辨证依据 | 黄芪、党参、太子参、附子、干姜、五味子 |
| 肺肾阴虚 | 咳嗽痰少，或痰中带血甚至咯血，口燥咽干，声音嘶哑，形体消瘦，腰膝酸软，颧红盗汗，骨蒸潮热，男子遗精，女子月经不调，舌红少苔，脉细数 | 本证以久咳痰血、腰膝酸软、遗精等症与阴虚证共见为辨证依据 | 南沙参、天冬、麦冬、桑寄生、熟地黄、玄参、地骨皮、牡丹皮、女贞子、黄精 |
| 肝肾阴虚 | 头晕目眩，耳鸣健忘，失眠多梦，咽干口燥，腰膝酸软，胁痛，五心烦热，颧红盗汗，男子遗精，女子经少，舌红少苔，脉细数 | 本证以胁痛、腰膝酸软、耳鸣、遗精与阴虚内热证共见为辨证依据 | 熟地黄、女贞子、白芍、墨旱莲、龟甲、鳖甲、山茱萸、黄精、玉竹 |
| 肝脾不调 | 胸胁胀满窜痛，喜太息，情志抑郁或急躁易怒，纳呆腹胀，便溏不爽，肠鸣矢气，或腹痛欲泻，泻后痛减，舌苔白或腻，脉弦 | 本证以胸胁胀满窜痛、易怒、纳呆、腹胀、便溏为辨证依据 | 陈皮、白术、白芍、防风、柴胡、香附、枳壳、木香、佛手、白梅花、刀豆 |

续表

| 常见证候 | 临床表现 | 辨证要点 | 用药选择示例 |
| --- | --- | --- | --- |
| 肝胃不和 | 本证临床常见有两种表现，一为肝郁化火，横逆犯胃型，症见脘胁胀闷疼痛，嗳气呃逆，嘈杂吞酸，烦躁易怒，舌红苔薄黄，脉弦或数；二为寒邪内犯肝胃型，症见颠顶疼痛、遇寒则甚、得温痛减，呕吐涎沫，形寒肢冷，舌淡，苔白滑，脉沉弦紧 | 肝郁化火，横逆犯胃型以脘胁胀痛、吞酸嘈杂、舌红苔黄为辨证依据；寒邪内犯肝胃型以颠顶痛、吐涎沫、舌淡、苔白滑为辨证依据 | 黄连、吴茱萸、香附、木香、青皮、佛手、白芍、陈皮、川楝子、干姜、小茴香、砂仁 |
| 肝火犯肺 | 胸胁灼痛，急躁易怒，头晕目赤，烦热口苦，咳嗽阵作，痰黏量少色黄，甚则咯血，舌红，苔薄黄，脉弦数 | 本证以胸胁灼痛、急躁易怒、目赤口苦、咳嗽咯血为辨证依据 | 青黛、海蛤壳、栀子、黄芩、鱼腥草、地骨皮、槐花、蒲黄、生地黄、阿胶 |
| 水气凌心 | 心悸眩晕，胸闷痞满，渴不欲饮，小便短少，或下肢浮肿，形寒肢冷，伴恶心，欲吐，流涎，舌淡胖，苔白滑，脉象弦滑或沉细而滑 | 本证以心悸、短气、浮肿为辨证依据 | 茯苓、桂枝、白术、干姜、泽泻、甘草、附子、白芍、生姜、葶苈子、龙骨、牡蛎、石决明 |

## 二、病因辨证

病因辨证见表 26-7。

**表 26-7　病因辨证**

| 常见证候 | 临床表现 | 辨证要点 | 用药选择示例 |
| --- | --- | --- | --- |
| 风证 | 发热恶风，汗出，脉浮缓，苔薄白；或有鼻塞、流清涕、喷嚏；或伴咽喉痒痛、咳嗽；或为突发皮肤瘙痒、丘疹；或突发肌肤麻木、口眼㖞斜；或肢体关节游走作痛；或新起颜面、眼睑浮肿，或肢体浮肿等 | 风性善行而数变，故风淫病证具有病情变化迅速、病位游走不定的特点 | 荆芥、防风、紫苏、麻黄、桂枝、羌活、细辛、藁本、生姜、葱白 |
| 寒证 | 恶寒重，或伴发热，无汗，头身疼痛，鼻塞或流清涕，口不渴，小便清长，舌苔白，脉浮紧；或见咳嗽，哮喘，咳稀白痰；或脘腹疼痛，肠鸣腹泻，呕吐；或肢体厥冷、局部拘急冷痛等 | 寒为阴邪，易伤阳气，且寒性凝滞而主痛，故寒淫病证多见伤阳，或经脉闭阻的疼痛 | 附子、肉桂、干姜、吴茱萸、薤白、羌活、川乌、草乌、细辛 |
| 暑证 | 伤暑：恶热，汗出，口渴喜饮，气短，神疲，肢体困倦，小便短赤，舌红，苔白或黄，脉虚数；中暑：发热，猝然昏倒，汗出不止，气喘，甚至昏迷、惊厥、抽搐等，舌绛干燥，脉濡数 | 暑性炎热升散，且暑多夹湿，故暑淫病证多见耗气伤津，或湿阻现象 | 石膏、知母、天花粉、芦根、黄芩、金银花、连翘、荷叶、藿香、佩兰、豆蔻 |
| 湿证 | 头昏沉如裹，嗜睡，身体困重，胸闷脘痞，口腻不渴，纳呆，恶心，肢体关节、肌肉酸痛，大便稀，小便浑浊，或局部渗漏湿液，或皮肤出现湿疹、瘙痒，妇女可见带下量多，面色晦暗，舌苔滑腻，脉濡缓或细等 | 湿性黏滞重着，故湿淫病证具有病程缠绵、难以速愈的特点 | 藿香、厚朴、白术、佩兰、紫苏、大腹皮、白扁豆、香薷、苡米、茯苓、猪苓 |

续表

<table>
<tr><th colspan="2">常见证候</th><th>临床表现</th><th>辨证要点</th><th>用药选择示例</th></tr>
<tr><td colspan="2">燥证</td><td>皮肤干燥甚至皲裂、脱屑，口唇、鼻孔、咽喉干燥，口渴饮水，舌苔干燥，大便干燥，或见干咳少痰，痰黏难咳，小便短黄，脉象偏浮。凉燥常有恶寒发热、无汗、头痛、脉浮缓或浮紧等表寒症状；温燥常见发热有汗、咽喉疼痛、心烦、舌红、脉浮数等表热症状</td><td>燥邪干涩，易伤津液，且燥易伤肺，故燥邪致病具有明显的津伤现象，且易损伤肺津</td><td>知母、白及、川贝母、桑叶、菊花、生地黄、玄参、蜂蜜</td></tr>
<tr><td colspan="2">火热证</td><td>壮热，烦躁，口渴喜饮，汗多，大便秘结，小便短赤，面红目赤，甚或见神昏谵语，惊厥抽搐，吐血衄血，痈肿疮疡，舌红或绛，苔黄干燥或灰黑，脉数有力（洪数、滑数、弦数等）</td><td>火为阳邪，其性炎热，故火热病证具有典型的阳热表现</td><td>栀子、石膏、黄芩、黄连、生地黄、天花粉、金银花、连翘、龙胆</td></tr>
<tr><td rowspan="3">疫疠</td><td>瘟疫证候</td><td>初起憎寒而后发热，头身疼痛，胸痞呕恶，日后但热而不憎寒，昼夜发热，日晡益甚，苔白如积粉，脉数</td><td rowspan="3">疫疠是由感染瘟疫病毒而引起的疾病，具有发病急剧、病情险恶，兼具传染性等特点</td><td>玄参、生地黄、石膏、知母、枳实、桔梗、郁金、黄芩、黄连、厚朴、藿香、草果、羌活</td></tr>
<tr><td>疫疹证候</td><td>初起发热遍体炎热，头痛如劈，斑疹透露，或红或赤，或紫或黑，脉数。如果初起六脉细数沉伏，面色青，昏愦如迷，四肢逆冷，头汗如雨，头痛如劈，腹内绞痛，欲吐不吐，欲泄不泄，摇头鼓颔为闷疫</td><td>荆芥、防风、贯众、连翘、金银花、板蓝根、秦皮、佩兰、白头翁、薄荷、牛蒡子</td></tr>
<tr><td>瘟黄证候</td><td>初起发热恶寒，随即猝然发黄，全身、齿垢、眼白黄色深，名急黄。疫毒深重则变证蜂起，或四肢逆冷，或神昏谵语，或直视，或遗尿，甚至舌卷囊缩，循衣摸床，难以挽救</td><td>茵陈、泽泻、茯苓、白术、甘草、苍术、陈皮、厚朴、栀子、附子、肉桂</td></tr>
</table>

## 三、气血津液辨证

气血津液辨证见表26-8。

**表26-8　气血津液辨证**

<table>
<tr><th colspan="2">常见证候</th><th>临床表现</th><th>辨证要点</th><th>用药选择示例</th></tr>
<tr><td rowspan="4">气病辨证</td><td>气虚</td><td>少气懒言，神疲乏力，倦怠嗜卧，头晕目眩，自汗，活动时诸症加剧，舌淡苔白，脉虚无力</td><td>以全身功能活动低下为特征</td><td>人参、西洋参、白术、党参、太子参、山药、黄芪、甘草、大枣、刺五加、红景天</td></tr>
<tr><td>气陷</td><td>头晕眼花，少气倦怠，腹部坠胀，久痢久泄，脱肛，子宫脱垂等，舌淡苔白，脉弱</td><td>以内脏下垂及清阳不升为特征</td><td>白术、升麻、葛根、柴胡、人参、党参、黄芪</td></tr>
<tr><td>气滞</td><td>胀闷，疼痛，脉弦</td><td>以胀闷、疼痛为特征</td><td>陈皮、枳实、枳壳、木香、香附、青皮、玫瑰花</td></tr>
<tr><td>气逆</td><td>肺气上逆：咳嗽，喘息<br>胃气上逆：呃逆，嗳气，恶心，呕吐<br>肝气上逆：头痛，眩晕，昏厥，呕血等</td><td>以气机上逆为特征</td><td>柿蒂、刀豆、檀香、旋覆花、苦杏仁、牛膝、五味子</td></tr>
</table>

续表

| 常见证候 | | 临床表现 | 辨证要点 | 用药选择示例 |
|---|---|---|---|---|
| 血病辨证 | 血虚 | 面白无华，唇色淡白，爪甲苍白，头昏眼花，心悸失眠，手足麻木，妇女经血量少色淡甚或闭经，舌淡苔白，脉细无力 | 以颜面、肌肤、黏膜色淡白及全身虚弱为特征 | 熟地黄、党参、当归、白芍、阿胶、仙鹤草、鸡血藤 |
| | 血瘀 | 刺痛，拒按，固定不移，夜间痛甚。肿块在体表者青紫，在内脏坚硬不移；出血反复不止，血色紫暗，夹有血块；面色黧黑，皮肤紫斑，或肤表丝状如缕，腹部青筋暴露，唇甲青紫，肌肤甲错；舌色紫暗或有瘀斑瘀点，脉细涩 | 以痛如针刺、痛有定处、拒按，肿块，唇舌爪甲紫暗，脉涩为特点 | 三七、茜草、花蕊石、降香、蒲黄、川芎、延胡索 |
| | 血热 | 咯血，吐血，尿血，便血，衄血（鼻衄、齿衄、舌衄、肌衄），舌红绛，脉弦数 | 以出血和热象为特征 | 大蓟、小蓟、栀子、桑叶、白茅根、侧柏叶、槐花、生地黄、牛膝、黄连、荷叶、黄芩炭 |
| | 血寒 | 手足冷痛，肤色紫暗，喜暖恶寒，得温痛减，或少腹冷痛，形寒肢冷，月经愆期，经色紫暗，夹有血块，舌淡或紫暗，苔白，脉沉迟涩 | 以局部冷痛、肤色紫暗为特征 | 艾叶、灶心土、党参、白术、附子、炮姜、阿胶、白及、仙鹤草 |
| 气血同病辨证 | 气滞血瘀 | 性情急躁，胸胁胀满，走窜疼痛，胁下痞块，刺痛拒按；妇女可见经闭或痛经，经色紫暗，夹有血块，舌紫暗或见紫斑，脉涩 | 以病程较长和局部出现疼痛、痞块为特征 | 川芎、延胡索、木香、桃仁、红花、莪术、郁金 |
| | 气虚血瘀 | 面色淡白或晦滞，少气懒言，身倦乏力，胸胁或腹部疼痛如刺，痛处不移，拒按，舌质淡暗或有紫斑，脉沉涩或细涩 | 以气虚与血瘀证共见为特征 | 人参、西洋参、太子参、白术、川芎、桃仁、红花、当归、郁金 |
| | 气血两虚 | 少气懒言，乏力自汗，头晕目眩，面色苍白或萎黄，心悸失眠，舌淡而嫩，脉细弱 | 以气虚与血虚证候共见为特征 | 人参、白术、西洋参、太子参、当归、白芍、熟地黄、甘草 |
| | 气不摄血 | 气短，倦怠乏力，面白无华，舌淡，脉细弱；吐血、便血，皮下瘀斑，崩漏等 | 以慢性失血与气虚证候同见为特征 | 人参、西洋参、白术、山药、藕节、仙鹤草 |
| | 气随血脱 | 大出血时突然面色苍白，大汗淋漓，四肢厥冷，甚则晕厥；舌淡，脉微细欲绝，或浮大而散 | 以大出血时出现气脱证表现为特征 | 人参、党参、白术、附子、干姜、肉桂、五味子 |

续表

| 常见证候 | | | | 临床表现 | 辨证要点 | 用药选择示例 |
|---|---|---|---|---|---|---|
| 津液病辨证 | 津液不足 | | | 口燥咽干，鼻干唇燥，皮肤干枯无泽，小便短少，大便干结，舌红少津，脉细数 | 以肌肤、口唇、舌咽干燥及尿少便干为主要特征 | 百合、玉竹、黄精、天冬、麦冬、石斛、五味子、沙参 |
| | 水液停聚 | 水肿 | 阳水 | 眼睑先肿，继而头面，甚至遍及全身，小便短少，来势迅速，皮肤薄而光亮，并兼有恶寒发热，无汗，舌苔薄白，脉浮紧；或咽喉肿痛，舌红，脉象浮数；或全身水肿，来势较缓，按之没指，肢体沉重而困倦，小便短少，脘闷纳呆，呕恶欲吐，舌苔白腻，脉滑 | 以发病急，来势猛，先见眼睑头面、上半身肿甚者为特征 | 麻黄、桂枝、防己、桑白皮、陈皮、大腹皮、生姜皮、白术、薏苡仁、泽泻、茯苓 |
| | | | 阴水 | 身肿，腰以下为甚，按之凹陷不易恢复，脘闷腹胀，纳呆食少，大便溏稀，面色㿠白，神疲肢倦，小便短少，舌淡，苔白滑，脉沉缓；或水肿日益加剧，小便不利，腰膝冷痛，四肢不温，畏寒神疲，面色白，舌淡胖，苔白滑，脉沉迟无力 | 以发病较缓，足部先肿，腰以下肿甚，按之凹陷不起为特征 | 泽泻、车前子、薏苡仁、白术、香加皮、赤小豆、木通 |
| | | 痰饮 | 痰证 | 咳嗽咳痰，痰质黏稠，胸脘满闷，纳呆呕恶，头晕目眩，或神昏癫狂，喉中痰鸣，或肢体麻木，见瘰疬、瘿瘤、乳癖、痰核等，舌苔白腻，脉滑 | 以咳痰或呕吐痰涎，或神昏时喉中痰鸣，或肢体麻木，或见痰核，苔腻，脉滑等为特征 | 半夏、天南星、陈皮、浙贝母、昆布、海藻、芥子、瓜蒌、麻黄 |
| | | | 饮证 | 咳嗽气喘，痰多而稀，胸闷心悸，甚或倚息不能半卧，或脘腹痞胀，水声辘辘，泛吐清水，或头晕目眩，小便不利，肢体浮肿，沉重酸困，苔白滑，脉弦 | 以饮停心肺、胃肠、胸胁、四肢的病变为主 | 葶苈子、桑白皮、车前子、海藻、昆布、麻黄、桂枝 |

## 四、六经辨证

六经辨证见表 26-9。

**表 26-9 六经辨证**

| 常见证候 | | 临床表现 | 辨证要点 | 用药选择示例 |
|---|---|---|---|---|
| 太阳病证 | 表虚证 | 太阳中风证：发热，恶风，头痛，脉浮缓，自汗出，有时可见鼻鸣干呕 | 以发热、恶风、自汗出、脉浮缓为特征 | 桂枝、荆芥、防风、白芍、生姜 |
| | 表实证 | 太阳伤寒证：发热，恶寒，头项强痛，体痛，无汗而喘，脉浮紧 | 以发热、恶寒，无汗、脉浮紧为特征 | 麻黄、桂枝、羌活、藁本、杏仁 |

续表

| 常见证候 | | 临床表现 | 辨证要点 | 用药选择示例 |
|---|---|---|---|---|
| 阳明病证 | 里实热证 | 阳明病经证：身大热，大汗出，大渴引饮，面赤心烦，舌苔黄燥，脉洪大 | 以大热、大汗、大渴、脉洪大为特征 | 石膏、知母、天花粉、芦根 |
| | | 阳明病腑证：日晡潮热，手足汗出，脐腹部胀满疼痛，大便秘结，或腹中转矢气，甚者谵语狂乱，不得眠，舌苔多厚黄干燥，边尖起芒刺，甚至焦黑燥裂，脉沉迟而实，或滑数等 | 以日晡潮热、大便秘结、苔厚黄干燥、舌边尖起芒刺为特征 | 大黄、芒硝、番泻叶、决明子、虎杖、芦荟、枳实、厚朴 |
| 少阳病证 | 半表半里热证 | 口苦、咽干、目眩，往来寒热，胸胁苦满，默默不欲饮食，心烦喜呕，苔白或薄黄、脉弦等 | 以口苦、咽干、寒热往来、胸胁苦满为特征 | 柴胡、黄芩、半夏、人参、生姜、青蒿 |
| 太阴病证 | 里虚寒湿 | 腹满而吐，食不下，自利，口不渴，时腹自痛或舌苔白腻，脉象沉缓而弱 | 以腹满、腹痛、食不下、脉缓而弱为特征 | 柴胡、大黄、枳实、黄芩、白芍、砂仁、豆蔻 |
| 少阴病证 | 全身性虚寒证 | 少阴寒化证：无热恶寒，脉微细，但欲寐，四肢厥冷，下利清谷，呕不能食，或食入即吐；或脉微欲绝，反不恶寒，甚至面赤 | 以无热但寒、脉微细、四肢厥冷、下利清谷或食入即吐为特征 | 附子、肉桂、茯苓、白术、干姜 |
| | 全身性虚热证 | 少阴热化证：心烦不得卧，口燥咽干，舌尖红赤，脉象细数 | 以心烦、口燥咽干、舌红脉细为特征 | 黄连、阿胶、黄芩、鸡子黄、白芍、黄柏 |
| 厥阴病证 | 阴阳对峙 | 伤寒病发展传变的较后阶段，消渴，气上冲心，心中疼热，饥而不欲食，上热下寒，四肢厥冷，食则吐蛔 | 以消渴、气上冲心、心中疼痛、寒热交错为特征 | 乌梅、细辛、干姜、当归、附子、花椒、桂枝、当归、白芍、麻黄、白头翁、黄连、黄柏、秦皮 |

## 五、卫气营血辨证

卫气营血辨证见表26-10。

**表26-10 卫气营血辨证**

| 证候阶段 | 临床表现 | 辨证要点 | 用药选择示例 |
|---|---|---|---|
| 卫分证 | 发热，微恶风寒，舌边尖红，脉浮数；常伴有头痛、口干微渴、咽痛、咳嗽等症 | 属外感热病的初期，是温热病邪侵犯肺与皮毛所表现的证候 | 麻黄、桂枝、羌活、藁本、白芷、薄荷、牛蒡子、紫苏、香薷、桑叶 |
| 气分证 | 壮热，不恶寒，反恶热，汗出而热不解，舌红，苔黄，脉数；常伴有心烦、口渴、尿赤等。因涉及脏腑较多，常兼见他症 | 是温热病邪由表入里、阳热亢盛的里热证候 | 石膏、知母、天花粉、栀子、黄芩、黄连、金银花、连翘、竹叶 |
| 营分证 | 身热夜甚，口干而不甚渴饮，心烦不寐，甚则神昏谵语，或见斑疹隐隐，舌质红绛，脉象细数 | 为温热病邪内陷营阴的深重阶段，病位多在心与心包络，以营阴受损、心神被扰为特点 | 生地黄、玄参、水牛角、牡丹皮、赤芍、丹参、麦冬 |
| 血分证 | 身热，躁扰不安，或神昏谵狂，吐血，衄血，便血，尿血，斑疹密布，舌质深绛，脉细数。热盛常引动肝风，或灼伤肝肾之阴，进而引起虚风内动之象 | 是卫气营血病变发展演变过程中最为深重的阶段。病情重笃，以耗血、动血、阴伤、动风为特征 | 生地黄、玄参、水牛角、牡丹皮、赤芍、大蓟、小蓟、白茅根、青黛、紫草 |

## 六、三焦辨证

三焦辨证见表26-11。

**表26-11　三焦辨证**

| 三焦证候 | 临床表现 | 辨证要点 | 用药选择示例 |
|---|---|---|---|
| 上焦证候 | 发热、微恶风寒、自汗、口渴或不渴而咳、午后热甚、脉浮数或两寸独大；邪入心包，则舌蹇肢厥，神昏谵语 | 湿热、温热侵犯上焦，病位在肺与皮毛的证候，为湿温病的初期阶段 | 黄芩、栀子、金银花、连翘、天花粉、山豆根、鱼腥草、地骨皮 |
| 中焦证候 | 阳明燥热，则面红目赤、发热、呼吸俱粗、便秘腹痛、口干咽燥、唇裂舌焦、苔黄或焦黑、脉沉实；太阴湿热，则面色淡黄、头胀身重、胸闷不饥、身热不扬、小便不利、大便不爽或溏泄、舌苔黄腻、脉细而濡数 | 为湿热、温热病邪犯及中焦脾胃的证候 | 黄连、黄芩、秦皮、大黄、芒硝、决明子、大血藤、败酱草、青皮 |
| 下焦证候 | 身热面赤、手足心热甚于手背、口干、舌燥、神倦、耳聋、脉象虚大；或手足蠕动、心中憺憺大动、神倦脉虚、舌绛苔少甚或时时欲脱 | 属温病末期，病变累及肝肾的证候 | 龟甲、鳖甲、牡蛎、泽泻、车前子、牛膝、玄参、苦参、秦皮、白头翁、龙胆 |

## 七、经络辨证

**1. 十二经脉辨证**　见表26-12。

**表26-12　十二经脉辨证**

| 十二经脉病证 | 临床表现 | 辨证要点 | 用药选择示例 |
|---|---|---|---|
| 手太阴肺经病证 | 肺胀，咳喘，胸部胀满；缺盆中痛；肩背痛寒，少气不足以息，自汗出，及臑、臂前侧肘痛 | 胸肺部、呼吸系统及肺经循行部位症状 | 桔梗、升麻、葱白、辛夷、白芷、杏仁、瓜蒌、蛤蚧、麻黄、桂枝、人参、党参、牛蒡子 |
| 手阳明大肠经病证 | 齿痛，咽喉肿痛，鼻衄，流清涕，颈肿，口干，肩前及上肢伸侧前缘疼痛，大指次指疼痛，麻木，屈伸不利，腹痛，肠鸣，大便泄泻或大便秘结 | 大肠经循行部位不适，大便性状改变等 | 白芷、升麻、石膏、大黄、枳实、黄连、陈皮、砂仁 |
| 足阳明胃经病证 | 发热身前为甚，咽喉肿痛，鼻衄，齿痛，口眼㖞斜，胸腹及下肢外侧疼痛，足背痛，足中趾麻木，活动不利，胃脘痛，呕吐，消谷善饥，腹胀满，水肿，惊惕，发狂 | 胃脘不适及胃经循行部位症状 | 白芷、升麻、石膏、葛根 |
| 足太阴脾经病证 | 舌本强痛，食则呕，胃脘痛，腹胀善噫，身重乏力，活动不利，食不下，烦心，大便溏薄，或泄泻，水肿，黄疸；股膝内肿胀厥冷，足大趾麻木，活动欠佳 | 消化系统症状、大便溏薄，身重乏力等脾经循行部位症状 | 升麻、苍术、葛根、白芍、苡米、陈皮、砂仁 |

续表

| 十二经脉病证 | 临床表现 | 辨证要点 | 用药选择示例 |
|---|---|---|---|
| 手少阴心经病证 | 心痛，渴而欲饮，手臂内后廉疼痛，掌中热痛；心痛，心悸，失眠，神志失常 | 心系统不适及神志改变 | 黄连、细辛、肉桂、酸枣仁 |
| 手太阳小肠经病证 | 耳聋，目黄，颊肿，咽喉肿痛，颈项转侧不利，肩似拔，臑似折，少腹胀痛，尿频，泄泻或便秘 | 小肠经循行部位、少腹不适及水液代谢异常 | 木通、竹叶、藁本、黄柏、白茅根 |
| 足太阳膀胱经病证 | 恶寒，发热，鼻塞，头痛，目痛，项背、腰、臀部及下肢后侧疼痛，足小趾麻木不用，少腹胀满，小便不利，遗尿 | 项背及膀胱经循行部位不适，小便异常 | 藁本、羌活、葛根、麻黄 |
| 足少阴肾经病证 | 脊股内侧后缘疼痛，足心热痛，舌干，咽喉肿痛，心烦疼痛，咳唾有血，气喘，面色黧黑，惊恐不安，遗尿，遗精，月经不调 | 肾经循行部位不适及生殖功能异常 | 独活、肉桂、桂枝、知母、细辛 |
| 手厥阴心包经病证 | 手心热，臂肘挛急，腋下肿胀，甚则胸胁支满，心痛，心中憺憺大动，面赤，烦心，喜笑不休 | 心包经循行部位不适 | 牡丹皮、柴胡、黄连 |
| 手少阳三焦经病证 | 耳聋，耳后疼痛，咽喉肿痛，目外眦痛，面颊肿痛，肩、臂、肘外侧疼痛，小指次指不用，腹胀，水肿，遗尿，小便不利 | 三焦经循行部位不适及水液循环异常 | 柴胡、连翘、青蒿、黄芩 |
| 足少阳胆经病证 | 头痛，额痛，缺盆中肿痛，腋下肿痛，胸胁、股及下肢外侧痛，足小趾、次趾不用；口苦，黄疸，胁肋疼痛，善太息，惊悸，虚怯，失眠 | 胆经循行部位不适，胁下痛及口苦、黄疸等 | 青皮、柴胡、龙胆、茵陈 |
| 足厥阴肝经病证 | 腰痛不可以俯仰，胸胁胀满，少腹疼痛，疝气，颠顶痛，咽干，眩晕，口苦，情志异常 | 肝经循行部位不适及情志异常 | 青皮、吴茱萸、川芎、柴胡、赤芍、白芍 |

**2. 奇经八脉辨证** 见表26-13。

**表26-13 奇经八脉辨证**

| 奇经八脉病证 | 临床表现 | 辨证要点 | 用药选择示例 |
|---|---|---|---|
| 冲脉病证 | 气从少腹上冲胸咽或呕吐、恶心、咳唾、气逆而里急 | 气从少腹上冲、气逆 | 旋覆花、代赭石、紫石英、磁石、熟地黄、牛膝、桂枝 |
| 任脉病证 | 男子为疝气，女子带下瘕聚 | 疝气、带下瘕聚 | 小茴香、荔枝核、木香、夏枯草、乌药、沉香 |
| 督脉病证 | 实则脊强反折，虚则头重。大人癫疾，小儿风痫 | 督脉功能异常 | 蝉蜕、防风、天麻、葛根、钩藤 |
| 带脉病证 | 腹部胀满，绕脐腰脊痛，冲心痛，腰溶溶如坐水中，女子则赤白带下 | 腹部胀满，绕脐腰脊痛 | 陈皮、木香、香附、艾叶、小茴香、黄柏 |

续表

| 奇经八脉病证 | 临床表现 | 辨证要点 | 用药选择示例 |
| --- | --- | --- | --- |
| 阴维、阳维脉病证 | 阳维为病苦寒热；阴维为病苦心痛。阴阳不能自相维，则怏然失志，溶溶不能自收持 | 苦寒热、心痛、怏然失志 | 桂枝、麻黄、黄芪、白芍、川芎、青蒿、地骨皮 |
| 阴跻、阳跻脉病证 | 阳跻为病，阴缓而阳急；阴跻为病，阳缓而阴急。阳急则狂走，目不昧；阴急则阴厥 | 失眠、昏厥 | 肉桂、萆薢、车前子、白术、山药、白芍、石决明、菖蒲 |

# 第二十七章
# 临床常见病用药

## 第一节　概述

我们以临床各系统常见疾病为统领，通过系统的研究与归纳总结，突破药物功能所限，以各系统常见病为纲，以常见病因、病证及病机为目，选列常用药物作为示例，体现以临床常见病横向综合用药经验，以阐述临床各系统用药的规律，不仅体现中医各科用药的特点，而且为临床各科合理用药及药学服务奠定坚实基础。

内容围绕呼吸系统、心血管系统、消化系统、泌尿（生殖）系统、神经系统、精神系统、内分泌系统、血液系统常见病用药，以及结缔组织病（风湿免疫科）、妇产科、皮（外）科、五官科等常见病的临床用药，每种疾病按证候列举了临床常见中药，立足临床的实战应用。

## 第二节　各系统常见病用药

### 一、呼吸系统常见病证

#### （一）感冒用药

**1. 风寒**　麻黄、桂枝、紫苏、荆芥、防风、羌活、白芷、细辛、藁本、香薷、辛夷、苍耳子、生姜、葱白。

**2. 风热**　薄荷、牛蒡子、荆芥、蝉蜕、浮萍、桑叶、菊花、金银花、连翘、蔓荆子、葛根、升麻、柴胡、淡豆豉。

**3. 暑湿**　香薷、藿香、佩兰、紫苏、大腹皮、荷叶、白扁豆、厚朴、金银花露。

#### （二）咳嗽用药

**1. 风寒**　麻黄、杏仁、生姜、白前、紫苏。

**2. 风热**　桑叶、菊花、连翘、芦根、黄芩、前胡。

**3. 风燥**　知母、川贝母、桑叶、百部、紫菀、款冬花、甘草。

**4. 痰湿**　半夏、陈皮、莱菔子、苏子、半夏、天南星、芥子、香橼、佛手、桔梗。

**5. 痰热**　黄芩、川贝母、浙贝母、瓜蒌、竹沥、竹茹、射干、青黛、海蛤壳、胆南星。

**6. 肺热** 黄芩、鱼腥草、石膏、知母、芦根、穿心莲、白茅根、枇杷叶、地龙、金荞麦、桑白皮、地骨皮。

**7. 肺气虚** 人参、党参、太子参、西洋参、黄芪、五味子、乌梅、核桃仁、蛤蚧、白果。

**8. 肺阴虚** 沙参、麦冬、天冬、玉竹、百合、川贝母、天花粉。

### （三）哮喘用药

**1. 寒饮** 麻黄、苦杏仁、苏子、莱菔子、芥子、细辛、干姜、桂枝。

**2. 肺热** 石膏、黄芩、桑白皮、地骨皮、葶苈子、牛蒡子、前胡、地龙、鱼腥草、枇杷叶、金荞麦、瓜蒌、海蛤壳、白前、旋覆花。

**3. 痰浊** 陈皮、半夏、茯苓、苏子、莱菔子、芥子、大皂角、白前。

**4. 肺肾虚** 蛤蚧、核桃仁、补骨脂、紫河车、山茱萸、沉香、磁石、五味子、冬虫夏草、诃子。

### （四）肺痨用药

麦冬、天冬、川贝母、百合、百部、沙参、地黄、阿胶、冬虫夏草、西洋参、知母、五味子、玄参、紫菀、款冬花、枸杞子、黄柏、龟甲、鳖甲、仙鹤草、白及、三七、紫珠叶、血余炭。

### （五）肺痈用药

鱼腥草、芦根、桔梗、薏苡仁、冬瓜仁、金荞麦、穿心莲、桃仁、瓜蒌仁、败酱草、浙贝母、甘草。

### （六）咯血用药

**1. 肝火犯肺** 青黛、海蛤壳、栀子、海浮石、黄芩、白茅根、桑白皮、地骨皮、侧柏叶、槐花、藕节、茜草、血余炭、蒲黄、仙鹤草、生地黄、紫珠叶、阿胶、白薇。

**2. 燥热伤肺** 桑叶、苦杏仁、沙参、麦冬、玉竹、川贝母、栀子、牡丹皮、黄芩、桑白皮、鱼腥草、白茅根、侧柏叶、槐花、藕节、茜草、生地黄、仙鹤草、阿胶。

## 二、心血管系统常见病证

### （一）心悸用药

**1. 心脾两虚** 炙甘草、人参、白术、茯苓、黄芪、当归、龙眼肉、酸枣仁、柏子仁、灵芝、五味子。

**2. 心胆气虚** 人参、茯苓、白术、石菖蒲、远志、磁石、朱砂、珍珠、珍珠母、龙齿、龙骨、牡蛎、紫贝齿。

**3. 心阳不振** 附子、人参、桂枝、薤白、甘草、龙骨、牡蛎、紫贝齿、琥珀、荜茇、珍珠母。

**4. 阴虚火旺** 生地黄、玄参、麦冬、天冬、五味子、知母、黄柏、当归、酸枣仁、柏子仁、丹参、远志、朱砂、龙骨、牡蛎、珍珠母。

**5. 水气凌心** 茯苓、桂枝、白术、干姜、泽泻、甘草、附子、白芍、生姜、葶苈子、龙骨、牡蛎。

**6. 心血瘀阻** 川芎、桃仁、红花、赤芍、郁金、延胡索、桂枝、生蒲黄、荜茇、当归、琥珀。

（二）胸痹用药

**1. 瘀血** 川芎、丹参、红花、桃仁、苏木、降香、蒲黄、五灵脂、山楂、三七、郁金。

**2. 气滞血瘀** 川芎、姜黄、降香、檀香、延胡索、郁金、丹参、红花、桃仁、枳壳、三棱、莪术、当归、水红花子、降香、延胡索。

**3. 痰浊** 枳实、瓜蒌、薤白、半夏、桂枝、厚朴、橘皮。

**4. 阴寒** 附子、干姜、桂枝、檀香、高良姜、荜茇、延胡索、苏合香、麝香。

**5. 气阴两虚** 人参、黄芪、白术、茯苓、甘草、南沙参、麦冬、五味子、地黄、石斛。

## 三、消化系统常见病证

（一）胃痛用药

**1. 寒邪犯胃** 高良姜、干姜、乌药、吴茱萸、生姜、小茴香、胡椒、丁香、砂仁、荜茇、荜澄茄、白豆蔻。

**2. 脾胃虚寒** 党参、茯苓、白术、黄芪、桂枝、干姜、蜂蜜、大枣、饴糖。

**3. 肝胃气滞** 香附、吴茱萸、半夏、佛手、香橼、木香、乌药。

**4. 肝胃郁热** 黄连、吴茱萸、栀子、麦冬、玉竹、牡丹皮、乌贼骨、瓦楞子、延胡索、白芍、甘草。

（二）腹痛用药

**1. 实寒** 高良姜、乌药、吴茱萸、荜茇、荜澄茄、丁香、小茴香、花椒、胡椒、檀香、生姜、草豆蔻。

**2. 虚寒** 黄芪、干姜、桂枝、白芍、益智仁、附子、肉桂、蜂蜜、锁阳、饴糖。

**3. 饮食积滞** 山楂、神曲、莱菔子、陈皮、半夏、连翘、大黄、枳实、槟榔。

**4. 气滞血瘀** 延胡索、柴胡、香附、川芎、益母草、枳壳、白芍、甘草、木香、槟榔、厚朴、三棱、莪术。

（三）痞满用药

**1. 气滞** 陈皮、枳实、枳壳、木香、砂仁、苏梗、乌药、大腹皮、槟榔、白豆蔻、厚朴、沉香、降香、檀香、柿蒂、薤白。

**2. 湿阻** 苍术、厚朴、藿香、佩兰、砂仁、白豆蔻、白扁豆、草豆蔻、香薷、陈皮、大腹皮。

### （四）呕吐用药

**1. 胃寒**　生姜、半夏、吴茱萸、砂仁、木香、丁香、小茴香、橘皮、刀豆、柿蒂、藿香、佩兰、旋覆花、赭石。

**2. 胃热**　黄连、芦根、竹茹、枇杷叶、生石膏、栀子、知母、白茅根。

**3. 气滞**　陈皮、砂仁、紫苏、檀香、刀豆、柿蒂、佛手、香橼、吴茱萸、香附、木香。

**4. 伤食**　山楂、神曲、麦芽、鸡内金、莱菔子。

**5. 痰浊**　陈皮、半夏、生姜、茯苓、旋覆花。

### （五）呃逆用药

刀豆、柿蒂、丁香、沉香、旋覆花、赭石、荜茇、荜澄茄。

### （六）便秘用药

**1. 热秘**　大黄、芒硝、番泻叶、芦荟、牵牛子、枳实、厚朴、生地、麦冬、虎杖。

**2. 虚秘**　桑椹、黑芝麻、当归、核桃仁、锁阳、肉苁蓉。

**3. 气秘**　枳实、槟榔、木香、厚朴、郁李仁、沉香。

**4. 冷秘**　巴豆、干姜、硫黄、半夏、肉苁蓉、锁阳。

**5. 肠燥**　火麻仁、郁李仁、柏子仁、松子仁、杏仁、桃仁、瓜蒌仁、蜂蜜、决明子、冬葵子、苏子、知母、天冬、麦冬、玄参、生地黄、黑芝麻、桑椹。

### （七）泄泻用药

**1. 湿热**　黄芩、黄连、车前子、通草、茵陈、滑石、木通、金钱草、穿心莲。

**2. 寒湿**　砂仁、藿香、白豆蔻、白术、草豆蔻、吴茱萸、苍术。

**3. 脾胃虚弱**　党参、茯苓、白术、山药、莲子、芡实、薏苡仁、白扁豆。

**4. 脾肾阳虚**　补骨脂、肉豆蔻、五味子、赤石脂、干姜、白术、菟丝子、仙茅、益智仁、附子、肉桂、胡芦巴。

**5. 肝气乘脾**　陈皮、白术、白芍、防风、柴胡、香附、川楝子、枳壳、木香、槟榔。

### （八）痢疾用药

**1. 湿热痢**　黄芩、黄连、黄柏、苦参、胡黄连、金银花、大黄、马齿苋、椿皮、穿心莲、地锦草、白芍、白头翁、败酱草、秦皮。

**2. 寒湿痢**　苍术、白术、陈皮、厚朴、木香、肉桂、干姜、砂仁。

**3. 疫毒痢**　白头翁、秦皮、黄连、黄柏、银花炭、地榆、马齿苋、鸦胆子、山楂炭、鸡冠花。

**4. 虚寒痢**　木香、砂仁、人参、干姜、白术、乌梅、诃子肉、五味子、芡实、石榴皮、灶心土。

**5. 休息痢**　黄连、人参、白术、干姜、苦参、白头翁、赤石脂、禹余粮。

### （九）胁痛用药

**1. 气滞**　柴胡、川芎、香附、白芍、郁金、乌药、青皮、白蒺藜、延胡索、佛手、香橼、川楝子、荔枝核、娑罗子、八月札、玫瑰花、绿萼梅、九香虫、橘叶、橘核、枳壳。

**2. 瘀血** 延胡索、川芎、郁金、姜黄、五灵脂、三棱、莪术、丹参、红花、月季花。

**3. 湿热** 黄芩、茵陈、龙胆草、虎杖、金钱草、石菖蒲、垂盆草。

**4. 阴虚** 枸杞子、沙参、麦冬、当归、地黄、白芍、女贞子、天冬、墨旱莲。

（十）黄疸用药

**1. 阳黄** 茵陈、栀子、大黄、黄柏、黄连、虎杖、金钱草、秦艽、苦参、龙胆草、田基黄、白鲜皮、猪胆汁、垂盆草、地锦草、蒲公英、珍珠草、熊胆、赤小豆。

**2. 阴黄** 茵陈、茯苓、猪苓、泽泻、苍术、肉桂、附子、干姜、金钱草。

（十一）鼓胀用药

**1. 瘀阻** 丹参、桃仁、红花、郁金、乳香、没药、昆布、三棱、莪术、鳖甲、生牡蛎、鸡内金、穿山甲、大黄、土鳖虫、水蛭、虻虫、山楂。

**2. 气滞** 柴胡、枳壳、槟榔、香附、陈皮、青皮、木香、厚朴。

**3. 湿阻** 木瓜、吴茱萸、茯苓、陈皮、防己、葶苈子、射干、浙贝母、车前子、木通、薏苡仁、赤小豆。

## 四、泌尿（生殖）系统常见病证

（一）水肿用药

**1. 风水** 麻黄、浮萍、桂枝、防己、香薷、桑白皮、葶苈子、槟榔、生姜皮。

**2. 皮水** 陈皮、五加皮、桑白皮、大腹皮、生姜皮、茯苓、黄芪、白术、薏苡仁、赤小豆、猪苓、泽泻。

**3. 脾肾阳虚** 附子、干姜、肉桂、桂枝、茯苓、黄芪、白术、泽泻、车前子、薏苡仁。

**4. 寒湿水肿** 苍术、厚朴、附子、桂枝、生姜、巴豆。

**5. 湿热水肿** 甘遂、大戟、芫花、牵牛子、葶苈子、番泻叶、冬瓜皮、车前子、泽泻、猪苓、木通、通草、防己、萆薢、葫芦、玉米须。

（二）淋证用药

**1. 热淋** 车前子、木通、黄柏、土茯苓、萹蓄、萆薢、大蓟、小蓟、栀子、淡竹叶、灯心草、地肤子、苦参、鸭跖草、瞿麦、石韦、四季青、白薇、白茅根、蒲公英、鱼腥草、滑石、海金沙、冬葵子、金钱草、苎麻根、白花蛇舌草、穿心莲、地龙。

**2. 血淋** 小蓟、石韦、琥珀、牛膝、藕节、蒲黄、瞿麦、木通、白茅根、生地黄、阿胶、白蔹、血余炭。

**3. 石淋** 滑石、海金沙、金钱草、郁金、鸡内金。

**4. 膏淋**　萆薢、石菖蒲、芡实、莲子、白果、土茯苓。

### （三）遗精用药

**1. 肾虚不固**　山茱萸、鹿茸、巴戟天、淫羊藿、芡实、莲子、补骨脂、菟丝子、肉苁蓉、锁阳、韭菜子、金樱子、沙苑子、山药、五味子、龙骨、牡蛎、桑螵蛸、覆盆子、刺猬皮。

**2. 湿热下注**　黄连、黄柏、萆薢、车前子、薏苡仁、石菖蒲、泽泻、龙胆草、栀子、芡实、木通。

### （四）遗尿用药

补骨脂、菟丝子、益智仁、鹿茸、巴戟天、淫羊藿、仙茅、山药、乌药、桑螵蛸、山茱萸、龙骨、金樱子、覆盆子、牡蛎、鸡内金、白果。

### （五）阳痿用药

鹿茸、海狗肾、附子、肉桂、熟地黄、山茱萸、淫羊藿、仙茅、巴戟天、紫河车、肉苁蓉、锁阳、枸杞子、菟丝子、冬虫夏草、蛇床子、韭菜子、阳起石、九香虫、人参、丁香。

## 五、神经系统常见病证

### （一）头痛用药

**1. 风寒**　荆芥、防风、白芷、羌活、川芎、独活、藁本、细辛、苍耳子、辛夷、川乌、吴茱萸、桂枝。

**2. 风热**　桑叶、菊花、蔓荆子、薄荷、牛蒡子、升麻、葛根、金银花、连翘、谷精草、白僵蚕、川芎。

**3. 风湿**　羌活、独活、苍术、白术、藁本、防风。

**4. 肝火**　龙胆草、夏枯草、决明子、菊花、黄芩、柴胡、钩藤、牛膝、槐花。

**5. 肝阳**　石决明、珍珠母、罗布麻叶、羚羊角、钩藤、天麻、菊花、白芍、牛膝、龙骨、牡蛎、磁石。

**6. 痰浊**　半夏、白术、天麻、陈皮、茯苓、生姜、天南星、白附子。

**7. 瘀血**　川芎、红花、桃仁、赤芍、当归、牛膝、延胡索、全蝎、蜈蚣、土鳖虫。

**8. 气虚**　人参、党参、黄芪、升麻、葛根、西洋参、红景天、绞股蓝。

**9. 血虚**　熟地黄、当归、白芍、川芎、制首乌、制黄精、枸杞子、桑椹。

**10. 六经头痛**

（1）太阳经：羌活、藁本。

（2）少阳经：柴胡、黄芩。

（3）阳明经：白芷。

（4）太阴经：苍术。

（5）少阴经：细辛、独活。

（6）厥阴经：吴茱萸。

**11. 顽固性头痛** 全蝎、蜈蚣、白附子、川芎、白芷、细辛。

### （二）眩晕用药

**1. 肝阳** 钩藤、天麻、石决明、磁石、赭石、羚羊角、珍珠母、白蒺藜、生龙骨、生牡蛎、罗布麻叶、紫石英、紫贝齿、桑叶、菊花、桑白皮、夏枯草、白芍、牛膝。

**2. 肝火** 龙胆草、夏枯草、菊花、槐花、钩藤、青葙子、决明子、芦荟。

**3. 痰浊** 半夏、白术、天麻、茯苓、陈皮、生姜、枳实、竹茹、泽泻、远志、菖蒲。

**4. 气虚** 人参、党参、白术、黄芪、西洋参、太子参。

**5. 血虚** 熟地黄、当归、川芎、白芍、阿胶、龙眼肉、制黄精。

**6. 阴虚** 龟甲、鳖甲、山茱萸、黄精、墨旱莲、桑寄生、女贞子、枸杞子、玄参、生地黄、熟地黄、山茱萸。

**7. 阳虚** 杜仲、沙苑子、菟丝子、紫河车、鹿茸。

### （三）失眠用药

**1. 肝火** 柴胡、黄芩、龙胆草、栀子、郁金、朱砂、磁石、泽泻、车前子、赤芍、龙骨、牡蛎、珍珠母、合欢皮、合欢花、夜交藤。

**2. 痰热** 栀子、黄芩、黄连、郁金、胆南星、浙贝母、茯苓、陈皮、竹茹、半夏、磁石。

**3. 阴虚火旺** 知母、黄柏、生地黄、玄参、丹参、麦冬、五味子、黄连、阿胶、鸡子黄、当归、郁金、龙骨、牡蛎、龟甲、磁石、酸枣仁、柏子仁、合欢花、夜交藤。

**4. 心脾两虚** 人参、黄芪、白术、甘草、当归、熟地黄、白芍、大枣、阿胶、五味子、酸枣仁、柏子仁、合欢花、龙眼肉、夜交藤、龙骨、牡蛎。

**5. 心胆气虚** 石菖蒲、远志、人参、茯苓、茯神、酸枣仁、龙骨、牡蛎。

### （四）健忘用药

**1. 心脾两虚** 人参、白术、茯苓、黄芪、甘草、当归、龙眼肉、酸枣仁、柏子仁、远志、石菖蒲。

**2. 肾精不足** 熟地黄、山茱萸、山药、黄精、枸杞子、补骨脂、阿胶、菟丝子、紫河车、鹿角胶、龟甲胶、酸枣仁、远志、石菖蒲、五味子。

### （五）痉证用药

**1. 实证** 羚羊角、钩藤、天麻、牛黄、地龙、僵蚕、全蝎、蜈蚣、玳瑁、紫石英、菊花、龙胆草、青黛、天南星、蝉蜕。

**2. 虚证** 龟甲、鳖甲、阿胶、白芍、生地黄、鸡子黄、麦冬、五味子、天麻。

### （六）痿证用药

**1. 湿热** 苍术、黄柏、薏苡仁、牛膝、萆薢、防己、木通、木瓜、蚕沙、知母、穿山龙、白鲜皮。

**2. 肝肾亏虚**　桑寄生、虎骨、牛膝、锁阳、当归、白芍、熟地黄、龟甲、枸杞子、鹿角胶、补骨脂、鸡血藤、巴戟天、淫羊藿、骨碎补。

（七）中风用药

**1. 中经络**　羌活、独活、秦艽、防风、川芎、当归、地龙、全蝎、蜈蚣、白附子、白芥子、半夏、天南星、大皂角、远志、石菖蒲、生姜汁、龙骨、牡蛎、龟甲、赭石、天麻、钩藤、白芍、牛膝、石决明、天竺黄、竹沥、竹茹、胆南星、郁金。

**2. 中脏腑**　麝香、冰片、苏合香、牛黄、郁金、羚羊角、石菖蒲、附子、人参。

## 六、精神系统常见病证

（一）癫证用药

半夏、陈皮、茯苓、白附子、白芥子、天南星、石菖蒲、苏合香、厚朴、远志、郁金、木香、檀香、沉香、香附、麝香、大皂角。

（二）痫证用药

**1. 风痰**　天南星、白附子、大皂角、远志、石菖蒲、天麻、钩藤、全蝎、蜈蚣、僵蚕。

**2. 痰火**　牛黄、胆南星、竹沥、天竺黄、竹茹、枳实、浙贝母、礞石、大黄、黄芩、远志、石菖蒲、白矾、郁金、天麻、钩藤、地龙、羚羊角、僵蚕、全蝎、蜈蚣。

（三）狂证用药

牛黄、胆南星、郁金、白矾、竹茹、竹沥、天竺黄、浙贝母、茯神、远志、石菖蒲、礞石、丹参、朱砂、黄芩、黄连、麝香、冰片、珍珠、生铁落。

（四）郁证用药

**1. 肝气郁滞**　柴胡、香附、川芎、青皮、枳壳、白芍、郁金、合欢皮、远志、石菖蒲。

**2. 气郁化火**　牡丹皮、栀子、柴胡、当归、龙胆草、川楝子、赤芍、延胡索、郁金、石菖蒲、远志。

**3. 心肝血虚**　小麦、大枣、甘草、酸枣仁、柏子仁、合欢皮、龙眼肉、茯神、郁金、远志、石菖蒲。

（五）梅核气用药

半夏、厚朴、紫苏、柴胡、郁金、绿萼梅、旋覆花、全瓜蒌、浙贝母。

## 七、内分泌系统常见病证

（一）消渴用药

**1. 上消**　天花粉、生地黄、麦冬、天冬、葛根、知母、黄芩、人参、五味子。

**2. 中消**　石膏、知母、麦冬、生地黄、石斛、玉竹、黄连。

**3. 下消**　熟地黄、山药、山茱萸、知母、黄柏、泽泻、人参、西洋参、太子参、黄精、枸杞子、乌梅。

（二）瘿病用药

夏枯草、玄参、海藻、昆布、穿山甲、浙贝母、牡蛎、山慈菇、海蛤壳、瓦楞子、海浮石、白附子、连翘、全蝎、蜈蚣、僵蚕、乳香、没药、金荞麦。

（三）痛风用药

**1. 风寒湿** 羌活、姜黄、防风、川芎、海风藤、桑枝、乳香、没药、甘草、薏苡仁、附子、细辛、萆薢、苍术、桂枝、威灵仙。

**2. 风湿热** 苍术、黄柏、泽泻、薏苡仁、伸筋草、络石藤、秦艽、秦皮、车前草、忍冬藤、连翘、赤芍。

**3. 痰瘀** 桃仁、红花、川芎、当归、乳香、没药、芥子、僵蚕、地龙、穿山甲。

## 八、血液系统常见病证

（一）贫血用药

**1. 气血两虚** 人参、党参、白术、茯苓、黄芪、当归、熟地黄、川芎、白芍、阿胶、仙鹤草。

**2. 肝肾不足** 熟地黄、山茱萸、阿胶、制首乌、鹿角胶、龟甲胶、女贞子、菟丝子、黄精。

（二）出血证用药

**1. 血热** 大蓟、小蓟、栀子、桑叶、白茅根、牡丹皮、侧柏叶、槐花、生地黄、藕节、牛膝、黄连、茜草、旱莲草、蒲黄、荷叶、大黄、黄芩炭、紫珠叶、地榆。

**2. 气虚** 人参、白术、黄芪、阿胶、仙鹤草、棕榈炭、藕节、白及。

**3. 血寒** 灶心土、党参、白术、附子、炮姜、鹿角胶、艾叶、阿胶、白及、乌贼骨、棕榈炭、仙鹤草、刺猬皮。

**4. 血瘀** 三七、花蕊石、降香、蒲黄、茜草。

## 九、结缔组织病常见病证

（一）痹病用药

**1. 行痹** 麻黄、桂枝、羌活、独活、防风、桑枝、藁本、海风藤、松节、当归、寻骨风、伸筋草、路路通、丝瓜络、威灵仙、川芎。

**2. 痛痹** 川乌、草乌、附子、肉桂、姜黄、细辛、川芎、仙茅、淫羊藿、醋延胡、胡芦巴。

**3. 着痹** 苍术、羌活、独活、苍耳子、木瓜、蚕沙、薏苡仁、萆薢、石菖蒲。

**4. 热痹** 忍冬藤、络石藤、黄柏、穿山龙、秦艽、防己、桑枝、地龙、薏苡仁、萆薢、赤小豆、牡丹皮、赤芍、木通。

**5. 顽痹** 蕲蛇、乌梢蛇、穿山甲、全蝎、蜈蚣、地龙、牛膝、川乌、草乌、威灵仙、乳香、没药、马钱子、丁公藤、雷公藤、昆明山海棠。

（二）干燥综合征用药

**1. 燥邪侵袭**　桑叶、杏仁、石膏、阿胶、炙枇杷叶、黄芩、天花粉、百合、麦冬、牡丹皮。

**2. 阴津不足**　熟地黄、山药、枸杞子、沙参、麦冬、鹿角胶、龟甲胶、五味子、玉竹、石斛。

## 十、妇产科常见病证

（一）月经不调用药

**1. 肝血不足**　熟地黄、当归、川芎、白芍、丹参、鸡血藤。

**2. 气滞血瘀**　当归、桃仁、红花、益母草、川芎、泽兰、苏木、凌霄花、月季花、牛膝、刘寄奴、五灵脂、蒲黄、延胡索、乳香、没药、穿山甲、赤芍、鸡血藤、茜草、香附、乌药、柴胡、玫瑰花、姜黄、郁金、山楂、三棱、莪术。

**3. 阴虚血热**　栀子、茜草、生地黄、熟地黄、玄参、麦冬、地骨皮、阿胶、牡丹皮、白芍、女贞子、墨旱莲。

**4. 下焦虚寒**　肉桂、艾叶、吴茱萸、小茴香、乌药、当归、熟地黄、川芎。

（二）痛经用药

**1. 气滞**　柴胡、香附、枳壳、延胡索、乌药、川楝子、郁金、荔枝核。

**2. 血瘀**　当归、川芎、赤芍、桃仁、红花、益母草、三七、乳香、没药、苏木、延胡索、蒲黄、五灵脂、牡丹皮、三棱、莪术、穿山甲、土鳖虫、山楂、郁金、姜黄、血竭。

**3. 寒湿**　肉桂、附子、苍术、茯苓、小茴香、干姜、吴茱萸。

**4. 虚寒**　附子、艾叶、小茴香、乌药、当归、锁阳、巴戟天、淫羊藿、川芎。

**5. 气血虚弱**　人参、黄芪、当归、川芎、熟地黄、生地黄、白芍、鸡血藤。

**6. 肝肾亏虚**　山茱萸、阿胶、熟地黄、当归、白芍、巴戟天、山药、枸杞子、鹿角胶、龟甲胶。

（三）闭经用药

**1. 气血不足**　人参、黄芪、党参、茯苓、白术、当归、川芎、白芍、熟地黄、山茱萸、鹿角胶、龟甲胶、紫河车、枸杞子、菟丝子、杜仲。

**2. 气滞血瘀**　川芎、丹参、益母草、泽兰、桃仁、红花、苏木、五灵脂、蒲黄、凌霄花、月季花、玫瑰花、牛膝、刘寄奴、延胡索、穿山甲、王不留行、乳香、没药、赤芍、山楂、鸡血藤、茜草、姜黄、郁金、干漆、三棱、莪术、水蛭、虻虫、土鳖虫、大黄、三七。

（四）崩漏用药

**1. 血热妄行**　黄芩、栀子、生地黄、地骨皮、地榆炭、阿胶、藕节、棕榈炭、龟甲、大蓟、小蓟、侧柏叶、地榆炭、苎麻根、羊蹄。

**2. 阴虚血热** 熟地黄、生地黄、女贞子、旱莲草、白芍、山药、麦冬、五味子、阿胶、黄柏、牡丹皮、龟甲、地榆炭、苎麻根、羊蹄、荷叶。

**3. 心脾两虚** 人参、黄芪、白术、茯苓、熟地黄、当归、龙眼肉、大枣、柴胡、炮姜炭、荆芥炭、仙鹤草、灶心土、紫珠叶、血余炭。

**4. 肾阳不足** 附子、肉桂、熟地黄、山药、山茱萸、枸杞子、菟丝子、杜仲、续断、鹿角胶、紫河车、淫羊藿、艾叶、炮姜炭、阿胶。

**5. 瘀血内阻** 桃仁、红花、益母草、当归、川芎、白芍、五灵脂、蒲黄、三七。

### （五）带下病用药

**1. 湿热** 苍术、黄柏、黄连、芡实、车前子、龙胆草、秦皮、苦参、土茯苓、泽泻、猪苓、茵陈、栀子。

**2. 寒湿** 白芷、苍术、白术、艾叶。

**3. 脾虚** 人参、茯苓、山药、白扁豆、薏苡仁、莲子肉、龙骨、牡蛎、乌贼骨。

**4. 肾虚** 熟地黄、鹿茸、肉桂、五味子、桑螵蛸、补骨脂、菟丝子、沙苑子、狗脊、蛇床子、芡实、山茱萸、金樱子、龙骨、牡蛎、乌贼骨、白果。

### （六）不孕症用药

**1. 肾虚** 人参、鹿茸、巴戟天、淫羊藿、海马、肉苁蓉、锁阳、紫河车、枸杞子、菟丝子、杜仲、续断、怀牛膝、熟地黄、山茱萸、鹿角胶、龟甲胶、当归、山药、桑寄生、覆盆子、五味子。

**2. 肝郁** 香附、当归、茯苓、白术、牡丹皮、郁金、柴胡。

**3. 痰湿** 制半夏、茯苓、陈皮、胆南星、苍术、砂仁、白术、香附。

**4. 血瘀** 川芎、泽兰、五灵脂、蒲黄、延胡索、当归、川芎、桃仁、红花、赤芍、桂枝。

### （七）胎动不安用药

紫苏、砂仁、白术、桑寄生、菟丝子、杜仲、续断、阿胶、黄芩炭、艾叶炭、苎麻根。

### （八）产后恶露不尽用药

**1. 气虚** 人参、党参、黄芪、白术、柴胡、升麻。

**2. 血热** 生地黄、黄柏、阿胶、墨旱莲、地榆、槐花。

**3. 血瘀** 川芎、当归、桃仁、红花、丹参、益母草、泽兰、赤芍、苏木、牛膝、刘寄奴、蒲黄、五灵脂、延胡索、姜黄、血竭、三棱、莪术。

### （九）乳少用药

穿山甲、王不留行、木通、通草、漏芦、冬葵子、路路通、丝瓜络。

### （十）乳癖用药

**1. 肝郁痰凝** 香附、青皮、柴胡、郁金、枳实、川芎、白芍、当归、浙贝母、皂角刺、半夏、天南星、芥子、夏枯草、玄参、远志、猫爪草、穿山甲、三棱、莪术、鳖甲、丹参、连翘、海藻、昆布。

**2. 冲任失调** 熟地黄、山药、山茱萸、枸杞子、菟丝子、鹿角胶、当归、仙茅、淫羊藿、巴戟天、浙贝母、牡蛎、夏枯草、玄参、鳖甲。

## 十一、皮（外）科常见病证

### （一）风疹用药

荆芥、防风、蝉蜕、白蒺藜、白僵蚕、浮萍、地肤子、白鲜皮、苦参、苏木、薄荷、姜黄、凌霄花、牡丹皮、赤芍、白芷、首乌藤、蜂房、蛇蜕。

### （二）湿疹用药

黄芩、黄柏、苦参、白鲜皮、四季青、地耳草、苍术、土茯苓、地肤子、秦皮、龙胆草、白芷、冬葵子、萆薢、蛇床子、艾叶、金银花、土荆皮、徐长卿、海桐皮、藿香、白矾。

### （三）斑疹用药

生地黄、玄参、牡丹皮、赤芍、紫草、西红花、大青叶、青黛。

### （四）疥癣用药

苦参、白鲜皮、地肤子、木槿皮、金钱白花蛇、乌梢蛇、蛇蜕、硫黄、雄黄、白矾、大蒜、露蜂房、松香、苦楝皮、蛇床子、樟脑、石榴皮、海桐皮、拳参、芦荟。

### （五）白癜风用药

补骨脂、白芷、白蒺藜、黑芝麻、女贞子、沙苑子、枸杞子、墨旱莲、当归、三棱、莪术、丹参、红花。

### （六）梅毒用药

土茯苓、升药、轻粉、苦参、大风子。

### （七）痈肿疔疮用药

金银花、连翘、紫花地丁、蒲公英、野菊花、黄芩、黄连、黄柏、栀子、牡丹皮、赤芍、冰片、牛黄、大黄、虎杖、穿心莲、拳参、络石藤、乳香、没药、四季青、益母草、泽兰、玄参、全蝎、蜈蚣、鸭跖草、金荞麦、地锦草、白花蛇舌草、半边莲、山慈菇、漏芦、垂盆草、雄黄、麝香、七叶一枝花、白芷、穿山甲、浙贝母。

### （八）脓成不溃用药

白芷、天花粉、雄黄、松香、斑蝥、穿山甲、皂角刺。

### （九）疮疡不敛用药

煅石膏、炉甘石、血竭、儿茶、乳香、没药、白蔹、地榆、乌贼骨、赤石脂、冰片、生黄芪、白术、党参、红景天、绞股蓝。

### （十）阴疽流注用药

鹿茸、鹿角、芥子、白附子、远志、天南星、麻黄、肉桂、黄芪。

### （十一）蛇虫咬伤用药

紫花地丁、重楼、半边莲、半枝莲、蒲公英、白芷、蜈蚣、五灵脂、白花蛇舌草、雄黄、穿心莲、金荞麦、拳参、地锦草、垂盆草、马齿苋、金钱草。

### （十二）阴痒用药

**1. 肝经湿热** 龙胆草、柴胡、生地黄、栀子、黄芩、黄柏、木通、车前子、泽泻、苍术、薏苡仁、萆薢、茯苓、牡丹皮、通草、滑石、苦参、百部、蛇床子、白鲜皮。

**2. 肝肾阴虚** 知母、黄柏、熟地黄、山茱萸、山药、茯苓、牡丹皮、泽泻、当归、白鲜皮、苦参、蛇床子、百部。

### （十三）乳痈用药

蒲公英、穿山甲、漏芦、芒硝、全瓜蒌、牛蒡子、白芷、浙贝母、金银花、连翘、牡丹皮、赤芍、丹参、当归、青皮、橘皮、白蒺藜、夏枯草、乳香、没药、皂角刺、柴胡、黄芩、路路通、王不留行、半边莲。

### （十四）肠痈用药

败酱草、大血藤、冬瓜仁、瓜蒌仁、薏苡仁、大黄、芒硝、蒲公英、地榆、赤芍、白头翁、延胡索、桃仁、牡丹皮、地耳草。

### （十五）疝气用药

荔枝核、小茴香、橘核、吴茱萸、荜澄茄、乌药、木香、香附、青皮、延胡索、高良姜、山楂核、胡芦巴、肉桂、川楝子。

### （十六）痔疮用药

槐角、地榆、荆芥炭、黄芩炭、木贼、白蔹、胡黄连、地锦草、刺猬皮、芒硝。

### （十七）跌打损伤用药

三七、桃仁、红花、川芎、当归尾、赤芍、牡丹皮、姜黄、郁金、苏木、乳香、没药、自然铜、穿山甲、威灵仙、益母草、泽兰、延胡索、血竭、麝香、续断、儿茶、骨碎补、土鳖虫、水蛭、虻虫、刘寄奴、海风藤、五灵脂、凌霄花、牛膝、大黄、虎杖、松节、徐长卿、马钱子、降香。

### （十八）骨折用药

土鳖虫、骨碎补、续断、乳香、没药、血竭、苏木、自然铜、儿茶、麝香。

### （十九）水火烫伤用药

大黄、虎杖、黄柏、地榆、煅石膏、四季青、白蔹、垂盆草、侧柏叶、紫珠叶、紫草。

## 十二、五官科常见病证

### （一）目疾用药

**1. 目赤翳障** 桑叶、菊花、蝉蜕、蔓荆子、谷精草、白蒺藜、蛇蜕、青葙子、决明子、密蒙花、夏枯草、车前子、熊胆、龙胆草、黄芩、槐花、白僵蚕、石决明、珍珠、茺蔚子、冰片。

**2. 目暗昏花** 枸杞子、菟丝子、沙苑子、女贞子、菊花、熟地黄、生地黄、石斛、黑芝麻、桑叶、密蒙花、白芍、石决明、苍术。

### （二）鼻塞鼻渊用药

薄荷、辛夷、白芷、苍耳子、升麻、细辛、鹅不食草、鱼腥草、黄芩、藁本、冰片。

### （三）耳鸣耳聋用药

**1. 肝火上攻** 龙胆、柴胡、黄芩、栀子、细辛、菖蒲、黄柏、牡蛎。

**2. 清阳不升** 黄芪、升麻、葛根、细辛、石菖蒲。

**3. 肾虚证** 黄柏、熟地黄、山药、山茱萸、茯苓、泽泻、牡丹皮、五味子、磁石、骨碎补、珍珠母、石菖蒲、牡蛎。

### （四）牙痛用药

**1. 胃火牙痛** 石膏、黄连、升麻、牡丹皮、牛黄、生地黄、知母、玄参、山豆根、谷精草。

**2. 虫蛀牙痛** 细辛、白芷、荜茇、徐长卿、花椒、蜂房。

### （五）口疮用药

**1. 脾胃积热** 石膏、知母、栀子、黄连、黄芩、牡丹皮、天花粉、藿香、佩兰、木通、生地黄、大黄、芒硝。

**2. 虚火上炎** 知母、黄柏、熟地黄、山茱萸、山药、茯苓、牡丹皮、泽泻、玄参、牛膝、麦冬、天冬。

### （六）喉痹乳蛾用药

**1. 风热上犯** 荆芥、牛蒡子、薄荷、蝉蜕、金银花、连翘、僵蚕、牛黄、西瓜霜、木蝴蝶、冰片、玄明粉、硼砂、蟾酥。

**2. 肺胃火盛** 山豆根、射干、马勃、板蓝根、大青叶、黄芩、金果榄、胖大海、玄参、麦冬、鸭跖草、锦灯笼、木蝴蝶、青果、金荞麦、野菊花、桔梗、生甘草、牛蒡子、牛黄、西瓜霜、冰片、玄明粉、硼砂、蟾酥。

**3. 肺肾阴虚** 生地黄、玄参、麦冬、玉竹、石斛、百合、牡丹皮、知母、黄柏、熟地黄、山药、山茱萸、牛膝、白芍、桔梗、甘草、锦灯笼。

## 十三、其他

### （一）自汗用药

**1. 卫表不固** 生黄芪、白术、浮小麦、糯稻根须、人参、牡蛎、麻黄根、五味子、山茱萸、五倍子、防风、龙骨。

**2. 营卫不和** 桂枝、白芍、大枣、生姜、龙骨、牡蛎。

### （二）盗汗用药

龙骨、牡蛎、麻黄根、浮小麦、糯稻根须、酸枣仁、柏子仁、五味子、五倍子、知母、黄柏、生地黄、熟地黄、山茱萸、白芍、麦冬、天冬、牡丹皮、地骨皮。

### （三）腰痛用药

**1. 肾虚腰痛** 桑寄生、狗脊、杜仲、续断、怀牛膝、五加皮、菟丝子、桑寄生、锁阳、肉苁蓉、淫羊藿、补骨脂、鹿茸、巴戟天、仙茅、沙苑子、骨碎补、韭菜子、阳起石、核桃仁、龟甲、鳖甲、紫河车、黄精、枸杞子、墨旱莲、女贞子。

**2. 瘀血腰痛** 桃仁、红花、川芎、五灵脂、牛膝、当归、延胡索、姜黄、乳香、没药、鸡血藤、土鳖虫、自然铜、莪术、骨碎补、血竭、刘寄奴。

**3. 寒湿腰痛** 麻黄、桂枝、羌活、独活、苍术、白术、细辛、川乌、附子、肉桂、川芎、威灵仙。

**4. 湿热腰痛** 苍术、黄柏、怀牛膝、薏苡仁、蚕沙、木瓜、秦艽、木通、防已。

### （四）虫证用药

**1. 蛔虫病** 使君子、苦楝皮、川楝子、乌梅、鹤虱、榧子、芜荑、槟榔、雷丸、花椒、牵牛子、南瓜子、贯众。

**2. 蛲虫病** 槟榔、苦楝皮、榧子、鹤虱、百部、贯众。

**3. 绦虫病** 槟榔、南瓜子、鹤草芽、雷丸、贯众、榧子。

**4. 钩虫病** 苦楝皮、榧子、雷丸、槟榔、鹤虱、贯众、大蒜。

### （五）疟疾用药

青蒿、常山、柴胡、黄芩、槟榔、草果、仙鹤草、鸦胆子。

### （六）癌肿用药

白花蛇舌草、半枝莲、山慈菇、露蜂房、莪术、山豆根、马钱子、斑蝥、白英、龙葵。

# 主要参考文献


［1］张冰．临床中药学理论与实践［M］．北京：人民卫生出版社，2018.

［2］张冰．临床中药学［M］．北京：中国中医药出版社，2012.

［3］张冰．临床中药药物治疗学［M］．北京：人民卫生出版社，2017.

［4］高晓山．中药药性论［M］．北京：人民卫生出版社，1992.

［5］张冰．中药药性认知与辛热类药临床应用［M］．北京：中国中医药出版社，2013.

［6］李君．古代中医疗效评价的文献研究［D］．北京：中国中医科学院，2009.

［7］高学敏．临床中药学［M］．石家庄：河北科技出版社，2002.

［8］张冰．中药治疗学［M］．北京：中国医药科技出版社，2008.

［9］张冰．中药药物警戒［M］．北京：人民卫生出版社，2015.

［10］简秀梅．试论中药之功效［J］．中国中医药现代远程教育，2008，6（1）：30-31.

［11］郑洪新，杨柱．中医基础理论［M］．北京：中国中医药出版社，2021.

［12］魏华凤，郑培永，季光．中医临床疗效评价的思路与方法［J］．中西医结合学报，2005，3（3）：184-190.

［13］陈可冀．关于传统中医药临床疗效评价问题［J］．中西医结合学报，2005，3（1）：1-2.

［14］倪量，李峰．生存质量测评在中医药疗效评价中的应用［J］．成都中医药大学学报，2008，31（2）：60-62.

［15］杜鹃．中医临床疗效评价方法浅述［J］．实用中医内科杂志，2011，25（4）：65-66.

［16］曹卉娟，刘建平．循证药学的基本概念及其应用［J］．循证药学，2008，6（4）：55-59.

［17］张冰．中药不良反应概论［M］．北京：北京大学医学出版社，2005.

［18］周祯祥．试论中药临床功效分类［J］．山东中医药大学学报，2001，25（4）：247-250.

［19］孙志云．剖析影响中药疗效的因素［J］．中国中医药现代远程教育，2009，7（11）：75-77.

［20］陈英，屈建．浅谈药物经济学在医院中的应用和价值［J］．安徽医药，2001，5（4）：314-315.

［21］李明辉，刘国恩．中药经济学评价的意义与特点［J］．中国药物经济学，2009（3）：11-14.

［22］莫惠平，秦庆芳，杨威．浅谈药物经济学的应用［J］．右江民族医学院学报，2000，22（4）：671-672.

［23］邹琼芳，谢江兰．中药临床疗效的影响因素［J］．中国医药指南，2009，7（23）：18-22.

［24］胡学军，商洪才，张伯礼，等．生存质量及其量表在中医药疗效评价中的应用［J］．天津中医药，2004，21（3）：191-193.

［25］国家药典委员会．中华人民共和国药典（2020 年版，一部）［S］．北京：中国医药科技出版社，2020.

［26］何志高，张玲，周东．药物经济学国外研究现状及国内运用中存在的问题［J］．中国药房，2001，12（12）：708-710.

[27] 颜正华 . 中药学 [M]. 北京：人民卫生出版社，2006.

[28] 万德光 . 中药品种品质与药效 [M]. 上海：上海科技出版社，2007.

[29] 张冰 . 应用中药学 [M]. 3 版 . 北京：科学技术出版社，2015.

[30] 杨莉，胡善联，宫印成 . 药物经济学评价在卫生决策中的国际应用 [J]. 中国药房，2004，15（6）：347-350.

[31] 李灿东 . 中医诊断学 [M]. 北京：中国中医药出版社，2016.

[32] 杨森，刘东义，杭传珍 . 最新中药材手册 [M]. 北京：军事医学科学出版社，2010.

[33] 孙晓东 . 药物经济学：概念方法和应用 . 国外医学（药学分册）[J]. 1994，21（1）：13.

[34] 王建、张冰 . 临床中药学 [M]. 北京：人民卫生出版社，2021.

[35] 高旭文，聂东 . 药物经济学对临床药学的指导作用 [J]. 中国药学杂志，1997，32（10）：632.

[36] 李亚平 . 常用中药配伍与禁忌 [M]. 北京：人民军医出版社，2009.

[37] 刘家骅 . 药对 [M]. 北京：人民卫生出版社，2009.

[38] 张炳鑫 . 临床中药炮制学 [M]. 北京：人民卫生出版社，1994.

[39] 黄世敬，翁维良 . 中药临床合理应用手册 [M]. 北京：金盾出版社，2009.

[40] 傅延龄 . 常用中药配伍及禁忌示例 [M]. 北京：中国医药科技出版社，2010.

[41] 张廷模 . 临床中药学 [M]. 北京：中国中医药出版社，2004.

[42] 朱建华 . 中西药物相互作用 [M]. 北京：人民卫生出版社，1991.

[43] 周德生 . 常用中药不良反应与防范 [M]. 太原：山西科学技术出版社，2008.

[44] 刘孝涛 . 中药饮片炮制与临床组方述要 [M]. 北京：化学工业出版社，2005.

[45] 常章富 . 临证备查中药 500 味 [M]. 北京：人民卫生出版社，2009.

[46] 苗明三 . 实用中药毒理学 [M]. 上海：上海第二军医大学出版社，2007.

[47] 陈桂喜 . 传统中药经验精粹 [M]. 长沙：湖南科学技术出版社，2005.

[48] 章恪，章红英 . 常用中药功效鉴别 [M]. 北京：学苑出版社，2009.

[49] 马迁，杨勇 . 中医临床用药禁忌手册 [M]. 北京：中国协和医科大学出版社，2002.

[50] 国家药品监督管理局 . 国家药监局关于发布《药物警戒质量管理规范》的公告（2021 年第 65 号）[J]. 中国医药导刊，2021，23（10）：788.

[51] 张泰，薛梦，叶栋，等 . 同质化中药药学服务探讨 [J]. 中国药事，2021，35（8）：963-966.

[52] 陈景，杨磊，张琴，等 . 中药药物经济学国内外评价现状及问题 [J]. 中国药物经济学，2021，16（11）：5-9.

[53] 王广平，魏晓菲，徐菊萍 . 药物警戒制度中个例安全性报告（ICSR）递交质量保证要点分析 [J]. 中国医药导刊，2021，23（10）：795-800.

[54] 唐佳，皮啸环，李沐阳，等 . 国内中药药物经济学研究方法分析 [J]. 中国药物评价，2018，35（2）：81-85.

[55] 于玥琳，卓琳，孟若谷，等 . 真实世界数据适用性评价方法的研究进展与前景挑战 [J]. 中华流行病学杂志，2022，43（4）：578-585.

[56] 武志娟，刘瑞芬，师伟 . 将 PRO 引入中医临床疗效评价初探 [J]. 江苏中医药，2016，48（3）：73-75.

[57] 杨雪梅，林端宜，赖新梅，等 .《中华本草》药性数据中的四气规律 [J]. 中国中药杂志，2013，38（9）：1438-1441.

[58] 张冰，林志健，张晓朦 . 基于"识毒-用毒-防毒-解毒"实践的中药药物警戒思想 [J]. 中

国中药杂志，2017，42（10）：2017-2020.

［59］肖小河，郭玉明，王伽伯，等．基于传统功效的中药寒热药性研究策论［J］．世界科学技术——中医药现代化，2013，15（1）：9-15.

［60］张冰，吕锦涛，张晓朦，等．基于“药性”的中药“毒-效”认知与药物警戒思考［J］．中国药物警戒，2021，18（5）：411-415.

［61］李映辉，杜憬生，徐婷．基于中西药相互作用探讨中医院临床药学药学监护要点［J］．中成药，2016，38（1）：222-226.

［62］林志健，王笑，张冰．中药临床应用的适当性探索［J］．中国现代应用药学，2020，37（10）：1233-1238.

［63］李宛亭，乔佳慧，孟令全，等．真实世界数据存在的问题与质量提升对策研究［J］．中国新药杂志，2021，30（13）：1160-1163.

［64］宋观礼，张润顺，刘保延，等．真实世界中医临床诊疗信息数据化实施与质量控制［J］．中医杂志，2015，56（3）：198-201.

［65］姜皓，张晓朦，张冰，等．中药临床应用“禁”“忌”“慎”禁忌用语的认知现状研究［J］．中国药房，2021，32（3）：358-363.

［66］尹述凡．药物原理概论［M］．成都：四川大学出版社，2018.

［67］张倩怡．探讨中成药的临床配伍应用［J］．中国医药指南，2014，12（14）：283-284.

［68］杨玉红，杨阳，裴树亮，等．参附注射液联合多巴胺对急性下壁心肌梗死介入术后低血压病人血压的影响［J］．中西医结合心脑血管病杂志，2019，17（11）：1675-1677.